内科护理学

主编 张小花 周 旭 耿 滢

科学技术文献出版社
SCIENTIFIC AND TECHNICAL DOCUMENTATION PRESS
·北京·

图书在版编目（CIP）数据

内科护理学 / 张小花，周旭，耿滢主编. —北京：科学技术文献出版社，2023.10
ISBN 978-7-5235-0617-2

Ⅰ.①内…　Ⅱ.①张…　②周…　③耿…　Ⅲ.①内科学—护理学　Ⅳ.① R473.5

中国国家版本馆 CIP 数据核字（2023）第 157515 号

内科护理学

策划编辑：薛士兵　　责任编辑：刘英杰　张　睿　　责任校对：张吲哚　　责任出版：张志平

出　版　者	科学技术文献出版社
地　　　址	北京市复兴路15号　　邮编　100038
编　务　部	(010) 58882938，58882087（传真）
发　行　部	(010) 58882868，58882870（传真）
邮　购　部	(010) 58882873
官方网址	www.stdp.com.cn
发　行　者	科学技术文献出版社发行　全国各地新华书店经销
印　刷　者	北京厚诚则铭印刷科技有限公司
版　　　次	2023 年 10 月第 1 版　2023 年 10 月第 1 次印刷
开　　　本	787×1092　1/16
字　　　数	872千
印　　　张	37.75
书　　　号	ISBN 978-7-5235-0617-2
定　　　价	136.00元

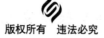

编 委 会

前　言

　　内科护理学是临床护理学中的一个重要学科，是关于认识疾病及其预防和治疗、护理患者、促进康复、增进健康的科学。内科护理学阐释的内容在临床护理学的理论和实践中具有普遍意义，它既是临床各科护理学的基础，又与它们有密切的联系，故学好内科护理学是学好临床专业护理课程的关键。

　　全书共分 10 篇，包括绪论、呼吸系统疾病患者的护理、循环系统疾病患者的护理、消化系统疾病患者的护理、泌尿系统疾病患者的护理、血液系统疾病患者的护理、内分泌系统疾病患者的护理、风湿性疾病患者的护理、传染性疾病患者的护理及神经系统疾病患者的护理内容。教材的编写以"必须、够用"为度，坚持"贴近学生、贴近岗位、贴近社会"为原则，根据学生的具体情况和临床用人单位的具体要求，简化理论叙述，紧扣执业护士资格考试大纲的要求，充分体现实用性、可读性和创新性的特点。各篇均根据临床实际需求设计知识、技能及素质目标，篇头以典型案例导入内容，贴合临床，正文贯穿护理程序，实施整体护理。使学生通过系统的学习和训练掌握必要的理论知识和娴熟的操作技能。

　　通过内科护理学的学习，学生能够了解常见内科疾病及传染病的发病原因和机制、临床表现、实验室检查及其他检查、诊断要点、治疗要点，学会应用护理程序对常见病、多发病患者实施护理。严格按照操作规程实施内科及传染病常用护理操作技术。以刻苦勤奋、严谨求是的学习态度，在护理实践中表现出关心、爱护、尊重他人、认真负责的态度和爱伤观念。

　　本教材的编写团队由临床一线工作的医护工作者和护理教育工作者组成，有丰富的教学和临床经验。本团队力求教材内容科学、严谨、实用、全面，但由于时间仓促和水平有限，不足之处，恳请各院校师生和读者不吝斧正，在此表示诚挚的感谢！

编　者

目　　录

第一篇　绪　论 ··· 1

第二篇　呼吸系统疾病患者的护理 ··· 9

模块一　总　论 ··· 9

模块二　呼吸系统疾病常见症状体征 ·· 15

项目一　咳嗽与咳痰 ·· 15

项目二　肺源性呼吸困难 ·· 17

项目三　咯　血 ·· 19

项目四　胸　痛 ·· 21

模块三　肺　炎 ··· 21

项目一　概　述 ·· 21

项目二　细菌性肺炎 ·· 29

项目三　其他病原体所致肺炎 ·· 34

模块四　支气管扩张症 ·· 41

模块五　慢性阻塞性肺疾病 ·· 50

模块六　支气管哮喘 ··· 64

模块七　肺结核 ··· 78

模块八　呼吸衰竭 ·· 91

第三篇　循环系统疾病患者的护理 ··· 100

模块一　总　论 ·· 100

模块二　循环系统疾病常见症状体征 ·· 106

项目一　心源性呼吸困难 ·· 106

项目二　心源性水肿 ·· 109

项目三　胸　痛 ·· 111

项目四　心　悸 ·· 113

项目五　心源性晕厥 ·· 114

模块三　心力衰竭 ·· 116

项目一　慢性心力衰竭 ··· 116

项目二　急性心力衰竭 ··· 128

模块四　心律失常 ………………………………………………………………… 131
　　项目一　概　述 …………………………………………………………… 131
　　项目二　窦性心律失常 …………………………………………………… 136
　　项目三　期前收缩 ………………………………………………………… 139
　　项目四　阵发性心动过速 ………………………………………………… 142
　　项目五　扑动与颤动 ……………………………………………………… 145
　　项目六　房室传导阻滞 …………………………………………………… 148
　　项目七　预激综合征 ……………………………………………………… 151
　　项目八　心律失常患者的护理 …………………………………………… 152

模块五　冠状动脉粥样硬化性心脏病 …………………………………………… 155
　　项目一　概　述 …………………………………………………………… 155
　　项目二　心绞痛 …………………………………………………………… 156
　　项目三　急性心肌梗死 …………………………………………………… 163

模块六　原发性高血压 …………………………………………………………… 175

第四篇　消化系统疾病患者的护理 …………………………………………… 189

模块一　总　论 …………………………………………………………………… 189

模块二　消化系统疾病常见症状体征 …………………………………………… 195
　　项目一　恶心与呕吐 ……………………………………………………… 195
　　项目二　腹　痛 …………………………………………………………… 198
　　项目三　呕血与黑粪 ……………………………………………………… 200
　　项目四　腹泻与便秘 ……………………………………………………… 203
　　项目五　黄　疸 …………………………………………………………… 205

模块三　急性胰腺炎 ……………………………………………………………… 207

模块四　消化性溃疡 ……………………………………………………………… 215

模块五　肝硬化 …………………………………………………………………… 223

第五篇　泌尿系统疾病患者的护理 …………………………………………… 234

模块一　总　论 …………………………………………………………………… 234

模块二　泌尿系统疾病常见症状体征 …………………………………………… 238
　　项目一　肾源性水肿 ……………………………………………………… 238
　　项目二　尿路刺激征 ……………………………………………………… 241
　　项目三　肾性高血压 ……………………………………………………… 242
　　项目四　尿异常 …………………………………………………………… 242

模块三　肾小球肾炎 ……………………………………………………………… 244
　　项目一　急性肾小球肾炎 ………………………………………………… 245
　　项目二　急进性肾小球肾炎 ……………………………………………… 249

　　　项目三　慢性肾小球肾炎 ································· 254

　　模块四　肾病综合征 ································· 259

　　模块五　尿路感染 ································· 267

　　模块六　肾衰竭 ································· 271

　　　项目一　急性肾衰竭 ································· 271

　　　项目二　慢性肾衰竭 ································· 280

　　模块七　血液净化治疗 ································· 289

　　　项目一　血液透析 ································· 289

　　　项目二　腹膜透析 ································· 296

　　　项目三　血液滤过 ································· 301

第六篇　血液系统疾病患者的护理 ································· 304

　　模块一　总　论 ································· 304

　　模块二　血液系统疾病常见症状体征 ································· 308

　　　项目一　贫　血 ································· 308

　　　项目二　发　热 ································· 312

　　　项目三　出血或出血倾向 ································· 314

　　模块三　贫　血 ································· 317

　　　项目一　缺铁性贫血 ································· 317

　　　项目二　再生障碍性贫血 ································· 323

　　模块四　特发性血小板减少性紫癜 ································· 328

　　模块五　白血病 ································· 333

　　　项目一　概述 ································· 333

　　　项目二　急性白血病 ································· 335

　　　项目三　慢性白血病 ································· 343

　　　项目四　造血干细胞移植的护理 ································· 347

　　　项目五　骨髓穿刺术的护理 ································· 349

　　模块六　弥散性血管内凝血 ································· 351

第七篇　内分泌系统疾病患者的护理 ································· 358

　　模块一　总　论 ································· 358

　　模块二　内分泌系统疾病常见症状体征 ································· 367

　　　项目一　身体外形改变 ································· 367

　　　项目二　性功能异常 ································· 369

　　　项目三　肥　胖 ································· 371

　　　项目四　进食异常 ································· 373

　　　项目五　排泄功能异常 ································· 374

项目六　骨畸形与骨折 ··· 377

模块三　甲状腺功能亢进症 ··· 379

模块四　糖尿病 ·· 392

模块五　皮质醇增多症 ··· 408

第八篇　风湿性疾病患者的护理 ··· 415

模块一　总　论 ·· 415

模块二　风湿性疾病常见症状体征 ··· 419

项目一　关节疼痛与肿胀 ··· 419

项目二　关节僵硬与活动受限 ··· 421

项目三　皮肤受损 ··· 424

模块三　系统性红斑狼疮 ··· 426

模块四　类风湿关节炎 ··· 437

第九篇　传染性疾病患者的护理 ··· 453

模块一　总　论 ·· 453

模块二　传染病患者常见症状体征 ··· 469

项目一　发　热 ··· 469

项目二　发　疹 ··· 472

项目三　毒血症状 ··· 474

模块三　病毒性疾病 ··· 474

项目一　病毒性肝炎 ··· 474

项目二　艾滋病 ··· 494

项目三　狂犬病 ··· 506

项目四　埃博拉出血热 ··· 512

模块四　细菌感染 ··· 518

项目一　伤　寒 ··· 518

项目二　细菌性痢疾 ··· 527

项目三　细菌性食物中毒 ··· 536

第十篇　神经系统疾病患者的护理 ··· 542

模块一　总　论 ·· 542

模块二　神经系统疾病常见症状体征 ··· 544

项目一　意识障碍 ··· 544

项目二　感觉障碍 ··· 547

项目三　瘫　痪 ··· 551

项目四　头　痛 ··· 555

项目五　言语障碍 ……………………………………………………… 557

模块三　脑卒中 ………………………………………………………… 560

项目一　短暂性脑缺血发作 …………………………………………… 560

项目二　脑梗死 ………………………………………………………… 565

项目三　脑出血 ………………………………………………………… 572

项目四　蛛网膜下隙出血 ……………………………………………… 579

模块四　癫　痫 ………………………………………………………… 582

参考文献 ………………………………………………………………… 588

第一篇 绪 论

内科护理学是研究内科疾病患者的生物、心理、社会等方面健康有无问题的发生、发展的规律，运用护理程序诊断和处理患者的讲课问题，以达到促进健康、保持健康的科学。内科护理学是建立在基础医学、临床医学和人文社会科学之上的一门综合性学科，其知识体系具有整体性强、涉及临床领域广、主要来源于护理实践等特点。内科护理人员应为患者提供良好护理环境、努力保持其生理、心理和社会的完整，最后达到促进和保持健康的目的。内科护理学所阐述的内容在临床护理实践中具有普遍的意义，它是临床各科护理的基础。随着医学模式的转变和医学科学技术的蓬勃发展，内科护理学与其他临床护理课程的联系越发紧密，其内容也在不断更新发展。

一、内科护理学的内容与结构

内科是用非手术方法治疗患者，是相对外科（用手术治疗）而言的。内科护理学的知识体系整体性强，涉及的临床领域广，内容几乎涵盖所有临床上的非手术科。目前，随着科技和医疗技术的发展，临床分科越来越细。为了培养全科的护理人才，内科护理学仍涵盖了呼吸、循环、消化、泌尿、血液、内分泌与代谢性疾病、风湿性疾病、神经系统等各系统疾病，它从各系统疾病的常见症状特点到具体疾病的病因、发病机制、临床表现、治疗诊断要点、护理方面进行详细阐述。

本教材的基本编写结构：每个系统或专科疾病患者的护理各成一篇。各篇模块一均为总论，主要内容：简要地复习该系统的结构功能及其与疾病的关系；简述该系统疾病的共同特点和分类方法；对该系统疾病患者的护理评估重点内容进行阐述。模块二列出该系统或专科疾病带有共性的常见症状体征；并阐述常见症状体征的护理。模块三是讨论系统各种具体的疾病，每种疾病的编写内容主要包括概述、病因与发病机制、临床表现、实验室及其他检查、诊断要点、治疗要点、护理和健康指导。每一篇前均列有学习目标，提示学生通过学习应达到的知识目标、能力目标和素质目标。每一篇节开始均给以疾病范例，并提出问题，引导学生进入学习内容；学生在学习和参照完整的章节内容，通过范例及问题训练临床思维方式，举一反三，去认识、思考患有多种疾病患者的问题和护理干预目标，进而计划、实施护理措施并评价其结果。部分篇章后是该系统或专科常用诊疗技术及护理。

二、内科护理学的专业特色

内科护理学以整体护理的理念为指导，以护理程序为框架，该临床思维和工作方法体现了护理学的专业特色，教材的编写内容及其组织形式充分反映了这一核心思想。

（一）整体护理观

整体护理观是与生物－生理－社会医学模式相适应的护理理念或概念模式。"以人的健康为中心"的整体护理理念促使临床护理工作迅速走上了系统化、整体化、科学化的轨道。实施整体护理是我国护理与国际先进护理接轨的切合点，为了从学校教育开始，使学生形成整体护理观，在护理学专业教材建设中贯穿这一理念，在课程体系、教材结构和内容上，都力求反映整体护理的思想。例如：在课程设置中增加人文社会科学的内容，为以整体观认识和理解人、环境、健康、护理提供必需的知识基础；增设社区护理、老年护理等课程，反映护理服务视野的扩大和对重点人群护理需求的关注。在内科护理学等临床护理学教材编写中，从护理评估、护理措施到健康指导，都强调关注患者在生理、心理、社会等各方面对健康问题的反映和对护理的需求。健康指导除了对患者及其家属的疾病相关知识指导，还包括对健康人群的疾病预防指导。此外，许多章节提供了疾病的流行病学变化情况，以助于认识这些疾病对人类健康的危害性及疾病预防的重要性和紧迫性。

虽然在教材编写中贯穿整体护理的理念，但不等于一种教材可以提供为患者实施整体护理的全部内容。我们应真正理解整体护理观是指导护理实践的理念，避免将其简单化、公式化。内科护理学作为教材，其内容是归纳、提炼临床护理的相关理论知识和实践经验而成，是内科常见病、多发病护理中具有共性的内容。在临床实际工作中，患者的情况是错综复杂的，有时是瞬息变化的。因此，要求我们既要知晓各种疾病具有共性的、常见的临床过程，又要应用科学的临床思维和工作方法，全面认识和考虑每个患者的具体情况，才能向患者提供个性化的整体护理。

（二）护理程序

护理程序是护理学专业一种体现整体护理观的临床思维和工作方法，也是各学科、各专业在护理学专业实践中通用的科学方法和解决问题方法。

临床护理实践中，要求护士全面细致地观察和监测患者的病情并能及时识别病情变化；实施护理措施和执行医嘱的治疗措施后能观察和评价其效果；能全面评估和综合考虑患者生理、心理、社会等各层面的需求，并积极地采取适当的干预。这些既要求护士具有扎实的理论知识和过硬的实践技能，也要求护士在工作中有更积极、主动的思维过程。

应用护理程序去思考患者的问题，做出评估、判断和决策，据以计划、实施并记录护理活动，进而总结、评价护理工作的效果，这一过程有利于促使护士不断地提高业务能力，积极、主动地开展护理工作；有利于增强护士的专业意识，界定护理学专业自主的、独特的工作内容，以及其工作范畴与其他专业的区别；有利于促进护士之间的沟通，向患者提供连续的整体护理，提高护理质量和患者满意度。随着应用护理程序的经验积累，护士应能够做到无须有意识地逐个步骤地刻板依照，也能自然而然地根据患者的具体情况加以应用。

简言之，对护理程序的熟练应用，意味着使之融入护理工作之中，成为护士工作过程中无法分割的部分；意味着使这种概念框架内化为护士的思维习惯，再化为工作的方法。目前，在护理学专业实践中，应用护理程序已成为各国护理界的共识。

三、内科护理学的影响因素与发展趋势

（一）影响因素

社会发展，科技进步，极大地推动了现代医学的发展，心理－社会－生物医学模式的转变等，促进了临床护理学的发展。

1. 社会需求的变化　近年来，随着人类文明的高度进步和科学技术的巨大发展，人类社会环境、生活习惯和行为方式也随之发生变化。与此同时，人类疾病谱和病因也相应发生了明显的变化。如由于人们生活方式、饮食习惯的改变，环境污染，吸烟，以及人口老龄化、流动性等因素，心脑血管疾病、恶性肿瘤、慢性阻塞性肺疾病、哮喘、糖尿病、脂肪性肝病等疾病的发病率有逐年增高的趋势，且许多疾病的发病有年轻化倾向；帕金森病、阿尔茨海默病（AD）等老年病日益增多；新发传染病，如艾滋病、传染性非典型肺炎、人禽流行性感冒（H_5N_1）、埃博拉病毒感染、出血性大肠埃希菌 O_{157}：H_7 感染等。有研究表明，现代人类疾病 50% 与行为和生活方式有关，20% 与生活环境和社会环境有关，20% 与衰老、遗传等生物学因素有关，10% 与卫生服务缺陷有关。

上述变化说明了心理－社会因素对人类健康的影响，暴露了生物医学模式的局限性，从而促使生物－心理－社会医学模式取而代之。另外，随着物质文化水平的提高，人类对健康的追求和生命的珍惜，对生活质量也不断提出更高要求。内科疾病的治疗目标已不是单纯治愈某个疾病，更重要的是促进健康、减轻痛苦、提高生活质量。因此，以整体健康为中心的现代护理观也取代了原有的以疾病护理为中心的护理观。

2. 医学科学的发展　由于基础医学和临床医学学科的迅速发展，使许多疾病的病因和发病机制获得进一步认识，疾病的诊断更加准确深入，治疗手段迅速发展，现代内科学的专业化发展越来越精细，必然促进内科护理学的发展。

分子生物学技术的日趋成熟和广泛应用，尤其是人类基因组测序的完成，使人类对疾病的认识深入到基因和分子水平。遗传学、免疫性和药理学的发展，为人类探索疾病的诊断、预防和治疗方法开辟了新的路径。

新技术的应用也带来了临床诊断和治疗的变革与发展。如心、肺、脑的电子监护系统用于持续的病情监测，能连续记录并显示各项监测指标的读数和形态，以利及时发现和处理病情变化，大大提高了危重患者的抢救成功率；内镜技术的发展为疾病的诊断和治疗带来了革命性改变，通过直接观察病变部位的外观变化，摄影摄像，直接采集脱落细胞和活组织进行病理学检查及分子生物学诊断与研究，有效地提高了消化道、呼吸道、泌尿道、腹腔内疾病的早期诊断和确诊率，并且可以进行局部微创治疗；影像诊断技术的改进得以精确了解人体结构与生理功能状况及病理变化，极大地提高了疾病的诊断水平；血液透析、腹膜透析等血液净化设备和技术的不断改进，使急、慢性肾衰竭，某些急性中毒的治疗效果明显改观；器官移植的进展及术后有效的免疫治疗，使脏器功能严重衰竭的患者得以生存；心脑血管介入治疗技术的进展，包括血管成形术和支架植入术、血管内药物灌注术等，使心脑血管疾病的疗效大为改善等。

以上这些基础和临床医学的进展所带来的临床上诊断和治疗的变革，无不促进了内科护理学的发展，而内科护理学的发展，又促进了临床诊疗技术的进步，如对疾病的病因和发病机制的进一步认识，成为临床护理及对患者和健康人群进行健康教育和指导的理论依据。随着重症监护病房的建设、危重患者监护相关抢救技术的快速发展，促进了重症监护护理学的发展。各种新技术的临床应用也促进了专科护理技术的发展。

3. 循证医学　近年来，循证医学的蓬勃发展促使临床实践经验与科学的证据有机结合，推动临床诊疗、护理决策的科学化。循证护理理念的发展也促进了临床护理科研的开展，丰富了内科护理学的知识。例如：各种慢性病管理与康复护理研究、出院患者延续性护理研究，提高了护理质量并促进临床护理模式的转变；对患者的求医行为，治疗依从性的研究，探讨了患者的行为方式和治疗效果及预后之间的关系；对患有各种严重疾病或功能性残疾患者的病情与功能状况、需求、心理状态、应对方式、生活质量、社会支持等的研究，增进了护士对患者生理、心理、社会等方面的理解，并据此探讨有效的护理干预；对临床专科护理及护理技术方面的研究和经验总结，为提高临床护理水平和护理质量展示了良好的前景。

（二）内科护理学发展趋势

社会需求的扩展和现代医学的进步向临床护理提出了更新、更高的要求，内科护理必然要增添新的内涵及拓展新的领域。

1. 体现人文的整体护理　护理实践以促进健康、预防疾病、协助康复、减轻痛苦为目的，着眼于生命的全过程，着眼于整体的生理、心理、文化、精神和环境需求。因此，临床护理活动体现人文关怀，已经被广泛认同。但如何将人文科学的知识和理论应用于临床护理，在"以人为本"的临床护理活动中，充分体现人文关怀理念，展现护理学科的科学性和艺术性，是我们临床护理专家和护理教育家需要认真探索的问题。

2. 拓展院外护理　随着医学模式的转变和整体护理观的形成，极大地拓展了护理的外延，使临床护理学包括内科护理学研究的内容，已不再局限于医院内患者的护理。护理实践的视野正在从人的疾病向患病的人，从个体向群体扩展；从医院向社区、家庭和社会扩展；从疾病护理向疾病预防扩展；从救护生命向注重生命质量扩展。

随着我国卫生保健和医疗体制的改革，医疗保险制度的逐步成熟和完善，必然要着力发展社区护理、家庭护理，以保证患者院外治疗护理的连续性和协调性。

3. 强化健康教育　健康教育是护理工作的重要内容之一，通过健康教育，指导人们预防疾病、促进健康，处理疾病遗留的健康问题，帮助人们改变不良生活方式，建立患者疾病康复信心等。护理工作者要始终将健康教育有机地融入实际工作中，为人类的健康发展做出贡献。

四、内科护理中护士的角色作用

内科护士在护理实践中不仅是患者的直接护理者，还应承担协作者、教育者、代言者、管理者和研究者的角色作用。

（一）护理者

直接护理患者是护士的基本工作职责。每一名注册护士作为护理专业的从业人员，必须应用科学的理论和知识指导临床实践，从整体的观念出发，对患者及家属进行全面的评估，发现并诊断患者的健康问题，以满足服务对象在生理、心理、文化、精神和环境等方面的需求为目标，制订切实可行的护理计划并加以实施。护理者的角色要求护士富有爱心，具有宽广而扎实的人文社会科学、基础和临床学科的知识，并注重自身专业能力的培养和发挥；既能掌握过硬的基础护理和专科护理的操作技能，准确完成各项治疗性措施，又能重视患者病情的观察和判断，重视生活护理、心理护理和健康指导。护理的过程，就是护理者把爱心、知识和技能转化为对服务对象关爱和照护的过程。

（二）协作者

在临床工作中，往往需要医师、护士、营养师、康复治疗师、心理治疗师、社会工作者等多学科专业人员的通力合作，才能对患者提供全面的、协调的、高质量的服务。在多学科专业人员组成的团队中，护士既需要独立地对患者进行评估，计划和实施护理，又需要与其他学科专业的人员有效沟通、协调合作，探讨解决患者问题的策略，参与决策，为达到共同的目标与团队中的其他成员一起努力工作。

（三）教育者

随着健康观念的转变，人们对卫生服务的需求从治疗疾病向增进健康、预防疾病扩展，护士作为健康教育者的作用越来越得到重视。而在慢性病的人群干预、患者管理中，包括住院患者的出院指导中，健康教育均是主要手段。内科疾病多为慢性病，在出院计划中，应指导患者和家属如何在出院后继续治疗和定期随访，如何自我护理以保持病情稳定，如何自我监测病情变化并及时就诊等。护士能否正确及时评估患者，发现患者的学习需求和学习能力，选择适当的教学方法、教具和资料，运用恰当的表达和沟通技巧去实施教学，并对学习效果进行评价。健康教育的方式可以是专门安排的讲座、出院指导，也可贯穿在日常工作中，在护理患者的同时进行。另外，护士对护理学生、高年资护士对低年资护士、辅助护理人员等，均有承担教育者的责任。

（四）代言者

患者或其他服务对象往往对卫生保健系统不甚了解，护士应尊重和维护他们的知情权，帮助他们了解有关的合法权益，并在需要时协助他们与其他专业人员进行沟通，做出知情的选择和决策。在宏观的层面上，护理界人士应该积极参与我国医疗体制改革，为提高医疗服务质量，提出建设性的意见和建议。

（五）管理者

护士在护理实践中无论如何分工，无论是在医院或在社区，护理工作都包含着对患者的管理职责。护士的管理职责还涉及时间、资源、环境、人员的管理。护士应学习和应用管理学的理论和技巧，有效地利用时间，节省各种资源，安排好各班次工作，管理好工作场所，指导、检查和协调下级护理人员的工作，营造一个有利于护理实践的环境，保证服务的质量。

（六）研究者

护理学是一门实践性和科学性都很强的学科，科学研究应成为护理专业实践的有机组成部分。在临床实践中，护士应注重对经验的总结和归纳，增强科研意识，用科学的方法严谨地、实事求是地分析、探究护理实践中的问题，提出有说服力的结果和观点，丰富护理学知识体系，并培养应用科研成果的意识，用科研成果指导和改进临床实践。

近年来，我国高等护理教育和护理学学科建设有了长足的发展。通过发展本科、高职高专护理学专业起始教育和成人教育，护士队伍的学历结构改善，整体学历层次显著提高。而明显加快的护理学硕士、博士教育发展，使护理学专业研究生教育的人才培养类型趋于完善。广大护理专业人员以勤奋、钻研和创新，为护理学的学科建设与发展做出了贡献。护理学专业学生应努力学习，从思想、知识、素质和能力上，为本学科和专业的发展，为服务于人民健康事业做好准备。

五、内科护理的学习与实践

为了适应医学教育的改革与发展，促进学生综合素质和创新能力的培养，以及主动思维、发现和正确解决临床护理问题能力的培养。教材为学生自学提供一定的学习资源。在认真研读教材的基础上，还应主动获取和充分利用各种形式和来源的信息资源，及时学习、了解临床诊断、治疗和护理的新的知识、方法和技术。

内科护理学课程分为系统学习和毕业实习两个阶段。系统学习包括课堂学习常见病、多发病和配合课堂教学进行的临床见习，教学方式有教师的授课和临床示教，还有学生的小组讨论、护理病例分析、对患者进行护理评估和制订护理计划等实践性训练。毕业实习阶段要求学生在临床老师的指导下，通过实施对内科患者的整体护理，把学的理论、知识和技能综合运用于实践之中，逐步培养独立工作的能力。在毕业时，学生应能较为全面和系统地获得内科常见病、多发病及其防治和护理的基础理论、基本知识和基本技能，具备一定的对内科患者实施整体护理的能力，以及对内科常见急症的配合抢救能力。因此，内科护理学的学习既要求系统地学好内科常见病、多发病的基础理论知识，又要求强化理论与实践的紧密结合，在临床经过大量的实际工作中的训练，掌握护理患者的本领。

努力学好内科护理学等各学科的基本理论、知识和技能，树立整体护理的理念，以护理程序为临床思维和工作方法，在临床实践中培养发现和解决临床护理问题的能力，是对护理学专业学生的基本要求，也是为毕业后在专业实践中进一步深造、发展专科领域护理能力打下扎实的基础。

通过本课程的学习，要求学生达到如下学习目标。

1. 理解内科常见疾病的病因、发病机制、临床特征和治疗原则，描述内科患者的身心状况。

2. 掌握护理程序的步骤，收集和分析患者的资料，进行护理评估，确定护理诊断，制定护理措施，进行整体护理。

3. 按照护理操作规范，熟练掌握内科常用护理技术操作。

4. 熟悉内科常见急危重患者的整体护理，能协助医师对内科急症进行抢救和处理。

5. 贯彻预防为主原则，掌握对内科疾病患者及家属的健康指导。

6. 逐步培养创造性思维和创新能力、发现能力和发展能力，在护理实践中，表现出爱心、耐心和高度的责任心，爱护和尊重患者，培养科学严谨、认真负责的工作态度。

六、内科护理的一般原则

由于患者在接受诊断和治疗过程中，都会存在身心方面的问题，内科护士在实施护理程序过程中，应协助患者减轻痛苦，给患者提供安全舒适的健康环境和各种有效护理措施，参与诊疗，给予健康指导。内科护理的一般原则如下。

（一）评估及诊断患者健康问题

现代护理要求护士在掌握理论知识和操作技能的基础上，对患者进行评估、诊断和处理。在这个过程中，护士必须运用护理程序，主动、独立为患者解决健康问题。护理程序包括护理评估、护理诊断、制订护理计划、实施护理措施和护理评价5个要素。

1. 护理评估 护理过程的第一阶段，可为其他阶段指出方向。护士能系统收集与健康问题有关的主观和客观资料，并能对资料进行分析、归纳和整理，为护理诊断提供依据。

2. 护理诊断 对患者现存或潜在的健康问题和影响健康的专业描述。内科患者护理诊断有2个特点：心理和社会方面的诊断较为突出；对病程较长的患者的护理诊断，应根据具体情况进行阶段性评价反馈，随时修订护理诊断。

3. 制订护理计划 制订护理计划是一个决策过程。在制订护理计划中要做到：决定诊断的先后顺序；预期目标或患者期待的结果；书写护理诊断、护理措施、预期目标、效果评价。

4. 实施护理措施 内科护士必须书写内科护理病历，这是现代护士必须掌握的一项基本技能。包括入院评估表、住院评估表、护理诊断项目表、护理记录等书写和记录。所有记录要求及时、原始、真实、规范。

5. 护理评价 可分为主观评价和客观评价。主观评价：由护士通过观察患者的病情、与患者或家属的沟通交流间接进行，其目的是不断得到信息反馈，修订护理计划，改良护理活动，解决患者的健康问题。客观评价：以评价护理质量为目的，由他人（主管护士、护士长或其他领导）对评估、诊断、计划、执行、教育、病历书写等项目以明确的质量评价标准来分阶段进行。

（二）协助对患者的诊断和治疗

1. 协助患者接受诊断检查 患者住院时，需要接受许多检查，虽然多数检查都是安全的，但患者多有恐惧不安心理。因此，当患者接受检查时，护士应该做到：向患者及家属详细介绍检查的目的、检查前的准备、检查时间、有无疼痛及检查过程中可能出现的问题；指导患者配合检查、标本容器的使用方法、饮食限制、检查用药的服用方法等；准备检查所需的药物；准备保护患者的环境，给患者以安全感；协助医师实施检查；观察患者心理反应，及时给予心理支持；预防事故并及时处理。

2. 协助患者接受治疗　内科治疗的目的是去除病因或解除患者的痛苦，护士必须了解有关治疗措施和药物的作用、不良反应、常用剂量、疗程和用药途径，密切观察药物治疗的疗效和不良反应。此外，护士应需要了解药物的配伍禁忌、协同作用、用药的最佳时机、药物的心理效应等，以尊重和关心患者的态度、熟练的操作技巧，取得患者的主动合作，协助其接受治疗。

（三）保持良好的护理环境

病室整洁、安静、舒适，空气新鲜，光线充足，室温适宜；热情接待患者，根据病情安排床位，危重患者应安排在抢救室或监护室；嘱患者采取适当体位，做到正确、舒适，依据病情准备床上用品，及时通知医师为患者诊疗。

（四）注意饮食护理

合理饮食与营养对患者的康复至关重要，护士应主动与医师、营养师联系，并根据病情，给患者饮食指导，使其能获得最合适的营养支持和必要的营养知识，以提高疗效，促进康复。

（五）心理护理

严格执行保护性医疗制度，帮助患者克服各种不良情绪的影响，积极配合治疗。

（六）观察病情和预防并发症

内科患者常因病情重、病程长而使机体抵抗力下降，临床上常出现感染、压疮等并发症。在诊疗过程中，护士应对病情的变化保持警惕，密切观察病情和预防并发症的发生，并协助医师做紧急及必要的处理。准备好抢救常用物品和药物，在必要时积极参加抢救工作。

（七）执行交接班制度

书面交班和床头交班相结合，班班交接。做好患者出院前指导。

（八）健康指导

由于患者对疾病基本知识的缺乏，或病后可能残留某些后遗症，或各种程度的活动障碍，故护士应对患者进行健康指导，帮助他们树立健康意识，养成良好的行为和生活方式，降低或消除影响健康的危险因素，促进身心康复。康复是患者疾病转归的过程，旁人只是援助者，医护人员应将疾病的基本知识、饮食、休息与运动、疾病的诊断和预防治疗等告诉患者，鼓励其最大限度地发挥自身能力，促进康复。患者家属是重要的协助者，应向家属说明患者的病情、有关注意事项和康复的意义和目标，协助患者配合治疗。

第二篇　呼吸系统疾病患者的护理

 学习目标

知识目标

1. 掌握呼吸系统常见疾病的临床表现、护理评估重点、常见护理诊断及相应的护理措施。

2. 熟悉呼吸系统常见疾病的概念、病因及发病机制；慢性阻塞性肺疾病的病程分期及严重程度分级；支气管哮喘的有效管理方法。

3. 了解常见呼吸系统疾病的辅助检查、治疗要点。

能力目标

1. 能运用护理程序为呼吸系统疾病患者提供整体护理，制订护理计划。

2. 具有向个体及家庭提供常见呼吸系统疾病相关健康教育、心理疏导，对发生感染性休克的患者、急性肺血栓塞患者进行初步应急处理和配合医师抢救的能力。

3. 运用所学知识，指导患者掌握压力定量雾化吸入器（MDI）、干粉吸入器及峰流速仪的使用方法。

素质目标

1. 能体会呼吸系统疾病患者的疾苦，并在临床实践中体谅、关爱患者。

2. 在以后的临床实践中能够主动与患者沟通，了解患者需求，体现人文关怀。

模块一　总　论

呼吸系统疾病是危害我国人民健康的常见疾病，病变主要集中在气管、支气管、肺、肺血管及胸腔。近年来，受生活环境恶化、大气污染加重、吸烟和人口老龄化等因素的影响，肺癌、慢性阻塞性肺疾病、弥漫性间质性肺病、哮喘等疾病的发病率逐年增加；肺结核虽然得到一定程度的控制，但我国仍属于高流行地区；肺血栓栓塞症也成为重要的医疗保健问题。

任务一　呼吸系统的解剖结构与功能

呼吸系统主要包括呼吸道和肺。呼吸道包括鼻、咽、喉、气管和各级支气管，其中鼻、咽、喉称为上呼吸道，气管、各级支气管和肺泡统称为下呼吸道。肺由肺实质和肺间质组成，表面有脏层胸膜。

一、呼吸系统的解剖

（一）呼吸系统的组织结构

1. 上呼吸道　从鼻腔开始到环状软骨成为上呼吸道，包括鼻、咽、喉。鼻由外鼻、鼻腔和鼻窦3个部分组成，是呼吸道的起始部位，也是嗅觉器官。咽起源于颅底，下达第6颈椎平面，包括鼻咽、口咽和喉咽3个部分，是呼吸道和消化道的共同通道。喉位于颈前部中，舌骨之下，上通喉咽，下连气管，是下呼吸道的门户，呼吸的重要通道。

2. 下呼吸道　由气管、支气管和终末呼吸单位组成。气管位于食管前方，由16～20个C形软骨及连接各软骨环之间的结缔组织和平滑肌构成，内面覆以黏膜，后壁由纤维组织封闭，上接环状软骨，下行入胸腔。在第4胸椎水平处分为左右主支气管，再向下逐渐分支为各级支气管，在终末细支气管远端成为终末呼吸单位，内含三级呼吸性细支气管，管壁肺泡数逐级增多，再连接肺泡囊和肺泡。呼吸道由黏膜、黏膜下层和外膜组成，随着支气管向外周分支，管腔逐渐变小，软骨成分减少，平滑肌相应增多。所以，支气管平滑肌收缩可引起广泛的小支气管痉挛，导致阻塞性呼吸困难。

3. 肺　位于胸腔，呈圆锥形，右肺较左肺略大，是进行气体交换的主要场所。脏层胸膜和斜裂将肺分为上叶和下叶，右肺另有水平裂使之分为上、中、下叶。两肺各有肺尖、肺底和2个侧面，肺底与膈肌上部的隔膜相接，肺内侧的肺门与纵隔相依附。肺门是支气管、肺动脉、肺静脉、神经和淋巴管进出的通道。

4. 胸膜　分为脏层和壁层，二者在肺门处相连构成封闭的胸膜腔。胸膜腔在正常情况下为潜在的空腔，内有少量液体起润滑作用，不论吸气或呼气时其压力总是低于大气压，故称为负压。

（二）肺的血液供应

肺有双重血液供应，即肺循环和支气管循环。

1. 肺循环　具有高容量、低阻力、低压力的特点。肺动脉分支沿支气管伴行到达肺腺泡成为末梢动脉，在肺泡间隔形成无平滑肌的肺泡毛细血管网进行气体交换。肺静脉系统从肺泡毛细血管网开始，逐渐形成静脉，回到左心房。缺氧使肺小动脉收缩，形成肺动脉高压，是发生慢性肺源性心脏病的重要机制之一。

2. 支气管循环　支气管动脉与支气管伴行至呼吸性细支气管水平，形成毛细血管网，营养各级支气管。支气管静脉与动脉伴行，收纳各级支气管的静脉血，经肺静脉回到左心房。患有支气管扩张等疾病时，支气管动脉可形成动 - 静脉分流，静脉曲张破裂可引起大咯血。

二、呼吸系统的生理功能

（一）肺的呼吸功能

呼吸是指机体与外环境之间的气体交换，由外呼吸、气体在血液中的运输及内呼吸3个同时进行又相互影响的环节组成。一般将外呼吸简称为呼吸，主要由肺通气和肺换气两步完成。

1. 肺通气　指肺与外环境之间的气体交换。临床上常用的评价指标包括每分通气量、肺泡通气量等。①每分通气量（minute ventilation volume，MV 或 V_E）：指每分钟进入或排出呼吸器官的总气量，为潮气量（V_T）与呼吸频率（f）的乘积，即 $MV/V_E = V_T \times f$。正常成年人潮气量为 400~500 mL，呼吸频率为 16~20 次/分。②肺泡通气量（alveolar ventilation，V_A）：指每分钟进入肺泡进行气体交换的气量，又称为有效通气量。由于正常呼吸时，有一部分气体留在口、鼻、气道及肺泡中，但不参与呼吸，称为生理死腔（physiological dead space），正常人平静呼吸时约为 150 mL（2 mL/kg），气管切开后死腔减少 1/2，通气负荷减轻。因此，肺泡通气量 =（潮气量和生理死腔）× 呼吸频率。

2. 肺换气　指肺泡与肺毛细血管血液之间的气体交换，主要通过呼吸膜以弥散的方式完成。其影响因素包括呼吸膜的面积、厚度、充足的肺泡通气量和肺血流及两者之间的比例（通气/血流比值）、呼吸膜两侧的气体分压差等。常用的评价指标包括肺弥散量、肺泡气 - 动脉血氧分压差。肺换气功能障碍是造成低氧血症的主要原因。

（二）呼吸系统的防御功能

1. 物理防御机制　主要通过呼吸道对致病因子的沉积、滞留和气道黏液 - 纤毛运载系统的作用完成。

2. 生物防御机制　上呼吸道的正常菌群对机体是一种防御机制。

3. 神经防御机制　鼻黏膜、喉及气管在受到有害因子刺激时，机体会产生咳嗽反射、喷嚏和支气管收缩等反应，从而将异物或微生物排出体外。

4. 气道 - 肺泡免疫防御机制　气道上皮、血管、肺泡间质、胸膜等处均广泛分布有淋巴细胞、淋巴样组织、淋巴结等免疫组织，可通过细胞免疫和体液免疫发挥防御作用，清除气道内的有害物质。

5. 肺泡的防御机制　肺泡中有大量巨噬细胞可清除肺泡、肺间质及细支气管的颗粒，研究表明肺泡表面活性物质也具有增强防御功能的作用。

在气管切开、气管插管、理化刺激、缺氧、高浓度吸氧及药物（如糖皮质激素、免疫抑制药、麻醉药）等因素刺激下，呼吸系统的防御功能会降低，从而为病原体入侵创造条件。

三、呼吸的调节

机体通过呼吸中枢、神经反射和化学反射完成对呼吸的调节，以达到提供足够的氧气、排出二氧化碳及稳定内环境酸碱度的目的。

1. 呼吸中枢调节　基本呼吸节律产生于延髓，而呼吸调节中枢位于脑桥，发挥限制吸气，促使吸气向呼气转换的作用。大脑皮质在一定限度内可随意控制呼吸。

2. 呼吸的神经反射调节　主要包括肺牵张反射、呼吸肌本体反射及 J - 感受器引起的呼吸反射。

3. **呼吸的化学性调节**　主要指动脉血和脑脊液中 O_2、CO_2 和 H^+ 对呼吸的调节作用。缺氧对呼吸的兴奋作用是通过外周化学感受器，尤其是颈动脉体来实现的。CO_2 对中枢和外周化学感受器都有作用，正常情况下，中枢化学感受器通过感受 CO_2 的变化进行呼吸调节。H^+ 浓度对呼吸的影响主要通过刺激外周化学感受器所引起，当 H^+ 浓度增高时，使呼吸加深加快，反之，呼吸运动受抑制。

任务二　护理评估

一、病史

（一）患病及治疗经过

1. **患病经过**　询问患者的起病时间、主要症状及其特点（如咳嗽、咳痰的急缓、性质、出现及持续时间、有无咳嗽无效或不能咳嗽，痰液的颜色、性状、量等），有无症状加剧或缓解的相关因素或规律性等。

2. **治疗经过**　询问患者的诊治经过，有无遵医嘱规范治疗，目前用药（包括药物名称、用法、剂量、效果等；哮喘患者是否会正确使用吸入性药物等）及相关检查结果，有无采取特殊治疗方法（如长期氧疗）。

3. **目前状况**　患者目前的主要不适，以及对日常生活及自理能力的影响。一般情况如饮食、食欲、睡眠、排便等有无改变。

4. **相关病史**　询问患者有无对某些食物或药物过敏，有无与呼吸系统疾病相关的疾病史（如麻疹、百日咳及心血管疾病等），是否已进行治疗，疗效如何。

（二）生活史与家族史

1. **个人史**　评估患者的出生地和居住地环境情况、生活条件、工作环境、经济条件。居住地是否长期处在污染环境中（如矿区），有无长期被动吸烟的情况，近期有无相关的传染病接触史。

2. **生活方式**　了解患者日常生活、工作、学习、睡眠等是否规律，患者日常活动量及活动耐力，患病后患者生活方式有无改变等。如慢性阻塞性肺疾病患者逐渐丧失工作能力，可能影响家庭经济来源及日常生活自理能力。

3. **饮食方式**　了解患者有无不良嗜好，如吸烟，免疫低下性肺部感染患者是否有静脉吸毒史等。重点询问吸烟史、吸烟量及是否已戒烟或准备戒烟，吸烟量以"包年"（pack year）为单位，即每天吸烟包数×年数，其数量与慢性阻塞性肺疾病关系密切。

（三）心理－社会情况

1. **疾病知识**　患者对疾病的发生、病程、预后及保健知识是否了解。如肺结核患者对疾病用药疗程、转归的了解，慢性阻塞性肺疾病患者对影响疾病发生、发展及康复锻炼知识的了解情况等。

2. 心理状态　患者有无焦虑、恐惧、自卑、抑郁等负性情绪及其严重程度。疾病反复发作、预后不良，持续存在咳嗽、胸痛、呼吸困难等可能使患者产生不良情绪；患者还可能因为严重呼吸困难、大咯血等产生恐惧心理。家庭也可能缺乏疾病知识、经济压力等而应对无效。应注意评估并给予有针对性的心理疏导和支持。

3. 社会支持系统　包括患者的家庭成员组成，家庭经济、文化、教育背景，对患者的关心和支持程度。医疗费用来源及支付方式、出院后的就医条件等。

二、身体评估

（一）一般状态

1. 生命体征　注意患者呼吸形态如频率、深度和节律，有无辅助呼吸肌参与呼吸；肺部感染患者有无体温升高、脉率增快等异常。

2. 面容与表情　患者是否存在口唇发绀、表情痛苦、张口或点头呼吸等严重缺氧的表现；肺气肿患者可能表现出缩唇吹气等。

3. 体位　是否能平卧，是否存在强迫体位如端坐呼吸等。

（二）头、颈部评估

有无颈静脉充盈、怒张；有无气管偏移；有无颈部淋巴结大等。

（三）皮肤黏膜

皮肤黏膜的颜色、湿度、温度，有无发绀，有无水肿及破损。

（四）肺部检查

注意胸廓外形、有无桶状胸、两侧呼吸动度是否一致；触诊肺部有无语音震颤改变或胸膜摩擦感；有无叩诊音异常；听诊有无呼吸音的变化，有无异常呼吸音及干、湿啰音，有无胸膜摩擦音等及其分布与变化情况。

（五）腹部及四肢

有无肝大、肝颈静脉回流征；有无杵状指（趾）。

三、实验室及其他辅助检查

（一）血液检查

呼吸系统感染性疾病的患者血常规可见白细胞计数增加，中性粒细胞核左移，有时可见中毒颗粒。大咯血患者可导致血红蛋白降低。嗜酸粒细胞增加提示过敏性因素或寄生虫感染。动脉血气分析可帮助判断机体的通气状态和换气状态，是否存在呼吸衰竭及其类型，机体的酸碱平衡状态及其代偿程度等。

（二）痰液检查

痰液检查是诊断呼吸系统疾病病因、疗效观察及预后判断的重要检查项目。通过痰液量、颜色、性状等的观察可以协助判断疾病病因，如铁锈色痰常提示肺炎链球菌肺炎；合并厌氧菌感染时痰液有恶臭味，多见于肺脓肿、支气管扩张的患者。痰涂片染色检查可找到致病菌，如革兰染色可见葡萄球菌、肺炎链球菌等；抗酸染色可查找结核分枝杆菌；巴氏染色可检查肺癌患者痰液中的脱落细胞等。根据患者所患疾病有针对性地进行细菌、真菌或支原体培养并做药敏试验，为临床提供病原学诊断依据并指导用药。

护士应指导患者正确留取痰标本。①自然咳痰法：最常用，为避免口腔杂菌污染，需晨起用清水漱口数次后用力咳出深部第一口痰，留于无菌加盖容器中并在 2 h 内尽快送检；咳痰困难的患者可行雾化吸入或祛痰药诱导后留取。②经环甲膜穿刺气管吸引或经纤维支气管镜防污染双套管毛刷取痰标本：可防止口咽部定植菌污染，对肺部感染的病原学诊断和用药指导有重要价值。为提高诊断率，有时需多次送检。

（三）影像学检查

包括胸部 X 线透视检查、正侧位胸片、CT 检查及磁共振显像（MRI）、正电子发射体层显像（PET）等，可为明确疾病病变部位、性质、气管和支气管通畅度等提供依据。磁共振对纵隔疾病和肺动脉栓塞有较大帮助；肺血管造影用于肺栓塞和各种先天的或获得性的血管病变；支气管动脉造影和栓塞术对咯血有较好的诊治价值。

（四）纤维支气管镜（纤支镜）和胸腔镜

纤支镜能深入亚段支气管，窥视支气管黏膜有无充血、水肿、溃疡、异物等，并可通过刷检、钳检留取标本行组织学检查或通过抽吸/支气管肺泡灌洗后对抽吸液/灌洗液行微生物学、细胞学和免疫学等检查，有助于明确病因和进行病理诊断；还可以通过高频电刀、激光、微波、冷冻及药物注射等治疗气道良、恶性肿瘤。胸腔镜主要用于胸膜活检和肺活检。

（五）呼吸功能测定

测定患者的肺通气功能和换气功能，通过对肺功能检查的各项指标进行综合分析，评价患者的肺功能状态，并为疾病的诊断和治疗提供依据。呼吸功能检查是诊断慢性阻塞性肺疾病的金标准。

（六）肺组织活检

可通过纤支镜、超声内镜引导下的经支气管针吸活检（endobronchial ultrasound-guided transbronchial needle aspiration，EBUS-TBNA）等做病灶肺活检，可反复取材，有利于诊断和疗效随访；对靠近胸壁的病灶，可在 B 型超声或 CT 引导下做经皮肺穿刺活检术。

模块二　呼吸系统疾病常见症状体征

项目一　咳嗽与咳痰

　　咳嗽是呼吸道受刺激后引发的紧跟在短暂吸气后的一种保护性反射动作，以清除气道分泌物。一旦咳嗽反射减弱或消失可引起肺不张或肺部感染，甚至因窒息而死亡。但剧烈、频繁、持久的咳嗽可使肺泡内压力升高，加重呼吸和循环系统的负担。咳嗽无痰为干性咳嗽，见于咽炎、急性支气管炎等；有痰则为湿性咳嗽，见于慢性支气管炎及支气管扩张症。

　　咳痰是借助支气管黏膜上皮的纤毛运动、支气管平滑肌的收缩及咳嗽反射，将呼吸道分泌物经口腔排出体外的动作。

任务一　病　因

　　引起咳嗽与咳痰的病因很多，常见的有，①气道疾病：如急慢性咽炎或喉炎、支气管结核、急慢性支气管炎、支气管哮喘、支气管扩张症、支气管肺癌等；②肺、胸膜疾病：如肺炎、胸膜炎、肺脓肿、气胸、肺水肿、肺间质纤维化等；③其他：如胃食管反流、服用 β 受体阻滞药或血管紧张素转换酶抑制药等。

任务二　咳嗽与咳痰患者的护理

一、护理评估

（一）病史

　　1. 诱因　询问患者咳嗽的发生有无明显诱因，如受凉、服用血管紧张素转换酶抑制药等；有无吸烟史、过敏史及粉尘接触史等。

　　2. 咳嗽　评估患者咳嗽发生的急缓、性质、持续时间、程度、频率、音色，有无咳嗽无效或不能咳嗽。咳嗽的发生与时间、体位、气候变化的关系；有无伴随症状，如疲乏、失眠、注意力不集中等。突然咳嗽见于呼吸道异物或过敏；夜间阵发性咳嗽较重者见于支气管哮喘及左心功能不全；较重的干咳见于咽炎、气管异物、胸膜炎、支气管肿瘤等；持续性干咳见于肺间质纤维化、慢性肺间质病变等；刺激性呛咳见于呼吸道受刺激、支气管肺癌等；"犬吠"样咳嗽见于会厌、喉部疾病或异物吸入；金属音调咳嗽见于纵隔肿瘤、主动脉瘤或支气管肺癌压迫气管；嘶哑性咳嗽见于喉炎、喉结核、喉癌和喉返神经麻痹等。

　　3. 咳痰　询问痰液的色、质、量、气味及有无肉眼可见的异物等。慢性咳嗽伴咳痰常见于慢性支气管炎、支气管扩张症、肺脓肿等。痰液的颜色改变具有重要意义：①透明黏稠痰多见于支气管炎、支气管哮喘；②黄绿色脓痰常为感染的表现，如铜绿假单胞菌感染；③铁锈色痰可见于肺炎球菌肺炎；④红褐色或巧克力色痰考虑阿米巴肺脓肿；⑤粉红色泡沫痰提示急性肺水肿；⑥砖红色胶冻样痰或带血者常见于肺炎克雷伯菌感染。脓臭痰提示厌氧菌感染、肺脓肿。大量的白色泡沫样痰是肺泡癌的特征性表现。排痰量少时仅数毫升，多时数百毫升，一般将 24 h 痰量超过 100 mL 定为大量痰。痰量的增减，可反映感染的加重或减缓；痰量突然减少但体温却升高，可能为支气管引流不畅所致。

4. 相关疾病　了解患者有无反复上呼吸道感染及气喘病史，是否有慢性阻塞性肺结核等疾病。

5. 治疗情况　询问患者目前的止咳、祛痰治疗情况。

（二）身体评估

观察患者的生命体征及意识状态，是否有发热、脉速、血压异常、呼吸频率改变等。有无消瘦及营养不良；是否存在强迫体位，如端坐呼吸；有无脱水、多汗及发绀；是否有肺泡呼吸音改变及异常呼吸音；有无干、湿啰音等。

（三）心理－社会情况

有无焦虑、抑郁、烦躁不安等不良情绪；所患疾病是否对患者的日常生活和睡眠造成影响。患者的应对方式如何，家庭及社会的支持程度如何。

（四）实验室及其他辅助检查

痰液检查有无致病菌，血气分析、血常规检查、X 线胸片、纤维支气管镜检查、肺功能测定等有无异常。

二、常用护理诊断/问题

清理呼吸道无效：与呼吸道分泌物过多、黏稠，患者咳嗽无力或无效，无力排出呼吸道分泌物有关。

三、护理目标

1. 患者能够进行有效咳嗽、咳痰，呼吸道通畅。
2. 在护士的指导下能正确运用体位引流等方法排出痰液。

四、护理措施

清理呼吸道无效具体护理措施参见本篇模块三"清理呼吸道无效"的护理。

五、护理评价

1. 患者能否进行有效咳嗽、咳痰，呼吸道是否通畅。
2. 患者能否在护士的指导下正确运用体位引流等方法排出痰液。

项目二　肺源性呼吸困难

肺源性呼吸困难是由呼吸系统疾病引起通气和（或）换气功能障碍，造成机体缺氧和（或）二氧化碳潴留所致。患者主观上感觉空气不足、呼吸费力，并伴有呼吸频率、深度与节律的异常。

任务一　病　因

呼吸系统疾病，如慢性支气管炎、支气管哮喘、阻塞性肺气肿，喉、气管、支气管的水肿、肿瘤或异物导致狭窄或梗阻等呼吸系统阻塞性疾病，肺炎、肺脓肿、肺不张等肺部疾病；胸廓疾病，如气胸、大量胸腔积液、严重的胸廓畸形等；也可见于神经肌肉疾病、膈运动障碍、药物所致的呼吸肌麻痹等。

任务二　分　类

一、吸气性呼吸困难

吸气时呼吸困难显著，多见于喉头水肿、气管炎症、肿瘤或异物引起的上呼吸道机械性梗阻。发生时常伴干咳及高调吸气性哮鸣音，重者可出现"三凹"征，即胸骨上窝、锁骨上窝和肋间隙在吸气时凹陷。

二、呼气性呼吸困难

表现为呼气费力，呼吸相延长，常伴有哮鸣音，多见于支气管哮喘和慢性阻塞性肺疾病。

三、混合性呼吸困难

吸气与呼气均感费力，呼吸频率增快、变浅，常伴有呼吸音减弱或消失。多见于重症肺炎、重症肺结核、广泛性肺纤维化、大量胸腔积液和气胸等。

任务三　肺源性呼吸困难患者的护理

一、护理评估

（一）病史

1. 起病的时间、发作的缓急和进展　突发性呼吸困难应考虑呼吸道异物、张力性气胸等；起病较急者应考虑肺炎、胸腔积液、支气管哮喘、气胸等；起病缓慢者多为慢性阻塞性肺疾病、弥漫性肺间质纤维化等。

2. 诱因　是否有过敏物质的接触史；自发性气胸多有用力过度、屏气、剧咳史；与活动有关的呼吸困难可因劳累或活动量过大等因素诱发，如慢性肺源性心脏病、间质性肺疾病等。

3. 与体位、活动的关系 肺气肿多在活动劳累后加重，休息或坐位时减轻；大量胸腔积液时取患侧卧位可减轻呼吸困难。

4. 伴随症状 有无咳嗽、咳痰、胸痛、咯血、心悸、发绀、发热、神志改变等。

5. 相关疾病 既往是否有呼吸、循环系统疾病、心功能不全等。

6. 诊疗过程 询问患者诊疗过程、对治疗的反应，如使用支气管扩张药后呼吸困难能否缓解。

（二）身体评估

1. 意识状态 有无烦躁不安、神志恍惚、谵妄或昏迷。

2. 面容与表情 有无口唇发绀、表情痛苦、鼻翼煽动、张口呼吸或点头呼吸及缩唇吹气等。

3. 呼吸的频率、节律和深度 轻度呼吸衰竭时呼吸可深而快，严重时呼吸则浅而慢，甚至出现潮式呼吸。

4. 胸部体征 是否有桶状胸，有无辅助呼吸肌参与呼吸，是否出现"三凹"征，听诊双肺有无肺泡呼吸音减弱或消失。

（三）心理－社会情况

有无紧张、注意力不集中、疲乏、失眠、焦虑、抑郁或恐惧、濒死感。患病以来对学习、生活、工作、睡眠的影响及程度，患者及家属对疾病的认识程度，家庭的支持程度等。

（四）实验室及其他辅助检查

动脉血气分析可了解缺氧和 CO_2 潴留的程度。肺功能测定可了解肺功能的基本状态，明确肺功能障碍的程度和类型。血常规、胸部 X 线检查及血流动力学检查有助于诊断、评估病情、指导治疗、观察疗效及判断预后。

二、常用护理诊断/问题

气体交换受损：与支气管痉挛、气道炎症、气道阻塞、有效呼吸面积减少有关。

三、护理目标

患者的呼吸频率、节律和深度正常，呼吸困难有所改善。

四、护理措施

1. 病情观察 判断呼吸困难类型并动态评估患者呼吸困难的程度。有条件可监测血氧饱和度、动脉血气变化。

2. 环境 保持病室空气新鲜，温湿度适宜。哮喘患者室内避免湿度过高及存在过敏原，如尘螨、刺激性气体、花粉等。

3. 休息与体位　严重呼吸困难时尽量减少活动和不必要的说话，减少人员的探视，保证患者良好的休息。根据病情取半卧位或端坐位，必要时设置跨床小桌，以便患者伏桌休息，减轻体力消耗。

4. 保持呼吸道通畅　协助患者清除呼吸道分泌物及异物，指导患者正确使用支气管舒张药以及时缓解支气管痉挛造成的呼吸困难，必要时需建立人工气道以保证气道通畅。

5. 氧疗　氧疗是纠正缺氧、缓解呼吸困难最有效的方法。临床上应根据病情及血气分析结果合理用氧。护士需密切观察氧疗的效果及不良反应，记录吸氧方式（鼻塞/鼻导管、面罩、呼吸机）、浓度及时间，若吸入高浓度氧或纯氧要严格控制吸氧时间，一般连续给氧不超过 24 h。

6. 呼吸训练　如指导患者进行有效咳嗽、咳痰、缓慢深呼吸、腹式呼吸、缩唇呼吸等。

7. 用药护理　遵医嘱应用支气管舒张药、呼吸兴奋药等，教会患者使用定量雾化吸入药的方法，并观察药物疗效和不良反应。

8. 心理护理　呼吸困难会使患者产生烦躁不安、焦虑甚至恐惧等不良情绪，进一步加重呼吸困难。因此，应安慰患者，及时告之病情好转的消息，使其保持情绪稳定，树立战胜疾病的信心。

五、护理评价

患者的呼吸频率、节律和深度是否正常，呼吸困难是否有所改善。

项目三　咯　血

咯血指喉及喉以下的呼吸道或肺组织出血经口腔咯出。

任务一　病　因

我国引起咯血最主要的病因是呼吸系统疾病，其中前 3 位是肺结核、支气管扩张、支气管肺癌；其他如肺炎、肺脓肿、急性肺水肿等可引起小量咯血或痰中带血；血液病、系统性红斑狼疮等亦可引起咯血。

任务二　临床表现

咯血者常有胸闷、喉痒和咳嗽等先兆症状，咯出的血色多数鲜红，混有泡沫或痰，呈碱性，常伴呛咳、脉速、出冷汗、呼吸急促、面色苍白、紧张不安等。咯血持续时间长短不一，除有原发病的体征外，可有出血部位呼吸音的减弱和湿啰音。根据咯血量，临床将咯血分为痰中带血、少量咯血（每天 < 100 mL）、中等量咯血（每天 100 ~ 500 mL）、大量咯血（每天 > 500 mL，或 1 次 > 300 mL）。大咯血后常有持续数天的血痰，患者常伴有紧张不安等表现。

咯血的并发症有窒息、失血性休克、肺不张、肺部感染等。窒息是咯血直接致死的主要原因，应及时识别与抢救。窒息发生时患者可表现出咯血突然减少或中止，表情紧张或惊恐，大汗淋漓，两手乱动或指喉头（示意空气吸不进来），继而出现发绀、呼吸音减弱、全身抽搐甚至心跳呼吸停止而死亡。护士对咯血量较大的患者，尤其是易发生窒息者应保持高度警惕。

任务三　咯血患者的护理

一、护理评估

（一）病史

有无呼吸系统疾病，如肺结核、肺脓肿、支气管扩张、支气管肺癌等；有无急性肺水肿、肺炎等疾病。

（二）身体评估

评估咯血的量、咯血时的伴随症状等。有无咯血先兆，如喉痒、胸闷、咳嗽等。

（三）心理评估

咯血前患者情绪常不稳定，坐卧不安。咯血后无论咯血量多少，患者常精神紧张，呼吸心跳加快。反复咯血者常烦躁不安、焦虑甚至恐惧。因此，护士应评估患者的心理状态，做针对性的心理疏导。

（四）实验室及其他辅助检查

血常规检查，提示有无并发感染、贫血及出血性疾病。胸部 X 线检查、CT、纤维支气管镜检查有助于确定病变部位、范围及性质。痰涂片、痰脱落细胞学检查、痰液培养结果，有助于明确病因。

二、常用护理诊断/问题

潜在并发症：窒息。

三、护理目标

患者未发生窒息，或发生窒息时能及时发现并实施抢救。

四、护理措施

具体护理措施参见本篇模块四"潜在并发症：咯血、窒息"的护理。

五、护理评价

患者是否发生窒息。

项目四　胸　痛

胸痛是指胸腔内脏器或胸壁组织病变累及壁层胸膜时引起的疼痛。常见于胸膜炎、自发性气胸、肺癌、胸膜肿瘤、肺血栓栓塞症等。胸膜炎所致的胸痛为尖锐刺痛或撕裂痛；自发性气胸的胸痛在剧咳或劳动中突然发生且较剧烈；肺癌为胸部闷痛或隐痛。

模块三　肺　炎

【临床案例分析题目】

患者，男，35 岁，3 天前因受凉过劳后突然感觉畏寒并发高热，体温达 39.5 ℃，以下午或夜间为重。咳嗽、胸痛、咳黏痰，并且逐渐加重。气促，烦躁，四肢厥冷，出汗，急诊入院。查体：T 39.5 ℃，P 120 次/分，HR 31 次/分，BP 76/44 mmHg。神志模糊，烦躁不安，口唇发绀明显。右下肺叩诊浊音，语颤增强，可闻及支气管呼吸音，心音低钝，心律规则，心率 120 次/分。腹软，

无压痛及反跳痛，双下肢无水肿，无指端发绀。辅助检查：血常规 WBC 15.3×10^9/L，N 91%，L 8%，胸部 X 线示右下肺野可见大片致密阴影。

请思考：

1. 患者最可能的临床诊断是什么？

2. 为明确诊断还应做哪些检查？

3. 作为责任护士，您认为患者目前主要有哪些护理问题？

4. 其相应的护理措施有哪些？

肺炎是指终末气道、肺泡和肺间质的炎症，可由病原微生物感染、理化因素、免疫损伤等病因所致，其中以细菌引起的肺炎最常见。尽管抗生素的应用及发展曾一度使肺炎的病死率明显下降，但近年来，其发病率和病死率出现增加的趋势。导致发病率和病死率升高的原因可能与社会人口老龄化、慢性病发病率增加、医院获得性肺炎发病率增高、病原体变迁、病原学诊断困难及不合理使用抗生素导致细菌耐药性增加等有关。

项目一　概　述

任务一　病因及分类

感染是最常见的病因，可由细菌、病毒、真菌、寄生虫等感染所致，还存在理化因素、免疫损伤、过敏及药物等病因。

一、按病因分类

(一) 细菌性肺炎

如肺炎链球菌（肺炎球菌）、金黄色葡萄球菌、甲型溶血性链球菌等需氧革兰阳性球菌；肺炎克雷伯菌、流感嗜血杆菌、铜绿假单胞菌等需氧革兰阴性杆菌；棒状杆菌、梭形杆菌等厌氧杆菌等引起的肺炎。

(二) 非典型病原体所致的肺炎

如军团菌、支原体和衣原体等所致的肺炎。

(三) 病毒性肺炎

如冠状病毒、腺病毒、流感病毒、呼吸道合胞病毒等所致的肺炎。

(四) 真菌性肺炎

如白念珠菌、曲菌、放线菌等所致的肺炎。

(五) 其他病原体所致肺炎

如立克次体、弓形虫（如鼠弓形虫）、原虫（如卡氏肺囊虫）、寄生虫（如肺包虫、肺吸虫）等引起的肺炎。

(六) 理化因素所致肺炎

如放射性肺炎、化学性肺炎、变态反应等所致的肺炎。

二、按解剖分类

(一) 大叶性（肺泡性）肺炎

致病菌多为肺炎链球菌。为肺实质炎症，常累及单个、多个肺叶或整个肺段，通常不累及支气管。X 线胸片典型表现为整叶肺实变。

(二) 小叶性（支气管性）肺炎

病原体经支气管入侵，引起细支气管、终末细支气管和肺泡的炎症。病原体有肺炎链球菌、葡萄球菌、病毒、肺炎支原体及军团菌等。常继发于支气管炎、支气管扩张、上呼吸道病毒感染及长期卧床的危重患者。X 线胸片表现为沿肺纹理分布的不规则斑片状或大片状阴影，边缘密度深浅不一，且不受肺叶和肺段限制，无实变征象。

(三) 间质性肺炎

以肺间质炎症为主，病变累及支气管壁及其周围间质组织，有肺泡壁和肺间质水肿。常由细菌、支原体、衣原体、病毒或卡氏肺囊虫等引起。呼吸道症状较轻，异常体征较少。X线胸片表现为弥漫性不规则条索状及网织状阴影。

三、按患病环境分类

（一）社区获得性肺炎

指在医院外罹患的感染性肺实质炎症，包括具有明确潜伏期的病原体感染而在入院后平均潜伏期内发病的肺炎。常见病原体为肺炎链球菌、支原体、衣原体、流感嗜血杆菌和呼吸道病毒等，非典型病原体所占比例在增加，耐药菌普遍。以吸入飞沫、空气或血源传播为传播途径。

（二）医院获得性肺炎

指患者入院时既不存在，也不处于潜伏期，而于入院 48 h 后在医院（包括老年护理院、康复院等）内发生的肺炎，也包括出院后 48 h 内发生的肺炎。其中以呼吸机相关性肺炎最为多见，其预防和治疗均较困难。常见病原体为肺炎链球菌、流感嗜血杆菌、金黄色葡萄球菌、铜绿假单胞菌、大肠埃希菌、肺炎克雷伯菌等。主要发病机制为误吸口咽部定植菌。

任务二　诊断要点

一、确定肺炎诊断

（一）症状和体征

一般起病急，可有短暂"上呼吸道感染"史，以突然畏寒、发热、咳嗽、咳痰或伴胸闷、胸痛为典型表现。病变范围大者可有呼吸困难、发绀。早期肺部体征不明显，典型体征为胸部病变区叩诊呈浊音或实音，听诊有支气管呼吸音，可闻及湿啰音。

（二）胸部 X 线表现

呈肺叶、段分布的炎性浸润影，高度提示为细菌性肺炎；若为非均匀浸润，呈斑片状或条索状阴影，密度不均匀，沿支气管分布，则多为细菌或病毒所致的支气管肺炎；而空洞性浸润，常提示葡萄球菌或真菌感染。

（三）实验室及其他辅助检查

1. 血常规　细菌性肺炎可见白细胞计数和中性粒细胞增高，并有核左移，或细胞内见中毒颗粒。年老体弱、酗酒、免疫功能低下者白细胞可不增高，但中性粒细胞比例仍高。病毒性肺炎和其他类型肺炎，白细胞计数可无明显变化。

2. 病原学检查　痰涂片镜检及痰培养可帮助确定致病菌，其操作方法简便、无创，但采集标本时须严格按规范操作执行，嘱患者先行漱口，并指导或辅助其深咳嗽，留取脓性痰送检。并尽可能在抗菌药物应用前采集，必要时可做下呼吸道直接采样，同时做血液细菌培养；有胸腔积液的患者应抽取胸腔积液做胸腔积液培养，以确定致病菌。

3. 血清学检查　补体结合试验适用于衣原体感染；间接免疫荧光抗体多适用于军团菌肺炎等。

二、评估严重程度

如果肺炎诊断成立，评估病情的严重程度对于决定治疗至关重要。肺炎的严重性决定于3 个主要因素：局部炎症程度、肺部炎症的播散和全身炎症反应程度。

重症肺炎目前还没有普遍认同的诊断标准，许多国家制定了重症肺炎的诊断标准，虽然有所不同，但均注重肺部病变的范围、器官灌注和氧合状态。美国感染疾病学会/美国胸科学会（IDSA/ATS）几经修订，于 2007 年发表了成年人社区获得性肺炎处理的共识指南，其重症肺炎标准如下，主要标准：①需要有创机械通气；②感染性休克需要血管收缩药治疗。次要标准：①呼吸频率≥30 次/分；②氧合指数（PaO_2/FiO_2）≤250；③多肺叶浸润；④意识障碍/定向障碍；⑤氮质血症（BUN≥20 m/dL）；⑥白细胞减少（WBC < 4.0×10^9/L）；⑦血小板减少（血小板 < 10.0×10^9/L）；⑧低体温（T < 36 ℃）；⑨低血压，需要强力的液体复苏。符合 1 项主要标准或 3 项次要标准以上者可诊断为重症肺炎，考虑收入 ICU 治疗。

三、确定病原体

明确病原体有助于临床治疗。目前常用的方法有：①痰涂片镜检及痰培养；②经纤维支气管镜或人工气道吸引；③防污染样本毛刷；④支气管肺泡灌洗；⑤经皮细针吸检；⑥血和胸腔积液培养；⑦尿抗原试验。虽然目前有许多病原学诊断方法，仍有高达 40% ~ 50% 的社区获得性肺炎不能确定相关病原体。也没有一种方法可以确定所有的病原体，而每一种诊断检查都有其局限性。因此，也可根据各类肺炎的临床和放射学特征估计可能的病原体。

任务三　治疗要点

一、抗感染治疗

抗感染治疗是肺炎治疗的最主要环节。肺炎的抗菌药物治疗应尽早进行，一旦怀疑为肺炎需马上给予首剂抗菌药物。细菌性肺炎的治疗包括经验性治疗和针对病原体治疗。初始采用经验性治疗，主要根据本地区、本单位的肺炎病原体流行病学资料，选择可能覆盖病原体的抗菌药物，初始治疗后根据临床反应、细菌培养结果和药敏试验，选择体外试验敏感的抗菌药物治疗。重症肺炎的治疗应首先选择广谱的强力抗菌药物，并应足量、联合用药。抗菌药物治疗后 48 ~ 72 h 应对病情进行评价，治疗有效表现体温下降、症状改善、临床状态稳定、白细胞逐渐降低或恢复正常，而 X 线胸片病灶吸收较迟。如 72 h 后症状无改善，应仔细分析，进行必要的检查，再采取相应的处理。

二、对症和支持治疗

除抗感染治疗外，还应根据患者的临床症状采取相应的对症处理如降温、祛痰、吸氧、维持水电解质平衡等；同时应给予营养支持和增强机体免疫力等支持治疗。

三、预防并及时处理并发症

在肺炎的治疗过程中应积极预防并发症的发生，若出现严重败血症或毒血症可并发感染性休克，应及时采取抗休克治疗；若并发肺脓肿、呼吸衰竭等并发症时应及时给予相应的治疗。

任务四　肺炎患者的护理

一、护理评估

（一）病史

1. 肺炎的病因和诱因　询问患者有无上呼吸道感染史；有无受凉、淋雨、劳累等诱因；有无慢性阻塞性肺疾病、糖尿病等慢性病史；是否吸烟及吸烟量；是否长期使用激素、免疫抑制药等。

2. 病情和一般情况　评估患者目前的主要症状，有无寒战、高热、咳嗽、咳痰、胸痛等；患者是否有饮食营养摄入不合理、缺乏体育锻炼；患病后日常活动与休息、饮食、排便是否规律。

3. 心理-社会情况　患者有无焦虑、抑郁等不良情绪；有无经济负担；家属是否关心患者及其支持程度。

（二）身体评估

1. 一般状态

（1）生命体征：有无生命体征异常，如呼吸频率、节律异常、体温升高或下降、血压下降等。

（2）意识与精神状况：判断患者意识是否清楚，有无烦躁、嗜睡、惊厥、表情淡漠等；观察患者有无急性病容和鼻翼煽动等表现。

2. 皮肤、淋巴结　有无面颊潮红、口唇发绀、皮肤黏膜出血、浅表淋巴结大等表现。

3. 胸部　有无"三凹"征；呼吸频率、节律异常；胸部有无压痛，叩诊有无实音或浊音；听诊有无肺泡呼吸音减弱或消失、异常支气管呼吸音、干湿啰音、胸膜摩擦音等。

（三）实验室及其他辅助检查

1. 血常规　有无白细胞计数升高、中性粒细胞增高及核左移、淋巴细胞升高。

2. 胸部X线检查　有无肺纹理增粗、炎性浸润影等。

3. 痰培养　有无细菌生长，药敏试验结果如何。

4. 血气分析　有无 PaO_2 降低和（或）$PaCO_2$ 增高。

二、护理诊断/问题

（一）常见护理诊断/问题

1. 体温过高　与肺部感染有关。
2. 清理呼吸道无效　与胸痛、气管及支气管分泌物增多黏稠、咳嗽无力有关。
3. 潜在并发症　感染性休克。

（二）其他护理诊断/问题

1. 气体交换受损　与肺实质炎症，呼吸面积减少有关。
2. 疼痛　胸痛，与肺部炎症累及壁层胸膜有关。
3. 潜在并发症　胸腔积液、肺不张、呼吸衰竭。

三、护理目标

1. 患者体温下降，舒适感增加。
2. 能有效咳嗽、咳痰，呼吸平稳，呼吸音清。
3. 未发生感染性休克；或发生休克时，护士能及时发现并采取有效措施处理，减轻其危害。

四、护理措施

（一）体温过高

1. 病情观察　监测并记录生命体征，注意观察热型，协助医师明确诊断。尤其是儿童、老年人、久病体弱者应重点监测。

2. 休息与环境　高热患者宜卧床休息，以减少组织氧的消耗，缓解头痛、肌肉酸痛等症状。病房应尽量保持安静，维持适宜的温、湿度并及时通风。

3. 饮食　宜给予清淡易消化的高热量、高维生素、高蛋白的流质或半流质饮食，避免刺激性食物，戒烟、戒酒，鼓励患者多饮水，每日 1000～2000 mL，以补充体液并利于稀释痰液。

4. 高热护理　高热时可采取物理降温措施，如温水擦浴、冰袋、冰帽等。宜逐渐降温，防止虚脱。必要时遵医嘱使用退热药。患者出汗时应及时协助擦汗、更换衣服，避免受凉。必要时遵医嘱静脉补液以补充因发热而丢失的水分和盐，加快毒素排泄和热量散发。补液速度不宜过快，尤其是老年人和心脏病患者，避免发生急性肺水肿。

5. 口腔护理　做好口腔护理，鼓励患者经常漱口，保持口腔湿润、舒适。口唇疱疹者局部涂抗病毒软膏，防止继发感染。

6. 用药护理　遵医嘱早期、足量应用有效的抗生素，注意观察疗效和不良反应。

（二）清理呼吸道无效

1. 病情观察　密切观察患者咳嗽、咳痰的情况及痰液的颜色、性质和量。

2. 环境与休息　保持安静、舒适、空气清新洁净的病室环境，室温 18 ~ 20 ℃，湿度 50% ~ 60%，并注意通风。患者宜取坐位或半坐位以助于改善呼吸和咳嗽排痰。

3. 饮食　应提供足够热量饮食，适当增加蛋白质和维生素，特别是维生素 C 及维生素 E 的摄入，保证充足的水分以利痰液稀释排除。应避免油腻、刺激性食物。

4. 促进有效排痰　可采用咳嗽、深呼吸、胸部叩击、体位引流和机械吸痰等物理治疗措施。

（1）有效咳嗽：适用于神志清楚，一般状况良好、能够配合的患者。进行有效咳嗽的注意事项：①指导患者掌握正确的有效咳嗽方法，患者最好取坐位，双脚着地，身体稍前倾，双手环抱一个枕头，进行数次深而缓慢的腹式呼吸，深吸气末屏气，然后缩唇（噘嘴），缓慢呼气，再深吸一口气后屏气 3 ~ 5 s，身体前倾，从胸腔进行 2 ~ 3 次短促有力咳嗽，张口咳出痰液，咳嗽时收缩腹肌，或用自己的手按压上腹部，帮助咳嗽。也可让患者取俯卧屈膝位，借助膈肌、腹肌收缩，增加腹压，咳出痰液。②可经常变换体位以利痰液咳出。③胸痛不敢咳嗽的患者，可用双手或枕头轻压伤口两侧，使伤口两侧的皮肤及软组织向伤口处皱起，以避免咳嗽时牵拉伤口引起疼痛。如疼痛剧烈者可遵医嘱使用止痛药，30 min 后再进行有效咳嗽。

（2）气道湿化：适用于痰液黏稠不易咳出的患者。包括湿化治疗和雾化治疗两种方法。湿化治疗法是通过湿化器将水或溶液蒸发成水蒸气或小液滴，以提高吸入气体的湿度，达到湿润气道、稀释痰液的目的。雾化治疗是应用特制的雾化装置将水分或药物分散成微小的雾滴或微粒，使其悬浮于气体中，并进入呼吸道及肺内，达到治疗和改善症状的目的。雾化治疗的注意事项如下。①防止窒息：治疗后应帮助患者翻身、拍背以及时排出痰液，避免干结的分泌物湿化后膨胀而阻塞支气管。②避免过度湿化：湿化时间一般以 10 ~ 20 min 为宜。过度湿化可导致水潴留从而加重心脏负担，也可引起黏膜水肿和气道狭窄，甚至诱发支气管痉挛。③控制湿化温度：湿化过程中温度过高可灼伤呼吸道和损害气道黏膜纤毛运动，而温度过低可诱发哮喘及寒战反应。一般温度应控制在 35 ~ 37 ℃。④防止感染：应严格无菌操作，按规定消毒吸入装置和病房环境，加强口腔护理，避免呼吸道交叉感染。⑤避免降低吸氧浓度：超声雾化因喷雾压力和气流湿度增加，可造成吸入的空气量减少，使血氧浓度降低导致患者胸闷、气促加重。因此，使用超声雾化治疗时可提高吸氧浓度或改用氧气驱动的喷射式雾化治疗。

（3）胸部叩击：借助叩击所产生的振动和重力作用，使滞留在气道内的分泌物松动，并移行到中心气道，最后通过咳嗽排出体外的物理治疗方法。适用于久病体弱、长期卧床、排痰无力者。但肋骨骨折、有病理性骨折史、咯血、低血压、肺水肿及未经引流的气胸等患者禁用。方法：患者取坐位或侧卧位，叩击者在患者的后方或侧后方，两手手指呈弯曲并拢状，用手腕的力量从肺底自下而上，由外向内，力量均匀地叩击胸背部。叩击时若发生空而深的拍击音表示叩击手法正确。每一肺叶叩击 1 ~ 3 min，每分钟 120 ~ 180 次。注意事项：

①叩击前向患者说明叩击的意义及方法，以取得患者的配合，确认无禁忌证并听诊肺部明确痰液潴留部位。②叩击应在肺野进行，避开心脏、乳房、骨突部位及衣服拉链、纽扣等。为预防直接叩击引起皮肤发红，可用单层薄布保护皮肤，勿用较厚的覆盖物以免降低叩击时所产生的震动而影响效果。叩击力量要适中，以不使患者感到疼痛为宜。应在餐前进行，并至少在餐前30 min完成，如在餐后进行，至少要在餐后2 h，每次叩击时间一般在5~15 min。③叩击时注意观察患者的反应，叩击后询问患者的感受，嘱患者休息并协助口腔护理，观察咳痰情况，复查生命患者体征、肺部呼吸音及啰音变化。

（4）体位引流：又称重力引流，是利用重力作用使肺、支气管内分泌物排出体外的胸部物理治疗法。适用于肺脓肿、支气管扩张等有大量痰液排出不畅的患者。具体护理措施参见本篇模块四"支气管扩张症患者的护理"。

（5）机械吸痰：适用于痰液黏稠无力咳出、意识不清或建立人工气道的患者。注意事项：①每次吸引少于15 s，两次吸引间隔时间大于3 min。②吸痰动作应迅速、轻柔以降低不适感。③吸痰前、后应适当提高氧浓度，防止发生低氧血症。④严格执行无菌操作，防止呼吸道交叉感染。

5. 用药护理　遵医嘱应用抗生素、止咳祛痰药，注意观察药物疗效及不良反应。告之湿性咳嗽及排痰困难的患者切勿自行服用可待因等强镇咳药物，以免抑制咳嗽反射，加重痰液积聚。

（三）潜在并发症

感染性休克。

1. 病情观察

（1）监测生命体征，观察有无心率加快、脉搏细速、血压下降、体温不升或高热及呼吸困难等情况。

（2）观察有无烦躁不安、神志模糊、精神萎靡、表情淡漠等异常情况。

（3）观察皮肤、黏膜有无发绀，有无肢端湿冷。

（4）观察有无尿量减少，怀疑休克者应监测每小时尿量及尿比重。

（5）实验室检查：有无血气分析等指标异常。

2. 感染性休克的抢救配合及护理

（1）发现感染性休克征兆时，立即通知医师，并备好抢救物品，积极配合抢救。

（2）患者取仰卧中凹位，抬高头胸部约20°，抬高下肢约30°，以利呼吸和静脉回流。抢救中若患者体温持续下降，应适当给予保暖措施；若患者表现为高热，最好应选择物理降温以减少代谢。

（3）给予中、高流量吸氧，鼻导管吸氧患者氧流量可设置为3~5 L/min，面罩吸氧患者设置为5~8 L/min，维持$PaO_2 > 60$ mmHg，改善缺氧症状。纠正休克后，可适当逐渐地降低氧流量，避免发生氧中毒。

（4）补充血容量：迅速建立两条静脉通路，遵医嘱给予平衡液以维持有效血容量，降低血液黏滞度，防止弥散性血管内凝血。随时监测生命体征、意识状态的变化。常规留置导尿，对每小时尿量进行观察，监测尿量、尿比重。可监测中心静脉压作为调整补液速度的标准，中心静脉压 <5 cmH$_2$O 时，可适当加快输液速度；中心静脉压 ≥10 cmH$_2$O 时，应控制输液速度，不宜过快，防止诱发急性肺水肿或急性心衰。血容量纠正的指标：唇红、肢暖；尿量 >30 mL/h；收缩压 >90 mmHg，脉压 >30 mmHg，脉搏 <100 次/分；血红蛋白及血细胞比容恢复至正常。在血容量基本补足的情况下，若尿量仍然不足，<20 mL/h，尿比重 <1.018，应立即报告医师，警惕发生急性肾衰竭。

（5）用药护理：遵医嘱合理联合应用抗生素。遵医嘱应用血管活性药物，如多巴胺、间羟胺（阿拉明）等。密切监测血压变化，根据血压调整滴速，以收缩压维持在 90 ~ 100 mmHg 为宜，同时在输注过程中注意防止药液溢出血管外引起局部组织坏死和影响疗效。有明显酸中毒时可给予 5% 碳酸氢钠静滴，其配伍禁忌较多，宜单独输注。联合使用广谱抗菌药物控制感染时，应注意药物疗效和不良反应。

五、健康指导

（一）疾病预防指导

告知患者应避免上呼吸道感染、淋雨受凉、过度疲劳等诱因。平时应注意锻炼身体，保证充足的休息，增强营养。长期卧床者应经常改变体位、翻身、拍背，随时排出气道内痰液。年老体弱、慢性病患者等易感人群可接种疫苗以预防疾病。

（二）疾病知识指导

向患者及家属宣传肺炎的基本知识，讲解肺炎的病因和诱因。指导患者遵医嘱按疗程正确用药，定期随访。如出现高热、咳嗽、咳痰、胸痛等情况及时就诊。

六、护理评价

1. 患者体温是否恢复正常。

2. 是否能进行有效咳嗽，痰液是否容易咳出，咳嗽次数是否减少或消失，痰量是否减少。

3. 是否发生休克或发生休克时，护士是否能及时发现并配合医师采取有效的处理措施。

项目二　细菌性肺炎

任务一　肺炎链球菌肺炎

肺炎链球菌肺炎或称肺炎球菌肺炎是由肺炎链球菌所引起的肺炎，其起病急骤，临床表现以高热、寒战、咳嗽、血痰和胸痛为特征，是最常见的社区获得性肺炎，约占社区获得性肺炎半数以上。本病在冬季和初春季节高发，主要为散发，可借助飞沫传播，以无基础疾病的青壮年男性和老年男性多见。感染后可获得特异性免疫。

一、病因及发病机制

肺炎链球菌为革兰染色阳性球菌，多成双链或短链排列。菌体外有荚膜，其毒力大小与荚膜中的多糖结构及含量有关。根据荚膜多糖的抗原特性，肺炎链球菌可分为 86 个血清型。成人致病菌多属 1~9 型及 12 型，以第 3 型毒力最强，儿童则多为 6 型、14 型、19 型及 23 型。肺炎链球菌在干燥痰中能存活数月，但若阳光直射 1 h，或加热至 52 ℃ 10 min 即可杀灭，对石炭酸等消毒剂亦较敏感。

肺炎链球菌是寄居在口腔及鼻咽部的一种正常菌群，机体免疫功能受损时，有毒力的肺炎链球菌入侵下呼吸道而致病。其致病力是由于有高分子多糖体的荚膜对组织的侵袭作用，首先引起肺泡壁水肿，出现白细胞与红细胞渗出，含菌的渗出液经肺泡间孔（Cohn 孔）向肺的中央部分扩展，甚至累及几个肺段或整个肺叶，因病变开始于肺的外周，故肺叶间分界清楚，易累及胸膜，引起渗出性胸膜炎。肺炎链球菌不产生毒素，因而不会引起原发性组织坏死或形成空洞。其典型病理改变有充血期、红色肝变期、灰色肝变期及消散期。因早期应用抗菌药物治疗，此种典型的病理分期已很少见。本病以冬季与初春多见，常与呼吸道病毒感染相伴行。肺炎链球菌除引起肺炎外，少数可发生菌血症或感染性休克，老年人及婴幼儿的病情尤为严重。

二、临床表现

（一）症状

起病多急骤，高热、寒战、全身肌肉酸痛，发病前常有受凉、淋雨、疲劳、醉酒、病毒感染史，可有上呼吸道感染的前驱症状。体温多在数小时内升至 39~40 ℃，下午或傍晚达高峰，呈稽留热，脉率随之增速。患者可有患侧胸痛明显，放射至肩部或腹部，咳嗽或深呼吸时加剧，故患者常取患侧卧位。早期干咳，痰少，为黏性或脓性黏痰，可带血或呈铁锈色。

（二）体征

患者呈急性热病容，面颊潮红，鼻翼煽动，皮肤灼热、干燥，口角及鼻周有单纯疱疹，严重者可有呼吸困难、发绀、心动过速、心律失常。早期肺部体征无明显异常，肺实变时叩诊浊音、触觉语颤增强并可闻及支气管异常呼吸音；累及胸膜时可闻及胸膜摩擦音；消散期可闻及湿啰音。

本病自然病程大致 1~2 周。发病 5~10 d 后体温可自行骤降或逐渐消退；使用有效抗生素后可使体温在 1~3 d 恢复正常。患者的其他症状与体征亦随之逐渐消失。

（三）并发症

近年来已很少见。严重败血症或毒血症患者易发生感染性休克，常见于老年人。其他并发症包括胸膜炎、脓胸、肺脓肿、心包炎、脑膜炎和关节炎等。

三、实验室及其他辅助检查

（一）血常规

血白细胞计数增高，中性粒细胞多在 80% 以上，并有核左移，细胞内可见中毒颗粒。年老体弱、酗酒、免疫功能低下者的白细胞计数可不增高，但中性粒细胞的百分比仍增高。

（二）细菌学检查

痰直接涂片做革兰染色及荚膜染色镜检，如发现典型的革兰染色阳性、带荚膜的双球菌或链球菌，即可初步做出病原诊断。痰标本应在抗菌药物应用之前漱口后采集，取深部咳出的脓性或铁锈色痰，送检时应注意器皿洁净无菌，痰培养 24 ~ 48 h 可以确定病原体。聚合酶链反应（PCR）检测及荧光标记抗体检测可提高病原学诊断率。部分患者可合并菌血症，故应在使用抗生素前做血培养；若合并胸腔积液，应抽取积液进行细菌培养。

（三）X 线检查

早期可见受累的肺段、肺叶稍模糊。随着病情进展，表现为大片炎症浸润阴影或实变影，在实变阴影中可见支气管充气征，肋膈角可有少量胸腔积液。在消散期，炎性浸润逐渐吸收，可有片状区域吸收较快，呈现"假空洞"征，多数在起病 3 ~ 4 周后才完全消散。老年患者肺炎病灶消散较慢，容易出现吸收不完全而成为机化性肺炎。

四、诊断要点

根据典型症状与体征，结合胸部 X 线检查，易做出初步诊断。病原菌检测是确诊本病的主要依据。

五、治疗要点

（一）抗菌药物治疗

一经确诊即给予抗菌药物治疗，不必等待细菌培养结果。抗菌药物疗程一般为 5 ~ 7 d，首选青霉素 G，用药途径及剂量视病情轻重及有无并发症而定；对于成年轻症患者，可用 240 万 U/d，分 3 次肌内注射，或用普鲁卡因青霉素每 12 h 肌内注射 60 万 U；病情稍重者，宜用青霉素 G 240 万 ~ 480 万 U/d，分次静脉滴注，每 6 ~ 8 h 1 次；重症及并发脑膜炎者，每日 1000 万 ~ 3000 万 U，分 4 次静脉滴注。对青霉素过敏者，或耐青霉素或多重耐药菌株感染者，可用氟喹诺酮类、头孢噻肟或头孢曲松等药物，多重耐药菌株感染者可用万古霉素、替考拉宁等。

（二）对症及支持治疗

患者应卧床休息，密切监测病情变化，注意预防休克发生。补充足够的蛋白质、热量及维生素，多饮水，每日 1000 ~ 2000 mL。剧烈胸痛者，可给予少量镇痛药，如可待因 15 mg。中等或重症患者（PaO_2 <60 mmHg 或有发绀）时应吸氧。若有明显麻痹性肠梗阻或胃扩张时应暂禁食、禁饮和胃肠减压，直至肠蠕动恢复；烦躁不安、谵妄、失眠者可用地西泮 5 mg 肌内注射或水合氯醛 1 ~ 1.5 g 保留灌肠，禁用抑制呼吸的镇静药。

（三）并发症的治疗

应用抗菌药物治疗后，高热常在 24 h 内消退，或数日内逐渐下降。若体温降而复升或 3 d 后仍不降者，应考虑肺炎链球菌的肺外感染，如脓胸、心包炎或关节炎等，应给予相应治疗；如并发感染性休克应按抗休克治疗原则治疗。

任务二　葡萄球菌肺炎

葡萄球菌肺炎是由葡萄球菌引起的急性肺化脓性炎症。其起病急骤，高热、寒战、胸痛，脓痰性，可早期出现循环衰竭。细菌耐药性高，若治疗不及时或不当，病死率高。好发于有糖尿病、血液病、艾滋病、慢性肝病、静脉吸毒或长期使用糖皮质激素、抗肿瘤药物和免疫抑制药者。儿童患流感或麻疹时也易罹患。

一、病因及发病机制

葡萄球菌为革兰染色阳性球菌，可分为凝固酶阳性的葡萄球菌（主要为金黄色葡萄球菌，简称金葡菌）及凝固酶阴性的葡萄球菌（如表皮葡萄球菌和腐生葡萄球菌等）。葡萄球菌的致病物质主要是毒素与酶，如溶血毒素、杀白细胞素、肠毒素等，具有溶血、坏死、杀白细胞及血管痉挛等作用。其中金葡菌的致病力最强，是肺化脓性感染的主要原因。葡萄球菌的感染主要有两种途径：一是继发于呼吸道感染；二是来自皮肤感染灶，为血源性感染。随着医院内感染的增多，由凝固酶阴性葡萄球菌引起的肺炎也不断增多，医院获得性肺炎中葡萄球菌感染比例较高。近年耐甲氧西林金黄色葡萄球菌（MRSA）导致的肺炎治疗困难，病死率高。

二、临床表现

（一）症状

本病起病多急骤，寒战、高热，体温高达 39 ~ 40 ℃，胸痛伴咳嗽，咳脓性痰，量多，呈粉红色乳样或脓血状，无臭味。毒血症状明显，全身肌肉、关节酸痛、衰弱、精神萎靡，病情严重者可早期出现周围循环衰竭、休克表现。老年人、有慢性病者、血源性及医院获得性葡萄球菌肺炎症状可不典型，咳脓性痰较少见。

（二）体征

早期肺部体征较少，常与严重的中毒症状和呼吸道症状不平行，可出现两肺散在性湿啰音，病变较大或融合时可有肺实变体征。

三、实验室及其他辅助检查

外周血白细胞计数明显升高，中性粒细胞比例增加，核左移。痰涂片革兰染色可见大量成堆的葡萄球菌和脓细胞，白细胞内发现球菌有诊断意义。明确诊断最好在应用抗生素前采集血、痰、胸腔积液标本进行培养。胸部 X 线显示肺段或肺叶实变，可形成空洞，或呈小叶状浸润。另一特征是病灶存在易变性，表现为一处炎性浸润消失而在另一处出现新的病灶，或很小的单一病灶发展为大片阴影。治疗有效时，病变消散，2 ~ 4 周后完全消失。

四、诊断要点

根据全身毒血症状，咳脓血痰，白细胞计数增高、中性粒细胞比例增加、核左移并伴有中毒颗粒及 X 线表现，可做出初步诊断。细菌学检查是确诊的依据，可行痰、胸腔积液、血标本和肺穿刺物培养。

五、治疗要点

（一）抗菌治疗

选用敏感的抗菌药物，以早期、联合、足量、静脉给药为原则，不宜频繁更换抗菌药物，并应尽早清除引流原发病灶。治疗可首选耐青霉素酶的半合成青霉素或头孢菌素，如苯唑西林钠、氯唑西林、头孢呋辛钠等，联合氨基糖苷类如阿米卡星等，亦有较好疗效。青霉素过敏者，可用红霉素、克林霉素、林可霉素等；MRSA，则应选用万古霉素、替考拉宁等。临床选择抗菌药物时可参考细菌培养的药物敏感试验。

（二）对症支持治疗

患者宜卧床休息，保证足够的热量与蛋白质，多饮水，保持呼吸道湿化及通畅，发绀者给予吸氧，同时防止多器官衰竭。

任务三　常见革兰阴性杆菌肺炎

革兰阴性杆菌肺炎多为肺炎杆菌（克雷伯菌）、铜绿假单胞菌、流感嗜血杆菌等需氧菌感染。医院获得性肺炎多为革兰阴性杆菌所致，其中克雷伯菌为主要的致病菌，在机体免疫力减损时易于发病。住院患者使用机械呼吸、湿化器、雾化器和各种导管也可引起细菌感染。肺部革兰阴性杆菌感染的共同点在于肺实变或病变融合，组织坏死后容易形成多发性脓肿；若波及胸膜，可引起胸膜渗液或脓胸。

一、肺炎克雷伯菌肺炎

克雷伯菌常寄存于人体上呼吸道和肠道，是常见的条件致病菌，在机体免疫力减损时，经呼吸道进入肺内而感染。好发于中老年人、营养不良、慢性酒精中毒或全身衰竭的住院患者。临床表现为起病急骤，常伴有寒战、高热、咳嗽、咳痰、呼吸困难和胸痛症状。典型痰液为黏稠脓性、量多、带血，呈转红色、胶冻状，无臭味。胸部 X 线显示有肺实变体征，有多发性蜂窝状肺脓肿。

二、铜绿假单胞菌肺炎

铜绿假单胞菌存在于正常人体的皮肤、呼吸道和肠道。老年人、有严重基础疾病和免疫力低下者易感。其感染途径可来自患者自身，亦可来源于其他患者或带菌的医务人员，经手、飞沫或污染的器械传播。临床表现常为中等程度的发热、咳嗽、咳脓性或绿色痰，中毒症状明显，严重者可导致呼吸衰竭。

三、流感嗜血杆菌肺炎

本病有两个高发年龄组，6 个月至 5 岁的婴幼儿和有基础疾病的成年人。好发于秋季，起病前常有上呼吸道感染。婴幼儿发病多急骤，可迅速出现呼吸衰竭和周围循环衰竭，常并发菌血症，也易并发脑膜炎。成年人常发生于慢性肺部疾病者，有发热、咳嗽加剧、咳脓痰或痰中带血，严重者可出现呼吸衰竭。免疫力低下者起病急，临床表现与肺炎链球菌肺炎相似。

四、诊断要点

根据病因、患病环境，结合痰液、支气管分泌液、血液病原菌检查和 X 线表现可明确诊断。

五、治疗要点

早期合理应用抗生素是治愈的关键，宜联合用药，以静脉给药为主。同时应给予营养支持、补充水分并引流痰液。

1. 肺炎克雷伯菌肺炎治疗　首选头孢菌素类和氨基糖苷类药物，重症患者常联合用药，但其肾毒性危险增加，故应注意监测肾功能。

2. 铜绿假单胞菌肺炎治疗　有效抗菌药物为 β－内酰胺类、氨基糖苷类及喹诺酮类。铜绿假单胞菌对两类药物有交叉耐药的菌株较少，故可联合用药，可选用头孢曲松＋阿米卡星。抗感染同时应重视基础疾病的治疗，加强支持治疗和局部引流，提高机体免疫力。

3. 流感嗜血杆菌肺炎治疗　治疗首选氨苄西林，但耐药菌株较多，可选用第二、第三、第四代头孢菌素或碳青霉烯类，也可选择新型大环内酯类抗生素如阿奇霉素、克林霉素等。

项目三　其他病原体所致肺炎

任务一　肺炎支原体肺炎

肺炎支原体肺炎是由肺炎支原体引起的呼吸道和肺部的急性炎症病变，常同时有咽炎、支气管炎和肺炎。支原体肺炎占非细菌性肺炎的 1/3 以上，多发于秋冬季节，但季节性差异并不显著。

一、病因及发病机制

肺炎支原体主要经口、鼻分泌物在空气中传播，健康人经吸入而感染，引起散发呼吸道感染或小流行。支原体肺炎以儿童及青年人居多，发病前 2 ~ 3 d 至病愈数周，在呼吸道分泌物中均可发现肺炎支原体。肺炎支原体是介于细菌和病毒之间，兼性厌氧、能独立生活的最小微生物。病原体通常存在于纤毛上皮，不侵入肺实质，通过细胞膜上神经氨酸受体位点，吸附于宿主呼吸道上皮细胞表面，抑制纤毛活动与破坏上皮细胞。肺炎支原体的致病性可能与患者对病原体或其代谢产物的过敏反应有关。

二、临床表现

本病通常起病较缓慢，潜伏期为 1 ~ 3 周。临床症状主要为乏力、咽痛、头痛、咳嗽、发热、食欲缺乏、腹泻、肌痛、耳痛等。咳嗽多为阵发性刺激性干咳，可逐渐加重，咳少量黏痰，偶有血丝。偶伴有胸骨后疼痛，发热可持续 2 ~ 3 周，体温多为 37.8 ~ 38.5 ℃，体温恢复正常后可能仍有咳嗽。肺部病变呈片状或融合成支气管肺炎、间质性肺炎和细支气管炎，但胸部体格检查与肺部病变程度常不相称，可无明显体征。

三、实验室及其他辅助检查

血白细胞计数正常或略增高，以中性粒细胞为主。X 线显示肺部有多种形态的浸润影，呈节段性分布，以肺下野多见，有的从肺门附近向外伸展。病变可于 3 ~ 4 周后自行消散。部分患者可出现少量胸腔积液。血清支原体 IgM 抗体的测定（酶联免疫吸附试验最敏感，免疫荧光法特异性强，间接血凝法较实用）可进一步确诊。直接检测标本中肺炎支原体抗原，可用于临床早期快速诊断。单克隆抗体免疫印迹法、核酸杂交技术及 PCR 技术等具有高效、特异而敏感等优点，易于推广，对诊断肺炎支原体感染有重要价值。

四、诊断要点

应综合临床症状、X 线表现及血清学检查结果做出诊断。培养分离出肺炎支原体对诊断具有决定性意义，但其检出率较低，所需时间长。血清学试验有一定的参考价值。

五、治疗要点

本病有自限性，多数病例可不经治疗而自愈。家庭中发病应注意呼吸道隔离，防止传播。早期使用适当抗菌药物可减轻症状并缩短病程。一般红霉素、罗红霉素和阿奇霉素等大环内酯类抗菌药物为首选，也可选用呼吸氟喹诺酮类药物。疗程一般为 2 ~ 3 周。因肺炎支原体无细胞壁，青霉素或头孢菌素类等抗菌药物无效。对剧烈呛咳者，应适当给予镇咳药。若继发细菌感染，可根据痰病原学检查，选用敏感的抗菌药物治疗。

任务二　肺炎衣原体肺炎

肺炎衣原体肺炎是由肺炎衣原体引起的急性肺部炎症，常累及上、下呼吸道，可引起咽炎、喉炎、扁桃体炎，鼻窦炎、支气管炎和肺炎。常在人群集中的场所流行，但3岁以下的儿童患病较少见。

一、病因及发病机制

肺炎衣原体是专性细胞内细菌样寄生物，属衣原体科。引起人类肺炎的还有鹦鹉热衣原体。肺炎衣原体是一种人类致病原，属于人－人传播，可能主要通过呼吸道的飞沫传染，也可通过污染物传染。年老体弱、营养不良、慢阻肺、免疫功能低下者易被感染。感染后免疫力很弱，易于反复。

二、临床表现

起病多隐匿，早期出现上呼吸道感染症状。本病症状通常较轻，发热、寒战、肌痛、干咳，非胸膜炎性胸痛，头痛、不适和乏力，少有咯血。少数患者可无症状。发生咽喉炎者表现为咽喉痛、声音嘶哑，部分患者可经对症处理咽喉炎好转1~3周后又发生肺炎或支气管炎，咳嗽加重。肺炎衣原体感染时也可伴有肺外表现，如中耳炎、关节炎、甲状腺炎、脑炎、吉兰－巴雷综合征等。体格检查肺部可偶闻及干、湿啰音，随肺炎病变加重可变得明显。

三、实验室及其他辅助检查

血白细胞计数正常或稍高，红细胞沉降率加快。可从痰、咽拭子、咽喉分泌物、支气管肺泡灌洗液中直接分离肺炎衣原体。咽拭子分离出肺炎衣原体是诊断的金标准。X线胸片早期表现以单侧、下叶肺泡渗出为主，可有少到中量的胸腔积液，后期可发展为双侧间质和肺泡浸润。

四、诊断要点

本病缺乏特异性的临床表现，确诊主要依据有关病因的特殊实验室检查，如病原体分离和血清学检测。应结合呼吸道及全身症状、X线检查、病原学和血清学检查作综合分析。

五、治疗要点

肺炎衣原体肺炎首选红霉素治疗，也可选用多西环素或克拉霉素，疗程均为14~21 d。有发热、干咳、头痛等可对症治疗。

任务三　病毒性肺炎

病毒性肺炎是由上呼吸道病毒感染，向下蔓延所致的肺部炎症。大多发生于冬春季节，暴发或散发流行。免疫功能正常或抑制的儿童及成年人均可感染。近年来，新的变异病毒不断出现，如 SARS 冠状病毒、H5N1、H1N1 病毒等。婴幼儿、老年人、原有慢性心肺疾病者或妊娠女性感染后病情较重，可导致死亡。

一、病因及发病机制

引起成年人肺炎常见的病毒有甲、乙型流感病毒，以及腺病毒、副流感病毒、呼吸道合胞病毒和冠状病毒等。病毒侵入细支气管上皮引起细支气管炎。感染可波及肺间质与肺泡而致肺炎。炎性递质释出，直接作用于支气管平滑肌，致使支气管痉挛，临床上表现为支气管反应性增高。病变吸收后可留有肺纤维化。患者可同时受一种以上病毒感染，并常继发细菌感染，免疫抑制宿主还常继发真菌感染。病毒性肺炎为吸入性感染。呼吸道病毒可通过飞沫或直接接触传播，且传播迅速、传播面广。

二、临床表现

本病临床症状通常较轻，与支原体肺炎的症状相似，但多起病较急，发热、头痛、全身酸痛、倦怠等症状较突出，随后可出现咳嗽、少痰或白色黏液痰、咽痛等呼吸道症状。小儿或老年人易发生重症病毒性肺炎，甚至发生休克、心力衰竭和呼吸衰竭等并发症，也可发生急性呼吸窘迫综合征。本病常无显著的胸部体征，病情严重的患者可出现呼吸浅速、心率增快、发绀、肺部干湿啰音。

三、实验室及其他辅助检查

白细胞计数正常、稍高或偏低，红细胞沉降率通常在正常范围，痰涂片所见的白细胞以单核细胞为主，痰培养常无致病细菌生长。

胸部 X 线检查可见肺纹理增多，小片状浸润或广泛浸润，严重时可为双肺弥漫性结节性浸润。病毒性肺炎的致病源不同，其 X 线征象亦有不同的特征。

四、诊断要点

诊断可依据临床症状及 X 线改变，并排除由其他病原体引起的肺炎。确诊则有赖于病原学检查，血清学检查对早期诊断价值不大，仅能作为回顾性诊断。

五、治疗要点

治疗以对症为主，卧床休息，保持病室空气流通，注意消毒隔离，预防交叉感染。应给予足够的维生素及蛋白质，多饮水、少量多次进软食，酌情予以静脉输液及吸氧。及时有效清除呼吸道分泌物，保持呼吸道通畅。

选用有效的病毒抑制药，如利巴韦林、阿昔洛韦、更昔洛韦、奥司他韦、阿糖腺苷、金刚烷胺等。原则上不宜应用抗菌药物预防继发性细菌感染，一旦明确已合并细菌感染，应及时选用敏感的抗菌药物。不同病毒性肺炎对激素的反应可能存在差异，应酌情使用。

【附1】 传染性非典型肺炎

传染性非典型肺炎是由 SARS 冠状病毒（SARS-CoV）引起的一种具有明显传染性、可累及多个器官系统的特殊肺炎，世界卫生组织（WHO）将其命名为严重急性呼吸综合征（severe acute respiratory syndrome，SARS）。主要以急性起病、发热、干咳、呼吸困难，白细胞不高或降低、肺部浸润和抗生素治疗无效为临床特征。人群普遍易感，呈家庭和医院聚集性发病，多见于青壮年，儿童感染率较低。

一、病因及发病机制

SARS 病毒并非为已知的冠状病毒之间新近发生的基因重组所产生，它是一种全新的冠状病毒。其在环境中较其他已知的人类冠状病毒稳定，但若暴露在常用的消毒剂和固定剂中即可失去感染性，56 ℃以上 90 min 可以杀死病毒。SARS 病毒通过短距离飞沫、气溶胶或接触污染的物品传播。发病机制未明，推测 SARS 病毒通过其表面蛋白与肺泡上皮等细胞上的相应受体结合而导致肺炎的发生。病理改变主要为弥漫性肺泡损伤和炎症细胞浸润。

二、临床表现

本病潜伏期为 2~10 d。急骤起病，首发症状多为发热，体温多高于 38 ℃，可有寒战、咳嗽、少痰，偶有血丝，心悸、呼吸困难或呼吸窘迫等表现。部分患者可伴有肌肉关节酸痛、头痛、乏力和腹泻。该病患者多无上呼吸道卡他症状。肺部体征不明显，部分患者可闻及少许湿啰音，或有肺实变体征。

三、实验室和其他辅助检查

血白细胞计数一般不升高，或降低，常有淋巴细胞减少，可有血小板降低。部分患者血清转氨酶、乳酸脱氢酶等升高。

胸部 X 线检查早期可无异常变化，一般在 1 周内逐渐出现肺纹理粗乱的间质性改变、斑片状或片状渗出影，以磨玻璃影及肺实变影为典型改变。病灶多在中下叶并呈外周分布。少数患者出现气胸和纵隔气肿。CT 可见小叶内间隔和小叶间隔增厚（"碎石路"样改变）、细支气管扩张和少量胸腔积液。病变后期部分患者肺部有纤维化改变。

病原诊断早期可对患者血、分泌物、尿、粪等标本进行病毒分离和聚合酶链反应（PCR）。平行检测进展期和恢复期双份血清 SARS 病毒特异性 IgM、IgG 抗体，抗体阳转或出现 4 倍或以上升高，有助于诊断和鉴别诊断。

四、诊断要点

根据有无与 SARS 患者接触或传染给他人的病史，结合临床症状、实验室及胸部 X 线检查，配合 SARS 病原学检测阳性并排除其他表现类似疾病，可以做出 SARS 的诊断。但需和其他感染性和非感染性肺部病变相鉴别，尤其注意与流感相鉴别。

五、治疗要点

一般性治疗和抗病毒治疗请参阅本节病毒性肺炎。重症患者可酌情使用糖皮质激素，具体剂量及疗程应根据病情而定，并密切观察糖皮质激素的不良反应和 SARS 的并发症。对出现低氧血症患者，可使用无创机械通气直至病情缓解，如效果不佳或出现急性呼吸窘迫综合征（ARDS），应及时进行有创机械通气治疗。注意器官功能的支持治疗，一旦出现休克或多器官功能障碍综合征，应立即给予相应治疗。

【附2】 高致病性人禽流感病毒性肺炎

人禽流行性感冒是由禽甲型流感病毒某些亚型中的一些毒株引起的急性呼吸道传染病，可引起肺炎和多器官功能障碍。高致病性禽流感病毒（H5N1）跨越物种屏障，导致许多人致病和死亡。近年来，H9N2、H7N2、H7N3 亚型禽流感病毒也出现感染人类的情况。WHO 警告此疾病可能是对人类潜在的威胁最大的疾病之一。

一、病因及发病机制

禽流感病毒属正粘病毒科甲型流感病毒属。分为 16 个 HA 亚型和 9 个 NA 亚型。感染人的禽流感病毒亚型为 H5N1、H9N2、H7N7、H7N2、H7N3 等，其中以感染 H5N1 病情最重，致死率高，故称其为高致病性禽流感病毒。禽流感病毒对乙醚、氯仿、丙酮等有机溶剂均敏感。对热也较敏感，65 ℃加热 30 min 或煮沸（100 ℃）2 min 以上可使其灭活。对酸性环境有一定抵抗力，但对紫外线敏感，用紫外线直接照射，可迅速破坏其活性。

目前，人感染 H5N1 的证据符合禽 - 人传播，可能存在环境 - 人传播，还有少数未得到证据支持人 - 人传播。目前尚不清楚粪便或血液是否能成为传播感染的媒介。阻碍获得禽流感病毒的物种屏障相对牢固，目前 H5N1 的发病率相对较低。尸检可见高致病性人禽流感病毒性肺炎有严重肺损伤伴弥漫性肺泡损害。

二、临床表现

潜伏期多数为 2 ~ 4 d，有时可达 7 d。以发热为主要症状，体温多持续在 39 ℃以上，伴有流涕、鼻塞、咳嗽、咽痛、头痛、肌肉酸痛和全身不适。还可出现恶心、腹痛、腹泻、"稀水"样便等消化道症状。

重症患者病情发展迅速，高热不退，几乎所有患者都有临床表现明显的肺炎，常出现急性肺损伤、ARDS、肺出血、胸腔积液、全血细胞减少、多脏器功能衰竭、休克及瑞氏（Reye）综合征等多种并发症。并可继发细菌感染，发生败血症。

三、实验室及其他辅助检查

血白细胞不高或减少，淋巴细胞减少，并有血小板减少。可应用病毒抗原检测、病毒基因检测及 RT-PCR 检测法。可从患者呼吸道标本中分离出禽流感病毒。

胸部影像学检查可表现为肺内片状影。重症患者肺内病变进展迅速，呈大片状毛玻璃样影及肺实变影像，病变后期为双肺弥漫性实变影，可合并胸腔积液。

四、诊断要点

根据病因、临床表现及实验室检查即可做出诊断。病毒抗原及基因检测可检测甲型流感病毒核蛋白抗原（NP）或基质蛋白（M1）、禽流感病毒 H 亚型抗原。还可用 RT-PCR 法检测禽流感病毒亚型特异性 H 抗原基因。从患者呼吸道标本中分离出禽流感病毒可确诊。发病初期和恢复期双份血清禽流感病毒亚型毒株抗体滴度 4 倍或以上升高，有助于回顾性诊断。

五、治疗要点

凡疑诊或确诊 H5N1 感染的患者都需住院隔离，进行临床观察和抗病毒治疗。除进行对症治疗外，还应在发病 48 h 内口服奥司他韦治疗。

重症高致病性人禽流感病毒性肺炎患者，常需通气支持，并加强监护，防治多脏器功能障碍。可试用皮质类固醇治疗和 α 干扰素治疗。有条件者，可试用康复患者血清，能明显降低患者血液中病毒的滴度。

任务四　肺真菌病

肺真菌病是真菌导致的肺部疾病，主要引起肺和支气管的真菌性炎症或相关病变，是最常见的深部真菌病。目前，以念珠菌、曲霉、隐球菌、肺孢子菌引起的肺真菌病较为常见。健康人对真菌具有高度的抵抗力，但近年来由于广谱抗菌药物、糖皮质激素、细胞毒性药物及免疫抑制药的广泛使用，器官移植的开展，以及免疫缺陷病如艾滋病的增多，肺真菌病有增多的趋势。

一、病因及发病机制

真菌多在土壤中生长，孢子飞扬于空气中，当被吸入到肺部时可导致肺真菌病。当机体免疫力下降时，有些寄生的真菌可引起感染。体内其他部位的真菌感染可循淋巴或血液到肺部，引起继发性的肺真菌病。肺真菌病的病理改变可有过敏、化脓性炎症反应或形成慢性肉芽肿。

二、临床表现

临床表现无特异性，常见症状有持续性发热、咳嗽、咳痰、头痛、胸痛、消瘦、乏力等。严重者可出现呼吸困难，肺部闻及干、湿啰音或哮鸣音。

三、实验室和其他辅助检查

X 线检查无特征性，病灶可为支气管肺炎、大叶性肺炎、单发或多发结节，乃至肿块状阴影和空洞。可做痰培养和肺组织病理学检查。

四、诊断要点

由于肺真菌病临床表现无特异性，诊断时必须综合考虑宿主因素、临床特征、微生物学检查和组织病理学资料，病理学诊断仍是肺真菌病的金标准。

五、治疗要点

轻症患者在消除诱因后，病情常能逐渐好转，病情严重者则应及时应用抗真菌药物。两性霉素对多数肺真菌病有效，但其毒性反应大，应溶于5%的葡萄糖溶液中静脉滴注，并避光且控制滴数，用药时注意观察有无畏寒、发热、心律失常及肝肾功能损害等不良反应。还可应用咪唑类的氟康唑和嘧啶类的氟胞嘧啶治疗。该疾病重在预防，应通过合理应用抗生素、糖皮质激素，改善营养，加强口鼻腔的清洁护理等措施避免或减少其发生。

模块四 支气管扩张症

【临床案例分析题目】

患者，男，75岁，主诉反复咳嗽、咳痰10余年，咯血15 d。10余年前患者受凉后咳嗽，咳白色黏痰，治疗后好转。6年前咳嗽症状加重，伴发热、咳脓痰，于当地县医院治疗后好转出院。15 d前患者受凉后再次出现咳嗽、咳痰，咯鲜血约200 mL，予以抗感染、止血等对症治疗后咯血症状好转。9 d前患者在夜间再次突发大咯血，咯鲜血约200 mL，伴呼吸困难，氧饱和度下降，经纤支镜气管插管有创呼吸机辅助通气，并行纤支镜下止血，予以加强抗感染、止血等对症处理后，患者病情好转出院。1 d前患者凌晨再次咯血约15 mL，为明确诊断及进一步治疗入院。患者精神、饮食、睡眠正常，无恶心、呕吐，无寒战、发热，无头晕、心悸，发育正常，营养中等，神志清楚。患者有吸烟史50年，每日约20支。查体：T 36.8 ℃，P 82次/分，R 20次/分，BP 130/67 mmHg，双肺呼吸音稍低，双下肺可闻及少许湿啰音。未吸氧下血气分析示：pH 7.444，$PaCO_2$ 34.7 mmHg，PaO_2 mmHg，HCO_3^- 23.8 mmol/L，K^+ 3.8 mmol/L，Na^+ 141 mmol/L。胸部高分辨CT（High Resolution CT，HRCT）：左肺上叶前段部分支气管扩张，可见部分支气管管壁增厚，管腔狭窄，其内见少许稍高密度影，考虑少许黏液栓充填可能。

请思考：

1. 患者的临床诊断是什么？

2. 患者的咯血量如何分级？

3. 作为责任护士，目前应该对患者进行哪些健康指导？

4. 作为责任护士，您认为患者目前主要有哪些护理问题？其相应的护理措施有哪些？

支气管扩张症是由各种原因引起的支气管树的病理性、永久性扩张，导致反复发生化脓性感染的气道慢性炎症，临床表现为持续或反复性咳嗽、咳痰，有时伴有咯血，可导致呼吸功能障碍及慢性肺源性心脏病。支气管扩张症的患病率随年龄增加而增高。美国18~34岁人群的患病率为 4.2/10 万，但 70 岁及以上人群的患病率高达 272/10 万。而国内尚无相关的流行病学资料。

任务一　病　因

支气管扩张症是由多种疾病（原发病）引起的一种病理性改变。多数儿童和成年人支气管扩张症继发于肺炎或其他呼吸道感染（如结核）。免疫功能缺陷在儿童支气管扩张症患者中常见，但成年人少见。其他原因均属少见或罕见。

一、既往下呼吸道感染

下呼吸道感染是儿童及成年人支气管扩张症最常见的病因，占 41%～69%，特别是细菌性肺炎、百日咳、支原体及病毒感染（麻疹病毒、腺病毒、流感病毒和呼吸道合胞病毒等）。

二、结核和非结核分枝杆菌

支气管和肺结核是我国支气管扩张症的常见病因，尤其是肺上叶支气管扩张，应特别注意询问结核病史或进行相应的检查。非结核分枝杆菌感染也可导致支气管扩张，同时支气管扩张症患者气道中也易分离出非结核分枝杆菌，尤其是中老年女性。

三、异物和误吸

儿童下气道异物吸入是最常见的气道阻塞的原因，成年人也可因吸入异物或气道内肿瘤阻塞导致支气管扩张，但相对少见。

四、其他因素

如大气道先天性异常、免疫功能缺陷、纤毛运动异常及结缔组织疾病等。

任务二　临床表现

一、症状

（一）慢性咳嗽、大量脓痰

咳嗽通常发生于早晨和晚上，患者晨起时由于体位变化，痰液在气道内流动而刺激气道黏膜引起咳嗽和咳痰，由于分泌物积聚于支气管的扩张部位，痰量与体位改变有关。其严重程度可用痰量估计：每天少于 10 mL 为轻度，10～150 mL 为中度，多于 150 mL 为重度。急性感染时，黄绿色脓痰量每天可达数百毫升，痰液收集于玻璃瓶中静置后出现分层的特征，即上层为泡沫，下悬脓性成分；中层为混浊黏液；下层为坏死组织沉淀物。

（二）反复咯血

50%～70% 的患者有不同程度的咯血，可为痰中带血或大量咯血，咯血量有时与病情严重程度和病变范围不一致。部分患者以反复咯血为唯一症状，临床上称为"干性支气管扩张"，其病变范围多位于引流良好的上叶支气管。

（三）反复肺部感染

同一肺段反复发生肺炎并迁延不愈，也可出现发热、乏力、食欲缺乏、消瘦、贫血等慢性感染中毒症状，儿童可影响生长发育。

二、体征

早期或干性支气管扩张症无异常肺部体征，病变重或继发感染时，在下胸部、背部可闻及固定而持久的局限性粗湿啰音，有时可闻及哮鸣音，部分患者伴有杵状指（趾）。

任务三　实验室及其他辅助检查

一、影像学检查

（一）胸部 X 线检查

疑诊支气管扩张症时应首先进行胸部 X 线检查。绝大多数支气管扩张症患者 X 线胸片异常，可表现为灶性肺炎、散在不规则高密度影，线性或盘状不张，也可有特征性的气道扩张和增厚，表现为类环形阴影或"轨道"征。但是 X 线胸片的敏感度及特异度均较差，难以发现轻症或特殊部位的支气管扩张。

（二）胸部 CT 检查

可在横断面上清楚地显示扩张的支气管。高分辨 CT 进一步提高了诊断敏感性，已成为支气管扩张症的主要诊断方法。

二、实验室及其他辅助检查

（一）血清炎性标志物

血常规白细胞和中性粒细胞计数、ESR、C 反应蛋白可反映疾病活动性及感染导致的急性加重，当细菌感染所致的急性加重时，白细胞计数和分类升高。

（二）血清免疫球蛋白（IgG、IgA、IgM）和血清蛋白电泳

支气管扩张症患者气道感染时各种免疫球蛋白均可升高，合并免疫功能缺陷时则可出现免疫球蛋白缺乏。

（三）微生物学检查

支气管扩张症患者均应行下呼吸道微生物学检查，应留取深部痰标本或通过雾化吸入获

得痰标本；标本应在留取后 1 h 内送至微生物室，如患者之前的培养结果均阴性，应至少在不同日留取 3 次以上的标本，以提高阳性率；急性加重时应在应用抗菌药物前留取痰标本，痰培养及药敏试验对抗菌药物的选择具有重要的指导意义。

三、纤维支气管镜检查

支气管扩张症患者无须常规行支气管镜检查，支气管镜下表现多无特异性，较难看到解剖结构的异常和黏膜炎症表现。以单叶病变为主的儿童支气管扩张症患者及成年人病变局限者可行支气管镜检查，除外异物堵塞；多次痰培养阴性及治疗反应不佳者，可经支气管镜保护性毛刷或支气管肺泡灌洗获取下呼吸道分泌物；高分辨率 CT 提示非结核性分枝杆菌感染而痰培养阴性时，应考虑支气管镜检查；支气管镜标本细胞学检查发现含脂质的巨噬细胞提示存在胃内容物误吸。

四、肺功能检查

支气管扩张症患者肺功能表现为阻塞性通气功能障碍较为多见（>80% 的患者），33%~76% 的患者气道激发试验证实存在气道高反应性；多数患者弥散功能进行性下降，且与年龄及 FEV_1 下降相关；对于合并气流阻塞的患者，尤其是年轻患者应行舒张试验，评价用药后肺功能的改善情况，40% 可出现舒张试验阳性。

任务四　诊断要点

根据慢性咳嗽、大量脓痰、反复咯血和肺部反复感染等病史，胸部 CT 显示支气管扩张症的影像学改变，可明确诊断。

任务五　治疗要点

支气管扩张症患者生活质量明显下降，其影响因素包括喘息症状、FEV_1 下降、痰量及是否存在铜绿假单胞菌感染。因此，支气管扩张症的治疗目的包括确定并治疗潜在病因以阻止疾病进展、维持或改善肺功能、减少急性加重、减少日间症状和急性加重次数、改善患者的生活质量。

一、物理治疗

物理治疗可促进呼吸道分泌物排出，提高通气的有效性，维持或改善运动耐力，缓解气短、胸痛症状。有效清除气道分泌物是支气管扩张症患者治疗的重要环节，特别是对于慢性咳痰和（或）高分辨率 CT 表现为黏液阻塞者，痰量不多的患者也应学习排痰技术，以备急性加重时应用。常用排痰技术如下。

1. **体位引流**　采用适当的体位，依靠重力的作用促进某一肺叶或肺段中分泌物的引流，胸部 CT 结果有助于选择合适的体位。治疗时可能需要采取多种体位，患者容易疲劳，每日多次治疗一般不易耐受，通常对氧合状态和心率无不良影响；体位引流应在饭前或饭后 1~2 h 进行。禁忌证包括无法耐受所需的体位、无力排出分泌物、抗凝治疗、胸廓或脊柱骨折、近期大咯血和严重骨质疏松者。

2. **震动拍击**　腕部屈曲，手呈碗形在胸部拍打，或使用机械震动器使聚积的分泌物易于咳出或引流，可与体位引流配合应用。

3. **主动呼吸训练**　支气管扩张症患者应练习主动呼吸训练促进排痰。每次循环应包含 3 个部分：深呼吸、用力呼气及呼吸控制。深吸气，使气流能够通过分泌物进入远端气道；用力呼气可使呼气末等压点向小气道一端移动，从而有利于远端分泌物清除；呼吸控制，即运动膈肌缓慢呼吸，可避免用力呼气加重气流阻塞。

4. **辅助排痰技术**　包括气道湿化（清水雾化）、雾化吸入盐水、短时雾化吸入高张盐水、雾化吸入特布他林及无创通气。

5. **其他**　正压呼气装置通过呼气时产生震荡性正压，防止气道过早闭合，有助于痰液排出，也可采用胸壁高频震荡技术等。

患者可根据自身情况选择单独或联合应用上述祛痰技术，每日 1 ~ 2 次，每次持续时间不应超过 20 ~ 30 min，急性加重期可酌情调整持续时间和频度。

二、抗菌药物治疗

出现急性感染征象如痰量或脓性成分增加需应用抗生素。开始时给予经验治疗，存在铜绿假单胞菌感染时可口服喹诺酮、静脉给氨基糖苷类或第三代头孢菌素。慢性咳脓痰的患者可口服阿莫西林或吸入氨基糖苷类药物，以及间断并规则使用单一抗生素或轮换使用不同的抗生素。厌氧菌感染常加用甲硝唑或替硝唑。

三、咯血的治疗

（一）大咯血的紧急处理

大咯血是支气管扩张症致命的并发症，一次咯血量超过 200 mL 或 24 h 咯血量超过 500 mL 为大咯血，严重时可导致窒息。预防咯血窒息应视为大咯血治疗的首要措施，大咯血时首先应保证气道通畅，改善氧合状态，稳定血流动力学状态。咯血量少时应安抚患者，缓解其紧张情绪，嘱其患侧卧位休息。出现窒息时采取头低足高 45° 的俯卧位，用手取出患者口中的血块，轻拍健侧背部促进气管内的血液排出。若采取上述措施无效时，应迅速进行气管插管，必要时行气管切开。

（二）药物治疗

1. **垂体后叶素**　为治疗大咯血的首选药物，一般静脉注射后 3 ~ 5 min 起效，维持 20 ~ 30 min。用法：垂体后叶素 5 ~ 10 U 加 5% 葡萄糖注射液 20 ~ 40 mL，稀释后缓慢静脉注射，约 15 min 注射完毕。继之以 10 ~ 20 U 加生理盐水或 5% 葡萄糖注射液 500 mL 稀释后静脉滴注，出血停止后再继续使用 2 ~ 3 d 以巩固疗效；支气管扩张伴有冠状动脉粥样硬化性心脏病、高血压、肺源性心脏病、心力衰竭及孕妇忌用。

2. **促凝血药**　为常用的止血药物，可酌情选用抗纤维蛋白溶解药物，如氨基己酸或增加毛细血管抵抗力和血小板功能的药物如酚磺乙胺，还可给予血凝酶静脉注射，5 ~ 10 min 起效，可持续 24 h。

3. 其他药物　如普鲁卡因 150 mg 加生理盐水 30 mL 静脉滴注，1 ~ 2 次/d，皮内试验阴性者方可应用；酚妥拉明静脉注射或静脉滴注，不良反应有直立性低血压、恶心、呕吐、心绞痛及心律失常等。

（三）介入治疗或外科手术治疗

1. 支气管动脉栓塞术　经支气管动脉造影像病变血管内注入可吸收的明胶海绵行栓塞治疗，对大咯血的治愈率为 90% 左右，随访 1 年未复发的患者可达 70%；最常见的并发症为胸痛，脊髓损伤发生率及致死率低。

2. 经气管镜止血　大量咯血不止者，可经气管镜确定出血部位后，用浸有稀释肾上腺素的海绵压迫或填塞于出血部位止血，或在局部应用凝血酶或气囊压迫控制出血。

3. 手术　反复大咯血用上述方法无效、对侧肺无活动性病变且肺功能储备尚佳又无禁忌证者，可在明确出血部位的情况下考虑肺切除术。适合肺段切除的人数极少，绝大部分要行肺叶切除。

任务六　支气管扩张症患者的护理

一、护理评估

（一）病史

1. 支气管扩张的病因　询问患者有无感染史，尤其是婴幼儿时期呼吸道感染病史。询问有无结核病史或进行相应的检查。询问有无胃内容物误吸史。询问有无慢性上呼吸道病史，尤其是中耳炎病史。成年人患者应询问有无不育史。

2. 病程发展经过　询问患者咳嗽发生与持续的时间、性质、程度、频率、音色、有无咳嗽无效或不能咳嗽；咳嗽与体位的关系。痰液的颜色、性质、量及气味。有无咯血，咯血的量及颜色。了解相关检查结果，用药情况及效果，病情是否有加重趋势。

3. 心理－社会情况　评估患者有无焦虑或抑郁等不良情绪反应，尤其对患者日常生活和睡眠造成的影响。评估家庭应对系统是否有效。

（二）身体评估

1. 一般状态
（1）生命体征及意识状态：尤其是体温、呼吸形态。
（2）营养状态及体位：有无消瘦及营养不良，是否存在被迫体位。
（3）皮肤、黏膜：有无脱水、多汗及发绀。
2. 胸部检查
（1）两肺呼吸运动的一致性。

（2）是否有肺泡呼吸音改变及异常呼吸音，有无干、湿啰音等。

（三）实验室及其他辅助检查

重点了解痰培养、胸部 X 线检查、高分辨 CT 及肺动脉造影等，以判断支气管扩张的部位及其程度。另外，还应定期检查肺功能、血气分析，以判断通气功能障碍程度及有无电解质紊乱和酸碱平衡失调。

二、护理诊断/问题

（一）常见护理诊断/问题

1. 清理呼吸道无效　与痰多黏稠和无效咳嗽有关。
2. 潜在并发症　大咯血、窒息。

（二）其他护理诊断/问题

1. 营养失调：低于机体需要量　与慢性感染导致机体消耗有关。
2. 焦虑　与疾病迁延、个体健康受到威胁有关。
3. 有感染的危险　与痰多、黏稠、不易排出有关。

三、护理目标

1. 患者痰液变稀，能够掌握有效咳嗽的方法，在护士的指导下能正确运用体位引流等方法排出痰液。
2. 患者能自行将血块咳出，无窒息并发症的发生。

四、护理措施

（一）清理呼吸道无效

1. 休息和环境　急性感染或病情严重者应卧床休息，保持室内空气流通，维持适宜的温湿度，注意保暖。
2. 饮食护理　提供高热量、高蛋白质、富含维生素饮食，避免冰冷食物诱发咳嗽，少食多餐。指导患者在咳痰后及进食前用清水或漱口液漱口，保持口腔清洁，促进食欲。鼓励患者多饮水，每天 1500 mL 以上，以提供充足的水分，使痰液稀释，利于排痰。
3. 用药护理　按医嘱使用抗生素、祛痰药和支气管舒张药，指导患者掌握药物的疗效剂量用法和不良反应。
4. 体位引流　利用重力作用促使呼吸道分泌物流入气管、支气管排出体外的方法，其效果与需引流部位所对应的体位有关。体位引流的方法如下。
（1）引流前准备：向患者解释体位引流的目的、过程和注意事项，测量生命体征，听诊肺部明确病变部位。引流前 15 min 遵医嘱给予支气管舒张药（有条件可使用雾化器或手按定量吸入器）。备好排痰用纸巾或一次性容器。

（2）引流体位：引流体位的选择取决于分泌物潴留的部位和患者的耐受程度，原则上抬高病灶部位的位置，使引流支气管开口向下，有利于潴留的分泌物随重力作用流入支气管和气管排出。首先引流上叶，然后引流下叶后基底段。如果患者不能耐受，应及时调整姿势。头部外伤、胸部创伤、咯血、严重心血管疾病和患者状况不稳定者，不宜采用头低位进行体位引流。

（3）引流时间：根据病变部位、病情和患者状况，每天 1~3 次，每次 15~20 min。一般于饭前进行，早晨清醒后立即进行效果最好。如需在餐后进行，为了预防胃食管反流、恶心和呕吐等不良反应，应在餐后 1~2 h 进行。

（4）引流的观察：引流时应有护士或家人协助，观察患者有无出汗、脉搏细弱、头晕、疲劳、面色苍白等表现，评估患者对体位引流的耐受程度，如患者出现心率超过 120 次/分、心律失常、高血压、低血压、眩晕或发绀，应立即停止引流并通知医师。

（5）引流的配合：在体位引流过程中，鼓励并指导患者做腹式深呼吸，辅以胸部叩击或震荡等措施。协助患者在保持引流体位时进行咳嗽，也可取坐位以产生足够的气流促进排痰，提高引流效果。

（6）引流后护理：体位引流结束后，帮助患者采取舒适体位，给予清水或漱口液漱口。观察患者咳痰的性质、量及颜色，听诊肺部呼吸音的改变，评价体位引流的效果，并记录。

（7）病情观察：观察痰液的量、颜色、性质、气味和与体位的关系，痰液静置后是否有分层现象，记录 24 h 痰液排出量。观察咯血的颜色、性质及量。病情严重者需观察患者缺氧情况，是否有发绀、气促等表现。注意患者有无发热、消瘦、贫血等全身症状。

（二）潜在并发症

咯血、窒息。

1. 休息与卧位　小量咯血者以静卧休息为主，大量咯血患者应绝对卧床休息，尽量避免搬动患者。取患侧卧位，可减少患侧胸部的活动度，既防止病灶向健侧扩散，同时有利于健侧肺的通气功能。

2. 饮食护理　大量咯血者应禁食；小量咯血者宜进少量温、凉流质饮食，因过冷或过热食物均易诱发或加重咯血。多饮水，多食富含维生素食物，以保持大便通畅，避免排便时腹压增加而引起再度咯血。

3. 对症护理　安排专人护理并安慰患者。保持口腔清洁，咯血后为患者漱口，擦净血迹，防止因口咽部异物刺激引起剧烈咳嗽而诱发咯血。及时清理患者咯出的血块及污染的衣物、被褥，有助于稳定情绪，增加安全感，避免因精神过度紧张而加重病情。对精神极度紧张、咳嗽剧烈的患者，可建议给予小剂量镇静药或镇咳药。

4. 保持呼吸道通畅　痰液黏稠无力咳出者，可经鼻腔吸痰。重症患者在吸痰前后应适当提高吸氧浓度，以防吸痰引起低氧血症。嘱患者将气管内痰液和积血轻轻咳出，保持气道通畅。咯血时轻轻拍击健侧背部，嘱患者不要屏气，以免诱发喉头痉挛，使血液引流不畅形成血块，导致窒息。

5. 用药护理

（1）垂体后叶素：可收缩小动脉，减少肺血流量，从而减轻咯血。但也能引起子宫、肠道平滑肌收缩和冠状动脉收缩，故冠心病、高血压患者及孕妇忌用。静脉滴注时速度勿过快，以免引起恶心、便意、心悸、面色苍白等不良反应。

（2）年老体弱、肺功能不全者在应用镇静药和镇咳药后，应注意观察呼吸中枢和咳嗽反射受抑制情况，以早期发现因呼吸抑制导致的呼吸衰竭和不能咯出血块而发生窒息。

6. 窒息的抢救　对大咯血及意识不清的患者，应在病床旁备好急救器械，一旦患者出现窒息征象，应立即取头低脚高45°俯卧位，面向一侧，轻拍背部，迅速排出在气道和口咽部的血块，或直接刺激咽部以咳出血块。必要时用吸痰管进行负压吸引，给予高浓度吸氧，做好气管插管或气管切开的准备与配合工作，以解除呼吸道阻塞。

7. 病情观察　密切观察患者咯血的量、颜色、性质及出血的速度，观察生命体征及意识状态的变化，有无胸闷、气促、呼吸困难、发绀、面色苍白、出冷汗、烦躁不安等窒息征象；有无阻塞性肺不张、肺部感染及休克等并发症的表现。

五、健康指导

（一）疾病预防指导

支气管扩张症与感染密切相关，应积极防治百日咳、麻疹、支气管肺炎、肺结核等呼吸道感染，及时治疗上呼吸道慢性病灶（如扁桃体炎、鼻窦炎等），应避免受凉，预防感冒，减少刺激性气体吸入，对预防支气管扩张症有重要意义。

（二）疾病知识指导

帮助患者和家属了解疾病发生、发展与治疗、护理过程，与患者及家属共同制订长期防治计划。

（三）康复指导

强调清除痰液对减轻症状、预防感染的重要性，指导患者及家属学习和掌握有效咳嗽、胸部叩击、雾化吸入及体位引流的排痰方法，长期坚持，以控制病情的发展。

（四）病情监测指导

指导患者自我监测病情，学会识别病情变化的征象，一旦发现症状加重，应及时就诊。

六、护理评价

1. 患者是否能正确运用体位引流等胸部物理治疗方法进行有效咳嗽、排痰。
2. 患者是否无窒息并发症的发生。

模块五　慢性阻塞性肺疾病

【临床案例分析题目】

患者，男，72 岁，主诉咳嗽、咳痰 15 年，发热伴喘累 3 d。患者因 3 d 前受凉后发热，咳黄色黏痰，喘息加重入院。患者有慢性支气管炎病史 15 年，吸烟 45 年，16 支/d，近一天尿量较少。查体：身高 170 cm，体重 50 kg，体温 37.5 ℃，P 114 次/分，R 29 次/分，BP 130/85 mmHg，患者神志清楚，咳嗽无力，呼吸费力，桶状胸，两肺叩诊过清音，肺底散在干湿啰音；X 线片未见片状阴影，血白细胞 10.5×10^9/L，杆状核 0.08，pH 7.38，PaO_2 60.2 mmHg，$PaCO_2$ 37.6 mmHg，SpO_2 90%；肺功能检查示 FEV_1/FVC 为 65%，50% ≤ FEV_1 <80% 预计值。

请思考：

1. 患者最可能的临床诊断是什么？
2. 患者目前 COPD 的严重程度为几级？
3. 作为责任护士，您认为患者目前主要有哪些护理问题？其相应的护理措施有哪些？
4. 患者病情缓解后应如何进行健康教育？

慢性阻塞性肺疾病（chronic obstructive pulmonary disease，COPD）简称慢阻肺，是一种以气流受限为特征的肺部疾病，其气流受限不完全可逆，呈进行性发展，但是可以预防和治疗的疾病。COPD 与气道和肺组织对烟草烟雾等有害气体或有害颗粒的慢性炎性反应增强有关，主要累及肺部，也可引起肺外各器官的损害，其急性加重和并发症影响疾病的严重程度。

慢性阻塞性肺疾病与慢性支气管炎和肺气肿密切相关。通常，慢性支气管炎是指在除外慢性咳嗽的其他已知原因后，患者每年咳嗽、咳痰 3 个月以上，并连续 2 年以上者。肺气肿则是指肺部终末细支气管远端气腔出现异常持久的扩张，并伴有肺泡壁和细支气管破坏而无明显的肺纤维化。当慢性支气管炎和肺气肿患者的肺功能检查出现持续气流受限时，则能诊断为 COPD；如患者仅有"慢性支气管炎"和（或）"肺气肿"，而无持续气流受限，则不能诊断为 COPD。

COPD 是呼吸系统疾病中的常见病和多发病，其患病率和病死率均居高不下，居我国死亡原因的第三位，为农村死亡原因的首位。COPD 可导致肺功能进行性减退，严重影响患者的劳动力和生活质量，造成巨大的社会和经济负担。根据世界银行和世界卫生组织的研究表明，至 2020 年 COPD 将成为世界第 5 大经济负担的疾病。

任务一　病因及发病机制

COPD 的病因及发病机制目前尚不完全清楚。可能是多种环境因素与个体易感因素长期相互作用的结果。

一、危险因素

（一）个体因素

慢性阻塞性肺疾病有遗传易感性，某些遗传因素可增加其发病的危险。已知的遗传因素为 α_1 - 抗胰蛋白酶缺乏，重度 α_1 - 抗胰蛋白酶缺乏与非吸烟者的肺气肿形成有关，但目前我国尚未见 α_1 - 抗胰蛋白酶缺乏引起肺气肿的正式报道。哮喘和气道高反应性均是慢阻肺的危险因素，气道高反应性可能与机体某些基因和环境因素有关。

（二）环境因素

1. 吸烟　最重要的环境发病因素，吸烟量越大，COPD 患病率越高。吸烟者的肺功能异常率较高，FEV_1 年下降率较快，吸烟者死于慢阻肺的人数多于非吸烟者。被动吸烟也可能导致呼吸道症状及慢阻肺的发生。孕妇吸烟可能会影响胎儿肺的生长及其在子宫内的发育，并对胎儿的免疫系统功能有一定影响。

2. 职业粉尘和化学物质　当接触职业性粉尘（二氧化硅、煤尘、棉尘和蔗尘等）及化学物质（烟雾、变应原、工业废气和室内空气污染等）的浓度过高或接触时间过长时，均可导致慢阻肺的发生。接触某些特殊物质、刺激性物质、有机粉尘及过敏原也可使气道反应性增加。

3. 生物燃料烟雾　生物燃料是指柴草、木头、木炭、庄稼秆和动物粪便等，其烟雾的主要有害成分包括碳氧化物、氮氧化物、硫氧化物和未燃烧完全的碳氢化合物颗粒与多环有机化合物等。使用生物燃料烹饪时产生的大量烟雾可能是不吸烟女性发生慢阻肺的重要原因。生物燃料所产生的室内空气污染与吸烟具有协同作用。

4. 空气污染　大气中的有害化学气体（氯、氧化氮和二氧化硫等）对支气管黏膜具有刺激和细胞毒性作用，可损伤气道黏膜上皮，使纤毛清除功能下降，黏液分泌增加，为细菌感染创造条件。空气中的烟尘或二氧化硫明显增加时，慢阻肺急性发作显著增多。大气中直径 $2.5 \sim 10~\mu m$ 的颗粒物，即 PM2.5 和 PM10 可能与慢阻肺的发生有一定关系。

5. 感染因素　呼吸道感染也是慢阻肺发病和加剧的重要因素之一。病毒和（或）细菌感染是慢阻肺急性加重的常见原因。儿童期重度下呼吸道感染与成年时肺功能降低及呼吸系统症状的发生有关。

6. 社会经济状况　患者的社会经济状况与 COPD 的发病风险呈负相关。室内外空气污染程度不同、营养状况等与社会经济地位的差异也许有一定的内在联系；低体重指数也与慢阻肺的发病有关，体重指数越低，慢阻肺的患病率越高。吸烟和体重指数对慢阻肺存在交互作用。

二、发病机制

（一）炎症机制

COPD 的特征性改变为气道、肺实质及肺血管的慢性炎症，中性粒细胞、巨噬细胞、T

淋巴细胞等炎症细胞均参与了COPD发病过程。中性粒细胞的活化和聚集是COPD炎症过程的一个重要环节，通过释放中性粒细胞弹性蛋白酶、中性粒细胞组织蛋白酶G、中性粒细胞蛋白酶3和基质金属蛋白酶引起慢性黏液高分泌状态并破坏肺实质。

（二）蛋白酶-抗蛋白酶失衡

蛋白水解酶对组织有损伤、破坏作用；抗蛋白酶对弹性蛋白酶等多种蛋白酶具有抑制功能，其中 α_1-抗胰蛋白酶（α_1-AT）是活性最强的一种。蛋白酶增多或抗蛋白酶不足均可导致组织结构破坏产生肺气肿。吸入有害气体、有害物质可以导致蛋白酶产生增多或活性增强，而抗蛋白酶产生减少或灭活加快；同时氧化应激、吸烟等危险因素也可以降低抗蛋白酶的活性。先天性 α_1-抗胰蛋白酶缺乏，多见北欧血统的个体，我国尚未见正式报道。

（三）氧化应激

COPD患者的氧化应激多为增加。主要有超氧阴离子（O_2^-）、羟根（OH^-）、次氯酸（$HClO$）、H_2O_2和一氧化氮（NO）等氧化物。氧化物可直接作用并破坏许多生化大分子如蛋白质、脂质和核酸等，导致细胞功能障碍或细胞死亡，还可以破坏细胞外基质；引起蛋白酶-抗蛋白酶失衡；促进炎症反应，如激活转录因子 NF-κB，参与多种炎症因子如 IL-8、TNF-α 等的转录。

（四）其他

如自主神经功能失调、营养不良、气温变化等都有可能参与COPD的发生及发展。COPD发病机制见图2-5-1。

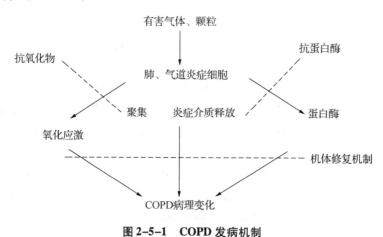

图2-5-1 COPD发病机制

任务二 临床表现

一、病史

COPD患者病史常具有以下一种或多种特征。

1. 危险因素　有吸烟史、职业性或环境有害物质接触史。

2. 既往史及家族史　包括哮喘史、过敏史、儿童时期呼吸道感染及其他呼吸系统疾病；慢阻肺有家族聚集倾向。

3. 发病年龄和好发季节　多于中年以后发病，症状好发于秋冬寒冷季节，常有反复呼吸道感染及急性加重史，随着病情进展，急性加重越渐频繁。

4. 并发症　慢阻肺后期出现低氧血症和（或）高碳酸血症，可合并慢性肺源性心脏病和右心衰竭。

二、症状

慢性阻塞性肺疾病起病缓慢、病程较长。其特征性症状是慢性和进行性加重的呼吸困难、咳嗽和咳痰。慢性咳嗽和咳痰常先于气流受限多年而存在，但有些患者也可无慢性咳嗽和咳痰的症状。

（一）慢性咳嗽

通常为首发症状，随病程发展可终身不愈。初起咳嗽呈间歇性，晨间较重，夜间有阵咳或排痰。少数患者咳嗽不伴有咳痰，也有少数患者虽有明显气流受限但无咳嗽症状。

（二）咳痰

咳嗽后通常咳少量黏液性痰，一般为白色黏液或浆液性泡沫性痰，偶可带血丝，清晨排痰较多。急性发作期痰量增多，可有脓性痰。

（三）气短或呼吸困难

慢阻肺的标志性症状。早期在劳力时出现，后逐渐加重，以致在日常活动甚至休息时也感到气短，是患者体能丧失和焦虑不安的主要原因。

（四）喘息和胸闷

不是慢阻肺的特异性症状，部分患者特别是急性加重或重度患者出现喘息。

（五）其他症状

晚期患者有体重下降，食欲减退、外周肌肉萎缩和功能障碍、精神抑郁和（或）焦虑等。长时间的剧烈咳嗽可导致咳嗽性晕厥，合并感染时可咯血痰。

三、体征

早期体征可不明显，随疾病进展常出现以下体征。

（一）视诊

胸廓过度膨胀、前后径增大，肋间隙增宽，剑突下胸骨下角增宽，称为桶状胸。部分患者呼吸变浅，频率增快，严重者可呈前倾坐位，有缩唇呼吸等。

（二）触诊

双侧语颤减弱或消失。

（三）叩诊

肺部叩诊呈过清音，心浊音界缩小，肺下界和肝浊音界下降。

（四）听诊

双肺呼吸音减弱，呼气延长，部分患者可闻及湿啰音和（或）干啰音。

任务三　实验室及其他辅助检查

一、肺功能检查

判断气流受限的主要客观指标，对 COPD 诊断、严重程度评价、疾病进展、预后及治疗反应等有重要意义。

1. 气流受限　以 FEV_1 和 FEV_1/FVC 降低来确定的。FEV_1/FVC 是慢阻肺的一项敏感指标，可检出轻度气流受限。FEV_1 占预计值百分比是评价中、重度气流受限的良好指标，因其变异性小，易于操作，应作为慢阻肺患者肺功能检查的基本项目。患者吸入支气管舒张药后 $FEV_1/FVC < 70\%$，可以确定为持续存在气流受限。但目前认为，正常情况下随着年龄的增长，肺容积和气流可能受到影响，应用 $FEV_1/FVC < 70\%$ 这个固定比值可能导致某些健康老年人被诊断为轻度慢阻肺，也会对 < 45 岁的成年人造成慢阻肺的诊断不足。因此，肺功能仅仅是确立慢阻肺临床诊断的一项参数，其他参数包括症状和危险因素。

2. 肺总量（TLC）、功能残气量（FRC）和残气量（RV）增高，肺活量（VC）减低，表明肺过度充气，有参考价值。由于 TLC 增高不及 RV 增高程度明显，故 RV/TLC 增高。

3. 一氧化碳弥散量（DLco）及 DLco 与肺泡通气量（VA）比值（DLco/VA）下降，该项指标对诊断有参考价值。

二、胸部 X 线检查

COPD 早期 X 线胸片可无变化，以后可出现肺纹理增粗、紊乱等非特异性改变，也可出现肺气肿改变。X 线胸片改变对 COPD 诊断特异性不高，主要作为确定肺部并发症及与其他肺疾病鉴别之用。

三、胸部 CT 检查

CT 检查不应作为 COPD 的常规检查。高分辨 CT，对有疑问病例的鉴别诊断有一定意义。

四、脉搏氧饱和度（SpO_2）监测和血气分析

慢阻肺稳定期患者如果 FEV_1 占预计值百分比 <40%，或临床症状提示有呼吸衰竭或右心衰竭时应监测 SpO_2。如果 SpO_2 <92%，应该进行血气分析检查以确定是否发生低氧血症、高碳酸血症、酸碱平衡失调及判断呼吸衰竭的类型。

五、其他

低氧血症（PaO_2 <55 mmHg）时血红蛋白和红细胞可以增高，血细胞比容 >0.55 可诊断为红细胞增多症，患者表现为贫血。患者合并感染时，外周血白细胞增高，痰培养可检出病原菌。常见病原菌为肺炎链球菌、流感嗜血杆菌、卡他莫拉菌、肺炎克雷伯菌等。

任务四　诊断要点及严重程度分级

一、诊断要点

慢阻肺的诊断应根据临床表现、危险因素接触史、体征、肺功能检查及实验室检查等综合分析确定。持续存在的气流受限是诊断 COPD 的必备条件。吸入支气管舒张药后 FEV_1/FVC <70% 即明确存在持续的气流受限，若除外其他疾病后可诊断为 COPD。

二、COPD 的严重程度分级

目前，主张采用综合指标体系对稳定期慢阻肺进行病情严重程度评估，达到指导治疗的目的。

（一）症状评估

采用改良版英国医学研究委员会呼吸问卷（mMRC 问卷）对呼吸困难严重程度进行评估（表 2-5-1）。

表 2-5-1　改良版英国医学研究委员会呼吸问卷

mMRC 分级	呼吸困难严重程度
0 级	只有在剧烈活动时感到呼吸困难
1 级	在平地快步行走或步行爬小坡时出现气短
2 级	由于气短，平地行走时比同龄人慢或者需要停下来休息
3 级	在平地行走约 100 m 或数分钟后需要停下来喘气
4 级	因为严重呼吸困难而不能离开家，或在穿脱衣服时出现呼吸困难

（二）肺功能评估

应用气流受限的程度进行肺功能评估，即以 FEV_1/FVC、FEV_1 占预计值百分比为分级

标准。慢阻肺患者气流受限的肺功能分级为 4 级（表 2-5-2）。

表 2-5-2　气流受限严重程度的肺功能分级

肺功能分级	气流受限程度	分级标准
I	轻度	$FEV_1/FVC < 70\%$；$FEV_1 \geq 80\%$ 预计值
II	中度	$FEV_1/FVC < 70\%$；$50\% \leq FEV_1 < 80\%$ 预计值
III	重度	$FEV_1/FVC < 70\%$；$30\% \leq FEV_1 < 50\%$ 预计值
IV	极重度	$FEV_1/FVC < 70\%$；$FEV_1 < 30\%$ 预计值 或 $FEV_1 < 50\%$ 预计值，伴慢性呼吸衰竭

（三）急性加重风险评估

上一年发生 ≥2 次急性加重史者，或上一年因急性加重住院 1 次，或 $FEV_1 < 50\%$ 均提示以后发生急性加重的风险大。

（四）慢阻肺的综合评估

应综合症状评估、肺功能分级和急性加重的风险进行综合评估（表 2-5-3），以了解慢阻肺病情对患者的影响，并选择稳定期的主要治疗药物。

表 2-5-3　慢阻肺的综合评估

组别	特征		肺功能分级（级）	急性加重（次/年）	呼吸困难分级（级）
	风险	症状			
A 组	低	少	I ~ II	<2	<2
B 组	低	多	I ~ II	<2	≥2
C 组	高	少	III ~ IV	≥2	<2
D 组	高	多	III ~ IV	≥2	≥2

三、COPD 病程分期

（一）急性加重期

指在疾病过程中，患者短期内咳嗽、咳痰、气短和（或）喘息加重，痰量增多，呈脓性或黏液脓性痰，可伴有发热等炎症明显加重的表现。患者呼吸道症状超过日常变异范围并持续恶化，需改变药物治疗方案。

（二）稳定期

患者病情基本恢复到急性加重前的状态。咳嗽、咳痰和气短等症状稳定或症状较轻。

任务五　治疗要点

COPD 的治疗是以缓解症状、阻止病情发展、提高活动耐量、改善生活质量、预防和治疗急性加重和并发症、降低死亡率为目标的个体化治疗。

一、稳定期的治疗

（一）教育与管理

教育和督促患者戒烟以减缓肺功能的损害；因职业或环境粉尘、刺激性气体致病者，应脱离污染环境；教患者学会自我控制病情的技巧，指导患者定期随访并了解赴医院就诊的时机。

（二）药物治疗

用于预防和控制症状，应根据患者病情严重程度制定个体化的治疗方案。

1. 支气管扩张药　短期按需应用以暂时缓解症状，长期规则应用以减轻症状。

（1）β_2 肾上腺素受体激动药：主要有沙丁胺醇气雾剂，每次 100 ~ 200 μg（1 ~ 2 喷），定量吸入，疗效可持续 4 ~ 5 h，每日不超过 8 ~ 12 喷。另有沙美特罗、福莫特罗等长效 β_2 肾上腺素受体激动药，每日仅需吸入 2 次。

（2）抗胆碱能药：COPD 常用的药物，主要为异丙托溴铵气雾剂，每次 40 ~ 80 μg，定量吸入，疗效可持续 6 ~ 8 h，每天 3 ~ 4 次。长效抗胆碱药有噻托溴铵，每次吸入 18 μg，每天 1 次。

（3）茶碱类：茶碱缓释或控释片，0.2 g，每 12 h 1 次；氨茶碱，0.1 g，每日 3 次。

2. 祛痰药　应用于痰不易咳出者。常用药物有盐酸氨溴索 30 mg，每日 3 次；N - 乙酰半胱氨酸 0.2 g，每日 3 次；羧甲司坦 0.5 g，每日 3 次；或稀化粘素 0.3 g，每日 3 次。

3. 糖皮质激素　目前常用的剂型有沙美特罗加氟替卡松、福莫特罗加布地奈德。有研究显示，肺功能为Ⅲ级或Ⅳ级、反复加重的患者，若长期规律吸入糖皮质激素和长效 β_2 肾上腺素受体激动药联合制剂，可减少急性加重的发作频率。

（三）长期家庭氧疗

进行长期家庭氧疗，可提高伴有慢性呼吸衰竭患者的生存率，对血流动力学、血液学特征、运动能力、肺生理和精神状态都会产生有益的影响。常应用于Ⅲ、Ⅳ级重度患者，具体指征：①$PaO_2 \leqslant 55$ mmHg 或 $SaO_2 \leqslant 88\%$，有或无高碳酸血症；②PaO_2 为 55 ~ 60 mmHg 或 $SaO_2 < 89\%$，并有肺动脉高压、心力衰竭、水肿或红细胞增多症（血细胞比容 > 0.55）。一般经鼻导管吸氧，流量 1 ~ 2 L/min，每日持续时间应 > 15 h。

（四）通气支持

无创机械通气已广泛应用于极重度 COPD 稳定期患者。无创通气联合长期氧疗可使在日间有明显高碳酸血症的患者获益。慢阻肺合并阻塞性睡眠呼吸暂停综合征的患者，应用持续正压通气可改善生存率和住院率。

（五）康复治疗

COPD 患者重要的治疗措施之一，可改善进行性气流受限、严重呼吸困难而很少活动的慢阻肺患者的活动能力，提高其生命质量。主要包括呼吸生理治疗、肌肉训练、营养支持、精神治疗和教育等多方面的措施。

（六）外科治疗

适用于有外科手术指征的患者，其远期疗效尚不肯定，故不建议广泛应用。

二、急性加重期的治疗

首先应确定急性加重的原因，最常见的急性加重原因是细菌或病毒感染。再根据患者的临床症状、体征、血气分析和胸部影像学等指标评估病情的严重程度，决定门诊或住院治疗并采取相应的治疗措施。

（一）药物治疗

1. 支气管扩张药 药物使用与稳定期相同。有严重喘息症状者可给予较大剂量雾化吸入治疗，如沙丁胺醇 500 μg 或异丙托溴铵 500 μg，或沙丁胺醇 1000 μg 加异丙托溴铵 250 ~ 500 μg，通过雾化吸入治疗以缓解症状。

2. 抗生素 应根据病原菌类型及药物敏感情况积极选用抗生素治疗，如 β 内酰胺类/β 内酰胺酶抑制药、第二代头孢菌素、大环内酯类或喹诺酮类等抗生素。一般多予以静脉滴注给药。

3. 糖皮质激素 对需住院治疗的急性加重期患者可口服泼尼松龙每日 30 ~ 40 mg，也可静脉给予甲泼尼龙 40 ~ 80 mg/d。连续 5 ~ 7 d。

4. 祛痰药 可酌情选用溴己新 8 ~ 16 mg，每日 3 次；或盐酸氨溴索 30 mg，每日 3 次。

（二）控制性氧疗

氧疗是 COPD 急性加重期住院患者的基础治疗。给氧途径包括经鼻导管或文丘里（Venturi）面罩吸氧，其中 Venturi 面罩能更精确地调节吸入的氧浓度。应低流量吸氧，吸入的氧浓度不宜过高，一般为 28% ~ 30%，应避免因吸入氧浓度过高而引起的二氧化碳潴留及呼吸性酸中毒。氧疗 30 min 后应复查动脉血气，以确认氧合是否满意。

（三）机械通气

可通过无创或有创的方式实施机械通气，以达到生命支持的目的。采用机械通气的患者应注意监测动脉血气。可首选无创机械通气以降低 $PaCO_2$ 及呼吸频率，减轻呼吸困难，降低病死率和插管率。使用无创通气要掌握合理的操作方法，提高患者的依从性，避免漏气。

若经过积极的药物和无创通气治疗后，患者呼吸衰竭仍进行性恶化，出现危及生命的酸碱失衡和（或）意识改变时，应使用有创机械通气治疗，待病情好转后，可根据情况采用无创通气进行序贯治疗。

任务六　慢性阻塞性肺疾病患者的护理

对慢性阻塞性肺疾病患者进行评估，并应用护理程序实施整体护理。

一、护理评估

（一）病史

1. 病因和危险因素　评估患者的性别、年龄、职业及居住环境；询问患者是否长期接触职业性粉尘及化学物质；患者有无烟酒嗜好，是否发生反复的呼吸道感染；患者饮食营养摄入是否合理，是否缺乏体育锻炼；患者家属是否患病。

2. 病情和一般情况　评估患者目前主要的症状，有无慢性的咳嗽、咳痰、气短或呼吸困难及喘累和胸闷等表现。评估病情的严重程度和持续时间及病程分期，了解相关的检查和治疗经过，判断是否发生急性加重，是否有并发症。患病后患者是否食欲减退、体重下降；了解患者的日常活动量及活动耐力。

3. 心理 – 社会情况　COPD 为慢性疾病，其病情反复发作，需终身防治，对患者的日常生活、工作会带来很大的影响，加重患者经济负担。应评估患者的心理状态，有无焦虑、抑郁等不良情绪，患者对疾病的发生、发展是否有所认识；家庭成员是否对患者的病情了解并关心、支持患者。

（二）身体评估

1. 一般状态

（1）生命体征：有无生命体征异常，如呼吸频率及节律异常、体温升高、心率及脉率过速、SpO_2 降低等。

（2）意识与精神状况：判断患者意识、神志是否清楚，精神状态如何。

2. 胸部　有无桶状胸；有无呼吸变浅、频率增快；叩诊有无过清音；触诊有无语颤减弱；听诊有无肺泡呼吸音减弱、呼气延长，有无干湿啰音等。

（三）实验室及其他辅助检查

1. 血常规　有无白细胞计数升高、中性粒细胞增高及核左移、淋巴细胞升高。

2. 胸部 X 线检查　有无胸廓前后径增大，肋间隙增宽，两肺透亮度增加，血管纹理减少，或肺大疱征象等。

3. 肺功能检查　判断气流受限程度及肺功能分级。

4. 血气分析　判断有无呼吸衰竭及呼吸衰竭的类型。

二、护理诊断/问题

（一）常见护理诊断/问题

1. 气体交换受损　与气道阻塞、通气不足、呼吸肌疲劳、分泌物过多和肺泡呼吸面积减少有关。
2. 清理呼吸道无效　与分泌物增多而黏稠、气道湿度减低和无效咳嗽有关。
3. 焦虑　与健康状况的改变、病情危重、经济状况有关。

（二）其他护理诊断/问题

1. 活动无耐力　与疲劳、呼吸困难、氧供不足有关。
2. 营养失调　低于机体需要量，与呼吸困难、疲乏引起的食欲下降、摄入不足、能量需求增加有关。
3. 知识缺乏　缺乏 COPD 预防、保健和进行自我健康管理的知识。

三、护理目标

1. 患者的呼吸频率、节律和形态正常，呼吸困难得到缓解。
2. 能正确进行有效的咳嗽、咳痰。
3. 焦虑减轻，能平静配合治疗。

四、护理措施

（一）气体交换受损

1. 病情观察　观察呼吸的深度、频率、节律及呼吸困难的程度，观察咳嗽、咳痰情况，监测动脉血气分析和水电解质、酸碱平衡情况。

2. 休息与活动　急性加重期伴发热、喘累的 COPD 患者应卧床休息，协助患者取舒适坐体或半卧位，衣服及被褥应宽松、保暖；极重度患者宜取身体前倾位，使辅助呼吸机参与呼吸。根据患者的病情可适当安排一些活动，以不感到疲劳、不加重症状为宜。病室应保持合适的温湿度，保证空气的清新和流通，禁止吸烟，冬季应注意避免直接吸入冷空气。

3. 氧疗护理　遵医嘱给予呼吸困难伴低氧血症者氧疗。一般给予鼻导管持续低流量吸氧，氧流量 1～2 L/min，每日 10～15 h。进行氧疗前应向患者及家属说明氧疗的作用、目的及注意事项，以取得配合。强化患者用氧的安全意识，严格做到"四防"。氧疗中保证鼻导管及呼吸道的通畅。供氧装置应严格定期更换、清洁、消毒。氧疗有效的指标：患者呼吸困难减轻、呼吸频率减慢、发绀减轻、心率减慢、活动耐力增加。停止氧疗的指征：发绀基本消失，神志、精神状态好转，心率较前减慢，呼吸逐渐平稳，病情稳定并明显减轻。目前提倡患者进行长期家庭氧疗。

4. 用药护理　遵医嘱正确合理应用抗生素、支气管舒张药和祛痰药，注意观察药物疗效及不良反应。

5. 呼吸功能锻炼　呼吸肌功能锻炼对于提高 COPD 患者呼吸肌的肌力和耐力、改善肺功能、降低患者的致残率、改善生活质量有着重要的意义。目前认为，呼吸功能锻炼是中重度 COPD 患者治疗的主要措施之一，对缓解 COPD 患者的呼吸困难有明显的效果。呼吸功能锻炼的方法如下。

（1）缩唇式呼吸：呼吸功能锻炼的基础。以缩唇呼气来代替 COPD 患者的呼气呻吟，可增加气道阻力，避免外周小气道提前塌陷闭合，有利于肺泡内气体排出，有助于下一次吸气时吸入更多的新鲜空气；在增加通气量和肺泡换气的同时，使二氧化碳排出增多，提高动脉血氧饱和度，缓解病情并改善肺功能。由于 COPD 患者患病时间较长、体质较差，在进行缩唇呼吸锻炼时，需掌握要领，正确规范训练。具体方法：患者以鼻吸气、缩唇呼气，即在呼气时收腹、胸部前倾，口唇缩成吹口哨状，使气体通过缩窄的口型缓缓呼出。吸气与呼气时间比为 1∶2 或 1∶3。要尽量做到深吸慢呼，缩唇程度以不感到费力为适度。每分钟 7~8 次，每天锻炼 2~4 次，每次 10~20 min（图 2-5-2）。

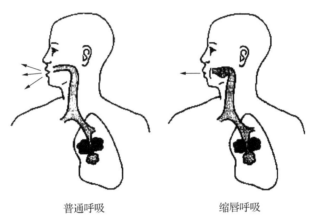

普通呼吸　　　　　　　　　　缩唇呼吸

图 2-5-2　缩唇式呼吸功能锻炼

（2）腹式或膈式呼吸：适用于 COPD 恢复期患者。腹式呼吸有助于增加通气量，降低呼吸频率，还可增加咳嗽、咳痰能力，缓解呼吸困难症状。其方法简便易行，具体方法：患者可取站立位、仰卧位、半卧位或半坐卧位。卧位时，患者双膝轻轻弯曲，使腹肌松弛，双手分别放于胸前、上腹部，用鼻缓慢吸气时膈肌最大程度下降，腹部松弛，手感到腹部向上抬起；呼气时经口呼出，腹部收缩，膈肌松弛，手感到腹部下降。另可在腹部放置小枕头或书帮助训练腹式呼吸。每分钟 7~8 次，每天锻炼 2~4 次，每次 10~20 min，初学者开始时可稍减少时间和次数，熟练后可逐渐增加（图 2-5-3）。

（3）缩唇-腹式呼吸法：通过缩唇呼气提高支气管内压，并利用腹肌运动，以提高通气量，减少耗氧量，减轻呼吸困难，最终达到提高运动耐力的呼吸训练方法。具体方法：患者取舒适卧位，用鼻深吸气，吸至不能再吸时屏气 2~3 s，再将口唇缩起似吹口哨状由口慢慢呼气，并用手适当加压帮助收腹。每分钟 8~12 次，开始时每天 2 次，每次 10 min，以后可逐渐增加时间和次数，持续 3 个月以上（图 2-5-4）。

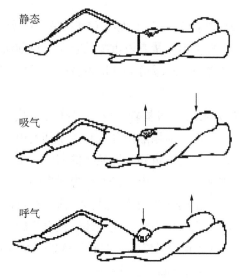

图 2-5-3　腹式呼吸功能锻炼

静态

吸气

呼气

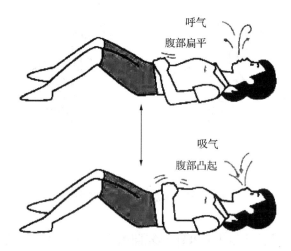

呼气
腹部扁平

吸气
腹部凸起

图 2-5-4　缩唇－腹式呼吸功能锻炼

（4）全身性呼吸体操：将腹式呼吸和扩胸、弯腰、下蹲、四肢活动等动作结合在一起的卧、坐、立位呼吸操运动。通过改变 COPD 患者浅快的呼吸模式，起到改善肺功能和增强体力，从而提高患者生存质量的作用。

（5）控制性深呼吸法：患者取坐位、卧位或侧卧位，自然放松全身肌肉，缓慢深吸气至最大肺容量后屏气，开始时为 2～5 s，后可逐渐增加至 10 s，然后缓慢呼气，连续 10～20 次，早、晚各 1 次，坚持 6 个月。

呼吸肌功能锻炼应长期坚持，但应注意防止呼吸肌疲劳，采取个体化的训练方式，同时应注意配合氧疗并保证营养的供应充足。

（二）清理呼吸道无效

1. 病情观察　密切观察咳嗽咳痰的程度、持续时间及咳痰是否顺畅，观察痰液的颜色、量及性状。

2. 保持呼吸道通畅　鼓励痰多黏稠且难以咳出的患者多饮水，以湿化气道、稀释痰液。也可遵医嘱每日进行雾化吸入治疗。帮助患者进行有效的咳嗽、咳痰。咳嗽时，患者取坐位，头略前倾，双肩放松，屈膝，前臂垫枕，最好使双足着地，以利胸腔的扩展，增加咳嗽的有效性。咳痰后恢复坐位，进行放松性深呼吸。充分的休息对于易疲劳的COPD患者非常必要。鼓励患者晨起时咳嗽以排出夜间聚积肺内的痰液，睡前咳嗽排痰则有利于患者的睡眠。护士或家属可协助患者排痰，如给予胸部或背部叩击、体位引流，可利于痰液排出；也可用振动排痰机促进排痰或予以机械吸痰。

3. 用药护理　遵医嘱用药并注意观察药物疗效和不良反应。

（1）止咳药：喷托维林是非麻醉性中枢镇咳药，其不良反应有口干、恶心、腹胀、头痛等。

（2）祛痰药：溴己新偶见恶心、转氨酶增高，消化性溃疡者慎用。盐酸氨溴索是润滑性祛痰药，不良反应较轻。

（三）焦虑

1. 评估患者产生焦虑的原因及焦虑的程度　COPD患者由于长期患病、经济负担加重等原因失去自信，易出现焦虑和抑郁的心理状态，部分患者因此出现不愿配合治疗的情况。护士应评估患者产生焦虑的原因，针对原因及患者焦虑的程度给予相应的心理支持。

2. 加强心理护理，帮助患者树立信心　建立信任的护患关系，对患者既要尊重、同情、关心，又要保持沉着、宁静、坚定的态度；语言亲切、简明扼要；注意倾听患者的诉说，允许患者有适量的情绪宣泄。为患者提供良好的环境，请家属配合支持、关心患者，共同制订并实施康复计划，定期进行呼吸肌锻炼，配合医师合理用药，消除诱因，逐步改善患者症状，增强患者战胜疾病的信心。

3. 教导患者放松的技巧　鼓励患者用语言表达的方式疏泄情绪。督导患者进行放松调适，鼓励其多参加娱乐活动，扩展生活领域及兴趣范围，教患者学会下棋、听轻音乐、做游戏等娱乐活动以分散注意力，减轻焦虑。

五、健康指导

（一）疾病预防指导

劝导吸烟患者戒烟，告知患者戒烟是预防COPD的重要措施。避免或减少有害粉尘、烟雾或气体的吸入；指导患者气候变化时应及时增减衣服，避免受凉感冒；应积极预防和治疗呼吸道感染，呼吸道传染病流行期间应尽量避免到人群密集的公共场所。对有慢性支气管炎病史的患者应进行肺功能通气监测以便及时发现慢性气流阻塞，并及早采取干预措施。

（二）疾病知识指导

向患者及家属宣传 COPD 的相关知识，使患者了解 COPD 的危险因素，并能够识别病情恶化的因素，及时就医。教会患者根据自身呼吸困难的严重程度合理安排工作和生活，并制订个体化的锻炼计划。

（三）饮食指导

制订高蛋白、高热量、维生素丰富的饮食计划，饮食应清淡易消化，避免刺激性食物。避免在餐前或进餐时过多饮水，餐后避免平卧，以利消化。正餐若进食不足，应安排少食多餐。不能进食者可给予鼻饲，以保证营养的供给。

（四）心理疏导

引导患者以积极的心态对待疾病，并逐步适应慢性病。告知家属应多关心、支持患者。指导患者培养 1 ~ 2 种兴趣爱好，如养花种草、垂钓、棋牌等，可选择喜欢的音乐接受音乐疗法，分散注意力，减少孤独感，缓解紧张、焦虑的精神状态。

（五）康复锻炼

告知患者康复锻炼的意义，充分发挥患者的主观能动性，选择适合自己的运动项目，并制订循序渐进、持之以恒的个体化锻炼计划。不宜在饭后和饥饿时运动，运动中应注意补充水分。高温炎热、冬季严寒或身体不适时应暂停锻炼。指导患者进行呼吸肌功能锻炼，如缩唇呼吸、腹式呼吸等。呼吸肌锻炼中应注意防止呼吸肌疲劳并注意配合氧疗。

（六）家庭氧疗指导

告知患者及家属氧疗可提高生活质量和劳动能力，延长生命，应长期坚持。每日吸氧 10 ~ 15 h，氧流量 1 ~ 2 L/min，维持 PaO_2 在 60 mmHg 以上为宜。告知患者用氧注意事项，供氧装置周围应严禁烟火，防止爆炸；氧疗装置应定期更换、清洗消毒。

六、护理评价

1. 患者呼吸困难是否缓解，呼吸频率、深度和节律是否趋于正常。
2. 是否能进行有效咳嗽，痰液是否容易咳出。
3. 焦虑是否缓解，情绪是否稳定，是否能积极配合治疗。

模块六　支气管哮喘

【临床案例分析题目】

患者，男，48 岁，主诉反复发作性咳嗽、喘累 8 年，加重 2 d。8 年前因受凉后出现发作性咳嗽、喘累，以夜间为甚，行肺功能检查诊断为支气管哮喘，给予氨茶碱、沙丁胺醇、布地奈德、孟鲁司特等治疗后好转。8年来上述症状反复发作，患者间断使用沙丁胺醇气雾剂、氨茶碱、沙美特罗替卡松等治疗，未规范诊治。2 d前患者受凉后，出现咳嗽加重，痰多，为白色泡沫痰，不易咳出，以夜间及晨起为甚。咳嗽后喘累加重，端坐呼吸，自服氨茶碱无好转，为进一步治疗入院。患者神志清楚，精神、睡眠较差，食欲减退，发育正常，营养中等。患者有吸烟史20年，20支/天。查体：T 36.9 ℃，P 118次/分，R 27次/分，BP 138/70 mmHg，双肺可闻及哮鸣音，左下肺可闻及湿啰音。血气分析：pH 7.41，$PaCO_2$ 34 mmHg，PaO_2 58 mmHg，HCO_3^- 24 mmHg。心电图示：窦性心动过速。

请思考：

1. 患者的临床诊断是什么？

2. 患者目前的病情严重程度分级为哪级？

3. 哪些环境因素可诱发哮喘发作？

4. 作为责任护士，您认为患者目前主要有哪些护理问题？其相应的护理措施有哪些？

支气管哮喘简称哮喘，是由多种细胞（如嗜酸性粒细胞、肥大细胞、T淋巴细胞、中性粒细胞、平滑肌细胞、气道上皮细胞等）和细胞组分参与的慢性炎症性疾病。主要特征包括气道慢性炎症，气道对多种刺激因素呈现的高反应性；广泛多变的可逆性气流受限及随病程延长而导致的一系列气道结构的改变，即气道重构。临床表现为反复发作的喘息、气急、胸闷或者咳嗽等症状，常在夜间及凌晨发作或加重，多数患者可自行缓解或经治疗后缓解。哮喘是常见的慢性呼吸道疾病，近年来其患病率在全球范围内呈逐年增加的趋势。临床研究和实践结果表明，规范化的诊断和治疗，特别是实施有效的管理对提高哮喘的控制水平、改善患者生命质量具有重要作用。世界各国的哮喘防治专家共同起草并不断更新的全球哮喘防治倡议（Global Initiative for Asthma，GINA）已成为防治哮喘的重要指南。

任务一　病　因

哮喘的病因尚未完全明了。哮喘与多基因遗传有关，受遗传因素和环境因素双重影响。个体过敏体质及外界环境的影响是发病的危险因素。

一、遗传因素

哮喘患者的亲属患病率高于群体患病率，且亲缘关系越近、病情越严重，其亲属患病率也越高。有研究表明，与气道高反应性、IgE调节和特应性反应相关的基因在哮喘的发病中起着重要作用。

二、环境因素

（一）吸入性变应原

吸入物分为特异性和非特异性两种。前者如尘螨、花粉、真菌、动物毛屑等；非特异性吸入物如硫酸、二氧化硫、氯氨等化学物质刺激。

（二）感染

哮喘的形成和发作与反复呼吸道感染有关，如细菌、病毒、原虫、寄生虫等。

（三）食物

由于饮食关系而引起哮喘发作的现象在哮喘患者中常可见到，尤其是婴幼儿容易对食物过敏，但随年龄的增长而逐渐减少。引起过敏最常见的食物是鱼类、虾蟹、蛋类、牛奶等。

（四）药物

如普萘洛尔（心得安）、阿司匹林等。

（五）其他

气候变化、运动、妊娠、吸烟、肥胖等。

任务二　临床表现

哮喘患者在不发作时可无任何症状和体征，发作时其程度轻重不一，临床表现也有很大差别。

（一）症状

典型症状为发作性伴有哮鸣音的呼气性呼吸困难。症状可在数分钟内发生，并持续数小时至数天，可经平喘药物治疗后缓解或自行缓解。夜间及凌晨发作或加重是哮喘的重要临床特征。有些患者尤其是青少年，其哮喘症状在运动时出现，称为运动性哮喘。此外，在临床上还存在没有喘息症状的不典型哮喘，患者可表现为发作性咳嗽、胸闷或其他症状。对以咳嗽为唯一症状的不典型哮喘称为咳嗽变异性哮喘。对以胸闷为唯一症状的不典型哮喘称为胸闷变异性哮喘。

（二）体征

发作时典型的体征是双肺可闻及广泛的哮鸣音，呼气音延长。但非常严重的哮喘发作，哮鸣音反而减弱，甚至完全消失，表现为"沉默肺"，是病情危重的表现。非发作期体检可无异常发现，故未闻及哮鸣音，不能排除哮喘。

任务三　实验室及其他辅助检查

哮喘的检查主要包括痰液检查、肺功能检查、胸部X线检查或CT检查、动脉血气分析、特异性变应原检测等，是哮喘的诊断、治疗、病情评估等方面的重要依据。

一、痰液检查

部分患者痰涂片显微镜下可见嗜酸性粒细胞增多。

二、肺功能检查

（一）通气功能检测

哮喘发作时呈阻塞性通气功能障碍表现，用力肺活量（FVC）正常或下降，1 s用力呼气容积（FEV_1）、1秒率（FEV_1/FVC%）及最高呼气流量（PEF）均下降；残气量及残气量与肺总量比值增加。其中以FEV_1/FVC% <70%或FEV_1低于正常预计值的80%为判断气流受限的最重要指标。

（二）支气管激发试验（BPT）

用以测定气道反应性。常用吸入激发剂为乙酰甲胆碱、组胺和甘露醇等，吸入激发剂后通气功能下降，气道阻力增加。BPT适用于非哮喘发作期、FEV_1在正常预计值70%以上患者的检查。如FEV_1下降≥20%，判断结果为阳性，提示存在气道高反应性。

（三）支气管舒张试验（BDT）

用以测定气道的可逆性改变。常用的吸入支气管舒张药有沙丁胺醇、特布他林。当吸入支气管舒张药20 min后重复测定肺功能，FEV_1较用药前增加≥12%，且其绝对值增加≥200 mL，判断结果为阳性，提示存在可逆性的气道阻塞。

（四）呼气峰流速（PEF）及其变异率测定

哮喘发作时PEF下降。若昼夜PEF变异率≥20%，提示存在可逆性的气道改变。

三、胸部X线检查或CT检查

哮喘发作时胸部X线可见两肺透亮度增加，呈过度通气状态。胸部CT在部分患者可见支气管壁增厚、黏液阻塞。合并感染时，胸部X线可见肺纹理增加和炎性浸润阴影。

四、动脉血气分析

严重哮喘发作时可出现缺氧。由于过度通气可使$PaCO_2$下降，pH上升，表现呼吸性碱中毒。若病情进一步发展加重，可同时出现缺氧和$PaCO_2$潴留，表现为呼吸性酸中毒。当$PaCO_2$较前增高，即使在正常范围也要警惕严重气道阻塞的发生。

五、特异性变应原检测

外周血变应原特异性IgE增高，结合病史有助于病因诊断；血清总IgE测定对哮喘诊断价值不大，但其增高的程度可作为重症哮喘使用抗IgE抗体治疗及调整剂量的依据。体内的变应原试验包括皮肤变应原试验和吸入变应原试验，前者可通过皮肤点刺等方法进行。

任务四　诊断要点

根据症状、体征，结合病史及辅助检查可以对哮喘做出诊断。

一、诊断标准

1. 反复发作喘息、气急、胸闷或咳嗽，多与接触变应原、冷空气、物理、化学性刺激、呼吸道感染、运动等有关。

2. 发作时在双肺可闻及散在或弥漫性，以呼气相为主的哮鸣音，呼气相延长。

3. 上述症状可经治疗缓解或自行缓解。

4. 除外其他疾病所引起的喘息、气急、胸闷和咳嗽。

5. 临床表现不典型者（如无明显喘息或体征）应有下列三项中至少一项阳性。

（1）支气管激发试验或运动试验阳性。

（2）支气管舒张试验阳性。

（3）最大呼气流量（PEF）日内变异率或昼夜波动率≥20%。

符合1~4条或4、5条者，可以诊断为哮喘。

二、分期及控制水平分级

哮喘可分为急性发作期和非急性发作期。

（一）急性发作期

哮喘急性发作期是指气促、咳嗽、胸闷等症状突然发生，或原有症状急剧加重，常有呼吸困难，以呼气流量降低为特征，常因接触变应原等刺激或治疗不当所致。哮喘急性发作时其程度轻重不一，应对病情做出正确评估，给予及时有效的紧急处理。哮喘急性发作时根据病情严重程度分为4级见表2-6-1。

表2-6-1　哮喘急性发作时病情严重程度的分级

临床特点	轻度	中度	重度	危重
气短	步行、上楼时	稍事活动	休息时	——
体位	可平卧	喜坐位	端坐呼吸	——
讲话方式	连续成句	单词	单字	不能讲话
精神状态	可有焦虑，尚安静	时有焦虑或烦躁	常有焦虑、烦躁	嗜睡或意识模糊
出汗	无	有	大汗淋漓	——
辅助呼吸肌活动及"三凹"征	常无	可有	常有	胸腹矛盾运动
哮鸣音	散在，呼吸末期	响亮、弥漫	响亮、弥漫	减弱乃至无
呼吸频率	轻度增加	增加	常 >30 次/分	——
脉率	<100 次/分	100 ~ 120 次/分	>120 次/分	变慢或不规则

注：只要符合某一严重程度的某些指标，而无须满足全部指标即可。

（二）非急性发作期

亦称慢性持续期，指患者虽然没有哮喘急性发作，但在相当长的时间内仍有不同频度和不同程度的喘息、咳嗽、胸闷等症状，可伴有肺通气功能下降。目前应用最为广泛的非急性发作期哮喘严重性评估方法为哮喘控制水平，这种评估方法包括了目前临床控制评估和未来风险评估，临床控制又可分为可控制、部分可控制和未控制 3 个等级，详见表 2-6-2。

表 2-6-2　哮喘控制水平分级

临床特征	完全控制（满足以下所有条件）	部分控制（在任何一周内出现以下 1~2 项特征）	未控制
日间症状	无（或≤2 次/周）	>2 次/周	
活动受限	无	有	
夜间症状/憋醒	无	有	在任何一周内"部分控制"的特征≥3 项
需要使用急救药的次数	无（或≤2 次/周）	>2 次/周	
肺功能（PEF 或 FEV_1）	正常或≥正常预计值或本人最佳值的 80%	<正常预计值或本人最佳值的 80%	
急性发作	无	每年 >1 次	在任何一周内出现 1 次

任务五　治疗要点

对哮喘患者应该积极进行治疗，争取完全控制症状，减少复发。保护和维持尽可能正常的肺功能，避免或减少药物的不良反应，使患者能与正常人一样生活、工作和学习。关键是合理的治疗方案和坚持长期治疗。

一、确定并减少危险因素接触

部分患者能找到引起哮喘发作的变应原或其他非特异刺激因素，使患者脱离并长期避免接触这些危险因素是防治哮喘最有效的方法。

二、药物治疗

（一）药物分类和作用特点

哮喘治疗药物分为控制性药物和缓解性药物。控制性药物指需要长期使用的药物，达到减少发作的目的。缓解性药物指按需使用的药物，能够迅速缓解症状。

1. 糖皮质激素　简称激素，是目前控制哮喘最有效的药物。激素通过作用于气道炎症形成过程中的诸多环节，有效抑制气道炎症。给药途径包括吸入、口服和静脉应用等，吸入为首选途径。

（1）吸入激素：如倍氯米松、布地奈德、氟替卡松等。

（2）口服：如泼尼松和泼尼松龙。

（3）静脉：如甲泼尼龙、琥珀酸氢化可的松、地塞米松等。

2. β₂ 受体激动药　主要通过激动呼吸道的 β₂ 肾上腺受体，激活腺苷酸环化酶，减少肥大细胞和嗜碱性粒细胞脱颗粒和释放递质，从而起到舒张气道平滑肌、缓解哮喘症状的作用。给药途径包括定量气雾剂（metered dose inhalers，MDI）吸入、干粉吸入、口服和静脉应用等，定量吸入为首选途径。

（1）短效 β₂ 受体激动药（简称 SABA）：治疗哮喘急性发作的首选药物，作用时间维持 4~6 h，常用的药物如沙丁胺醇和特布他林等。

（2）长效 β₂ 受体激动药（简称 LABA）：目前最常用的哮喘控制药物，与激素联合应用，两者具有协同的抗感染和平喘作用，作用时间维持 12 h，常用的药物如沙美特罗、福莫特罗等。

3. 白三烯调节药　通过调节白三烯的生物活性而发挥抗感染作用，同时可以舒张支气管平滑肌，是唯一可单独应用的长效控制药。通常口服给药，常用的药物如扎鲁司特、孟鲁司特等。

4. 茶碱类　具有舒张支气管平滑肌作用，并具有强心、利尿、扩张冠状动脉、兴奋呼吸中枢和呼吸肌等作用，与糖皮质激素有协同作用。给药途径包括口服和静脉，根据病情选择。

5. 抗胆碱药物　可阻断节后迷走神经传出支，通过降低迷走神经张力而舒张支气管。还有控制黏液腺体分泌及改善纤毛运动的作用，保持呼吸道通畅。常用药物如异丙托溴铵、噻托溴铵。

6. 抗 IgE 抗体　可应用于血清 IgE 水平增高的哮喘患者。目前主要用于经过吸入糖皮质激素和 LABA 联合治疗后症状仍未控制的严重哮喘患者。但因该药临床使用的时间尚短，其远期疗效与安全性有待进一步观察。

（二）急性发作期的治疗

支气管哮喘急性发作的治疗目的是尽快缓解气道阻塞，纠正低氧血症，缓解症状，防止并发症。根据患者病史、症状、体征、血气分析等，对患者病情严重程度做出评估，进行综合性治疗。根据病情酌情吸氧，使血氧饱和度≥90%。糖皮质激素在整个过程都应足量使用，根据病情选择口服、吸入或静脉使用。

1. 轻度　首先吸入短效 β₂ 受体激动药，可反复使用。效果不佳时可加用口服 β₂ 受体激动药控释片或茶碱控释片，或加用抗胆碱药如异丙托溴铵气雾剂吸入。

2. 中度　规则吸入 β₂ 受体激动药或联合抗胆碱药吸入或口服长效 β₂ 受体激动药。亦可加用口服白三烯调节药，若不能缓解，可持续雾化吸入 β₂ 受体激动药（或联合用抗胆碱药吸入），必要时可用氨茶碱静脉注射。

3. 重度至危重度　持续雾化吸入 β₂ 受体激动药，或合并抗胆碱药，或静脉滴注氨茶碱，加用口服白三烯调节药。注意维持水、电解质平衡，纠正酸碱失衡。如病情恶化时，应做好无创或有创机械通气的准备。

（三）哮喘的非急性发作期治疗方案

患者在非急性发作期也应进行规范系统的治疗，以维持哮喘控制。对患者进行综合评估，根据哮喘控制水平，结合患者情况如经济情况、意愿等选择治疗方案，见表 2-6-3。对患者做好哮喘教育，指导定期随访。初诊患者每 2~4 周随访 1 次，以后每 1~3 个月随访 1次，急性发作后 2~4 周随访 1 次。

表 2-6-3　根据哮喘控制水平制定治疗方案

第一级	第二级	第三级	第四级	第五级
		哮喘教育、环境控制		
		按需使用短效 β₂ 受体激动药		
	选用 1 种	选用 1 种	增加 1 种以上	增加 1~2 种
		低剂量 ICS + LABA	中等或高剂量 ICS + LABA	口服糖皮质激素（最低剂量）
控制哮喘的药物	白三烯调节药	中等剂量 ICS 或高剂量 ICS	白三烯调节药	抗 IgE 治疗
		低剂量 ICS + 白三烯调节剂	缓释茶碱	
		低剂量 ICS + 缓释茶碱		

注：ICS，吸入性糖皮质激素；LABA，长效 β₂ 受体激动药；调节药，白三烯受体拮抗药或合成抑制剂。

（四）免疫疗法

分为特异性和非特异性 2 种。特异性免疫疗法是指将诱发哮喘发作的特异性变应原（如尘螨、花粉、猫毛等）配制成各种不同浓度的提取液，通过皮下注射、舌下含服或其他途径给予对该变应原过敏的患者，使其对此种变应原耐受性提高，当再次接触此反应原时，不再诱发哮喘发作，或发展程度减轻，此法又称为脱敏疗法或减敏疗法。一般需要治疗 1~2 年，若治疗反应良好，可坚持 3~5 年。非特异性免疫治疗，如注射卡介苗及其衍生物、转移因子、疫苗等，有一定辅助疗效。

（五）哮喘管理

1. 哮喘管理目标　根据全球和我国哮喘防治指南提供的资料，经过长期规范化治疗和有效管理，80% 以上的患者可以达到哮喘的临床控制。成功的哮喘管理目标如下。

（1）达到并维持症状的控制；

（2）维持正常活动，包括运动能力；

（3）维持肺功能水平尽量接近正常；

（4）预防哮喘急性加重；

（5）避免因哮喘药物治疗导致的不良反应；

（6）预防哮喘导致的死亡。

2. 哮喘的有效管理方法

（1）建立医患之间的合作关系：实现有效的哮喘管理的前提。医患之间进行有效沟通，建立良好关系，才能提高其治疗依从性，保证治疗护理顺利进行。医护人员对患者进行准确评估，制定个体化治疗方案，两者对治疗目标达成共识。

（2）哮喘教育：贯穿哮喘整个治疗过程中的重要环节。对医院、社区、专科医师、全科医师及其他医务人员进行继续教育，通过培训哮喘管理知识，提高医护人员对哮喘教育的重视，掌握沟通技巧，提高与患者沟通的能力，做好患者及家属教育。同时对广大人民群众宣传预防知识，提高健康水平。哮喘教育内容包括哮喘的治疗目标、哮喘发作的危险因素、常用哮喘治疗药物、自我病情监测等。教育方式包括发放宣传手册、举办讲座、电话随访等。患者教育的目标是让患者了解哮喘相关知识，正确认识疾病，增强自信心、增加依从性和自我管理能力，让患者成为防控哮喘的主体。有研究报道，规范用药、自我管理能力强的患者疾病的发作往往较少，生活质量也相对较高。

（3）哮喘控制：医护人员要为患者建立健康档案，登记详细信息，建立随访制度。目前患者就医模式大多以症状驱动式为主，即只是在出现哮喘或哮喘症状加重时，甚至出现病情很严重不能忍受才到医院看门诊或住院治疗。一旦病情稳定便出院或停止系统治疗。医护人员应通过哮喘教育改变患者就医模式。指导患者定期门诊随访，评估哮喘控制水平，及时调整治疗方案，确定维持哮喘控制所需的最低治疗级别，以便维持哮喘控制，减少急诊住院率、住院次数等，降低医疗成本。

任务六 支气管哮喘患者的护理

护士要主动关心患者，与患者建立良好护患关系，进行有效的沟通。全面收集患者的主客观资料，对患者进行准确的护理评估，找出护理相关问题，采取正确的护理措施，并应用护理程序实施整体护理。

一、护理评估

（一）病史

1. 患病及治疗经过　询问患者发作时间，发作时的症状，如呼吸困难、胸闷或咳嗽的程度、持续时间、诱发或缓解因素，痰的颜色、性状、量，能否顺利咳出。了解既往和目前的检查结果、治疗经过。了解患者曾用药物的名称、剂量、用法、疗效、不良反应，尤其是患者能否掌握药物吸入技术，是否进行长期规律的治疗，是否熟悉哮喘急性发作先兆和正确处理方法及诱发哮喘发作的危险因素等。

2. 目前状况　评估疾病对日常生活及自理能力造成的影响。生病以来饮食、睡眠、大小便情况，有无疼痛，活动能力有无下降，体重有无下降等。

3. 评估与哮喘有关的病因和诱因

（1）有无接触吸入性变应原，如动物皮毛、花粉、尘螨、油漆、氨气、煤烟等。

（2）有无进食虾、鳖、鱼、牛奶、蛋类等高蛋白食物。

（3）有无用普萘洛尔、阿司匹林等药物史。

（4）有无受凉、气候变化、剧烈运动、妊娠等诱发因素。

（5）有无哮喘家族史、过敏性疾病史及心血管系统疾病史。

4. 心理 - 社会情况　哮喘是一种气道慢性炎症性疾病，发作性症状反复出现，严重时可影响睡眠、体力活动等，对患者的生活质量有严重的影响。应注意评估患者心理状况，有无抑郁、焦虑、恐惧等不良情绪。评估患者对疾病的了解程度，如哮喘治疗控制目标、诱发哮喘的危险因素、哮喘预后等，以便对患者进行针对性的健康教育。评估患者社会支持系统，如经济状况、家庭关系、家属照护能力、家属对患者关心程度、社区医疗服务等。

（二）身体评估

1. 一般状态

（1）生命体征：如呼吸频率、节律、脉搏快慢、节律、有无体温发热和血压降低等。

（2）意识与精神状况：如患者有无嗜睡、意识模糊等意识状态改变，有无痛苦面容，走路姿势、步态等。

（3）体位：是否采取半卧位或端坐位。

2. 心肺情况　胸部有无过度充气，有无辅助呼吸肌参与和"三凹"征出现。听诊肺部有无哮鸣音、湿啰音。心脏是否扩大，心尖搏动的位置和范围，心率是否加快，有无心脏杂音等。

3. 其他　有无皮肤黏膜发绀；有无张口呼吸、大汗淋漓等。

（三）实验室及其他辅助检查

了解患者辅助检查结果，如血常规、动脉血气分析、痰液检查、胸部 X 线、肺功能检查、变应原检测等，以便综合判断患者病情、发现潜在并发症等。

二、护理诊断/问题

（一）常见护理诊断/问题

1. 气体交换受损　与支气管痉挛、气道炎症、气道阻力增加有关。

2. 清理呼吸道无效　与呼吸道分泌物过多、痰液黏稠、无效咳嗽有关。

3. 知识缺乏　缺乏正确使用雾化吸入器的相关知识。

（二）其他护理诊断/问题

1. 活动无耐力　与缺氧、呼吸困难有关。

2. 恐惧　与呼吸困难反复发作伴濒死感有关。

3. 有体液不足的危险　与哮喘发作时间长，患者体液消耗过多，不能进食有关。

4. 潜在并发症　呼吸衰竭、纵隔气肿、水电解质紊乱等。

三、护理目标

1. 患者自述呼吸困难程度减轻，血气指标维持正常范围。

2. 患者痰液变稀，能演示有效咳嗽，易于咳出。

3. 患者能描述雾化吸入器的种类、适应证、使用方法。

四、护理措施

（一）气体交换受损

1. 环境与体位　有明确过敏原者应尽快脱离。指导患者房间内不宜放置鲜花，避免接触和吸入刺激性气体，如消毒液，以免引起哮喘发作。保持病室安静整洁，空气流通，温度及湿度适宜。指导患者应卧床休息，减少活动量，协助采取舒适的体位，如半卧位或端坐位，以减轻呼吸困难。患者应衣着宽松，盖被轻软，以减轻憋闷感。

2. 饮食护理　提供高热量、清淡、易消化饮食，避免进食辛辣、刺激性食物。避免进食容易产气的食物，如碳酸饮料、油炸食品等，以免引起腹胀加重呼吸困难。明确对鱼、虾、蟹类、蛋类等过敏者，严禁食用。有烟酒嗜好者劝其戒掉。

3. 氧疗　对于有低氧血症者，纠正缺氧对缓解呼吸困难、保护心肺功能、减少缺氧性器官功能损害等有重要的意义。根据病情选择合适的给氧方法，常用鼻导管吸氧或面罩吸氧。在给氧过程中，密切观察患者的缺氧症状有无改善，如呼吸频率是否下降、心率是否下降、发绀是否减轻、血气分析是否正常等。若患者哮喘发作严重，病情恶化缺氧不能纠正时，应进行无创通气或插管机械通气。

4. 心理护理　哮喘患者呼吸困难反复发作，重度呼吸困难让患者产生濒死感，严重影响其日常生活及睡眠，容易产生心情烦躁、痛苦、焦虑及恐惧等不良情绪。应与家属一起安慰鼓励患者，稳定患者情绪，指导其放松，以降低交感神经兴奋性，有利于减轻呼吸困难。

5. 病情监测　密切观察患者神志、呼吸困难有无改善，发绀是否减轻，听诊肺部湿啰音是否减少，血氧饱和度、血气分析结果是否正常等。

6. 遵医嘱正确用药，观察药物疗效及不良反应

（1）糖皮质激素：吸入糖皮质激素在口咽部局部的不良反应包括声音嘶哑、咽部不适和口腔念珠菌感染。吸药后及时用清水含漱口咽部，选用干粉吸入剂或加用储雾器，可减少上述不良反应。口服糖皮质激素宜饭后服用，以减少对胃肠道黏膜的刺激。激素的使用应在医师指导下进行，不能自行加减用量或停药。

（2）β_2 受体激动药：指导患者正确使用雾化吸入器，以减少浪费及保证疗效。遵医嘱按需使用，不能长期、单一、大量使用，防止耐药产生。观察患者是否有心悸、骨骼肌震颤、头痛等不良反应。

（3）茶碱类：不良反应有恶心、呕吐、心律失常、血压下降和呼吸中枢兴奋，严重者

可致抽搐甚至死亡。静脉注射或静脉滴注时，浓度不能过高，速度不能过快，注射时间宜在10 min 以上，以防中毒症状发生。用药时监测血药浓度，密切观察患者的反应，发现异常及时停药。口服茶碱缓释药物时，不能嚼服，必须整片吞服。发热、妊娠、小儿或老年、有心、肝、肾功能障碍及甲状腺功能障碍者不良反应增加，合用西咪替丁、奎诺酮类药物可影响茶碱类代谢而使其排泄减慢，应注意观察。

（4）其他：抗胆碱药物吸入后少数人有口干或口苦感。因其舒张平滑肌作用强，青光眼、前列腺肥大、尿潴留患者使用后可能加重病情，故上述患者禁忌使用。白三烯调节药的不良反应轻微，主要包括头痛、腹痛、咳嗽等，一般无须停药。酮替芬有倦息、口干、头晕、嗜睡等不良反应，故从事高空作业、驾驶员、机械操纵者禁用，孕妇慎用。

（二）清理呼吸道无效

1. 环境与体位　保持病室安静整洁，空气流通，温度及湿度适宜，避免尘埃刺激。协助采取舒适的体位，如半卧位或端坐位，以减轻呼吸困难及咳嗽排痰。

2. 饮食护理　哮喘急性发作时，患者呼吸增快、大汗淋漓，常伴脱水，极易引起痰液黏稠，甚至痰栓形成阻塞气道。如患者没有心、肾功能障碍，应鼓励患者多饮水，每天2500~3000 mL，同时增加补液量，以稀释痰液，促进痰液排出。提供高热量、清淡、易消化饮食，适当增加蛋白质，以补充能量消耗。

3. 病情监测　观察患者痰液的颜色、性状、量，做好记录。及时正确采集痰液标本送实验室检查，协助诊断。评估患者的咳嗽能力，防止窒息发生。

4. 促进有效排痰　遵医嘱进行气道湿化，指导患者进行有效咳嗽，协助翻身、胸部叩击等，促进痰液排出。上述措施无效或患者咳嗽能力差，可使用机械吸痰，以保持呼吸道通畅。

5. 遵医嘱正确用药　遵医嘱给予抗生素、止咳、祛痰的药物。抗生素按时给药，观察患者体温变化。指导患者正确服用药物，如甘草合剂服用后 15 min 尽量不饮水、磷酸可待因缓释片必须整片吞服等。观察患者生命体征、咳嗽咳痰情况等，观察药物疗效及不良反应。

（三）知识缺乏

缺乏正确使用药物吸入器的相关知识。

1. 压力定量气雾吸入器（MDI）　MDI 的使用需要患者配合，才能保证成功吸入，达到治疗目的。定量雾化吸入器装置的常用药物有沙丁胺醇、异丙托溴铵、丙酸倍氯米松等。向患者讲解药物的适应证，介绍吸入装置构造。讲解吸入方法如下。

（1）打开吸嘴盖，并用力充分摇动吸入器。

（2）缓慢呼气直到不再有空气从肺内呼出。

（3）使头后仰，把吸嘴放入口中，双唇紧包住吸嘴，注意舌及牙齿不要阻塞吸嘴。

（4）在用口缓慢吸气的同时，按下药罐将药物释放，并继续深吸气，尽可能长时间深吸气。

（5）将气雾剂喷口撤出，尽量屏气约10 s，然后缓慢呼气。

（6）如果需要第二吸，需要间隔1~3 min再进行，避免连续吸入造成呼吸肌疲劳，同时可增加药物微粒在周围气道的沉积。

（7）盖好装置，激素用药后应漱口。对不易掌握MDI吸入方法的儿童或重症患者，可在MDI上加储药罐，可以简化操作，避免药物浪费，减少对口咽部的刺激，增加雾化吸入疗效。

2. 干粉吸入器

（1）都保装置：储存剂量型涡流式干粉吸入器，如普米克都保、奥克斯都保、信必可都保。讲解吸入方法：①旋松盖子并拔出瓶盖；检查剂量指示窗，看是否还有足够剂量的药物；②一手拿都保，使旋柄在下方，握住吸入器使之直立，另一手握住底盖，先向右转到底听到"咔"一声，再向左转到底，即完成一次剂量的充填；③吸入之前，先轻轻地呼出一口气（勿对吸嘴吹气）；④将吸嘴放在上下牙齿之间，双唇包住吸嘴，用力且深长地用嘴吸气，不要咀嚼或用力咬吸嘴，即完成一次吸入动作，吸药后屏气5~10 s；⑤缓慢呼气；⑥用完后将瓶盖盖紧；漱口。

（2）准纳器：常用有沙美特罗替卡松吸入剂（舒利迭）。讲解吸入方法如下。①打开：一手握住准纳器外壳，另一手的大拇指放在拇指柄上，向外推动拇指直至完全打开；②推开：握住准纳器使得吸嘴对着自己，向外推滑动杆，直至发出"咔嗒"声，表明准纳器已做好吸药的准备；③吸入：握住准纳器并远离吸嘴，在保证平稳呼吸的前提下，尽量呼气，然后将吸嘴放入口中，深深地平稳吸气，将药物吸入，将准纳器从口中拿出，同时屏气约10 s，后再恢复缓慢呼气；④关闭：将拇指放在拇指柄上，尽量快地向回拉，当关上准纳器时，即可发出"咔嗒"声表明关闭，滑动杆自动返回原有位置并复位；⑤如果需要吸入两吸药物，必须关上准纳器后，再重复吸入。⑥注意：本品中含乳糖，对乳糖及牛奶过敏的患者禁用本品。

五、健康指导

（一）合理饮食

指导患者进食高热量、清淡、易消化食物，避免辛辣、刺激和容易产气的食物。已知对鱼、虾、蟹类、蛋类等过敏者，严禁食用。

（二）活动与休息

指导患者建立规律的生活习惯，保持情绪稳定，保证充分休息和充足睡眠。适度锻炼身体，增加抵抗力。根据病情及个人兴趣爱好选择锻炼项目，如散步、打球、打太极拳等，以不感劳累为宜。锻炼过程中出现心慌、呼吸困难、喉头发紧等症状时，停止活动，全身放松，必要时吸入硫酸沙丁胺醇气雾剂平喘治疗。

（三）疾病知识教育

向患者及家属讲解哮喘的病因、临床表现、治疗目标等相关知识，帮助他们正确认识疾病，树立战胜疾病的信心，提高治疗依从性。

（四）避免诱因

讲解哮喘发作的常见诱因，针对患者情况，指导患者日常生活注意事项：如避免进食容易引起过敏的食物，避免受凉感冒，避免强烈的精神刺激及剧烈运动，避免接触油漆、染料等化学物质，避免吸入刺激性物质，如灰尘、烟雾、炒菜油烟等，居室禁放花、草、地毯，不养宠物等。

（五）病情监测指导

指导患者识别哮喘发作的先兆表现和病情加重的临床表现，掌握哮喘发作时的紧急处理。教会患者峰流速仪的使用方法，指导患者定期监测最大呼气峰流速。每天测量最大峰流速，不仅能早期发现哮喘发作，还能判断哮喘控制水平和选择治疗措施。在医护人员指导下，做好哮喘日记。

1. 峰流速仪的使用方法

（1）取站立位，手拿峰流速仪，确认标尺在 0 刻度；

（2）进行深吸气后将峰流速仪含在口中，唇齿包住口含嘴，不能漏气；

（3）用最大的力气及最快的速度吹动游标滑动，游标停止的刻度数量就是此次峰流速值。每次吹 3 遍，选择最好成绩记入哮喘日记中。

2. 峰流速仪的使用时间

（1）早上起床后及晚上睡觉前；

（2）使用 β_2 受体激动药时，使用前测 1 次，使用后 10 ~ 15 min 测 1 次；

（3）若使用吸入激素，最好固定在吸入前或吸入后。

（六）用药指导

向患者及家属讲解所用药物的名称、剂量、用法、作用、不良反应，以及减轻不良反应的方法，指导患者按医嘱规范用药。建议患者外出时随身携带沙丁胺醇气雾剂，外衣口袋放置应急联系卡片，卡片内容包括病情介绍、家庭地址、家属联系电话、气雾剂使用方法等，以便哮喘急性发作时得到紧急救助。

（七）心理护理

精神心理因素在哮喘的发生发展过程中起重要作用。由于哮喘病程长，反复发作，患者可能会产生焦虑、抑郁、恐惧等不良情绪，不利于哮喘控制。主动与患者及家属沟通，评估心理反应，进行针对性的心理护理。通过心理护理使患者保持乐观情绪，增加治疗信心，主动配合医护人员，保证治疗方案顺利实施，促进疾病康复。指导家属参与哮喘管理，经常鼓励患者，督促患者遵医嘱用药，定期随访等，减少患者不良心理反应的产生。

六、护理评价

1. 患者呼吸困难是否减轻或消失，发绀是否消失，肺部啰音是否消失，血气指标是否恢复正常。

2. 患者能否进行有效咳嗽，咳嗽程度是否减轻或次数是否减少，痰液是否咳出。

3. 患者能否描述雾化吸入器的种类、适应证、使用方法。

模块七　肺结核

【临床案例分析题目】

患者，女，46 岁，主诉乏力、食欲缺乏、潮热，盗汗、咳嗽，痰中带血 6 d。患者 6 d 前无明显诱因感乏力，食欲减退，潮热，盗汗，偶尔咳嗽，痰中带血，为少许鲜血丝。上述症状自服双黄连等感冒药无效，既往身体健康，无类似病史，无外伤手术史，无传染病史，无药物过敏史，无结核患者接触史。患者精神、饮食、睡眠质量较差，无恶心、呕吐，无寒战，无头晕、心悸，发育正常，营养中等，神志清楚。患者有吸烟饮酒嗜好。查体：T 38 ℃，P 89 次/分，R 24 次/分，BP 130/70 mmHg，急性病容，双上肺可闻及湿啰音，颈静脉无怒张，律齐，无杂音；腹部体检正常。

请思考：

1. 患者的临床诊断是什么？

2. 为进一步明确诊断，患者目前还应该做哪些检查？

3. 作为责任护士，您认为患者目前主要有哪些护理问题？

4. 其相应的护理措施有哪些？

肺结核是由结核分枝杆菌入侵机体后在一定条件下引起发病的肺部慢性感染性疾病，属乙类传染性疾病。结核分枝杆菌可以进入人体各器官，其中以肺部占了 90%，故称为肺结核。肺结核主要通过呼吸道传染，痰菌阳性者才是传染源，传染性的大小取决于痰菌数量的多少；肺外结核一般不具有传染性。肺结核主要临床表现是全身毒性症状，如发热、盗汗、乏力、食欲缺乏等；可同时有呼吸系统症状，如咳嗽、咯血、呼吸困难、胸痛等。

任务一　病　因

一、结核分枝杆菌

结核病的病原菌为结核分枝杆菌，结核分枝杆菌分为人型、牛型、非洲型和鼠型 4 类。其中引起人类结核病的 90% 主要为人型结核分枝杆菌，少数为牛型和非洲型分枝杆菌。

二、结核病在人群中的传播

（一）传染源

主要是痰中带菌的肺结核患者，尤其是未经治疗者。临床上常见支气管内膜结核及空洞型肺结核患者为最主要传染源。由于结核分枝杆菌主要是随着痰排出体外而播散，因而痰内查出结核分枝杆菌的患者才具有传染性，才是传染源。但临床上需注意的是，并未将患者所有的痰液进行结核分枝杆菌检查。

（二）传播途径

飞沫传播是肺结核最主要的传播途径，经消化道、皮肤等其他途径传播已罕见。患者在咳嗽、咳痰、打喷嚏或高声说笑时，可产生大量的含有结核菌的微滴，可较长时间悬浮于空气中，若空气不流通，与患者密切接触者可吸入而感染。

（三）易感人群

影响机体对结核菌的抵抗力的因素除遗传因素外，还包括营养不良、生活贫困、居住拥挤等社会因素。易感人群还包括 HIV 感染者、使用激素、使用免疫抑制药的患者，接受化疗的肿瘤患者、职业病患者如硅肺，慢性疾病患者如糖尿病、婴幼儿免疫系统不完善者等。

（四）影响传染性的因素

传染性的大小取决于传染源、传播途径、易感人群 3 个环节。即患者排出结核菌量的多少、空间含结核菌微滴的密度、通风情况、接触的密切程度和时间长短及个体的免疫状况。

任务二　临床表现

各型肺结核的临床表现各异，但大多有以下临床表现。

一、症状

（一）全身症状

发热最常见，多为午后低热。肺部病灶进展播散时，可有不规则高热、畏寒等。部分患者有乏力、食欲减退、盗汗和体重减轻等全身毒性症状。育龄女性可有月经失调或闭经。程度不同的呼吸困难是左心衰竭最主要的症状，可表现为劳力性呼吸困难、夜间阵发性呼吸困难或端坐呼吸。

（二）呼吸系统症状

1. 咳嗽、咳痰　肺结核最常见的症状。多为干咳或咳少量白色黏液痰。有空洞形成时，痰量增多；合并细菌感染时，痰呈脓性且量增多；合并厌氧菌感染时有大量脓臭痰；合并支气管结核时表现为刺激性咳嗽。

2. 咯血　1/3～1/2 患者有不同程度的咯血，患者常有胸闷、喉痒和咳嗽等先兆，以少量咯血多见，少数严重者可大量咯血。

3. 胸痛　炎症波及壁层胸膜时可引起胸痛，为胸膜炎性胸痛，随呼吸运动和咳嗽加重。

4. 呼吸困难　当病变广泛和（或）患结核性胸膜炎大量胸腔积液时，可有呼吸困难。多见于干酪性肺炎和大量胸腔积液患者，也可见于纤维空洞型肺结核患者。

二、体征

因病变范围和性质而异。病变范围小可无异常体征。渗出性病变范围较大或干酪样坏死时可有肺实变体征。慢性纤维空洞型肺结核或胸膜粘连增厚时，可有胸廓塌陷，纵隔及气管向患侧移位。结核性胸膜炎早期有局限性胸膜摩擦音，以后出现典型胸腔积液体征。支气管结核可有局限性哮鸣音。

任务三　实验室及其他辅助检查

一、影像学检查

（一）X 线检查

不同类型肺结核的 X 线影像具有各自特点，X 线胸片可以早期发现肺结核，用于诊断、分型、指导治疗及了解病情变化。肺结核 X 线可有如下特点。

1. 多发生在肺上叶的尖后段、肺下叶背段、后基底段。
2. 病变可局限也可多肺段侵犯。
3. 可呈多形态表现，以及同时呈现渗出、增殖、纤维和干酪性病变，也可伴有钙化。
4. 易合并空洞。
5. 可伴有支气管播散灶。
6. 可伴胸腔积液、胸膜增厚与粘连。
7. 呈球形病灶时（结核球）直径多在 3 cm 以内，周围可有卫星病灶，内侧端可有引流支气管征。
8. 病变吸收慢（1 个月内变化慢）。

（二）胸部 CT 检查

能发现微小或隐蔽性病变而减少微小病变的漏诊，了解病变范围及进行肺部病变鉴别。

二、结核分枝杆菌检查

确诊肺结核最特异的方法，也是制定化疗方案和考核疗效的主要依据。临床上以痰直接涂片、浓缩镜检最常用，若抗酸杆菌阳性，肺结核诊断成立。为提高检出率，应收集深部痰液并连续多次送检。也可痰液结核菌培养，其敏感性和特异性高于涂片法。

三、结核菌素试验

结核菌素试验广泛应用于结核感染的流行病学指标，也是卡介苗接种后效果评价的试验指标，目前 WHO 和国际防痨和肺病联合会推荐使用的结核菌素为纯化蛋白衍生物（purified protein derivative，PPD），通常取 0.1 mL（5 IU）结核菌素，在左前臂曲侧做皮内注射，48～72 h 观察和记录结果。测量硬结的横径和纵径，以平均直径（横径与纵径之和除以 2）

作为判断指标，而不是测量红晕直径。硬结≤4 mm 为阴性，5~9 mm 为弱阳性，10~19 mm 为阳性，≥20 mm 或虽 <20 mm 但局部出现水泡和淋巴结炎为强阳性反应。但其对成年人结核病的诊断意义不大，其阳性结果仅表示曾有结核分枝杆菌感染，并不一定患有结核病。阴性结果除提示没有结核菌感染以外，还见于初染结核菌的 4~8 周，机体变态反应尚未充分建立；机体免疫功能低下或受抑制时，如严重营养不良、重症结核、肿瘤、HIV 感染、使用糖皮质激素及免疫抑制药等情况下，结核菌素反应可暂时消失，待病情好转又可转为阳性反应，对婴幼儿结核病的诊断有重要意义，应视为有新近感染的活动性结核病。

四、纤维支气管镜检查

对肺结核、支气管结核的诊断有重要价值，是诊断肺结核的常见检查。可作灌洗物、痰液结核菌涂片和培养；肺组织活检可提供病理学诊断。

任务四　诊断要点

一、诊断方法

肺结核的诊断是根据患者的病因、病史、症状、体征、肺结核接触史，结合胸部影像学检查、痰结核分枝杆菌检查等实验室及其他检查指标而得出的。其中从组织、体液、分泌物中检出结核分枝杆菌为确诊依据。需要注意的是部分患者无明显症状，故 X 线检查是发现早期肺结核的主要方法。

二、诊断程序

（一）可疑症状患者筛选

咳嗽持续 2 周以上、咯血、午后低热、乏力、盗汗、月经不调或闭经，有肺结核接触史应考虑肺结核的可能性，需进行痰抗酸杆菌和胸部 X 线检查。

（二）是否为肺结核

X 线检查肺部发现有异常阴影者，必须通过系统检查，确定病变性质是否为肺结核，若无法确定可观察 2 周后复查，大部分炎症会有变化，而肺结核变化不大。

（三）结核是否活动

诊断为结核后，评估病灶是否活动，活动性病变者须治疗。X 线胸片可辨别是否活动，若为钙化、硬结和纤维化，痰液检查不排菌，无任何症状，为无活动性肺结核。

（四）结核是否排菌

活动性结核需明确是否排菌，是确定传染源的唯一方法。痰菌记录格式为：涂（−）、涂（＋）、培（−）、培（＋），表示痰涂片阳性、阴性，痰培养阴性、阳性。无痰或未查者注明无痰或未查。

三、肺结核分类标准和诊断要点

（一）原发型肺结核

包括原发综合征和胸内淋巴结结核。多见于儿童、青少年或边远山区农村的成年人，是小儿肺结核的主要类型。起病隐匿，症状短暂轻微，多有结核病家庭接触史，结核菌素试验多为强阳性。X线表现为哑铃型阴影，即原发病灶、引流淋巴管炎和增大的肺门淋巴结，形成典型的原发综合征（图2-7-1）。原发病灶大部分吸收，可不留任何痕迹。

（二）血行播散型肺结核

包括急性血行播散型肺结核、亚急性血行播散型肺结核、慢性血行播散型肺结核3种类型。多见于婴幼儿和青少年，成年人也可发生，是由病变中结核分枝杆菌侵入血液所致。起病急，持续高热，中毒症状严重，约一半患者并发结核性脑膜炎。X线显示双肺满布粟粒状阴影，常在症状出现2周左右出现，其大小、密度、分布均匀，结节直径2mm左右（图2-7-2）。

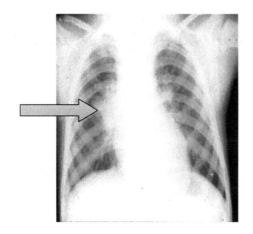
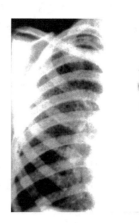

图2-7-1　原发型肺结核　　　　图2-7-2　血行播散型肺结核

（三）继发型肺结核

为肺结核中最常见的一种类型。多发生于成年人，病程长，易反复。痰结核分枝杆菌检查常为阳性。主要临床分型及特点如下。

1. 浸润性肺结核　X线显示肺尖锁骨上下片状云絮状，边缘模糊，可融合形成空洞（图2-7-3）。

2. 空洞型肺结核　空洞形态不一，多由干酪渗出病变溶解而成，洞壁不明显、有多个空腔。空洞型肺结核多有支气管播散，临床表现为发热，咳嗽，咳痰和咯血，痰中排菌。

3. 结核球（瘤）　多由干酪性病变吸收和周边纤维膜包裹而形成。X线表现单个或多个病灶、境界分明，直径 2～4 cm。

4. 干酪性肺炎　多发生于免疫力低下、体质衰弱、大量结核分枝杆菌感染的患者，或有淋巴结支气管瘘，淋巴结内大量干酪物质经支气管进入肺内。分为大叶性干酪性肺炎和小叶性干酪性肺炎。

5. 纤维空洞性肺结核　病程长，病情反复进展恶化，肺组织破坏严重，肺功能严重受损，X 线可见单侧或双侧的厚壁纤维空洞（图 2-7-4）。由于病灶长期不愈合，空洞壁变厚，肺组织广泛纤维化，患侧肺组织收缩，纵隔向患侧移位，常见胸膜粘连和代偿性肺气肿。

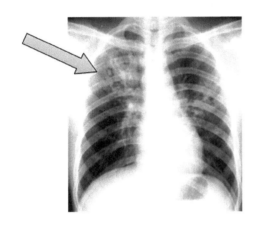

图 2-7-3　右上肺浸润型肺结核

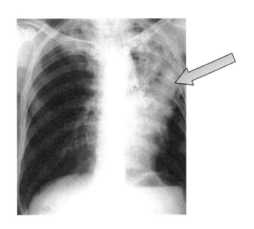

图 2-7-4　左侧慢性纤维空洞性肺结核

（四）结核性胸膜炎

包括结核性干性胸膜炎、结核性渗出性胸膜炎、结核性脓胸，以结核性渗出性胸膜炎最常见。

（五）其他肺外结核

按部位和脏器命名，如骨关节结核、肾结核、肠结核，结核性脑膜炎等。

四、肺结核的记录方式

按结核病分类、病变部位、范围、痰菌情况、化学治疗史、并发症、并存病、手术等顺序书写。血型播散型肺结核需注明急性、亚急性、慢性；继发性肺结核可注明浸润型、纤维空洞型等。并发症如支气管扩张、气胸，并存病如肺气肿、糖尿病，手术如肺切除术后。初治，是指符合下列任何一条者：①未进行抗结核治疗的患者；②正进行标准化学治疗方案用药而未满疗程的患者；③不规则化学治疗未满 1 个月的患者。复治，是指符合下列任何一条者：①初治失败的患者；②规则用药疗程满后痰菌又再次转为阳性的患者；③不规则化学治疗超过 1 个月的患者；④慢性排菌的患者。

任务五　治疗要点

肺结核患者的治疗因病程长，治疗时间长，治疗药物种类多，治疗效果不一，治疗方法多样，必须采取综合治疗措施，以达到以下目的：加强营养，调节机体免疫力；随访监测药物不良反应；提高服药依从性，减少耐药，提高治愈率。

一、基本病因的治疗

控制结核病最主要是控制传染源，最直接、最有效的措施就是化学药物治疗。结核病化疗是一个极其复杂的过程，它的疗效受结核分枝杆菌生物学特性、抗结核药品性能、药品与结核分枝杆菌作用环境条件的直接影响，并与人体器官功能状态、免疫状态形成有机的联系。

（一）化学治疗的原则

根据患者结核病的类型、病程经过、既往用药情况，药物敏感种类、患者肝肾功能的具体情况正确选择用药，制定合理的化疗方案，遵循早期、联合、适量、规律、全程治疗原则和科学管理。整个化疗过程分为强化和巩固2个阶段。

1. 早期　一旦发现和确诊结核后均应立即给予化学治疗。早期病灶内结核菌以A群为主，局部血流丰富，药物浓度高，可发挥其最大的抗菌作用，以迅速控制病情及减少传染性。

2. 联合　根据病情及抗结核药物的作用特点，联合使用2种以上的药物。联合用药可杀死病灶中不同生长速度的菌群，提高疗效，还可减少和预防耐药菌的产生，增加药物的协同作用。

3. 适量　严格按照适当的药物剂量用药。用药剂量过低不能达到有效的药物浓度，影响疗效，易产生耐药性；剂量过大易发生药物不良反应。

4. 规律　严格按化疗方案的规定用药，不可随意更改方案、遗漏或随意中断用药，以避免细菌产生耐药。

5. 全程　患者必须按照治疗方案，坚持完成规定疗程，是提高治愈率和减少复发率的重要措施。

（二）常用抗结核药物

1. 异烟肼（isoniazid，INH，H）　在巨噬细胞内外均能达到杀菌作用，称全杀菌药，是单一抗结核药中杀菌力，特别是早期杀菌力最强者，其对不断繁殖的结核菌A群作用最强。用法：属浓度依赖。WHO推荐口服每日疗法为 $4 \sim 6$ mg/（kg·d），日最大剂量300 mg，国内成年人一般每次0.3 g，一次顿服。主要不良反应：可引起中枢神经系统症状和周围神经炎，肝毒性，胃肠道反应，白细胞减少等。注意事项：避免与抗酸药同时服用，注意观察与其他药物合用增加药物毒性或使血药浓度低而降低疗效；药物不良反应。

2. 利福平（rifampicin，RFP，R）　在巨噬细胞内外均能达到杀菌作用，称全杀菌药，对 A、B、C 菌群均有作用。用法：WHO 推荐口服每日疗法为 8 ~ 12 mg/（kg·d），日最大剂量 600 mg，国内成年人一般每日 1 次 0.45 ~ 0.6 g，于早饭前服用。主要不良反应：肝功能损害，过敏反应，胃肠道反应，血液系统的改变，类流感综合征和类赫氏反应。注意事项：体液及分泌物会呈橘黄色，监测肝毒性和过敏反应，注意药物相互作用如降糖药等，使药效降低或失败。

3. 吡嗪酰胺（pyrazinamide，PZA，Z）　为半杀菌药，能杀灭巨噬细胞内酸性环境中的结核菌，是目前 B 菌群最佳的半杀菌药。用法：WHO 推荐口服每日疗法为 20 ~ 30 mg/（kg·d），顿服每日最大剂量 2000 mg。主要不良反应：高尿酸血症，关节痛，胃肠道反应，肝肾功能损害，过敏反应。注意事项：注意监测血尿酸的浓度，关节疼痛，皮疹，肝肾功能情况。

4. 乙胺丁醇（ethambutol，EMB，E）　为抑菌药，与其他抗结核药物联用可延缓其他药物耐药性的发生。尤其适用于不能耐受链霉素者。用法：WHO 推荐口服每日疗法为 15 ~ 20 mg/（kg·d），每日 1 次顿服。主要不良反应：视神经炎，尿酸增高关节痛。注意事项：注意监测血尿酸的浓度、关节疼痛，视野、视力、红绿鉴别力。

5. 链霉素（streptomycin，SM，S）　为半杀菌药。用法：属浓度依赖。WHO 推荐口服每日疗法为 12 ~ 18 mg/（kg·d），每日 1 次肌内注射，国内一般每次 0.75 g。主要不良反应：听力障碍，眩晕，肾功能损害。注意事项：注意监测尿常规，肾功能，用药前及用药后 1 ~ 2 个月进行听力检查，注意有无听力变化及平衡失调。儿童、老年人。孕妇、听力障碍和肾功能不良等要慎用或不用。

6. 其他　除上述一线药品外的其他药品，如卡那霉素、阿米卡星及莫西沙星等氟喹诺酮类药物。

（三）化学治疗方案

根据初治、复治选择不同的化疗方案。制定原则：治疗前需做痰结核分枝杆菌培养、结核分枝杆菌及非结核分枝杆菌菌群鉴定、药物敏感试验，以确定药物选择方向和作为制定化疗方案及初治结核患者强化期结束调整方案的依据。整个化疗分为强化期和巩固期。强化期旨在有效杀灭繁殖期结核菌，迅速控制病情；巩固期的目的是杀灭生长缓慢的结核菌，提高治愈率，减少复发。

1. 初治涂阳肺结核治疗方案（含初治涂阴有空洞形成或粟粒性肺结核）

（1）每日用药方案。①强化期：异烟肼、利福平、吡嗪酰胺和乙胺丁醇，顿服，2 个月；②巩固期：异烟肼、利福平，顿服，4 个月。简写为：2HRZE/4HR。

（2）间歇用药方案。①强化期：异烟肼、利福平、吡嗪酰胺和乙胺丁醇，隔日 1 次或每周 3 次，2 个月；②巩固期：异烟肼、利福平，隔日 1 次或每周 3 次，4 个月。简写为：$2H_3R_3Z_3E_3/4H_3R_3$。

2. 复治涂阳肺结核治疗方案

（1）每日用药方案。①强化期：异烟肼、利福平、吡嗪酰胺、链霉素和乙胺丁醇，顿服，2 个月；②巩固期：异烟肼、利福平和乙胺丁醇，顿服，4 ~ 6 个月。巩固期治疗 4 个月时，若痰菌未转阴，可继续延长治疗期2个月。简写为：2HRZSE/4~6HRE。

（2）间歇用药方案。①强化期：异烟肼、利福平、吡嗪酰胺、链霉素和乙胺丁醇，隔日1次或每周3次，2个月；②巩固期：异烟肼、利福平、乙胺丁醇，隔日1次或每周3次，6个月。简写为：$2H_3R_3Z_3S_3E_3/6H_3R_3E_3$。

3. 初治涂阴肺结核治疗方案

（1）每日用药方案。①强化期：异烟肼、利福平、吡嗪酰胺，顿服，2个月；②巩固期：异烟肼、利福平，顿服，4个月。简写为：2HRZ/4HR。

（2）间歇用药方案。①强化期：异烟肼、利福平、吡嗪酰胺，隔日1次或每周3次，2个月；②巩固期：异烟肼、利福平，隔日1次或每周3次，4个月。简写为：$2H_3R_3Z_3/4H_3R_3$。

二、结核病的其他治疗方法

（一）外科治疗

外科治疗是结核病综合治疗的一个组成部分。适应证：肺结核空洞或继发曲霉菌球；一叶或者一侧毁损肺；结核性支扩；结核合并大咯血等。

（二）经支气管镜介入治疗

包括吸引术；瘘口封堵术；经支气管给予抗结核药物；冷冻术；球囊扩张术；热效应疗法等。

（三）免疫治疗

细胞因子治疗；免疫抑制治疗；免疫调节治疗。

（四）营养支持治疗

结核病是典型的消耗性疾病，营养治疗是结核患者抗结核治疗过程中不可缺少的重要组成部分。轻症结核病患者无须硬性营养干预，只要遵循患者的饮食习惯，根据具体情况，加以饮食指导即可。对于病程较长的重症患者，应首先进行营养筛查评分，需结合临床制订营养支持计划。

（五）中医中药治疗

本病以抗结核化疗药物进行治疗的同时，结合中医中药的治疗，可以获得比较满意的效果。

（六）心理治疗

常用于结核病的心理治疗战术包括支持性心理治疗、认知行为治疗和危机干预技术等。

任务六　肺结核患者的护理

对肺结核患者进行全面的护理评估，并应用护理程序实施全方位整体护理。

一、护理评估

（一）病史

1. 肺结核的病因　了解患者有无慢性消耗性疾病，如糖尿病、肝肾疾病等病史；有无免疫异常或者免疫力下降如 HIV、长期使用皮质激素、免疫抑制药、过度劳累等；有无职业因素如水泥工、煤炭采挖等；有无传染性结核患者接触史。

2. 病程发展经过　了解患者有无肺结核的全身症状及呼吸道症状。是否无明显诱因感乏力，食欲减退，潮热，盗汗，偶尔咳嗽，痰中带血，为少许鲜血丝。全身症状及呼吸道症状是否典型。了解患者有无急性病容，双上肺可闻及湿啰音。了解肺结核相关检查结果。

3. 心理－社会情况　肺结核患者因疾病不适，治疗时间长，药物不良反应，疾病预后，传染性，家属朋友的疏离、歧视等造成急性情绪紊乱或认知、躯体和行为等方面的改变，患者很容易出现焦虑、恐惧、抑郁、愤怒易激惹、淡漠忽视或否认疾病等心理改变。

（二）身体评估

1. 一般状态
（1）生命体征：如体温有无异常，呼吸状况、脉搏快慢等。
（2）意识与全身状况：有无乏力，食欲减退，潮热，盗汗。
（3）专科情况：有无咳嗽咳痰、咯血、胸痛等。
2. 其他　有无皮肤黏膜发绀。

（三）实验室及其他辅助检查

了解胸部 X 线检查、CT、结核菌检查、结核菌素试验、肝肾功能、纤维支气管镜检查、血气分析等结果，判断结核的类型、病程时间及患病的严重程度。

二、护理诊断/问题

（一）常见护理诊断/问题

1. 气体交换受损　与结核菌感染致肺功能减退有关。
2. 体温过高　与结核分枝杆菌引起的毒性症状有关。
3. 有传播感染的危险　与肺结核患者随意排痰等有关。
4. 焦虑　与疗程长、缺乏结核病知识、担心疾病预后有关。

（二）其他护理诊断/问题

1. 有皮肤完整性受损的危险　与长时间卧床、营养不良有关。

2. 营养失调　低于机体需要量，与机体消耗增加而营养摄入不足有关。

3. 活动无耐力　与结核分枝杆菌引起的毒性症状有关。

三、护理目标

1. 患者呼吸平稳，血气指标维持正常范围。

2. 患者能配合降温措施，体温逐渐降至在正常范围。

3. 患者能说出预防传染的措施，并能正确处理痰液。

4. 患者及家属了解结核病相关知识，能积极配合治疗。

四、护理措施

（一）气体交换受损

1. 休息　肺部病变较广泛者，或者处于急性期常有血气分析异常的患者应卧床休息，以减少机体消耗，减轻器官负担，防止并发症的发生。满足患者基本生理需要，注意生活护理如口腔清洁，协助大小便。保持病室安静整洁，衣着宽松，及时更换汗湿衣裤，床单，病房光线、温湿度适宜，操作集中，做到三轻，以保证患者充足的休息。随着病情好转，可适当增加活动量，利于机体更快康复。

2. 体位　根据患者呼吸困难的程度采取适当的体位，可采取半卧位，摇高床头。半卧位可使横膈下移，增加肺活量，均有利于改善呼吸困难。侧卧位者应采取患侧卧位，避免压迫健侧，导致通气不良。

3. 氧疗护理　动脉血气分析 $PaO_2 < 60$ mmHg 可给予吸氧，达到减少缺氧性器官功能损害的目的。氧疗方法包括鼻导管吸氧、面罩吸氧、呼吸机辅助通气等。吸氧浓度根据动脉血气分析结果为Ⅰ型或Ⅱ型呼吸衰竭等决定吸氧方式及流量。

4. 病情监测　密切观察呼吸困难有无改善，皮肤颜色，舌、口唇发绀是否减轻，监测血氧饱和度、根据血气分析结果计算氧合指数是否正常等。若异常，应报告医师给予及时处理。

（二）体温过高

1. 休息　病情处于急性期体温过高者应卧床休息，尽量减少不必要的活动，减少能量消耗。

2. 饮食护理　给予高热量、高蛋白、高维生素易消化食物，少量多餐。鼓励患者多饮水，每天摄入量≥3000 mL，必要时按静脉补充液体。告诉患者及家属高热量、易消化饮食的重要性以提高其依从性。注意患者口味及烹饪技巧以促进食欲。

3. 保持清洁和舒适　高热患者在退热的过程中往往大量出汗，应及时擦干汗液，更换衣被。保持口腔清洁。保持病室空气新鲜，每日通风 2 次，每次 15 ~ 30 min，病室温度适宜 18 ~ 22 ℃，湿度控制在 50% ~ 70%。

4. 病情监测　发热是结核病常见的症状，常呈慢性低度或中等度发热，一般见于午后，于次日晨前退热，患者有时无自觉有发热。热型有弛张热、稽留热，这两种热型多见于重症结核，如急性粟粒性结核、干酪性肺炎，结核性脑膜炎；也可表现为不规则发热，多见于浸润性肺结核或肺结核并发肺部感染。所以应监测体温变化，根据体温的高低选择合适的降温方法，如药物降温、酒精擦浴、温水擦浴、冰敷等。

5. 退热药物监测　低度或者中度发热及不规律的发热一般无须退热治疗，以治疗原发病为主。体温超过 38.5 ℃或持续高热时，在积极治疗原发病的基础上需进行退热治疗，常用解热药：吲哚美辛、复方阿司匹林、对乙酰氨基酚、酚麻美敏等注意观察药物疗效、不良反应。吲哚美辛主要不良反应，①胃肠道反应：恶心、呕吐、厌食、腹痛、腹泻，诱发和加重溃疡，甚至造成出血或穿孔；②中枢神经系统反应：头痛、眩晕、困倦等发生率较高，偶有精神失常。在单纯的急性血行播散型肺结核、单纯的结核性脑膜炎、结核性浆膜炎、干酪性肺炎伴发高热时，除加强抗结核治疗外，还可以应用糖皮质激素改善结核中毒症状。注意监测激素药物的不良反应：皮质功能亢进综合征；诱发或加重感染；诱发或加重溃疡病；诱发骨质疏松等。

6. 安全护理　高热患者有时会躁动不安，应注意防止坠床，舌咬伤，必要时使用床挡、约束带保护患者。

（三）有传播感染的危险

1. 将传染性和非传染性、疑是患者分开安置。定时进行空气消毒，保持室内空气新鲜；或者使用负压病房。

2. 每日定时以消毒水擦拭桌、台面、床单位，做到一床一巾一消毒。

3. 使用带盖痰具收集痰液，消毒后倒掉；嘱患者咳嗽，喷嚏时以纸巾捂住口鼻，防飞沫飞溅而引起传播。给予患者讲解戴口罩的重要性，检查督促依从性。

（四）焦虑

1. 讲解结核病的病因、治疗、自我照料等相关知识，可大大减轻由于信息缺乏而导致的紧张焦虑情绪。

2. 支持性心理治疗　以共情的方式细心听取患者的诉说，充分了解病情，并给予实际的协助。

3. 认知行为治疗　认知行为与行为治疗的结合，通过改变不合理的想法或信念、纠正适应不良的行为、塑造适应性行为，以达到消除不良情绪和行为、形成适应性行为的短程心理治疗方法。

五、健康指导

（一）合理饮食

1. 高热量　结核病是慢性消耗性疾病，热能需要超过正常人，一般要求达到每日每千克体重供给 40 ~ 50 kcal，能量供给以糖类为主要形式。

2. 高蛋白 结核病患者应补充优质蛋白，且蛋白质是修补组织的重要营养素，有益病灶愈合，且有利于体内免疫球蛋白的生成，从而使病体康复。所以，结核病患者每日蛋白质摄入量应为每千克体重 1.5～2.0 g，其中优质蛋白质如肉、禽、水产品、蛋、乳及大豆制品应占总蛋白质摄入量的 50% 以上。

3. 高维生素 应重点补充维生素 A、维生素 B、维生素 C、维生素 D。维生素 A 能增强机体免疫力，维生素 D 能促进钙吸收，维生素 C 有利于病灶愈合和血红蛋白合成，B 族维生素有改善食欲的作用，其中维生素 B_6 可对抗由于使用异烟肼治疗而引起的不良反应。新鲜蔬菜水果是维生素的主要来源。此外，乳、蛋、内脏等食品含维生素 A 丰富，酵母、花生、豆类、瘦肉等富含维生素 B_6。禁止吸烟和饮酒。吸烟会增加对呼吸道和消化道的刺激，降低呼吸道抵抗力；饮酒能使血管扩张，加重患者咳嗽、咯血等症状及加重肝肾功能损害。

另外，患者平时饮食也要注意钙和铁、磷的补充。牛奶中所含的钙量多质优，患者每日应饮牛奶 250～500 g。铁是制造血红蛋白的必备原料，咯血、便血者更要注意补充。长期发热、盗汗的患者，应注意钾、钠、水的补充。忌辛辣刺激性、燥热食物，如浓茶、咖啡，辣椒等。

（二）休息与活动

肺结核属慢性消耗性疾病，合理休息和活动会对肺结核的康复起到协助作用。有结核中毒症状，如低热、乏力、食欲减退、盗汗等应卧床休息；轻症患者在坚持治疗的同时可进行正常工作，但应避免劳累和重体力劳动，保证充足的休息和睡眠；无症状期可进行适宜的户外活动，恢复期可进行适当的身体锻炼，如散步、打太极拳等。避免过度劳累、精神紧张的工作和过长时间的工作。建立规律的生活习惯，保持乐观的心态，做好坚持服药的心理准备，增强战胜疾病的信心。

（三）用药指导

1. 正规用药 肺结核病有病程长、易复发、传染性强等特点，抗结核治疗时间长，需向患者讲解早期、联用、适量、规律、全程用药的重要性。治疗成功的关键是掌握初治时机、合理用药。初治者所带的结核菌对药物较敏感，此时用药疗效较好，治愈率高。不规律、不彻底用药往往造成细菌耐药，是治疗失败最主要的原因。

2. 注意药物不良反应 由于抗结核药用药时间较长，应同时监测不良反应，定期检查血常规、肝功能、肾功能等，教育患者识别药物疗效和不良反应，若出现恶心、呕吐、皮肤巩膜发黄等应及时就医。

（四）消毒隔离

1. 患者咳嗽、打喷嚏和高声讲话时不能面向旁人，同时以纸巾掩住口鼻。也可戴口罩阻止飞沫传播。

2. 不随地吐痰，做好患者痰液的消毒处理，痰液吐在纸上和擦拭口鼻分泌物的纸巾均要进行焚烧，或将痰液置于带盖杯内消毒。

3. 患者餐具应分开，并应煮沸消毒。

4. 有条件者每日进行空气消毒。注意房间开窗通风。患者所用卧具、衣物、书籍等在烈日下暴晒 2 h，可杀死结核菌。

5. 密切接触传染性结核患者应注意提高免疫力，防传染。

（五）提高自护能力

1. 掌握药物名称、使用剂量、作用及不良反应。

2. 营养不良者每周测体重，判断改善情况。

3. 咯血患者保持大便通畅，避免用力排便。

4. 注意防寒保暖，寒冷天气出门戴口罩，防止着凉，引起呼吸道感染；感冒流行期间，尽量少去公共场所，避免和流感患者接触，防止交叉感染。

六、护理评价

1. 患者呼吸困难是否减轻或消失，血气指标是否恢复正常。

2. 是否知晓降温措施，体温是否降至在正常范围。

3. 患者是否能说出预防传染的措施，并能正确处理痰液、戴口罩等。

4. 患者及家属是否了解结核病相关知识，焦虑感是否减轻，是否能积极配合治疗。

模块八　呼吸衰竭

【临床案例分析题目】

患者，女，51 岁。主诉反复发作性喘息 20 年，喘累 10 年，加重 3 周。20 年前开始反复出现发作性喘息，接触油烟、粉尘、花粉、海带、鸡、鸭后均会诱发。平日不规律使用"哮喘 1 号、万托林、舒利迭"治疗，用药后症状可减轻。10 年前开始出现喘累症状，在爬楼梯后出现呼吸困难。4 年前上述症状进一步加重，平路步行不到 100 m 需停下休息。3 周前受凉后喘累症状进一步加重，咳嗽、咳痰，痰量多，白色带黄色，无脓臭痰，无咯血，无意识障碍。10 d 前在当地医院输液治疗（头孢西丁、氨茶碱、地塞米松等）症状无缓解，遂转入我院进一步治疗。患者自发病以来精神、饮食、睡眠质量较差，发育正常，营养中等，神志清楚。父亲为哮喘患者。查体：T 36.4 ℃，P 111 次/分，R 25 次/分，BP 134/80 mmHg，高枕卧位，球结膜水肿，口唇发绀，桶状胸，双肺呼吸音减弱，呼气相延长。辅助检查：血气分析：pH 7.41，$PaCO_2$ 69 mmHg，PaO_2 50 mmHg，HCO_3^- 43.7 mmol/L，BE 14.8 mmol/L，FiO_2 33%。血常规：白细胞总数 19.2×10^9/L，中性粒细胞百分比 92.6%。

请思考：

1. 患者的临床诊断是什么？

2. 患者目前的呼吸困难为哪级？

3. 患者下一步的治疗措施有哪些？

4. 作为责任护士，您认为患者目前主要有哪些护理问题？其相应的护理措施有哪些？

呼吸衰竭简称呼衰，指各种原因引起的肺通气和（或）换气功能严重障碍，以致在静息状态下亦不能维持足够的气体交换，导致低氧血症伴（或不伴）高碳酸血症，进而引起一系列病理生理改变和相应临床表现的综合征。由于临床表现缺乏特异性，明确诊断需依据动脉血气分析，若在海平面、静息状态、呼吸空气条件下，动脉血氧分压（PaO_2）< 60 mmHg，伴或不伴二氧化碳分压（$PaCO_2$）> 50 mmHg，并排除心内解剖分流和原发于心排血量降低等因素所致的低氧血症，即可诊断为呼吸衰竭。呼吸衰竭按动脉血气分析可分为 I 型呼吸衰竭和 II 型呼吸衰竭；按发病急缓可分为急性呼衰和慢性呼衰，以慢性居多；按发病机制可分为泵衰竭和肺衰竭两类。

任务一 病 因

引起呼吸衰竭的病因很多，参与肺通气和肺换气的任何一个环节的严重病变，都可导致呼吸衰竭。

一、气道阻塞性病变

慢性阻塞性肺疾病、重症哮喘等，引起气道阻塞和肺通气不足，导致缺氧和 CO_2 潴留，发生呼吸衰竭。

二、肺组织病变

严重肺炎、肺气肿、肺水肿等，均可导致有效弥散面积减少、肺顺应性减低、通气/血流比例失调，造成缺氧或合并 CO_2 潴留。

三、肺血管疾病

肺栓塞可引起通气/血流比例失调，导致呼吸衰竭。

四、胸廓与胸膜病变

胸外伤造成的连枷胸、胸廓畸形、广泛胸膜增厚、气胸等，造成通气减少和吸入气体分布不均，导致呼吸衰竭。

五、神经肌肉病变

脑血管疾病、脊髓颈段或高位胸段损伤、重症肌无力等均可累及呼吸肌。造成呼吸肌无力或麻痹，导致呼吸衰竭。

任务二 临床表现

除呼衰原发疾病的症状、体征外，主要为缺氧和 CO_2 潴留所致的呼吸困难和多脏器功能障碍。

一、呼吸困难

多数患者有明显的呼吸困难，急性呼吸衰竭早期表现为呼吸频率增加，病情严重时出现呼吸困难，辅助呼吸肌活动增加，可出现"三凹"征。慢性呼衰表现为呼吸费力伴呼气延长，严重时呼吸浅快，并发 CO_2 麻醉时，出现浅慢呼吸或潮式呼吸。

二、发绀

缺氧的典型表现。当 $SaO_2 < 90\%$ 时，出现口唇、指甲和舌发绀。另外，发绀的程度与还原型血红蛋白含量相关，因此红细胞增多者发绀明显，而贫血患者则不明显。

三、精神 – 神经症状

急性呼衰可迅速出现精神紊乱、躁狂、昏迷、抽搐等症状。慢性呼衰随着 $PaCO_2$ 升高，出现先兴奋后抑制症状。兴奋症状包括烦躁不安、昼夜颠倒甚至谵妄。CO_2 潴留加重时导致肺性脑病，出现抑制症状，表现为表情淡漠、肌肉震颤、间歇抽搐、嗜睡甚至昏迷等。

四、循环系统表现

多数人出现心动过速，严重缺氧和酸中毒时，可引起周围循环衰竭、血压下降、心律失常甚至心搏骤停。CO_2 潴留者出现体表静脉充盈、皮肤潮红、温暖多汗、血压升高；慢性呼衰并发心脏病时可出现体循环淤血等右心衰竭表现。因脑血管扩张，患者常有搏动性头痛。

五、消化和泌尿系统表现

严重呼衰时可损害肝、肾功能，并发肺心病时出现尿量减少。部分患者可引起应激性溃疡而发生上消化道出血。

任务三 实验室及其他辅助检查

一、血气分析

包括 pH、PaO_2、$PaCO_2$ 等指标，反映呼吸衰竭时缺 O_2 和 CO_2 潴留，已有酸碱失衡的情况，BE、HCO_3^- 等指标反映机体代偿情况，有无合并代谢性酸中毒或碱中毒，以及电解质紊乱。

二、肺功能检查

有助于判断原发疾病的种类和严重程度。肺活量、用力肺活量、FEV_1 和呼气峰流速等指标主要用于判断气道阻塞的程度。呼吸肌无力的原因和严重程度的检测主要是进行呼吸肌功能测试。但某些重症患者肺功能的测试会受到很大限制。

三、胸部影像学检查

包括普通 X 线胸片、胸部 CT、磁共振、放射性核素肺通气/灌注扫描等，有助于分析引起呼吸衰竭的原因。

四、纤维支气管检查

对于明确大气道情况和取得病理学证据具有重要意义。

任务四　诊断要点

有导致呼吸衰竭的病因或诱因；有低氧血症或伴高碳酸血症的临床表现；在海平面大气压下，静息状态呼吸空气时，$PaO_2 < 60$ mmHg，或伴 $PaCO_2 > 50$ mmHg，在排除心内解剖分流或原发性心排血量降低后，呼吸衰竭的诊断即可成立。

任务五　治疗要点

呼吸衰竭的处理原则是保持呼吸道通畅，迅速纠正缺氧、改善通气、积极治疗原发病，消除诱因、加强一般支持治疗和对其他重要脏器功能的监测与支持，预防和治疗并发症。

一、保持呼吸道通畅

气道不通畅可加重呼吸肌疲劳，气道分泌物积聚时可加重感染，并可导致肺不张，减少呼吸面积，加重呼吸衰竭，因此保持气道通畅是纠正缺氧和 CO_2 潴留的最重要措施。

1. 清除呼吸道分泌物及异物。

2. 昏迷患者用仰头抬颌法打开气道并将口打开。

3. 缓解支气管痉挛，用支气管舒张药如 β_2 肾上腺素受体激动药、糖皮质激素等缓解支气管痉挛。

4. 建立人工气道，如上述方法不能有效地保持气道通畅，可采用简易人工气道或气管内导管（气管插管和气管切开）建立人工气道，简易人工气道主要有口咽通气道、鼻咽通气道和喉罩，是气管内导管的临时替代方法。

二、氧疗

任何类型的呼衰都存在低氧血症，故氧疗是呼衰患者的重要治疗措施，但不同类型的呼吸衰竭其氧疗的指征和给氧方法不同。原则是Ⅱ型呼吸衰竭应给予低浓度（<35%）持续吸氧；Ⅰ型呼吸衰竭则可给予较高浓度（>35%）吸氧。急性呼吸衰竭的给氧原则：在保证 PaO_2 迅速提高到 60 mmHg 或 SpO_2 达 90% 以上的前提下，尽量降低吸氧浓度。

三、增加通气量、减少 CO_2 潴留

（一）呼吸兴奋药

呼吸兴奋药通过刺激呼吸中枢或外周化学感受器，增加呼吸频率和潮气量，改善通气。使用原则：①必须在保持气道畅通的前提下使用，否则会促发呼吸肌疲劳，并进而加重 CO_2 潴留；②脑缺氧、脑水肿未纠正而出现频繁抽搐者慎用；③患者的呼吸肌功能应基本正常；④不可突然停药。主要用于以中枢抑制为主所致的呼衰、不宜用于以换气功能障碍为主所致

的呼衰。常用药物有尼可刹米、洛贝林等，以尼可刹米最常用，常规 $0.375 \sim 0.75$ g 静脉滴注。

（二）机械通气

对于呼吸衰竭严重、经上述处理不能有效地改善缺氧和 CO_2 潴留时，需考虑机械通气。

四、抗感染

感染是慢性呼衰急性加重的最常见诱因，一些非感染性因素诱发的呼衰加重也常继发感染，因此需进行积极抗感染治疗。

五、纠正酸碱平衡失调

急性呼衰患者常容易合并代谢性酸中毒，应及时纠正。慢性呼吸衰竭常有 CO_2 潴留，导致呼吸性酸中毒，宜采用改善通气的方法纠正。如果呼吸性酸中毒的发生发展过程缓慢，机体常以增加碱储备来代偿，当呼吸性酸中毒纠正后，原已增加的碱储备会使 pH 升高，对机体造成严重危害，因此，在纠正呼吸性酸中毒的同时需给予盐酸精氨酸和氯化钾，以防代谢性碱中毒的发生。

六、病因治疗

在解决呼吸衰竭本身造成危害的前提下，针对不同病因采取适当的治疗措施是治疗呼吸衰竭的根本所在。

七、重要脏器功能的监测与支持

重症患者需转入 ICU 进行积极抢救和监测，预防和治疗肺动脉高压、肺源性心脏病、肺性脑病、肾功能不全和消化道功能障碍，尤其要注意预防多器官功能障碍综合征（multiple organ dysfunction syndrome，MODS）的发生。

任务六　呼吸衰竭患者的护理

一、护理评估

（一）病史

1. 呼吸衰竭病因和诱因　患者有无慢性阻塞性肺疾病（COPD）、重症哮喘、肺炎、肺结核、肺栓塞、胸腔积液、大量气胸、脑血管疾病等病史；有无呼吸道感染等诱发因素。

2. 病程发展经过　有无呼吸困难，呼吸困难的发生、发展进程：初起时常在中、重体力活动时发生，随着病情加重轻体力活动时甚至休息时出现呼吸困难。有无口唇发绀；有无神经精神症状：如智力或定向力功能障碍、精神错乱、狂躁、失眠、睡眠昼夜颠倒、昏迷、抽搐等；有无皮肤红润、温暖多汗、球结膜充血水肿、搏动性头痛等。了解相关检查结果，用药情况及效果，病情是否有加重趋势。

3. 心理－社会情况　呼吸衰竭往往是呼吸系统疾病发展至晚期的表现。应注意患者有无紧张、注意力不集中、失眠、焦虑或恐惧等，同时评估患者家属是否因长期照顾患者而忽视其心理感受。

（二）身体评估

1. 一般状态

（1）意识状态：有无烦躁不安、神志恍惚、谵妄或昏迷。

（2）面容与表情：是否存在口唇发绀、表情痛苦、鼻翼煽动、张口或点头及肺气肿患者表现出的缩唇呼气。

（3）呼吸的频率、深度和节律：轻度呼吸衰竭时呼吸可深而快，严重时则呼吸浅而慢，甚至出现潮式呼吸。

2. 胸部　观察是否有桶状胸和辅助呼吸肌参与呼吸，听诊双肺有无肺泡呼吸音减弱或消失及干、湿啰音等。

3. 其他　有无心率加快、血压升高、上消化道出血、颈静脉怒张、肝颈回流征阳性及双下肢水肿等。

（三）实验室及其他辅助检查

重点了解血气分析、电解质以判断缺氧和二氧化碳潴留的程度，有无电解质紊乱和酸碱平衡失调。另外，还应定期进行肺功能测定，了解肺功能的基本状态，明确肺功能障碍的程度和类型。

二、护理诊断/问题

（一）常见护理诊断/问题

1. 潜在并发症　重要器官缺氧性损伤。

2. 清理呼吸道无效　与呼吸道感染、分泌物过多或黏稠、咳嗽无力及大量液体和蛋白质漏入肺泡有关。

（二）其他护理诊断/问题

1. 低效性呼吸形态　与不能进行有效呼吸有关。

2. 焦虑　与呼吸窘迫、疾病危重及对环境和事态失去自主控制有关。

3. 自理缺陷　与严重缺氧、呼吸困难、机械通气有关。

4. 营养失调　低于机体需要量，与气管插管和代谢增高有关。

5. 语言沟通障碍　与建立人工气道、极度衰弱有关。

6. 潜在并发症　误吸、呼吸机相关性肺炎、呼吸机相关肺损伤等。

三、护理目标

1. 患者重要器官未发生缺氧性损伤或缺氧性损伤程度较轻。
2. 患者能保持呼吸道通畅，减少或消除呼吸道分泌物的潴留。

四、护理措施

（一）潜在并发症

重要器官缺氧性损伤。

1. 体位、休息与活动　帮助患者取舒适且有利于改善呼吸状态的体位，一般呼吸衰竭的患者取半卧位或坐位，趴伏在床桌上，借此增加辅助呼吸肌的效能，促进肺膨胀。为减少体力消耗，降低氧耗量，患者需卧床休息，并尽量减少自理活动和不必要的操作。

2. 给氧　氧疗能提高肺泡内氧分压，使 PaO_2 和 SaO_2 升高，从而减轻组织损伤，恢复脏器功能；减轻呼吸做功，减少耗氧量；降低缺氧性肺动脉高压，减轻右心负荷。因此，氧疗是低氧血症患者的重要处理措施，应根据其基础疾病、呼吸衰竭的类型和缺氧的严重程度选择适当的给氧方法和吸入氧分数。Ⅰ型呼吸衰竭患者需吸入较高浓度（$FiO_2 > 50\%$）氧气，使 PaO_2 迅速提高到 60 mmHg 或 $SaO_2 > 90\%$。Ⅱ型呼吸衰竭的患者一般在 $PaO_2 < 60$ mmHg 时才开始氧疗，应给予低浓度（$< 35\%$）持续给氧，使 PaO_2 控制在 60 mmHg 或 SaO_2 在 90% 或略高，以防因缺氧完全纠正，使外周化学感受器失去低氧血症的刺激而导致呼吸抑制，反而会导致呼吸频率和幅度降低，加重缺氧和 CO_2 潴留。

（1）给氧方法：常用的给氧法有鼻导管、鼻塞和面罩给氧。鼻导管和鼻塞法使用简单方便，不影响咳痰和进食；但吸入氧分数不稳定，高流量时对局部黏膜有刺激，故氧流量不能 >7 L/min，用于轻度呼吸衰竭和Ⅱ型呼吸衰竭的患者。面罩包括普通面罩（simple face mask）、无重吸面罩（non-rebreather mask）和文丘里面罩（Venturi mask）。使用普通面罩以 5~8 L/min 的氧流量给氧，用于低氧血症比较严重的Ⅰ型呼衰患者。无重吸面罩带有储氧袋，在面罩和储氧袋之间有一单向阀，患者吸气时允许氧气进入面罩内，而呼气时避免呼出废气进入储氧袋。面罩上还有数个呼气孔，并有单向皮瓣，允许患者呼气时将废气排入空气中，并在吸气时阻止空气进入面罩内。因此，这种面罩的吸入氧分数最高，可达 90% 以上，常用于有严重低氧血症、呼吸状态极不稳定的Ⅰ型呼衰患者。文丘里面罩能够提供准确的吸入氧分数，在面罩的底部与供氧源之间有一调节器，可以准确控制进入面罩的空气量，并通过调节氧流量精确地控制空气与氧气混合的比例，因此能够按需要调节吸入氧分数，对于慢性阻塞性肺疾病引起的呼吸衰竭尤其适用。

（2）效果观察：氧疗过程中，应注意观察氧疗效果，如吸氧后呼吸困难缓解、发绀减轻、心率减慢，表示氧疗有效；如果意识障碍加深或呼吸过度表浅、缓慢，可能为 CO_2 潴留加重。应根据动脉血气分析结果和患者的临床表现，及时调整吸氧流量或浓度，保证氧疗效果，防止氧中毒和 CO_2 麻醉。如通过普通面罩或无重复呼吸面罩进行高浓度氧疗后，不能有效地改善患者的低氧血症，应做好气管插管和机械通气的准备，配合医师进行气管插管和机械通气。

（3）注意事项：氧疗时应注意保持吸入氧气的湿化，以免干燥的氧气对呼吸道产生刺激作用，并促进气道黏液栓形成。输送氧气的导管、面罩、气管导管等应妥善固定，使患者舒适；保持其清洁与通畅，定时更换消毒，防止交叉感染。向患者及家属说明氧疗的重要性，嘱其不要擅自停止吸氧或变动氧流量。

（4）促进有效通气：指导Ⅱ型呼吸衰竭的患者进行缩唇呼吸，通过腹式呼吸时膈肌的运动和缩唇呼吸促使气体均匀而缓慢地呼出，以减少肺内残气量，增加有效通气量，改善通气功能。

（5）用药护理：按医嘱及时准确给药，并观察疗效及不良反应。患者使用呼吸兴奋药时应保持呼吸道通畅，适当提高吸入氧分数，静脉滴注时速度不宜过快，注意观察呼吸频率、节律、神志变化及动脉血气的变化，以便调节剂量。

（6）心理支持：呼吸衰竭患者因呼吸困难、预感病情危重、可能危及生命等，常会产生紧张、焦虑情绪。应多了解和关心患者的心理状况，特别是对建立人工气道和使用机械通气的患者，应经常巡视，让患者说出或写出引起或加剧焦虑的因素，指导患者应用放松、分散注意力和引导性想象技术，以缓解紧张和焦虑情绪。

（7）病情监测：监测内容如下，①呼吸状况：呼吸频率、节律和深度，使用辅助呼吸肌呼吸的情况，呼吸困难的程度。②缺氧及 CO_2 潴留情况：观察有无发绀、球结膜水肿、肺部有无异常呼吸音及啰音。③循环状况：监测心率、心律及血压，必要时进行血流动力学监测。④意识状况及神经精神症状：观察有无肺性脑病的表现，如有异常应及时通知医师。昏迷者应评估瞳孔、肌张力、腱反射及病理反射。⑤液体平衡状态：观察和记录每小时尿量和液体出入量，有肺水肿的患者需适当保持负平衡。⑥实验检查结果：监测动脉血气分析和生化检查结果，了解电解质和酸碱平衡情况。

（8）配合抢救：备齐有关抢救用品，发现病情恶化时需及时配合抢救，赢得抢救时机，提高抢救成功率。同时做好患者家属的心理支持。

（二）清理呼吸道无效

1. 保持呼吸道通畅，促进痰液引流　　呼吸衰竭患者的呼吸道净化作用减弱，炎性分泌物增多，痰液黏稠，引起肺泡通气不足。在氧疗和改善通气之前，必须采取各种措施，使呼吸道保持通畅。具体方法如下。

（1）指导并协助患者进行有效的咳嗽、咳痰。

（2）每 1～2 h 翻身 1 次，并给予拍背，促使痰液排出。

（3）病情严重、意识不清的患者因其口、咽及舌部肌肉松弛，咳嗽无力，分泌物黏稠不易咳出，可导致分泌物及舌后坠堵塞气道，应取仰卧位，头后仰，托起下颌，并用多孔导管经鼻或经口进行机械吸引，以清除口咽部分泌物，并能刺激咳嗽，有利于气道内的痰液咳出。如有气管插管或气管切开，则给予气管内吸痰，必要时也可用纤维支气管镜吸痰并冲洗。吸痰时应注意无菌操作。

（4）饮水、口服或雾化吸入祛痰药可湿化和稀释痰液，使痰液易于咳出或吸出。

2. 痰的观察与记录 注意观察痰的色、质、量、味及痰液的实验室检查结果，并及时做好记录。按医嘱及实验室检查要求正确留取痰液检查标本。发现痰液出现特殊气味或痰液量、色及黏稠度等发生变化，应及时与医师联系，以便调整治疗方案。

3. 应用抗生素的护理 按医嘱正确使用抗生素，以控制肺部感染。密切观察药物的疗效与不良反应。

五、健康指导

（一）疾病知识指导

向患者及家属讲解疾病的发生、发展和转归。可借助简易图片进行讲解，使患者理解康复保健的意义与目的。与患者一起回顾日常生活中所从事的各项活动，根据患者的具体情况指导患者制订合理的活动与休息计划，教会患者避免氧耗量较大的活动，并在活动过程中增加休息。指导患者合理安排膳食，加强营养，改善体质。避免劳累、情绪激动等不良因素刺激。

（二）康复指导

教会患者有效呼吸和咳嗽、咳痰技术，如缩唇呼吸、腹式呼吸、体位引流、拍背等方法，提高患者的自我护理能力，延缓肺功能恶化。指导并教会患者及家属合理的家庭氧疗方法及注意事项。鼓励患者进行耐寒锻炼和呼吸功能锻炼，如用冷水洗脸等，以提高呼吸道抗感染的能力。避免吸入刺激性气体，劝告吸烟患者戒烟。告诉患者尽量少去人群拥挤的地方，避免与呼吸道感染者接触，减少感染的机会。

（三）用药指导与病情监测

出院时应将患者使用的药物、剂量、用法和注意事项告诉患者，并写在纸上交给患者以便需要时使用。若有气急、发绀加重等变化，应尽早就医。

六、护理评价

1. 患者重要器官功能是否完好。
2. 患者是否能进行有效咳嗽排痰，从而保持呼吸道通畅。

第三篇 循环系统疾病患者的护理

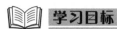 学习目标

知识目标

1. 掌握循环系统常见疾病患者的临床表现、护理评估重点、常见护理诊断及护理措施；急性心力衰竭的抢救配合与护理；心搏骤停的抢救措施。

2. 熟悉循环系统常见疾病的概念、常见病因及诱因；心律失常的心电图特点；心源性猝死的临床分期；原发性高血压的分级、治疗要点。

3. 了解循环系统常见疾病的辅助检查、治疗要点。

能力目标

1. 运用所学知识，结合病情及病史对循环系统常见疾病患者进行护理评估，制订护理计划。

2. 具有向个体、家庭提供循环系统常见疾病健康教育，对循环系统常见疾病患者进行初步应急处理和配合医师抢救的能力。

素质目标

1. 能够体会循环系统疾病患者的疾苦，并在以后的临床实践中体谅、关爱患者。

2. 运用护理程序解决患者的健康问题，改变患者的不良生活习惯。

模块一 总 论

循环系统由心脏、血管和调节血液循环的神经、体液组成。其功能是为全身各组织器官运输血液，将氧、营养物质、激素运输到组织和靶器官，并运走代谢的废物和二氧化碳，以保证人体新陈代谢的正常进行，维持机体内部理化环境的相对稳定。循环系统疾病包括心脏和血管的疾病，合称心血管病。近几十年来，我国随着经济的发展、人民生活水平的提高、饮食结构的改变及人口迅速老龄化，心血管病的发病率和死亡率呈上升趋势，是全球范围内上升较快的国家之一。

任务一 循环系统的解剖结构与功能

心脏是血液循环的动力器官，它连接大血管，大血管分支形成中、小血管及毛细血管，交织如网，构成一个密闭的管道系统。心脏是一个中空的器官，形似倒置的、前后稍扁的圆锥体，约本人握拳大小。心脏位于胸腔中纵隔内，约 2/3 位于正中线左侧，1/3 位于正中线右侧。心尖朝向左前下方，心底朝向右后上方。

一、心脏的解剖

（一）心脏的组织结构

心脏内部由左、右心房和左、右心室 4 个腔组成。左心房室之间的瓣膜称二尖瓣，右心房室之间的瓣膜称三尖瓣。左、右心室与大血管之间亦有瓣膜相隔，位于左心室与主动脉之间的瓣膜称主动脉瓣，位于右心室与肺动脉之间的瓣膜称肺动脉瓣（图 3-1-1）。心脏位于全身的静脉血由上、下腔静脉口入右心房，而心壁本身的静脉血由冠状窦口入右心房。右心房的血液经三尖瓣口流入右心室，静脉血由右心室前上方肺动脉瓣流入肺动脉，由肺进行气体交换后的氧合血液，再经左右各两个肺静脉口流入左心房。左心房的血液经二尖瓣流入左心室，再由左心室上方主动脉瓣口射入主动脉。

（二）心脏的传导系统

心脏有节律地跳动，是由于心脏本身含有一种特殊的心肌纤维，具有自主节律性兴奋的能力，其主要功能是产生并传导冲动，维持心脏的正常节律。心脏传导系统包括窦房结、结间束、房室结、房室束、左右束支和蒲肯野纤维。正常人由窦房结发出冲动，沿着传导系统将冲动迅速传到心肌使之兴奋而收缩。心脏传导系统的细胞均能发出冲动，但以窦房结的自律性最高，成为心脏的正常起搏点，其后依次为房室结、房室束和左、右束支（图 3-1-2）。当心脏传导系统的自律性和传导性发生异常改变或存在异常传导组织时，可发生各种心律失常。

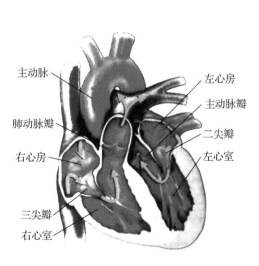

图 3-1-1　心脏的心腔结构

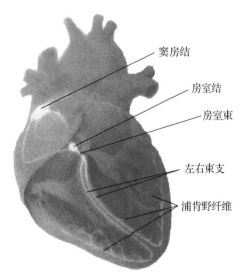

图 3-1-2　心脏传导系统

（三）心脏的血液供应

冠状动脉是供应心脏本身血液的血管，分为左、右冠状动脉，灌流主要在心脏舒张期。

当冠状动脉中的某一支血管发生慢性闭塞时，其他两支有可能通过侧支形成来维持其分布区心肌的血供，但侧支形成的能力受多种自身和外界因素的影响，个体差异很大。当冠状动脉的一支或多支发生狭窄甚至阻塞而侧支循环尚未建立时，则可造成相应供血区域的心肌发生缺血性改变或坏死。

1. 左冠状动脉　营养心脏前壁、左室侧壁及室间隔的前 2/3。

（1）左主干：起源于主动脉根部左冠窦，然后分为左前降支和左回旋支。

（2）左前降支：沿肺动脉前行至前室间沟，下行至心尖或绕过心尖。

（3）左回旋支：绕向后于左心耳下到达左房室沟。

2. 右冠状动脉　大部分起源于主动脉根部右冠窦。下行至右房室沟，绝大多数延续至后室间沟。主要营养右心室后壁、左室下壁、后壁、室间隔后 1/3 及窦房结等。

二、心脏的生理

（一）心肌动作电位

1. 除极过程。

2. 复极过程　①1 期（快速复极期）；②2 期（平台期）；③3 期（快速复极末期）；④4 期（静息期）。

（二）压力 – 容积曲线变化

1. 心室收缩期　等容收缩期；快速射血期；减慢射血期。

2. 心室舒张期　等容舒张期；快速充盈期；减慢充盈期。

三、循环系统的血管构成

循环系统的血管分动脉、毛细血管和静脉 3 类。动脉（又称"阻力血管"）的主要功能为输送血液到组织器官，其管壁含平滑肌和弹性纤维，能在各种血管活性物质的作用下收缩和舒张，影响局部血流量，改变血流阻力。毛细血管（又称"功能血管"）是血液和组织液进行物质交换的场所。静脉（又称"容量血管"）的主要功能是汇集从毛细血管来的血液，将血液送回心脏。

四、调节循环系统的神经 – 体液

（一）调节循环系统的神经

主要包括交感神经和副交感神经。当交感神经兴奋时，通过肾上腺素能 α 和 β 受体，使心率加快，心肌收缩力增强，外周血管收缩，血管阻力增加，血压升高；当副交感神经兴奋时，通过乙酰胆碱能受体，使心率减慢，心肌收缩力减弱，外周血管扩张，血管阻力减小，血压降低。

（二）调节循环系统的体液因素

调节体液循环的体液因素包括肾素 – 血管紧张素 – 醛固酮系统、激素、电解质、血管内皮因子和一些代谢产物等。肾素 – 血管紧张素 – 醛固酮系统是调节钠钾平衡、血容量和血压的重要因素。儿茶酚胺、钠和钙可加速心率，加强心肌收缩力，而乙酰胆碱、钾、镁及心肌抑制因子则起相反作用。血管内皮细胞生成的收缩物质，如内皮素、血管收缩因子等具有收缩血管的作用；内皮细胞生成的舒张物质，如前列环素、一氧化氮等具有扩张血管的作用。

任务二 心血管疾病的分类

在诊断心血管疾病时，需将病因、病理解剖、病理生理分类依次列出。

一、病因分类

根据致病因素可将心血管疾病分为先天性和后天性 2 类。先天性心血管病为心脏、大血管在胎儿期发育异常所致，如心室间隔缺损、法洛四联症。后天性心血管病为出生后心脏、大血管受外来或机体内在因素作用而致病，如风湿性心瓣膜病、原发性高血压、冠状动脉粥样硬化性心脏病等。

二、病理解剖分类

不同病因的心血管疾病可同时或分别引起心内膜、心肌、心包或大血管具有特征性的病理解剖变化，包括心肌病，如心肌炎症、肥厚、缺血、坏死等；心包疾病，如心包炎症、积液、缩窄等；心内膜病，如心内膜炎、心瓣膜狭窄或关闭不全等；大血管病，如动脉粥样硬化、动脉瘤等。

三、病理生理分类

不同病因的心血管疾病可引起相同或不同的病理生理变化，如心律失常、休克、心脏压塞、心力衰竭等。

任务三 护理评估

一、病史

（一）患病及治疗经过

1. 患病经过 询问患者起病时间，有无诱因、主要症状及其特点（疼痛部位、性质、持续时间、严重程度、发作频率、缓解因素），有无伴随症状和并发症等。

2. 治疗经过 患病后的诊治过程，是否遵从医嘱治疗，目前用药（包括用药的种类、剂量、用法）及有关的检查等。

3. 目前状况 目前的主要不适及病情变化。一般情况如体重、饮食方式、营养状况、睡眠、大小便等有无改变。

4. 相关病史　询问患者有无与心血管病相关的疾病，如甲状腺功能亢进、贫血、风湿热、糖尿病等，是否已进行治疗，疗效如何。

（二）生活史与家族史

1. 个人史　评估患者的居住条件、职业、工作条件及经济状况。风湿性心脏病在农村较常见，在住房拥挤、环境潮湿的居民中发病率明显增高。原发性高血压、冠心病则多见于城市居民和脑力劳动者。

2. 生活方式　了解患者是否有充足的睡眠，有无锻炼身体、定时排便的习惯，有无便秘，排尿有无异常，有无过度紧张、焦虑等负性情绪。生活或工作负担及承受能力。

3. 饮食方式　了解患者有无摄入高脂肪、高热量、高胆固醇、含盐或咖啡因过高食物的习惯，是否经常暴饮暴食，有无烟酒嗜好。这些因素往往是某些心血管疾病的危险因素或诱发因素。

4. 家族史　患者直系亲属中有无与遗传相关的心血管病，如原发性高血压、冠心病等。

（三）心理－社会情况

1. 性格特征　是否容易情绪激动、精神紧张。A型性格是原发性高血压、冠心病的危险因素之一。此外，情绪激动和精神紧张也是引起原发性高血压、心绞痛发作病情加重的最常见诱因之一。

2. 心理状态　患者的精神状态，有无焦虑、抑郁、悲观、恐惧等负性情绪及其严重程度。在患病急性期，患者可能因为胸痛剧烈、呼吸困难或行紧急溶栓、介入治疗而产生恐惧心理。在康复期，部分患者由于疾病带来生活上的限制而产生焦虑情绪。家人可能因长期照顾患者，往往心情烦躁，忽视患者的心理感受。因此，应评估患者的心理状态，给予有针对性的心理疏导和支持。

3. 社会支持系统　包括患者的家庭成员组成，家庭经济、文化、教育背景，对患者的关心和支持程度，对患者所患疾病的认识。医疗费用来源及支付方式、出院后的就医条件等。

二、身体评估

（一）一般状态

1. 生命体征　注意呼吸频率，脉搏的频率、节律、强弱及有无脉搏短绌。血压及脉压有无异常。

2. 面容与表情　二尖瓣狭窄的患者可出现双颧淤血性发红的"二尖瓣面容"；心肌梗死、高血压急症时患者常表情痛苦。

3. 体位　是否能平卧，是否采取端坐位或半卧位。

（二）皮肤黏膜

皮肤黏膜的颜色、湿度、温度，有无发绀，有无水肿。

（三）肺部检查

有无干、湿啰音，啰音的部位，与体位的关系；是否伴有胸腔积液征。

（四）心血管检查

有无颈静脉充盈、怒张；有无心前区隆起、心尖搏动的部位和范围是否正常；有无震颤和心包摩擦音；听诊心率快慢，心律是否整齐，及有无脉搏短绌、心音是否改变；各瓣膜区有无病理性杂音。

（五）腹部检查

有无腹水征及肝颈静脉反流征。

三、实验室及其他辅助检查

（一）血液检查

不仅有利于了解循环系统疾病的危险因素，协助病因诊断，还有助于判断病情改变，了解治疗效果。主要包括血常规检查、血脂分析、血电解质、血糖、心肌坏死标志物、血培养等。

（二）心电图检查

包括普通心电图、动态心电图、运动心电图、食管心电图、心率变异性分析等。

1. 心电图 检查时要求患者仰卧，双臂与躯干平行，平静呼吸，避免紧张。心电图是循环系统疾病患者最常见的无创性检查之一，对心律失常、心绞痛的诊断分析具有不可替代的作用。还可以用于电解质紊乱的判断和了解某些药物对心脏的影响。

2. 动态心电图 能记录患者连续 24 h 甚至更长时间内日常活动或工作状态下的心电情况。可提供心率，心律失常的类型、发作时间和方式，心电图的波形改变及发生时间，心脏停搏的持续时间，患者当时的活动状况及伴随症状等信息。用于了解临床症状与心电图变化之间的关系。

3. 运动心电图 用于早期冠心病的诊断和心功能的评价。目前临床上常采用的运动方式是平板或踏车运动。嘱患者试验前 3 h 禁食、禁烟，运动结束后应注意观察血压、心率和心电图变化 10 ~ 15 min，直到恢复运动前的状态方可离开。

（三）影像学检查

1. X 线检查 可显示心脏、大血管的外形和搏动。肺循环影像有助于先天性心脏病、肺动脉高压、肺淤血和肺水肿的诊断。

2. 放射性核素检查　包括心血池显像、心肌灌注显像、心室功能测定、核素心血管造影等。用于了解冠状动脉血流和侧支循环情况，评价心肌缺血的范围和严重程度等。

3. 超声心动图　包括冠状动脉内超声、二维超声心动图、彩色多普勒血流成像等。用于了解心脏结构、心内或大血管内血流方向和速度、心室收缩和舒张功能、粥样硬化斑块的性质等。

（四）动态血压监测

按设定的时间间隔测量并记录 24 h 的血压，以了解不同生理状态下血压的波动变化。对轻型高血压、阵发性高血压和假性高血压的监测具有重要意义。

（五）心导管术和血管造影

经外周血管采用经皮穿刺技术，在 X 线透视下，将特制的导管送入右心或左心系统或分支血管内，测量不同部位的压力、血氧饱和度等。

模块二　循环系统疾病常见症状体征

项目一　心源性呼吸困难

呼吸困难是指患者主观感到空气不足、呼吸费力，客观上表现为呼吸运动用力，严重时可出现张口呼吸、端坐呼吸，甚至发绀，辅助呼吸肌参与活动，并伴有呼吸频率、深度与节律的异常。

心源性呼吸困难是指由于各种心血管疾病引起患者呼吸时感到空气不足，呼吸费力，并伴有呼吸频率、深度与节律异常。

任务一　病　因

最常见于左心衰竭，也可见于心包积液、右心衰竭等。左心衰竭时的呼吸困难主要是由肺淤血或肺水肿影响气体弥散功能所致，也与肺循环压力和肺泡内张力增高，反射性兴奋呼吸中枢有关。

任务二　临床表现

一、劳力性呼吸困难

呼吸困难常见的早期表现形式，在体力活动时发生或加重，休息后缓解或消失，常为左心衰竭最早出现的症状，休息后缓解，系体力活动使静脉回流量增多加重肺淤血所致。引起呼吸困难的体力活动类型包括上楼、穿衣、洗漱等。

二、夜间阵发性呼吸困难

常发生在夜间，于睡眠中突然憋醒，并被迫坐起，呼吸深快。轻者数分钟至数十分钟后症状逐渐缓解，重者可伴有咳嗽、咯白色泡沫痰、气喘、发绀、肺部哮鸣音，又称"心源性哮喘"。其发生机制如下：睡眠平卧时血液重新分配使肺血流量增加；横膈高位，肺活量减少；夜间迷走神经张力增高，小支气管收缩等。重症者可发展为急性左心衰竭，咳粉红色泡沫痰。

三、端坐呼吸

心功能不全后期，患者休息亦感呼吸困难，常因平卧时呼吸困难加重而被迫采取半坐卧位或坐位。系因抬高上身能减少回心血量并使横膈下降，有利于缓解呼吸困难。

任务三 心源性呼吸困难患者的护理

一、护理评估

(一) 病史

询问患者有无心血管疾病、肺部疾病等。评估呼吸困难发生的急缓、时间、特点、严重程度，引起呼吸困难的体力活动类型，缓解呼吸困难的方法，是否有咳嗽、咳痰、咯血等伴随症状，痰液的性状和量。随着呼吸困难逐渐加重，是否影响睡眠，对日常生活和活动耐力的影响程度。

(二) 身体评估

包括呼吸频率、节律、深度，脉搏、血压、意识状况、面容与表情、体位，皮肤黏膜有无发绀，颈静脉有无怒张。两侧肺部是否可闻及湿啰音或哮鸣音，啰音的分布是否可随体位而改变。心脏有无扩大，心率、心律、心音有无改变，有无奔马律。

(三) 实验室及其他辅助检查

1. 实验室检查 评估血氧饱和度、血气分析，判断患者缺氧程度及酸碱平衡状况。
2. 胸部 X 线检查 有助于判断肺淤血、肺水肿或肺部感染的严重程度，有无胸腔积液或心包积液。

二、常用护理诊断/问题

1. 活动无耐力 与呼吸困难所致能量消耗增加和机体缺氧状态有关。
2. 气体交换受损 与肺淤血、肺水肿或伴肺部感染有关。

三、护理目标

1. 患者能根据自身耐受能力，完成活动计划，主诉活动耐力增加，活动时无明显不适，心率、血压正常。

2. 患者呼吸困难减轻或消失，夜间能平卧入睡，发绀消失，肺部无啰音，血气分析恢复正常。

四、护理措施

（一）活动无耐力

1. 评估活动受限程度　评估患者由于呼吸困难而带来的活动受限程度。

2. 制订活动计划　告诉患者运动锻炼的治疗作用，与患者及家属一起确定活动量和持续时间，循序渐进增加活动量。根据患者身体状况和活动时的反应，确定活动的持续时间和频度。

3. 观察与处理活动中的不良反应　若患者活动中出现明显心前区不适、呼吸困难、头晕眼花、面色苍白、极度疲乏时，应停止活动，就地休息。若休息后症状仍不缓解应报告医师，协助处理。

4. 协助和指导患者生活自理　在活动耐力可及的范围内，鼓励患者尽可能生活自理。患者卧床期间加强生活护理，进行床上被动或主动的肢体活动，以保持肌张力，预防静脉血栓形成。

（二）气体交换受损

1. 体位　根据患者呼吸困难的类型和程度采取适当的体位，如给患者 2~3 个枕头，摇高床头，以改善呼吸和减少回心血量。发生急性左心衰竭时，应迅速保持其两腿下垂坐位及用枕或软垫支托肩、臂、骶、膝部，以避免受压或下滑，必要时加床挡防止坠床。

2. 休息　患者有明显呼吸困难时应卧床休息，尽量减少活动和不必要的谈话，以减轻心脏负荷，减少耗氧量，从而减轻呼吸困难。劳力性呼吸困难者，应减少活动量，以不引起症状为度。对夜间阵发性呼吸困难者，应加强夜间巡视，协助患者坐起。对端坐呼吸者，需加强生活护理，照顾其饮食起居，注意口腔清洁，协助大小便，以减轻心脏负荷。此外，应保持病室安静、整洁、空气流通，以利患者休息；患者应衣着宽松，被褥轻软，以减轻憋闷感。

3. 氧疗　吸氧可增加血氧浓度，改善组织缺氧，减轻呼吸困难。氧疗的指征包括：急性肺水肿，有明确缺氧表现，如 $SaO_2 < 90\%$ 或 $PaO_2 < 60$ mmHg，睡眠性潮式呼吸或合并夜间低通气、睡眠呼吸暂停。氧疗方法包括鼻导管吸氧（氧流量一般为 2~4 L/min）、面罩吸氧等。给予氧气间断或持续吸入，根据缺氧程度调节氧流量，根据病情选择合适的湿化液。

4. 用药护理　遵医嘱正确使用抗心力衰竭和抗感染的药物，及时观察疗效和不良反应。静脉输液时严格控制输液量和速度，防止加重心脏负荷，诱发急性肺水肿。24 h 输液量应控制在 1500 mL 以内为宜，并将输液速度控制在 20~30 滴/分。准确记录出入量，以了解体液平衡情况。

5. 心理护理　多巡视、关心患者，经常与患者交流，了解其心理动态。应与家属一起安慰鼓励患者，帮助树立战胜疾病的信心，稳定患者情绪，以降低交感神经兴奋性，从而减轻呼吸困难。

6. 病情监测　密切观察呼吸困难的程度、持续时间和伴随症状及血气分析结果等。若病情加重或血氧饱和度降低到 94% 以下，应报告医师。

五、护理评价

1. 患者能否根据自身耐受能力，完成活动计划，是否主诉活动耐力增加，活动时有无明显不适，心率、血压是否正常。

2. 患者呼吸困难是否减轻或消失，夜间是否能平卧入睡，发绀是否消失，肺部有无啰音，血气分析是否恢复正常。

项目二　心源性水肿

水肿指过多的液体积聚在组织细胞间隙，一般指皮下组织液体积聚，而在体腔内有液体积聚时称为积水。

心源性水肿指由各种心脏疾病所致的右心功能不全引起体循环静脉淤血，导致机体组织间隙过多的液体积聚。

任务一　病　因

最常见的病因是右心衰竭或全心衰竭，也可见于渗出性心包炎或缩窄性心包炎。

任务二　临床表现

水肿呈对称性、凹陷性，首先出现在身体低垂部位，非卧床患者以足踝内侧、胫前部明显，久病卧床者出现背骶部及会阴部水肿。水肿逐渐蔓延到全身，严重者合并胸腔积液、腹腔积液和心包积液。活动后水肿出现或加重，休息后减轻或消失。水肿区皮肤感觉迟钝，易发生破溃、压疮及感染。患者还可出现近期体重增加，尿量减少等。

任务三　心源性水肿患者的护理

一、护理评估

（一）病史

了解导致水肿的原因，水肿出现的部位、时间、程度、特点，水肿与饮食、体位及活动的关系，饮水量、摄盐量、尿量等。患者是否因水肿引起躯体不适和形象改变而烦躁，或因病情反复而失去信心。

（二）身体评估

检查水肿的部位、范围、程度，压之是否凹陷，水肿部位皮肤是否完整。测量血压、脉搏、呼吸、体重、腹围等，观察颈静脉充盈程度，注意有无胸腔积液、腹腔积液。

（三）实验室及其他辅助检查

有无低蛋白血症及电解质紊乱。

二、常用护理诊断/问题

1. 体液过多　与水钠潴留、低蛋白血症有关。
2. 有皮肤完整性受损的危险　与水肿所致组织细胞营养不良、局部长时间受压有关。

三、护理目标

1. 患者能叙述并执行低盐饮食计划，水肿减轻或消失。
2. 皮肤完整，不发生压疮。

四、护理措施

（一）体液过多

1. 休息与体位　休息有助于增加肾血流量，提高肾小球滤过率，促进水钠排出，减轻水肿。因此，轻度水肿者应限制活动；重度水肿者应卧床休息。嘱患者抬高下肢，伴胸腔积液或腹腔积液的患者宜采取半卧位。

2. 饮食护理　给予低盐、高蛋白、易消化的饮食，少量多餐。根据心功能不全程度和利尿治疗的效果限制钠盐摄入，每天食盐摄入量在 5 g 以下为宜。告诉患者及家属钠盐摄入量与水肿的关系，告之其低盐、清淡饮食的重要性以提高其依从性。限制含钠量高的食品如腌或熏制品、香肠、坚果、菠菜、味精等。注意患者口味及烹饪技巧以促进食欲。根据患者病情适当控制液体摄入，一般每天入水量限制在 1500 mL 以内。严重水肿且利尿效果不佳时，每日液体摄入量控制在前一天尿量加 500 mL 左右。

3. 用药护理

（1）使用利尿药的护理：利尿药的应用时间选择清晨或日间为宜，避免夜间排尿过频而影响患者的睡眠。注意药物不良反应的观察和预防，如袢利尿药和噻嗪类利尿药最主要的不良反应是低钾血症，故应监测血钾及有无乏力、腹胀、肠鸣音减弱等低钾血症的表现，同时多补充含钾丰富的食物，如鲜橙汁、西红柿汁、香蕉等。必要时遵医嘱补充钾盐，口服补钾宜在饭后或将水剂与果汁同饮，以减轻胃肠道不适；外周静脉补钾时每 500 mL 液体中氯化钾含量不宜超过 1.5 g。

（2）控制滴速：输液时根据血压、心率、呼吸情况调节和控制滴速，以 20~30 滴/分为宜。

4. 病情监测　准确记录 24 h 液体出入量，若患者尿量<30 mL/h，应报告医师。每天在同一时间、着同一服装，用同一体重计测量体重，时间安排在患者晨起排尿后，早餐前最适宜。注意水肿的分布及程度变化，必要时测腹围和下肢周径，了解腹腔积液与下肢水肿的消

退情况。

（二）有皮肤完整性受损的危险

1. 保护皮肤　因水肿局部血液循环不良，破损后易引起感染，需保持床褥柔软、平整、清洁、干燥，严重水肿者可使用气垫床，预防发生压疮。定时协助或指导患者变换体位，膝部及踝部等骨隆突处可垫软枕以减轻压力。嘱患者穿柔软、宽松的衣服。用热水袋保暖时水温不宜太高，避免烫伤。会阴部皮肤保持清洁、干燥，有阴囊水肿者可用托带支托阴囊。采取半卧位或端坐位的患者，最易发生压疮的部位是骶尾部，应经常按摩骶、踝、足跟等部位。肌内注射时应严密消毒皮肤并做深部肌内注射，拔针后用无菌棉球按压避免药液外渗，如有外渗，用无菌敷料包扎。

2. 观察皮肤情况　对于水肿明显的部位，观察是否发生压疮；严密观察水肿部位、肛周及受压处皮肤有无发红、起水疱或破溃的现象。

五、护理评价

1. 患者是否能遵从低盐饮食计划，水肿是否减轻或消失。
2. 患者皮肤有无破损，是否发生压疮。

项目三　胸　痛

疼痛是人体组织受到伤害性刺激所引起的痛觉。胸痛是指胸部正中或偏侧痛。

任务一　病　因

①内脏缺血：心绞痛、急性心肌梗死、心肌病等。②炎症：胸膜炎、心肌炎、心包炎等。③其他：肿瘤、心脏神经症等。

任务二　临床表现

心绞痛或心肌梗死引起的胸痛多位于心前区，胸骨后或剑突下，常放射至左肩，心绞痛有压榨感及窒息感，可因劳累、情绪紧张而诱发，休息可缓解。急性心肌梗死的胸痛多为更加剧烈的胸痛并伴有濒死感、出冷汗、面色苍白等，休息或含服硝酸甘油不缓解，持续时间长。胸壁炎症性病变所致胸痛可伴有局部红、肿、热等表现，于呼吸或咳嗽时加重，停止胸廓运动则疼痛减轻或消失。

任务三　胸痛患者的护理

一、护理评估

（一）病史

询问患者过去是否有胸痛及是否有与胸痛相关的疾病病史，了解心功能状态及胸痛与气候、呼吸、体力劳动、情绪变化等的关系。评估胸痛对日常生活的影响，如情绪改变、生活受限程度等。

（二）身体评估

评估胸痛的性质、部位、发作方式、持续时间及影响因素、有无牵涉痛等。注意胸痛的伴随症状及体征等。观察患者有无面色苍白、大汗、恶心、呕吐等。

（三）实验室及其他辅助检查

评估心电图是否有心脏疾病的特征性、动态性变化，血液检查结果有无异常等。

二、常用护理诊断/问题

1. 疼痛　胸痛，与心肌缺血、缺氧有关。
2. 恐惧　与剧烈疼痛引起的濒死感有关。

三、护理目标

1. 患者主诉疼痛减轻或消失。
2. 患者恐惧、焦虑情绪缓解。

四、护理措施

（一）疼痛

胸痛。

1. 胸痛发作时，嘱患者立即停止活动，卧床休息，协助患者保持舒适体位。
2. 咳嗽时用手或软枕轻轻按压胸部。使用各种方法协助或减轻患者咳嗽，如雾化吸入。
3. 尽量避免上肢过度伸展。
4. 避免体力劳动及情绪激动，以免诱发心绞痛。
5. 安慰患者，解除紧张不安情绪，以减少心肌耗氧量。
6. 遵医嘱应用硝酸酯类、吗啡、溶栓剂等缓解疼痛，监测药物疗效及不良反应，若疼痛不缓解及时通知医师。

（二）恐惧

护理人员为患者进行治疗和护理时保持沉着、冷静，应耐心向患者解释心前区疼痛的原因和诱因，陪伴患者，减轻患者的紧张、焦虑、恐惧感；鼓励亲属适当探视，以助患者减轻或消除不良心理；指导患者避免诱因以缓解疼痛，减少发作。

五、护理评价

1. 患者的疼痛症状是否减轻或消失。

2. 患者的恐惧、焦虑情绪是否缓解。

项目四　心　悸

心悸是指患者自觉心跳或心慌，并伴有心前区不适感。

任务一　病　因

常见病因有心律失常，如心动过速、心动过缓、心房扑动等；心脏搏动增强，如各种器质性心脏病（如二尖瓣、主动脉瓣关闭不全等）及全身性疾病（如甲状腺功能亢进症、贫血、发热等）。此外，生理性因素如健康人剧烈运动、精神紧张或情绪激动、过量吸烟、饮酒、饮浓茶或咖啡，应用某些药物如肾上腺素、阿托品等可引起心率加快、心肌收缩力增强而致心悸。

任务二　临床表现

若发生在心率缓慢时，常被描述为心跳强而有力；若发生在快速心率，则被描述为心搏剧烈。

任务三　心悸患者的护理

一、护理评估

（一）病史

询问患者有无心慌、心跳，甚至感到心脏跳到咽喉部等症状；了解心悸发作的时间、部位、性质、程度及其伴随症状；有无与心悸发生有关的心脏病病史或其他疾病病史；心悸与气候、体力劳动、情绪变化等的关系；患者目前的睡眠、工作是否因心悸而改变。

（二）身体评估

评估心脏大小、脉搏、心率、心律与心音；各瓣膜区有无杂音。

（三）实验室及其他辅助检查

除血常规、儿茶酚胺浓度外，注意心电图、甲状腺功能检查的结果。

二、常用护理诊断/问题

1. 活动无耐力　与心肌氧的供需失调有关。
2. 焦虑　与心悸反复发作影响患者生活及工作有关。

三、护理目标

1. 患者能主动参与制订活动计划并按要求进行活动。主诉活动耐力增强，活动后无不适反应。

2. 患者焦虑情绪缓解。

四、护理措施

（一）活动无耐力

1. 避免诱发因素　限制饮酒、吸烟；调整运动强度、环境刺激；避免寒冷、刺激性话题等。

2. 休息　严重心律失常患者应卧床休息，直到心悸好转后再逐渐起床活动；心功能3级及以上者，应以绝对卧床休息为主。

3. 体位　心悸明显者卧床时避免左侧卧位，因左侧卧位较易感到心悸；器质性心脏病心功能不全者，宜取半坐卧位。

4. 吸氧　对于心悸伴气急、不能平卧、发绀者，可行面罩或鼻导管吸氧，以改善患者的自觉症状。

5. 制订活动计划　评估患者的身体情况，与家属共同制订活动计划。

6. 用药护理　严格遵医嘱使用抗心律失常药、强心药、利尿药等，观察药物疗效及不良反应。

（二）焦虑

做好健康教育，向患者解释心悸的原因并让患者明白心悸一般并无危险，以减轻患者的焦虑情绪。告知患者紧张、焦虑可加重心悸，因此应避免情绪激动和焦虑、紧张等。

五、护理评价

1. 患者是否能主动参与制订活动计划并按要求进行活动。是否主诉活动耐力增强，活动后有无不适反应。

2. 患者的焦虑情绪是否缓解。

项目五　心源性晕厥

晕厥是一种突然发生的短暂意识丧失，发作时不能保持姿势张力以致站立不稳而晕倒，历时数秒到数分钟。心源性晕厥是由于心排血量骤减、中断或严重低血压而引起脑供血骤然减少或停止而出现的短暂意识丧失，常伴有体张力丧失而不能维持一定的体位。

任务一　病　因

常见病因包括严重的心律失常（如房室传导阻滞、室性心动过速等）和器质性心脏病（如急性心肌梗死、严重主动脉瓣狭窄等）。

任务二　临床表现

近乎晕厥指一过性黑蒙，体张力降低或丧失，但不伴意识丧失。心脏供血暂停 3 s 以上可发生近乎晕厥；5 s 以上可发生晕厥；超过 10 s 则出现抽搐，称阿-斯综合征。

任务三　心源性晕厥患者的护理

一、护理评估

（一）病史

询问患者心源性晕厥发作前有无诱因及先兆症状，发作的频率；有无与晕厥发生有关的心脏病病史或其他疾病病史；了解发作时的体位、晕厥持续时间、伴随症状等；评估患者对晕厥发作的心理反应，是否有恐惧、沮丧的心情。

（二）身体评估

检查患者的生命体征、意识状态，有无面色苍白或发绀，有无心率、心律变化及心脏杂音。评估患者的肢体活动能力、有无外伤。

（三）实验室及其他辅助检查

心电图、动态心电图、超声心电图的变化。

二、常用护理诊断/问题

有受伤的危险：与心律失常引起的头晕、晕厥有关。

三、护理目标

患者未因晕厥而受伤。

四、护理措施

1. 评估危险因素　向患者及知情者询问患者晕厥发作前有无诱因及先兆症状，了解晕厥发作时的体位、晕厥持续时间、伴随症状等。

2. 发作时的护理　立即平躺于空气流通处，将头部放低，同时松解衣领，注意保暖。尽可能改善脑供血，促使患者较快清醒。

3. 休息与活动　晕厥发作频繁的患者应卧床休息，加强生活护理。嘱患者避免单独外出，避免发生意外。

4. 避免诱发因素　嘱患者避免剧烈运动、情绪激动或紧张、快速改变体位等，改善闷热、通风不良的环境，防止晕厥发生。一旦有头晕、黑蒙等先兆症状时立即平卧，以免摔伤。

5. 用药护理　遵医嘱给予抗心律失常、异丙肾上腺素等药物。

6. 心理护理　耐心进行病情解释，安慰患者，使其精神放松。

五、护理评价

患者是否因晕厥受伤。

模块三　心力衰竭

心力衰竭是由于心脏器质性或功能性疾病损害心室充盈和射血能力而引起的一组临床综合征。临床上以肺循环和（或）体循环淤血及组织血液灌注不足为主要特征。心力衰竭（简称心衰）是一种渐进性疾病，其主要临床表现是呼吸困难、疲乏和液体潴留，但不一定同时出现。心衰按发展速度可分为急性心衰和慢性心衰，以慢性居多；按发生的部位可分为左心、右心和全心衰竭；按左室射血分数是否正常可分为射血分数降低和射血分数正常两类。

项目一　慢性心力衰竭

【临床案例分析题目】

患者，男，65 岁，主诉活动后气短 2 年，加重 3 个月。4 年前因剧烈胸闷持续 1 h 不缓解来我院就诊，诊断为冠心病、急性心肌梗死并行溶栓治疗，之后间断用药治疗。患者于 2 年前出现活动后胸闷、气促，3 个月前无明显诱因睡眠中突然出现胸闷、气急，坐起后症状自行缓解，未进行治疗。20 d 前受凉后上述症状加重，伴咳嗽、咳痰、端坐呼吸，双下肢水肿，轻微活动即有呼吸困难，并出现夜间阵发性呼吸困难，伴尿少、乏力，为进一步治疗入院。患者精神、饮食、睡眠质量较差，无恶心、呕吐，无寒战、发热，无头晕、心悸，发育正常，神志清楚。患者有吸烟饮酒嗜好，饮食偏咸。查体：T 36.9 ℃，P 89 次/分，R 20 次/分，BP 130/70 mmHg；双肺可闻及湿啰音，心尖搏动位于第 6 肋间左锁骨中线外 1 cm，颈静脉怒张，肝大，肋下可及 3 cm。心电图示：窦性心动过缓，急性下壁心肌梗死，Ⅱ、Ⅲ、avF 导联之 ST 段呈弓背向上抬高 0.1~0.25 mv。

请思考：

1. 患者的临床诊断是什么？

2. 根据美国纽约心脏病协会（NYHA）的心功能分级标准，患者目前的心功能为哪级？

3. 哪些因素可诱发或加重心力衰竭？

4. 作为责任护士，您认为患者目前主要有哪些护理问题？其相应的护理措施有哪些？

慢性心力衰竭是大多数心血管疾病的最终归宿，也是最主要的死亡原因。在西方国家，引起慢性心力衰竭的基础心脏病以高血压、冠心病为主；在我国，过去以心瓣膜病为主，如今冠心病和高血压也已成为心力衰竭的最常见病因，瓣膜病和心肌病位于其后。

任务一　病　因

一、基本病因

（一）心肌功能受损

包括缺血性心肌损害如冠心病心肌缺血和（或）心肌梗死；心肌炎和心肌病；心肌代谢障碍性疾病，以糖尿病心肌病最常见。

（二）心脏负荷过重

1. 压力负荷（后负荷）过重　左室压力负荷过重常见于高血压、主动脉瓣狭窄；右室压力负荷过重常见于肺动脉高压、肺动脉瓣狭窄、肺栓塞等。
2. 容量负荷（前负荷）过重　见于心脏瓣膜关闭不全，血液反流，如二尖瓣关闭不全。

二、诱因

（一）感染

呼吸道感染是最常见、最重要的诱因。

（二）心律失常

心房颤动是诱发心力衰竭的重要因素。

（三）生理或心理压力过大

如劳累过度、情绪激动、精神过于紧张。

（四）妊娠和分娩

妊娠和分娩可加重心脏负荷，增加心肌耗氧量，从而诱发心力衰竭。

（五）血容量增加

如钠盐摄入过多，输液或输血过快、过多。

（六）药物使用不当

如不恰当停用洋地黄类药物、利尿药或降压药等。

（七）其他

如用力排便、饮食过度、水电解质紊乱等。

任务二 临床表现

一、左心衰竭

（一）症状

以肺淤血和心排血量降低表现为主。

1. 呼吸困难 程度不同的呼吸困难是左心衰竭最早和最常见的症状。最初表现为劳力性呼吸困难，随着病情的发展，出现夜间阵发性呼吸困难或端坐呼吸，严重者可发展为急性肺水肿，患者突发严重的呼吸困难，呼吸频率达 30~40 次/分，端坐呼吸，频繁咳嗽，咳粉红色泡沫痰，面色灰白、口唇发绀、烦躁不安、大汗淋漓、皮肤湿冷，窒息感。

2. 咳嗽、咳痰和咯血 咳嗽、咳痰是肺泡和支气管黏膜淤血所致。开始常发生在夜间，坐位或立位时可减轻或消失。痰常呈白色泡沫状，偶可见痰中带血丝。当肺淤血不断加重或有肺水肿时，可咳粉红色泡沫痰。长期慢性肺淤血，导致肺循环和支气管血液循环之间形成侧支，在支气管黏膜下形成扩张的血管，一旦破裂可引起大咯血。

3. 疲倦、乏力、头晕、心悸 主要是由于心排血量降低，器官、组织血液灌注不足，代偿性心率加快所致。

4. 少尿及肾损害症状 严重的左心衰竭时，肾血流量明显减少，患者可出现少尿。长期慢性肾灌注不足可出现肾功能不全的相应症状。

（二）体征

1. 肺部湿啰音 随着病情由轻到重，肺部湿啰音可从局限于肺底部直至全肺。

2. 心脏体征 除基础心脏病的固有体征外，患者一般均有心脏扩大，肺动脉瓣区第二心音亢进及舒张期奔马律。

二、右心衰竭

（一）症状

以体静脉淤血表现为主。

1. 消化道症状 胃肠道及肝淤血引起上腹部饱胀、食欲缺乏、恶心、呕吐等，是右心衰竭最常见的症状。

2. 劳力性呼吸困难 右心衰竭可由左心衰竭发展而来。单纯性右心衰竭多由分流性先天性心脏病或肺部疾病所致，均有明显的疲乏、呼吸困难。

（二）体征

1. 水肿 体静脉压力增高使皮肤等软组织出现水肿，其特征为首先出现在身体最低垂的部位，为对称性压陷性水肿。常见于卧床患者的背骶部或非卧床患者的足踝、胫前部，下

· 118 ·

午和晚间较重，休息后可减轻或消失。严重者可出现全身性水肿，并可伴有胸腔积液和腹腔积液。

2. 颈静脉征　颈静脉充盈、怒张，是右心衰竭的主要体征，当压迫肝脏时，颈静脉充盈或怒张更加明显，称为肝颈静脉反流征阳性。肝颈静脉反流征阳性则更具特征性。

3. 肝大　肝脏常因淤血而增大，伴压痛。持续慢性右心衰竭可致心源性肝硬化。晚期可出现肝功能受损、黄疸及大量腹腔积液。

4. 心脏体征　除基础心脏病的相应体征外，右心衰竭时可因右心室显著扩大而出现三尖瓣关闭不全的反流性杂音。长期严重右心衰可出现发绀。

三、全心衰竭

继发于左心衰竭而形成的右心衰竭，当右心衰竭出现后，右心排血量减少，因此阵发性呼吸困难等肺淤血症状反而有所减轻。扩张型心肌病等表现为左、右心室同时衰竭者，肺淤血往往不很严重，左心衰竭的表现主要为心排血量减少的相关症状和体征。

四、心功能分级

将患者按心功能状况给以分级，可大体上反映病情严重程度，对治疗措施的选择、劳动能力的评定、预后的判断等有实用价值。目前通用的是 NYHA 1928 年提出的一项分级方案，主要是根据患者的自觉活动能力来分级（表3-3-1）。

表3-3-1　心功能分级（NYHA，1928 年）

心功能分级	特点
Ⅰ级	患者虽有心脏病，但平时一般活动不引起疲乏、心悸、呼吸困难、心绞痛等症状
Ⅱ级	体力活动轻度受限，休息时无自觉症状，但平时一般活动时可出现上述症状，休息后很快缓解
Ⅲ级	体力活动明显受限，休息时无症状，低于平时一般活动量时即可引起上述症状，休息较长时间后症状方可缓解
Ⅳ级	不能从事任何体力活动，休息时亦有心衰的症状，体力活动后加重

美国心脏病学会及美国心脏学会（ACC/AHA）2001 年版《心力衰竭的评估及处理指南》将心衰分为 A、B、C、D 四个阶段（表3-3-2）。

表3-3-2　心力衰竭分期（ACC/AHA，2001 年）

分期	特点
A 期	有发生心力衰竭的高危险因素但无心脏结构异常或心衰表现
B 期	有心肌重塑或心脏结构异常，但无心衰表现
C 期	目前或既往有心力衰竭表现，包括射血分数降低和射血分数正常两类
D 期	即难治性终末期心力衰竭，尽管采用了优化的药物治疗，患者症状仍未得到改善或迅速复发，典型表现为休息或轻微活动即有症状（包括明显的疲劳感），不能完成日常活动，常有心性恶病质表现，并且需要再次和（或）延长住院接受强化治疗

6 min 步行试验是一项简单易行、安全、方便的试验，用以评定慢性心衰患者的运动耐力的方法。要求患者在平直走廊里尽可能快地行走，测定 6 min 的步行距离，若 6 min 步行距离 < 150 m，表明为重度心功能不全；150 ~ 425 m 为中度心功能不全；426 ~ 550 m 为轻度心功能不全。本试验除用以评价心脏的储备功能外，常用以评价心衰治疗的疗效。

任务三　实验室及其他辅助检查

一、X 线检查

（一）心影大小及外形

心影大小及外形可为心脏病的病因诊断提供重要依据。

（二）肺淤血程度

肺淤血的有无及其程度直接反映心功能状态，早期肺静脉压增高时，主要表现为肺门血管影增强；肺动脉压力增高可见右下肺动脉增宽，进一步出现间质性肺水肿可使肺野模糊。慢性肺淤血 X 线特征性表现是 Kerley B 线，即在肺野外侧清晰可见的水平线状影，表明肺小叶间隔内有积液。急性肺泡性肺水肿时肺门呈蝴蝶状，肺野可见大片融合的阴影。

二、超声心动图

以收缩末期及舒张末期的容量差计算射血分数（EF 值），可反映心脏收缩功能，正常 EF 值 > 50%；超声多普勒可显示心动周期中舒张早期与舒张晚期心室充盈速度最大值之比（E/A），是临床上最实用的判断舒张功能的方法，正常人 E/A 值不应 < 1.2，舒张功能不全时 E/A 值降低。

三、放射性核素检查

放射性核素心血池显影有助于判断心室腔大小，计算 EF 值及左心室最大充盈速率，反映心脏收缩及舒张功能。

四、有创性血流动力学检查

多用于为临床抢救患者提供可靠的血流动力学改变依据。可采用漂浮导管在床边进行，经静脉插管直至肺小动脉，测定各部位的压力及血液含氧量，计算心排血指数（CI）及肺小动脉楔压（PCWP），直接反映左心功能。正常时 CI > 2.5 L/(min·m²)，PCWP < 12 mmHg。

五、血液检查

无并发症的心衰患者血常规、血细胞比容和红细胞沉降率是正常的。

任务四　诊断要点

根据患者病史，结合心力衰竭的症状、体征及实验室和其他辅助检查指标而做出诊断。

首先应有明确的器质性心脏病或损害心功能疾病的诊断。左心衰竭肺淤血引起不同程度的呼吸困难，右心衰竭体静脉淤血引起颈静脉怒张、肝大、水肿是诊断心衰的重要依据。此外，左侧心力衰竭应与肺水肿、气胸、哮喘等相鉴别，右侧心力衰竭应与心包疾病、肝硬化、肾病综合征引起的水肿、胸腔积液、腹腔积液相鉴别。

<h3 style="text-align:center">任务五　治疗要点</h3>

心力衰竭的治疗原则包括：①治疗心力衰竭的基本病因；②去除诱发因素；③减轻心脏负荷；④增强心肌收缩力。

心力衰竭的治疗目标包括：①提高运动耐量，改善生活质量；②延缓或阻止心室重塑；③防止心肌损害进一步加重；④降低住院率及死亡率。

因此心衰的治疗应采取综合治疗方式，早期治疗可导致心功能受损的危险因素如高血压、冠心病、糖尿病等；对临床心衰者，除缓解症状外，还应提高运动耐量，改善生活质量，延缓或阻止心肌损害进一步加重。

一、病因治疗

（一）治疗基本病因

如控制高血压，应用药物、介入或手术治疗改善冠心病心肌缺血，手术治疗心瓣膜病等。

（二）消除诱因

最常见的诱因为呼吸道感染，可积极选用适当抗生素控制感染；对于心室率很快的心房颤动，如不能及时复律应尽快控制心室率。潜在的甲状腺功能亢进症、贫血等也可能是心力衰竭加重的原因，应注意诊断和纠正。

二、药物治疗

（一）利尿药的应用

利尿药是慢性心力衰竭治疗中最常用的基本药物，通过排钠排水减轻心脏的容量负荷，对缓解淤血症状和减轻水肿有十分显著的效果。因此，对有液体潴留证据或原有液体潴留的所有心力衰竭患者，均应给予利尿药。利尿药种类：①排钾利尿类，如氢氯噻嗪、呋塞米等；②保钾利尿类，如螺内酯、氨苯蝶啶等。

（二）肾素-血管紧张素-醛固酮系统抑制药的应用

1. 血管紧张素转换酶抑制药（ACEI）　治疗慢性心力衰竭的基本药物，如卡托普利，可用于所有左心功能不全者。ACEI除发挥扩血管作用改善心力衰竭时的血流动力学、减轻淤血症状外，更重要的是降低心衰患者代偿性神经-体液的不利影响，限制心肌、小血管的重塑，以达到维护心肌的功能，推迟充血性心力衰竭的进展，降低远期死亡率。

2. 血管紧张素Ⅱ受体拮抗药（ARB）　如氯沙坦、坎地沙坦等，对不能耐受 ACEI 的患者，可用 ARB 替代。

3. 醛固酮拮抗药　小剂量螺内酯可阻断醛固酮效应，对抑制心血管的重构、改善慢性心力衰竭的远期预后有很好的作用。

（三）β 受体阻滞药的应用

β 受体阻滞药可增强心肌收缩力、减少心肌耗氧量、减慢心率、控制心律失常，从而提高运动耐量，降低死亡率，改善心力衰竭的预后。心功能不全且病情稳定的患者除非有禁忌或不能耐受，均应使用 β 受体阻滞药，如美托洛尔、比索洛尔等。

（四）正性肌力药的应用

1. 洋地黄类药物　洋地黄可增强心肌收缩力、抑制心脏传导系统、兴奋迷走神经。常用的洋地黄类药物如下。①地高辛：适用于中度心力衰竭的维持治疗；②毛花苷 C（西地兰）：适用于急性心力衰竭或慢性心力衰竭加重时，特别适用于心衰伴快速心房颤动者；③毒毛花苷 K：用于急性心力衰竭。不宜应用的情况：①预激综合征伴心房颤动；②二度或高度房室传导阻滞；③病态窦房结综合征；④急性心肌梗死伴心力衰竭在最初 24 h 以内者。

洋地黄的毒性反应：由于洋地黄的治疗量与中毒量很接近，特别是有心肌严重损害（如急性心肌梗死）、低血钾、严重缺氧、肝肾功能减退等时更容易发生中毒。其毒性反应主要表现：①胃肠道反应，表现为恶心、呕吐、食欲缺乏等；②神经系统反应，为头痛、头晕、嗜睡、视觉改变等；③心脏方面反应，表现为各种心律失常，多见室性期前收缩（多表现为二联律）、室上性心动过速伴房室传导阻滞、房室传导阻滞等。④视觉改变，表现为视物模糊、黄视、绿视等。测定血药浓度有助于洋地黄中毒的诊断。

2. 非洋地黄类正性肌力药

（1）肾上腺素能受体兴奋药：多巴胺是去甲肾上腺素的前体，小剂量可增强心肌收缩力，扩张血管，特别是扩张肾小动脉，心率加快不明显；大剂量则出现不利于心衰治疗的负性作用。多巴酚丁胺可增强心肌收缩力，扩血管作用不如多巴胺明显。以上两种药物只能短期静脉应用。

（2）磷酸二酯酶抑制药：如米力农，通过抑制磷酸二酯酶活性，增加 Ca^{2+} 内流，增强心肌收缩力。

三、一般治疗

（一）休息

心力衰竭的一种基本治疗。应限制患者体力和脑力活动。身心充分休息，可降低基础代谢率，减少心脏做功；减少骨骼肌耗氧，增加肾血流量，利于排钠排水。严重心力衰竭者应卧床休息。但长期卧床易导致静脉血栓形成、肺栓塞、肌肉萎缩，当病情好转后，应鼓励患者尽早做适量的活动。

（二）运动锻炼

运动锻炼可以减少神经激素系统的激活和减慢心室重塑的进程，对减缓心力衰竭患者自然病程有利，是一种能改善患者临床状态的辅助治疗手段。所有稳定的慢性心力衰竭并且还能够参加体力适应计划者，都应当考虑运动锻炼。

（三）饮食及控制钠盐的摄入

宜进食营养合理、易消化的食物，少食多餐，避免暴饮暴食。减少钠盐的摄入有利于减轻水肿等症状，但应注意在应用强效排钠利尿药时，过分严格限盐可导致低钠血症。

任务六 慢性心衰患者的护理

一、护理评估

（一）病史

1. 心衰的病因和诱因 详细询问患者有无冠心病、高血压、风湿性心瓣膜病、心肌炎、先天性心脏病等基础病；有无呼吸道感染、心律失常、劳累过度、妊娠或分娩等诱发因素。

2. 病程发展经过 评估主要症状特点，如有无劳力性呼吸困难，患者产生呼吸困难的体力活动类型，如上楼、步行或洗漱等。有无夜间阵发性呼吸困难或端坐呼吸；有无咳嗽、咳痰或痰中带血；有无疲乏、头晕、失眠等。以上症状常是左心衰竭患者的主诉，还应了解患者是否有恶心、呕吐、食欲缺乏、腹胀、体重增加及身体低垂部位水肿等右心衰竭的表现。了解相关检查结果，用药情况及效果，病情是否有加重趋势。

3. 心理 - 社会情况 心力衰竭往往是心血管病发展至晚期的表现。长期的疾病折磨和心衰反复出现，体力活动受到限制或不能从事任何体力活动，生活不方便，常使患者陷于焦虑不安、内疚、绝望，甚至生活在对死亡的恐惧之中。家人因长期照顾患者，往往心情烦躁，忽视患者的心理感受。因此，应评估患者的心理状况，做针对性的心理疏导。

（二）身体评估

1. 一般状态 生命体征如呼吸状况、脉搏快慢、节律等是否平稳，患者的意识与精神状况，患者是否采取半卧位或端坐位，有无皮肤黏膜的发绀等。

2. 心肺情况 心界大小，心尖搏动的位置和范围，心率是否加快，心律是否整齐，第一心音强弱，有无心尖部舒张期奔马律、病理性杂音等。两肺有无湿啰音或哮鸣音。

3. 其他 有无颈静脉怒张、肝颈静脉反流征阳性；肝脏大小，质地；水肿的部位、性质、范围及程度，有无肺部啰音及腹腔积液等。

（三）实验室及其他辅助检查

重点了解胸部 X 线检查、超声心动图等，以了解心力衰竭的程度及现状。另外，还应定期检查电解质、血气分析，以判断有无电解质紊乱和酸碱平衡失调。

二、护理诊断/问题

（一）常用护理诊断/问题

1. **气体交换受损**　与左心衰引起的肺淤血致气体弥散功能下降有关。
2. **体液过多**　与右心衰竭致体循环淤血、水钠潴留、低蛋白血症有关。
3. **活动无耐力**　与心排血量下降有关。
4. **潜在并发症**　洋地黄中毒。

（二）其他护理诊断/问题

1. **有皮肤完整性受损的危险**　与长时间卧床、水肿、营养不良有关。
2. **恐惧/绝望**　与机体功能状态减弱、担心疾病预后有关。
3. **营养失调**　低于机体需要量，与长期食欲下降有关。
4. **知识缺乏**　缺乏用药知识。

三、护理目标

1. 患者呼吸困难减轻或消失，发绀表现减退，肺部啰音消失，血气指标维持在正常范围。
2. 患者能叙述并执行低盐饮食计划，组织水肿减轻或消失，胸腔积液、腹腔积液减少或消失。
3. 患者能掌握活动度，遵循活动计划，主诉活动耐力增加。
4. 患者能叙述洋地黄中毒的表现，一旦发生中毒，得以及时发现和控制。

四、护理措施

（一）气体交换受损

1. **休息**　患者有明显呼吸困难时应卧床休息，以减轻心脏负荷，利于心功能恢复。对心衰急性期患者应嘱其绝对卧床休息。卧床休息的时间需持续到患者心衰基本得到控制，心脏储备量恢复。劳力性呼吸困难者，应减少活动量，以不引起症状为度。对夜间阵发性呼吸困难者，应加强夜间巡视，协助患者坐起。对端坐呼吸者，需加强生活护理，注意口腔清洁，协助大小便。此外，患者应衣着宽松，盖被轻软，以减轻憋闷感。

2. **体位**　根据患者呼吸困难的类型和程度采取适当的体位。患者有严重的呼吸困难、端坐呼吸时，采取半坐卧位或端坐位，也可使用床上小桌，让患者扶桌休息，必要时双腿下垂。半卧位、端坐位可使横膈下移，增加肺活量，双腿下垂可减少回心血量，均有利于改善呼吸困难。患者处于被迫体位时，协助患者经常更换体位，注意皮肤护理，防止发生压疮。此外，需注意患者体位的舒适与安全，可用枕或软垫支托肩、臂、骶、膝部，以避免受压或下滑，必要时加床挡防止坠床。

3. 氧疗　对于有低氧血症者，纠正缺氧对缓解呼吸困难、保护心脏功能、减少缺氧性器官功能损害，有重要的意义。氧疗的指征包括：急性肺水肿，有明确缺氧表现如 $SaO_2 < 90\%$ 或 $PaO_2 < 60$ mmHg，睡眠性潮式呼吸或合并夜间低通气、睡眠呼吸暂停。根据缺氧的轻重程度给予氧气吸入。氧流量一般为 $2 \sim 4$ L/min；严重缺氧者可给 $4 \sim 6$ L/min；合并有肺心病者应给予低流量持续吸氧。

4. 心理护理　在患者病情突然变化需要抢救时不惊慌，有条不紊地配合医师进行抢救；建立良好的护患关系，与家属一起安慰鼓励患者，帮助树立战胜疾病的信心，稳定患者情绪，以降低交感神经兴奋性，有利于减轻呼吸困难。

5. 输液护理　控制输液量和速度，防止加重心脏负荷，诱发急性肺水肿。24 h 输液量应控制在 1500 mL 以内为宜，并将输液速度控制在 $20 \sim 30$ 滴/分。

6. 病情监测　密切监测患者心率、血压、呼吸困难情况。若病情加重或血氧饱和度降低到 94% 以下，应报告医师。

7. 用药护理　ACEI 的主要不良反应包括干咳、直立性低血压和头晕、一过性肾损害、高钾血症、血管神经性水肿等。在用药期间需监测血压，避免体位的突然改变，监测血钾水平和肾功能。若患者出现不能耐受的咳嗽或血管神经性水肿应停止用药。当心衰患者因 ACEI 的干咳不能耐受时可改用 ARB。β 受体阻滞药的不良反应有心动过缓和心脏传导阻滞、低血压、心衰恶化、疲乏等。应监测心率和血压，当心率低于 50 次/分时，暂停给药。

（二）体液过多

1. 休息与体位　休息有助于增加肾血流量，提高肾小球滤过率，促进水钠排出，减轻水肿。因此，轻度水肿者应限制活动；重度水肿者应卧床休息。

2. 饮食护理　患者应进食易消化的清淡饮食，以流食或半流食为宜，避免摄入产气多的食物。要少量多餐，对于夜间阵发性呼吸困难的患者，可将晚饭提前。限制钠盐程度根据心衰程度和利尿药疗效而定，一般每天食盐摄入量在 5 g 以下为宜。重度心衰患者应限制钠盐在 $0.5 \sim 1.0$ g/d，轻度心衰应限制钠盐在 $2 \sim 3$ g/d。告诉患者及家属低盐饮食的重要性以提高其依从性。限制含钠量高的食品如腌或熏制品、香肠、罐头食品、冰激凌、乳酪、爆米花、坚果、海产品等。控制液体摄入，一般每天入水量限制在 1500 mL 以内。严重心衰者，24 h 的饮水量一般不超过 800 mL，应尽量安排在白天间歇饮用，避免大量饮水，以免增加心脏负担。

3. 使用利尿药的护理　电解质紊乱是使用利尿药最容易出现的不良反应。①排钾类利尿药，如袢利尿药和噻嗪类利尿药，最主要的不良反应是低钾血症，从而诱发心律失常或洋地黄中毒。故应监测血钾浓度及有无乏力、腹胀、肠鸣音减弱等低钾血症的表现，同时多补充含钾丰富的食物，如鲜橙汁、西红柿汁、香蕉、枣、无花果、葡萄干、马铃薯、花菜等。必要时遵医嘱补充钾盐，口服补钾宜在饭后或将水剂与果汁同饮，以减轻胃肠道不适；外周静脉补钾时每 500 mL 液体中氯化钾含量不宜超过 1.5 g，且速度不宜过快。巡视患者有无输液侧肢体因药液刺激疼痛，及时给予热敷或调慢滴速。噻嗪类的其他不良反应有胃肠道反应、嗜睡、乏力、皮疹，长期用药可产生高钾血症，尤其是伴肾功能减退，少尿或无尿者应慎用。②保钾类利尿药，如螺内酯和氨苯蝶啶，主要不良反应是高钾血症，出现嗜睡，运动失调，男性乳房发育，面部多毛等表现，肾功能不全及高钾血症者禁用。此外，非紧急情况下，利尿药的应用时间选择早晨或日间为宜，避免夜间排尿过频而影响患者的休息。

4. 病情监测　加强巡视，防止随意调快输液速度而诱发急性肺水肿。每天在同一时间、着同一服装，用同一体重计测量体重，时间安排在患者晨起排尿后，早餐前最适宜。准确记录 24 h 液体出入量，若患者尿量 < 30 mL/h，应报告医师。有腹腔积液者应每天测量腹围。此外，询问患者有无畏食、恶心、腹部不适。注意颈静脉充盈程度，肝脏大小，水肿消退情况等。

（三）活动无耐力

1. 制订活动计划　对心衰恢复期患者，告诉患者运动训练的治疗作用，应鼓励其主动运动，根据病情轻重不同，结合 6 min 步行试验、超声或核素检查测定左室射血分数值、患者年龄等，与患者及家属一同制定个体化运动方案，督促其坚持动静结合，循序渐进增加活动量。

2. 活动过程中监测　注意监测患者活动中有无呼吸困难、胸痛、心悸、头晕、疲劳、大汗、面色苍白、低血压等情况，若出现上述情况时应及时停止活动。如患者经休息后症状仍持续不缓解，应及时通知医师。ACC/AHA 指出，运动治疗中需要进行心电监护的指征包括：LVEF < 30%，安静或运动时出现室性心律失常，运动时收缩压降低，心脏性猝死、心肌梗死、心源性休克的幸存者等。

（四）潜在并发症

洋地黄中毒。

1. 预防洋地黄中毒　①洋地黄用量个体差异很大，老年人、心肌缺血缺氧、重度心力衰竭、低钾低镁血症、肾功能减退等情况对洋地黄较敏感，使用时应严密观察患者用药后反应。②与奎尼丁、胺碘酮、维拉帕米、阿司匹林等药物合用，可增加中毒机会，在给药前应询问有无上述药物及洋地黄用药史。③严格按医嘱给药，给药前数脉搏，当脉搏 < 60 次/分或节律不规则应暂停服药并告诉医师；用毛花苷 C 或毒毛花苷 K 时务必稀释后缓慢（10 ~ 15 min）静脉滴注，并同时监测心率、心律及心电图变化，记录给药时间；如果一次漏服口服药，下一次不能补服。④必要时监测血清地高辛浓度。

2. 识别洋地黄中毒表现　洋地黄中毒最重要的反应是各类心律失常，最常见为室性期前收缩，多呈二联律，其他如房性期前收缩、心房颤动、房室传导阻滞等，快速房性心律失常又伴有传导阻滞是洋地黄中毒的特征性表现。胃肠道反应如食欲下降、恶心、呕吐和神经系统症状如头痛、倦怠、视物模糊、黄视、绿视等在用维持量法给药时则相对少见。

3. 洋地黄中毒的处理　①立即停用洋地黄。②低血钾者可口服或静脉补钾，停用排钾利尿药。③单发期前收缩、一度房室传导阻滞、心房颤动伴缓慢心室率等，一般停药后可自行消失；④纠正心律失常：快速性心律失常可用利多卡因或苯妥英钠，一般禁用电复律，因易致心室颤动；有传导阻滞及缓慢性心律失常者可用 0.5～1.0 mg 阿托品皮下或静脉注射，需要时安置临时心脏起搏器。

五、健康指导

(一) 合理饮食

饮食宜低盐、清淡、易消化、富营养，每餐不宜过饱，多食蔬菜、水果，防止便秘。进餐速度不宜过快，忌暴饮暴食、辛辣刺激性食物，如浓茶、咖啡等，戒烟、戒酒，有心力衰竭时应严格控制水和盐的摄入，每日摄水量标准为"量出为入"。

(二) 适度活动锻炼

1. 逐渐增加活动量，以不出现心悸、气促、心前区不适为原则，日常生活尽量自理，如无不适，可逐渐增加活动量；适当进行体育锻炼，选择散步、打太极拳等比较温和的活动项目，避免剧烈、竞赛性或消耗体力大的运动，如快走、爬山等。心功能Ⅰ级者，不限制一般的体力活动，积极参加体育锻炼，但应避免剧烈运动和重体力劳动；心功能Ⅱ级者，可进行轻体力劳动或从事家务劳动，以不感觉疲劳为宜；心功能Ⅲ级者，以卧床休息为主，鼓励患者完成自己的日常生活照护；心功能Ⅳ级者，应绝对卧床休息，生活由他人照顾。

2. 避免过度劳累、精神紧张的工作和过长时间的工作。

3. 如有心悸、胸痛、呼吸困难、头晕等症状时，应立即停止活动、卧床休息，症状无改善应及时就医。

4. 建立规律的生活习惯，保持情绪稳定，不看刺激性的电影，保证充分的休息和充足的睡眠。必要时可遵医嘱服用镇静药。

(三) 预防病情加重

对 A 期心衰患者即应强调控制血压、血糖、血脂异常，积极治疗原发病。避免可导致增加心力衰竭危险的行为（如吸烟、饮酒），注意避免各种诱发因素，如感染（尤其是呼吸道感染）、过度劳累、情绪激动、输液过快过多等。育龄女性应在医师指导下决定是否可以妊娠与自然分娩。

(四) 提高对治疗的依从性

教育家属给予患者积极的支持，帮助树立战胜疾病的信心。保持情绪稳定，积极配合治疗。教会患者服地高辛前自测脉搏，当脉搏在 60 次/分以下时暂停服药，到医院就诊。当发现体重或症状有变化时亦应及时就诊。

(五) 提高自护能力

1. 掌握自测脉搏的方法。
2. 学会准确记录 24 h 液体出入量，监测体重。

3. 保持大便通畅，避免用力排便。

4. 避免长时间站立或由蹲位突然站立、大幅度改变体位等；洗澡时间 <30 min，忌洗桑拿浴、蒸气浴。

5. 注意防寒保暖，寒冷天气出门戴口罩，防止着凉，引起呼吸道感染；感冒流行期间，尽量少去公共场所，避免和流感患者接触，防止交叉感染；室内每日通风换气，保持空气新鲜，避免心衰的诱发因素。

6. 活动时易疲劳乏力，有夜间睡眠不好或憋醒或阵发性胸前发闷时，常为心衰的早期表现，宜及早就医。

7. 随身携带硝酸甘油、速效救心丸等急救药，如有胸闷、气短，应立即舌下含服，症状不缓解者，应立即平卧，并拨打"120"，立即到医院就诊。

8. 随身携带家庭住址、电话及家属联系方式，如有意外，方便与家属取得联系。

六、护理评价

1. 患者呼吸困难是否减轻或消失，发绀表现是否减退，肺部啰音是否消失，血气指标是否维持在正常范围。

2. 患者是否能叙述并执行低盐饮食计划，组织水肿是否减轻或消失，胸腔积液、腹腔积液是否减少或消失。

3. 患者能否掌握活动度，是否遵循活动计划，是否主诉活动耐力增加。

4. 患者是否能叙述洋地黄中毒的表现，是否发生中毒。

项目二　急性心力衰竭

【临床案例分析题目】

患者，男，52 岁。主诉：劳力性呼吸困难 5 年，加重 10 d。2005 年以来间断出现呼吸困难、心悸，伴咳嗽咳痰，双下肢水肿。近 10 d 呼吸困难加重，轻微活动即感呼吸困难，夜间不能平卧。入院诊断：扩张型心肌病、心脏扩大、心功能 III 级。入院查体：P 110 次/分，R 22 次/分，BP 110/60 mmHg。双侧颈静脉怒张，右肺底闻及湿啰音，肝大剑突下 8 cm 可触及，双下肢水肿。患者入院后给予利尿、扩血管、强心等对症支持治疗。

住院后第 2 天患者受凉感冒，当天晚上突然出现极度呼吸困难，R 为 38 次/分，咳粉红色泡沫样痰，面色苍白，大汗淋漓，四肢湿冷，烦躁不安。听诊两肺满布湿啰音，心尖部可闻及舒张期奔马律。

请思考：

1. 患者目前的诊断是什么？

2. 应该如何进行抢救配合与护理？

3. 写出 2 个护理诊断。

4. 根据护理诊断写出相应的护理目标、护理措施。

急性心力衰竭是指由于急性心脏病变引起心脏排血量显著、急剧降低，导致严重的组织器官灌注不足和急性淤血综合征。无论既往有无心脏病病史均可发生。临床上以急性左心衰竭较为常见，多表现为急性肺水肿或心源性休克。急性心力衰竭是临床上常见的急危重症之一，抢救是否及时合理与预后密切相关。

任务一　病　因

一、急性弥漫性心肌损害

与冠心病有关的广泛前壁心肌梗死，急性心肌炎，乳头肌梗死断裂、室间隔破裂穿孔等。

二、急性阻力负荷过重

如高血压或高血压危象；严重而突发的心脏排血受阻，如重度二尖瓣狭窄。

三、急性容量负荷过重

如急性心肌梗死；感染性心内膜炎引起的瓣膜穿孔、腱索断裂所致急性反流等。

四、急性机械性梗阻

如严重的二尖瓣或主动脉瓣狭窄、肥厚型心肌病伴左室流出道梗阻等。

五、其他

如高血压心脏病血压急剧升高，在原有心脏病基础上出现快速性心律失常或严重缓慢心律失常；输液过快过多等。

以上病因均可导致心排血量急剧下降、肺静脉压快速升高而出现急性肺水肿。

任务二　临床表现

突发严重呼吸困难，呼吸频率可达 30~40 次/分，端坐呼吸，频频咳嗽，咳粉红色泡沫样痰，面色苍白、口唇发绀、烦躁不安、大汗淋漓、皮肤湿冷，窒息感，极重者可因脑缺氧而致神志模糊。肺水肿早期血压可一过性升高，如不能及时纠正，血压可持续下降直至休克。听诊两肺满布湿啰音和哮鸣音，心尖部第一心音减弱，心率增快，心尖部可闻及舒张期奔马律，肺动脉瓣第二心音亢进。

任务三　诊断要点

根据患者典型的症状和体征，如突发极度呼吸困难、咳粉红色泡沫痰、双肺满布湿啰音等，一般不难做出诊断。急性肺水肿所致的心源性哮喘应与支气管哮喘急性发作相鉴别。

任务四　抢救配合与护理

一、体位

立即协助患者取坐位，双腿下垂，以减少静脉回流，减轻心脏负荷。

二、氧疗

首先应保证有开放的气道，立即给予 6~8 L/min 的高流量鼻管吸氧，对病情特别严重者可给予面罩呼吸机持续气道加压（CPAP）或双水平气道正压通气（BiPAP）给氧，增加肺泡内压。以上措施无法提供氧供时才使用气管插管。给氧时在氧气湿化瓶加入 50% 的酒精，有助于消除肺泡内的泡沫，如患者不能耐受，可降低酒精浓度至 30% 或给予间断吸入，维持血氧饱和度维持在 95%~98% 水平，以防出现脏器功能障碍甚至多器官功能衰竭。

三、给药

迅速开放 2 条静脉通路，遵医嘱正确使用药物，观察疗效与不良反应。

（一）镇静

吗啡可使患者镇静，降低心率，同时扩张小血管而减轻心脏负荷。早期给予吗啡 3~5 mg 静脉注射，必要时可每间隔 15 min 重复应用 1 次，共 2~3 次。老年患者应减量或改为肌内注射。观察患者有无呼吸抑制或心动过缓。

（二）利尿

快速利尿药可减轻心脏前负荷，给予呋塞米 20~40 mg 静脉注射，4 h 后可重复 1 次。此外，该药能扩张静脉，有利于缓解肺水肿。

（三）扩血管

可选用硝普钠、硝酸甘油或酚妥拉明静脉滴注，严格按医嘱定时监测血压（如每 5 min 测量 1 次），有条件者用输液泵控制滴速，根据血压调整剂量，维持收缩压在 100 mmHg 左右，对原有高血压者血压降低幅度（绝对值）以不超过 80 mmHg 为度。

1. 硝普钠　为动、静脉血管扩张药。一般剂量为 12.5~25 μg/min。硝普钠含有氰化物，大剂量长期使用会发生硫氰酸中毒，连续使用不得超过 24 h。硝普钠见光易分解，应避光滴注。因稀释后的硝普钠溶液不稳定，故应现用现配。

2. 硝酸甘油　可扩张小静脉，降低回心血量。一般从 10 μg/min 开始，每 10 min 调整 1 次，每次增加 5~10 μg。

3. 酚妥拉明　为 α 受体阻滞药，以扩张小动脉为主。以 0.1 mg/min 开始，每 5~10 min 调整 1 次，最大可增至 1.5~2.0 mg/min。

（四）强心

洋地黄制剂尤其适用于快速心房颤动或已知有心脏增大伴左心室收缩功能不全的患者，禁用于重度二尖瓣狭窄伴窦性心律者。可用毛花苷 C 静注，首剂 0.4 ~ 0.8 mg，2 h 后可酌情再给 0.2 ~ 0.4 mg。洋地黄制剂静脉使用时要注意稀释，速度缓慢、均匀，并注意心率变化。

（五）解痉

氨茶碱对解除支气管痉挛有效，并有一定的正性肌力及扩血管、利尿作用，缓慢静注给药。

四、病情监测

严密监测血压、心率、心电图、呼吸、血氧饱和度，检查血电解质、血气分析等，对安置漂浮导管者应监测血流动力学指标的变化，准确记录 24 h 出入液量。观察呼吸频率和深度、精神状态、意识、皮肤颜色及温度，肺部啰音的变化。

五、心理护理

医护人员在抢救时必须保持镇静、操作熟练、忙而不乱，使患者产生信任与安全感。避免在患者面前讨论病情，必要时可留一亲属陪伴患者，护士应与患者及家属保持密切接触，提供情感支持。

六、健康指导

向患者及家属介绍急性心力衰竭的病因，鼓励积极治疗原发病和避免诱因，在静脉输液前应主动向医护人员说明自己的心脏病史，以便输液时控制输液量及速度。

模块四　心律失常

项目一　概　述

心律失常是指心脏冲动的频率、节律、起源部位、传导速度或激动顺序的异常。

心电冲动的形成和传导由特殊心肌组织完成，它包括窦房结、结间束、房室结、希氏束、左束支、右束支及浦肯野纤维。窦房结是正常窦性心律的起搏点。冲动在窦房结形成后，由结间束和普通心房肌传递，抵达左心房及房室结。然后冲动再经房室结缓慢传导，抵达希氏束后再度加速。束支与浦肯野纤维的传导速度极快，使心室肌几乎同时被激动，最后抵达心外膜，完成一次心动周期。

任务一　病　因

心律失常不是一个独立的疾病，是一组症群。其原因多数为病理性，亦可见于生理性。主要常见的原因如下。

1. **生理性原因**　情绪激动、吸烟、饮酒、咖啡、更年期女性、自主神经功能失调。

2. **器质性心脏病**　最重要的病因，如冠心病、风湿性心脏病、高血压性心脏病、甲亢性心脏病、糖尿病性心脏病、贫血性心肌病、心肌炎等。

3. **非心源性疾病**　内科其他系统的严重疾病、外科、妇产科、儿科和耳鼻喉科的某些疾患。

4. **电解质紊乱和酸碱平衡失调**　低钾血症、高钾血症等。

5. **物理和化学因素的作用与中毒**　中暑、电击伤、某些工业性毒物、农药、毒素、有毒植物。

6. **医源性因素**　某些抗肿瘤药（如阿红霉素）、强心药（如洋地黄）、作用于心血管受体药物（如肾上腺素、阿托品等）、抗心律失常药物的致心律失常作用。

任务二　分　类

按心律失常发作时的心率快慢分为快速型（期前收缩、心动过速、扑动和颤动）和慢速型（窦缓、窦性停搏、房室传导阻滞）2 大类，而按其发生原理可分为冲动形成异常及冲动传导异常 2 大类。

一、冲动形成异常

（一）窦性心律失常

1. 窦性心动过速。
2. 窦性心动过缓。
3. 窦性心律失常。
4. 窦性停搏。

（二）异位心律

1. **被动性异位心律**　①逸搏（房性、房室交界区性、室性）；②逸搏心律（房性、房室交界区性、室性）。

2. **主动性异位心律**　①期前收缩（房性、房室交界区性、室性）；②阵发性心动过速（房性、房室交界区性、室性）；③心房扑动、心房颤动；④心室扑动、心室颤动。

二、冲动传导异常

1. 生理性传导异常，干扰与脱节。
2. 病理性传导异常。

（1）窦房传导阻滞。

（2）房内传导阻滞。

（3）房室传导阻滞（一度、二度、三度房室传导阻滞）。

（4）室内传导阻滞（左、右束支及左前和左后分支传导阻滞）。

3. 预激综合征。

任务三　发生机制

一、冲动形成异常

（一）自律性异常

正常情况下，窦房结自律性最高，处于主导地位，其他部位具有自律性的心肌细胞为潜在起搏点。窦房结、房室结等具有自律性的组织本身发生病变，或自主神经系统兴奋性改变均可导致不适当的冲动发放。此外，在缺氧、电解质紊乱、儿茶酚胺增多及药物等病理状态下，原无自律性的心肌细胞如心房肌和心室肌细胞出现自律性异常增高，可导致快速性心律失常。

（二）触发活动

指心房、心室与希氏束 – 浦肯野组织在动作电位后产生除极活动，被称为后除极。在儿茶酚胺增多、心肌缺血 – 再灌注、高血钙、低血钾及洋地黄等病理状态下，心房肌、心室肌等动作电位产生后除极达到阈电位，可诱发反复激动，持续的反复激动即可构成快速性心律失常。

二、冲动传导异常

（一）传导阻滞

当冲动传到某处心肌时，如适逢生理不应期，可形成生理性阻滞或干扰现象。传导障碍并非生理性不应期所致者，称为病理性传导阻滞。

（二）折返现象

折返是所有快速性心律失常最常见的发病机制。产生折返的基本条件是传导异常，包括：①心脏两个或多个部位的传导性与不应期各不相同，相互连接成一个闭合环；②其中一条通路发生单向传导阻滞；③另一条通路传导缓慢，使原先发生阻滞的通道有足够时间恢复兴奋性；④原先阻滞的通道再次激动，从而完成一次折返冲动。激动在环内反复循环，产生持续而快速的心律失常。

任务四　临床表现

主要取决于患者心室率的快慢、持续时间、基础疾病严重程度。轻者可无自觉症状；常见的症状为心悸、头晕、胸闷、乏力等；严重者可发生胸痛、呼吸困难、血压下降、心力衰竭、休克、晕厥；最严重的如心室颤动，患者可意识丧失、呼吸停止、颈动脉搏动消失。

任务五　诊断要点

一、病史及体格检查

详细的病史能为诊断提供参考依据，特别对病因诊断具有重要作用。部分心律失常依靠心脏的物理检查手段也能基本确诊。

二、特殊检查

心电图是诊断心律失常最重要的一项无创伤性检查技术，几乎所有的临床心律失常都能通过心电图检查得到正确的诊断。其他辅助检查还有动态心电图、心电图运动试验等。

任务六　正常窦性心律

一、定义

正常心脏起搏点位于窦房结，并按正常房室传导系统顺序激动心房、房室结和心室，由窦房结冲动引起的心律称为窦性心律，其频率为 60～100 次/分，节律较规则。心电图显示窦性心律的 P 波在 I、II、avF、V_4～V_6 导联直立，avR 导联倒置。P-R 间期 0.12～0.20 s（图 3-4-1）。

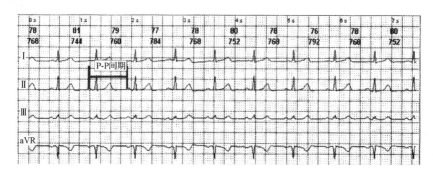

图 3-4-1　正常窦性心律

二、心电图特点

正常心电图的波形特点（图 3-4-2），心电图记录纸是一种 1 mm × 1 mm 的方格坐标纸。常规走纸速度为 25 mm/s，横坐标每小横格为 1 mm，表示 0.04 s，纵坐标每小横格为 1 mm，表示 0.1 mV。

（一）P 波

1. 反映左右两心房去极过程中电位和时间的变化。

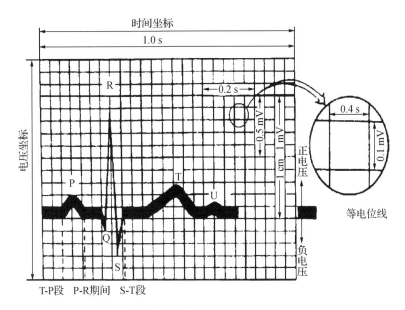

图 3-4-2　正常心电图波形

2. 电刺激由窦房结产生，经由节间传导通路而扩散至左右心房。

3. Ⅰ、Ⅱ、avF、V₄~V₆ 导联的 P 波直立向上而顶端钝圆平滑，而 avR 导联的 P 波是倒置的。

4. P-R 间期，①从 P 波起点到 QRS 波群起点的时间间隔；②代表心房开始去极至心室开始去极的时间间隔；③正常时间为 0.12~0.20 s。

（二）QRS 波群

1. 反应左右两心室去极过程中电位和时间的变化。

2. 在 QRS 波群中第一个向下的波形就是 Q 波，正常时间 <0.04 s。

3. R 波是一个高尖向上的波形。

4. S 波是在 R 波以后的向下的波形。

5. 正常 QRS 波群的时间为 0.06~0.10 s。

6. S-T 段，①从 QRS 波群终点到 T 波起点的时间间隔，反映心室复极早期的电位和时间变化；②正常的 S-T 段应该在水平基线，在任何导联其向下偏移不超过 0.05 mV，向上偏移不超过 0.1 mV。

（三）T 波

1. 反映心室复极后期的电位变化。

2. 正常时间为 0.10~0.25 s，电压为 0.1~0.8 mV。

3. Q-T 间期，①从 QRS 波群起点到 T 波终点的时间间隔，反映心室去极与心室复极的电位和时间变化；②正常一般在 0.32~0.44 s。

（四）U 波

1. 发生机制不明，多认为是心肌激动的激后电位。

2. 在 T 波之后 0.02 ～ 0.04 s 出现，方向与 T 波一致。

三、心电图分析

心电图分析主要包括：①心房、心室节律是否规则、频率如何；②P-R 间期是否恒定；③有无 P 波，P 波、QRS 波群形态是否正常，P 波与 QRS 波的相互关系等；④S-T 段是否正常。

项目二　窦性心律失常

【临床案例分析题目】

患者，男，55 岁，黑蒙 4 年，伴胸闷乏力，近 1 年加重，查体：心界不大，HR 45 次/分，节律不齐，双肺无啰音，下肢无水肿。心电示 P-P 间期显著延长，达 2.6 s，其间无 P 波及 QRS 波，长 P-P 间期与基本窦性 P-P 间期无倍数关系。

请思考：

1. 请判断患者发生了何种类型的心律失常？

2. 可做哪些检查协助诊断？

3. 最佳治疗措施是什么？

4. 存在哪些护理问题？

窦性心律失常是指窦房结冲动形成过快、过慢或不规则或窦房结冲动传导障碍所致的心律失常。

任务一　窦性心动过速

窦性心动过速是指成年人窦性心律的频率超过 100 次/分（儿童大于该年龄组高限）。

一、病因及表现

生理状态，如健康人吸烟、喝浓茶、饮酒、情绪激动、剧烈运动；病理状态，如发热、严重贫血、甲状腺功能亢进、休克、心肌缺血、心衰、心肌炎等；药物，如应用肾上腺素、阿托品等。临床上可无症状或出现心悸。

二、心电图特点

1. 窦性 P 波规律出现，频率 >100 次/分。

2. P 波后必有 QRS 波群，形态正常。

3. PR 间期略短，Q-T 间期略短（图 3-4-3）。

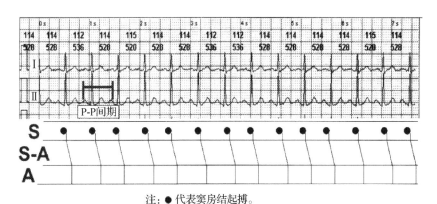

注：● 代表窦房结起搏。

图3-4-3　窦性心动过速

三、治疗要点

主要是针对原发疾病本身，必要时可应用 β 受体阻滞药或普萘洛尔减慢心率。

任务二　窦性心动过缓

窦性心动过缓是指成年人窦性心律的频率 <60 次/分，窦性心动过缓常同时伴随发生窦性心律失常。

一、病因及表现

生理状态，健康的青年人、运动员与睡眠状态；病理状态，颅内高压、低温、甲状腺功能减退、阻塞性黄疸、冠心病、心肌炎等；药物，如应用拟胆碱药物、胺碘酮、钙通道阻滞剂、β 受体阻滞药、洋地黄等。

患者可无症状或因心率过慢时引起组织缺血表现，如头晕、乏力、胸闷甚至晕厥等。

二、心电图特点

1. 缓慢出现窦性 P 波，频率 <60 次/分。
2. P 波后必有 QRS 波群，形态正常。
3. P-R 间期正常或略延长，Q-T 间期延长（图3-4-4）。

三、治疗要点

无症状的窦性心动过缓或伴窦性心律失常通常无须治疗。如因心率过慢，出现排血量不足的症状，可应用阿托品、麻黄碱或异丙肾上腺素等药物，效果不好者，考虑心脏起搏治疗。

任务三　窦性停搏或窦性静止

窦性停搏是指窦房结不能产生冲动，由低位起搏点（如心房、房室结）逸搏取代发生

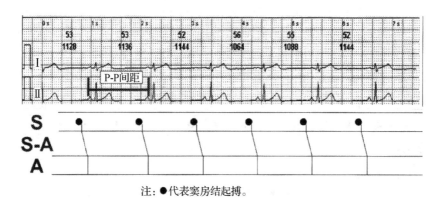

注：●代表窦房结起搏。

图 3-4-4　窦性心动过缓

冲动控制心室。它是一种严重的心律失常。

一、病因及表现

常见于器质性心脏病，如急性心肌梗死、窦房结变性与纤维化；药物，如应用洋地黄制剂、奎尼丁中毒、β 受体阻滞药过量等；迷走神经张力增高或颈动脉窦过敏者。

若无逸搏，过长时间的窦性停搏可使患者发生黑蒙、短暂性意识障碍、阿-斯综合征发作死亡。

二、心电图特点

1. P 波形态正常。

2. 一系列 P 波后出现心电静止的长间歇，长的 P-P 间期与基本的窦性 P-P 间期无倍数关系。

3. 长间歇后可出现交界性或室性逸搏（图 3-4-5）。

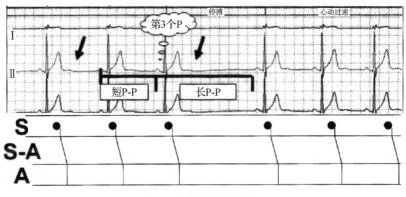

注：●代表窦房结起搏。

图 3-4-5　窦性停搏

三、治疗要点

治疗可参照窦性心动过缓。

任务四　病态窦房结综合征

病态窦房结综合征（sick sinus syndrome，SSS）简称病窦综合征，是由窦房结病变导致功能障碍，从而产生多种心律失常的综合表现。

一、病因及表现

常见于器质性心脏损害，如冠心病、心肌炎、心肌病、风湿性心瓣膜病、甲状腺功能减退、感染（伤寒）等。

常见症状为发作性眩晕、头痛、乏力、心悸、心绞痛等心、脑脏器供血障碍的表现，严重者出现阿－斯综合征甚至死亡。

二、心电图特点

1. 持续而显著的窦性心动过缓（＜50 次/分），且并非由药物引起。
2. 窦性停搏与窦房传导阻滞。
3. 窦房传导阻滞与房室传导阻滞并存。
4. 心动过缓－心动过速综合征（慢－快综合征），是指心动过缓与房性快速性心律失常交替发作。
5. 在未用抗心律失常药物下，房颤的心室率减慢或其发作前后有窦性心动过缓和（或）一度房室传导阻滞。
6. 房室交界区性逸搏心律等。

三、治疗要点

若患者无心动过缓的症状，不必治疗，定期随诊观察。对有症状的病窦综合征，应接受永久人工心脏起搏器治疗。

项目三　期前收缩

【临床案例分析题目】

患者，女，65 岁，主诉间断心慌伴食欲下降 3 d 入院，入科后观患者神志清，精神可，测血压 120/100 mmHg。患者于入院前 3 d 无明显诱因间断性出现心慌，活动及劳累后加重，伴左侧胸前区轻度憋闷。心脏听诊时呈心律失常，期前收缩的第一心音增强，第二心音相对减弱。

请思考：

1. 患者可能出现了哪种类型的心律失常？

2. 该类心律失常的心电图特征是什么？

3. 目前患者存在的主要护理诊断是什么？

4. 针对该护理诊断提出相应的护理措施。

期前收缩又称过早搏动或早搏，是指窦房结以外的异位起搏点过早发出冲动控制心脏收缩所致，是临床上最常见的心律失常。根据异位起搏点的部位不同，将期前收缩分为房性、房室交界性、室性3类，其中以室性期前收缩最常见；按照形态可分为多源性（多个异位起搏点，同导联上出现不同形态）和单源性（单个异位起搏点，同导联上出现形态相同）；按照频率可分为偶发和频发（＞5次/分）。期前收缩有时呈规律的出现，如每隔1个或2个正常心搏后出现1个期前收缩（或每隔1个后出现两个期前收缩），且周而复始连续发生，即称之为二（三）联律。

任务一　病　因

生理状态，健康人精神或体力过分疲劳、情绪紧张、过多吸烟、饮酒或饮茶；病理状态，如冠心病、心肌炎、心肌病、风湿性心脏病、二尖瓣脱垂；药物，如洋地黄中毒、肾上腺素、麻醉药、奎尼丁等；电解质紊乱、对心脏的器械检查、心导管检查等亦可导致各种类型的期前收缩。

任务二　临床表现

偶发的期前收缩一般无明显症状，部分患者有心脏停跳感。当早搏频发或连续发作时可有心悸、乏力、胸闷、恶心、晕厥、心绞痛症状。临床心脏听诊时呈心律失常，早搏的第一心音增强，而第二心音相对减弱甚至消失。

任务三　各类别期前收缩心电图特点

一、房性期前收缩

1. 提前发生的P波，其形态与窦性P波稍有差别。

2. 提前发生P波的P-R间期大于0.12 s。

3. 提前的P波后继以形态正常的QRS波。

4. 早搏后常可见一不完全代偿间歇（图3-4-6）。

二、室性期前收缩

1. 提前出现的QRS-T波群，其前无P波。

2. 提前出现的QRS-T波形态异常，时限通常为0.12 s或以上。

3. 早搏后可见一完全代偿间歇（图3-4-7、图3-4-8）。

三、房室交界性期前收缩

1. 提前出现的QRS-T波群，其前无P波，该QRS-T波形态与正常窦性激动的QRS-T波

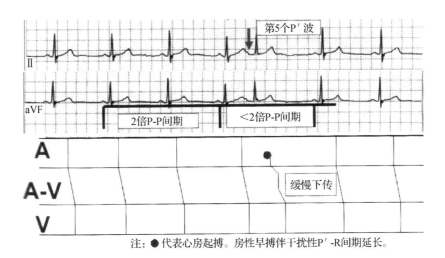

注：● 代表心房起搏。房性早搏伴干扰性 P′-R 间期延长。

图 3-4-6　房性期前收缩

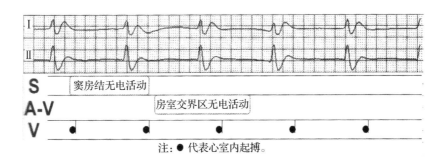

注：● 代表心室内起搏。

图 3-4-7　室性期前收缩

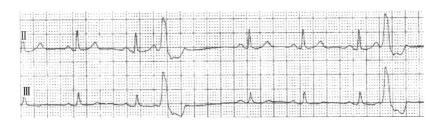

图 3-4-8　室性逸搏心律

群基本相同。

2. 提前出现的 QRS-T 波群前、后可见逆行 P 波，且 P-R 间期小于 0.12 s。

3. 早搏后多见有一完全代偿间歇（图 3-4-9）。

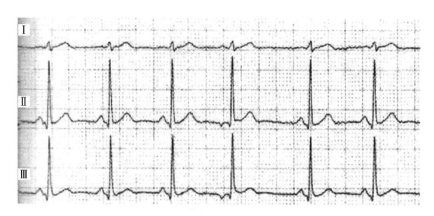

图 3-4-9　房室交界性期前收缩

任务四　治疗要点

一、病因治疗

针对早搏的病因，积极治疗，去除诱因，如缓解过分紧张或疲劳过度，改善心肌供血，控制心肌炎症，纠正电解质紊乱。

二、药物治疗

不同类型的早搏可选用不同的药物。室性早搏常选用美西律（慢心律）、普罗帕酮（心律平）、胺碘酮等。房性早搏、交界性早搏可选用维拉帕米、胺碘酮等药物。对急性心肌梗死急性期伴发室性早搏常用利多卡因静脉滴注或静脉注射，以避免室性心动过速或心室颤动的发生。

项目四　阵发性心动过速

【临床案例分析题目】

患者，男，32 岁，10 年来阵发性心悸，每次心悸突然发作，持续 30 min 至 3 h 不等，此次发作持续 30 min 而来就诊。检查：BP 90/60 mmHg，HR 200 次/分，心律绝对规则，无杂音，肺（－）。

请思考：

1. 请判断患者发生了何种类型的心律失常？

2. 其心电图特征是什么？

3. 最佳治疗措施是什么？

4. 在治疗过程中应注意什么？

阵发性心动过速是一种阵发性快速而规律的异位心律，由连续 3 个或以上的早搏形成。

由于异位起搏点的部位不同，可分为房性、房室交界性和室性。由于前两者心电图不易区别，故统称为室上性心动过速，简称室上速；室性心动过速简称室速。

任务一　病　因

一、阵发性室上速

多发生在无明显器质性心脏病的患者，其发作常与过度疲劳、体位改变、情绪激动、烟酒过量、喝浓茶、饮咖啡有关；也可见于器质性心脏病患者，如冠心病、风湿性心脏病、甲状腺功能亢进、洋地黄中毒的患者。预激综合征的患者常伴室上速。

二、阵发性室速

多发生在有器质性心脏病的患者，最常见为急性心肌梗死、冠心病，其他如心肌病、风湿性心脏病、心肌炎、洋地黄制剂中毒、电解质紊乱、奎尼丁或胺碘酮中毒等。

任务二　临床表现

一、阵发性室上速

突然发作、突然终止，持续数秒、数小时甚至数日，发作时患者可有头晕、心悸、胸闷、乏力、心绞痛等，严重者可出现呼吸困难、眩晕、晕厥、血压下降、心力衰竭、休克等，症状轻重取决于心室率快慢和持续时间。心脏听诊节律绝对规则，心室率150~250次/分，第一心音强度恒定。

二、阵发性室速

临床表现的轻重可因发作时心室率、持续时间、原有心脏病的不同而异。非持续性室速（发作时间 < 30 s）常无症状，而持续性室速（发作时间 > 30 s）可严重影响心室排血量，使心、脑、肾血流供应骤然减少，临床上可出现黑蒙、心力衰竭、心绞痛、呼吸困难、低血压、少尿、意识障碍、休克甚至晕厥、抽搐、猝死。听诊第一心音强度不一致，心率为140~220次/分，心尖区第一心音强度不等。

任务三　各类别室速心电图特点

一、阵发性室上速

1. 3个或3个以上连续而快速出现房性或交界性期前收缩，QRS波群形态、时限正常，R-R间期绝对规则。
2. 心率150~250次/分，节律规则。
3. P波不易分辨。
4. 起始突然，常由一个早搏触发（图3-4-10）。

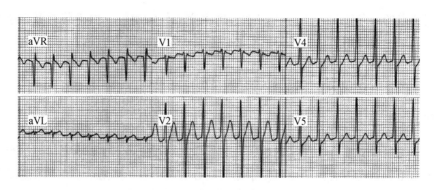

图 3-4-10　阵发性室上速

二、阵发性室速

1. 3 个或 3 个以上连续而快速出现室性期前收缩，QRS 波群宽大畸形，时限 > 0.12 s，继发 ST-T 改变。

2. 心室率为 140~220 次/分，节律不太规则。

3. 如有 P 波，与 QRS 波群无关，呈房室分离现象。

4. 常可见到心室夺获或室性融合波，此乃确诊室速的重要依据（图 3-4-11）。

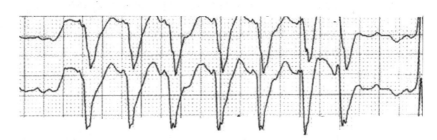

图 3-4-11　阵发性室速

任务四　治疗要点

一、阵发性室上速

（一）刺激迷走神经

适用于无明显血流动力学障碍的年轻患者，可作为室上速急诊治疗的第一步，常用方法有：①刺激咽部引起恶心、呕吐；②按压眼球（平卧位，闭眼向下看，用拇指在一侧眶下适度压迫眼球 10 s）；③颈动脉窦按摩（患者取仰卧位，先右侧，每次 5~10 s，切勿双侧同时按摩，以免诱发脑梗）；④做 Valsalva 动作（深吸气后屏气，再用力做呼气动作）等；⑤将面部浸于冰水内等。刺激过程中应监测心音或脉搏，一旦心动过速终止即停止刺激。

（二）药物治疗

若不能终止发作，首选药物为腺苷。不良反应为胸部压迫感，呼吸困难，面部潮红，不良反应即使发生亦很快消失。如上述药物无效可改为缓慢静脉注射维拉帕米。

（三）同步直流电复律

以上无效可采用同步直流电复律术，但已用洋地黄者不应接受电复律治疗。

（四）射频消融术

对反复发作或药物难以奏效或不能长期服药的房室结折返性心动过速或房室折返性心动过速宜做射频消融术。射频消融术安全、有效、迅速且能治愈。

二、阵发性室速

因持续性室速容易发展为心室颤动，必须紧急处理，终止发作。首选利多卡因，其他药物可选用胺碘酮、普罗帕酮等。如患者经药物处理无效，且发生低血压、休克、心脑血流灌注不足等危险情况，应立即给予同步直流电复律术。

项目五　扑动与颤动

【临床案例分析题目】

患者，女，39 岁，诊断风湿性心脏病二尖瓣狭窄（中度），突发心悸 2 d，伴呼吸困难，不能平卧。查体：BP 95/75 mmHg，口唇发绀，双肺闻及较多湿啰音，HR 150 次/分，心室率大于脉率，第一心音强弱不等，节律绝对不规则，心尖部舒张期隆隆样杂音，肝不大，下肢无水肿。

请思考：

1. 请判断发生了哪一种心律失常？
2. 其心电图特征是什么？
3. 治疗要点是什么？
4. 可从哪些方面对该患者进行健康指导。

当自发性异位搏动的频率超过阵发性室上速的范围时形成扑动或颤动。按部位可分为房性和室性。

任务一　病　因

心房扑动与心房颤动的病因大致相同，可发生于无器质性心脏病者，也可发生在器质性心脏病患者，最常见于风湿性心脏病二尖瓣狭窄、冠心病、心肌病，其他可见于甲状腺功能亢进、洋地黄制剂中毒等。

心室扑动与心室颤动常为器质性心脏病和其他疾病临终前的心律失常，如急性心肌梗死、缺血性心脏病、心肌病、严重低钾血症、洋地黄制剂中毒、胺碘酮及奎尼丁中毒、电击伤、溺水等。

任务二 临床表现

一、心房扑动

心房扑动的心室率不快时，患者可无症状。心室率快者可有心悸、胸闷甚至诱发心绞痛、低血压、心衰等。体格检查可见快速的颈静脉搏动。听诊时心律可规则或不规则。

二、心房颤动

房颤的症状取决于心室率快慢。房颤初始，患者恐惧不安、心悸不适，心室率极快时可出现心悸、气促、乏力和心前区不适感，甚至发生心绞痛、晕厥、休克或左心衰等。房颤是左心衰最常见的诱因之一。此外，房颤时易形成左房血栓，脱落时常发生动脉栓塞，尤以脑栓塞的发生率、致死率和致残率最高。心脏听诊时第一心音强弱不等、快慢不一，心室律绝对不规则，脉搏短绌（心室率大于脉率）。

三、心室扑动和心室颤动

心室扑动、心室颤动一旦发生，立即表现为阿-斯综合征发作，表现为意识丧失、抽搐、发绀，呼吸缓慢不规则或停止，大动脉搏动消失、血压无法测出及瞳孔散大、对光反射消失。

任务三 各类别扑动与颤动心电图特点

一、心房扑动

1. P波消失，代之以振幅相似、形状相似、间隔均匀的 F 波。
2. F 波的频率为 250～350 次/分。
3. F 波常与 QRS 波呈某种固定比例，2：1 或 4：1。
4. QRS 波群形态一般正常（图 3-4-12）。

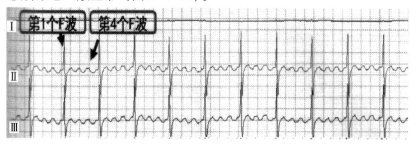

图 3-4-12 心房扑动

二、心房颤动

1. P 波消失，代之以振幅不等、形状不同、间隔不均的 f 波。
2. f 波的频率为 350～600 次/分。
3. QRS 波间隔绝对不规律，心室率一般在 100～160 次/分。
4. QRS 波群形态基本正常（图 3-4-13）。

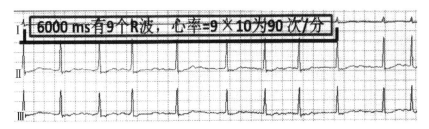

图 3-4-13 心房颤动

三、心室扑动

1. QRS-T 波群消失，代之一匀齐、连续大振幅的正弦波。
2. 频率为 150～300 次/分（图 3-4-14）。

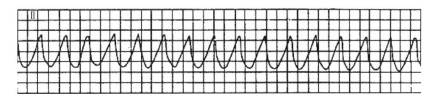

图 3-4-14 心室扑动

四、心室颤动

QRS-T 波群完全消失，出现频率、振幅、形态完全不规则的室颤波（图 3-4-15）。

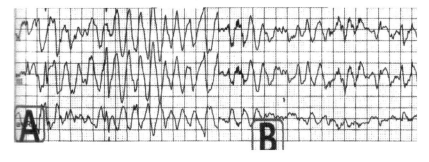

注：A：阵发性室性心动过速；B：室颤。

图 3-4-15 心室颤动

任务四　治疗要点

一、心房扑动

应针对原发疾病进行治疗，终止房扑最有效的方法是同步直流电复律。通常应用很低的电能（<50 J），便可迅速将房扑转复为窦性心律。钙离子拮抗药维拉帕米，能有效减慢房扑之心室率。

二、心房颤动

除积极治疗原发病外，阵发性者如持续时间短、症状不明显可无须治疗。对症状明显、发作时间长、频繁发作、持续的心房颤动者，治疗的目标是减慢快速的心室率，使安静时心率保持在 60~80 次/分，轻微活动后不超过 100 次/分。首选毛花苷 C，可单独或与 β 受体阻滞药或钙拮抗药合用。慢性房颤患者动脉栓塞的发生率高，既往有栓塞病史、瓣膜病、糖尿病、冠心病等患者，均应接受长期抗凝治疗，可口服华法林或阿司匹林。

三、心室扑动和心室颤动

应争分夺秒抢救，实施心、肺、脑复苏。包括立即胸外心脏按压、开通气道（保持呼吸道通畅）、人工呼吸、除颤和复律及药物治疗，如肾上腺素、利多卡因静脉注射等。复苏后应维持有效的循环和呼吸功能及水电解质、酸碱平衡，防治脑水肿、急性肾衰竭和继发感染。

项目六　房室传导阻滞

【临床案例分析题目】

患者，男，65 岁，以"反复头晕、黑蒙 3 个月"为主诉入院。患者 3 个月前活动后反复出现头晕、一过性黑蒙，休息数分钟后可自行缓解，无心悸、气促、恶心、呕吐等，无肢体感觉或活动障碍，未发生过晕厥。2 年前确诊为冠心病。查体：T 37 ℃，P 38 次/分，BP 80/50 mmHg，R 18 次/分，神志模糊，反应差，胸部未闻及干湿啰音，心脏听诊律齐，心音减弱。辅助检查：血尿常规、血生化检查大致正常；心电图示：三度房室传导阻滞。

请思考：

1. 三度房室传导阻滞的心电图特点有哪些？
2. 该患者目前最大的危险是什么？
3. 作为责任护士，该如何进行病情观察？
4. 提出两个主要的护理诊断。

房室传导阻滞（atrioventricular block，AVB）是指心房冲动传导延迟或不能传导至心室而发生不同程度的阻滞，阻滞部位可在房室结、希氏束及束支等，按其阻滞程度分三度，第一度、第二度称为不完全性房室传导阻滞，第三度则称为完全性房室传导阻滞。

任务一　病　因

生理状态，正常人或运动员可发生文氏型（莫氏Ⅰ型）。病理状态最常见为器质性心脏病，如心肌炎、心肌病、急性心肌梗死、心内膜炎、先天性心脏病、高血压性心脏病、甲状腺功能减退等；药物中毒，如洋地黄、β受体阻滞药、钙拮抗药、奎尼丁等；电解质紊乱。

任务二　临床表现

一、一度房室传导阻滞

除原发病症状外，无其他症状，听诊第一心音减弱。

二、二度房室传导阻滞

又分为Ⅰ型、Ⅱ型。Ⅰ型患者临床上可出现心搏脱漏，可有心悸症状，也可无症状。Ⅱ型患者可有疲乏、头晕、晕厥、抽搐等，可发展为三度传导阻滞。

三、三度房室传导阻滞

临床表现取决于心室率的快慢，可出现心力衰竭和脑缺血症状。听诊时心律慢而规则，若心室率过慢（＜20次/分），可因心室率过慢、脑缺血导致患者出现意识丧失、抽搐、阿－斯综合征发作，严重者可致猝死。

任务三　各类别房室传导阻滞心电图特点

一、一度房室传导阻滞

1. P-R 间期 >0.20 s。
2. 每个 P 波后都有 QRS 波群（图 3-4-16）。

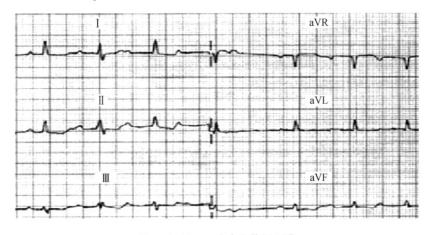

图 3-4-16　一度房室传导阻滞

二、二度房室传导阻滞

（一）二度Ⅰ型传导阻滞（文氏阻滞）

1. P-R 间期逐渐延长，直至 QRS 波群脱落。
2. 相邻的 R-R 间期逐渐缩短，直至 P 波后 QRS 波群脱落。
3. 包含 QRS 波群脱落的 R-R 间期比两倍 P-P 间期短。
4. 最常见的房室传导比例为 3∶2 或 5∶4（图 3-4-17）。

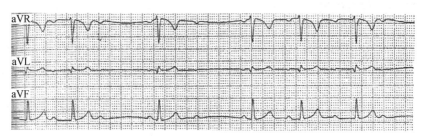

图 3-4-17　二度Ⅰ型传导阻滞（文氏阻滞）

（二）二度Ⅱ型传导阻滞（莫氏阻滞）

1. P-R 间期固定，可正常或延长。
2. 有间歇性的 QRS 波脱落，常呈 2∶1 或 3∶2（图 3-4-18）。

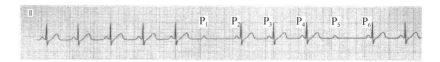

图 3-4-18　二度Ⅱ型传导阻滞（莫氏阻滞）

三、三度房室传导阻滞

1. P-P 间隔相等，R-R 间隔相等，P 与 QRS 无关。
2. P 波频率大于 QRS 波频率。
3. QRS 波群形态取决于阻滞部位，如阻滞部位高，在房室结，则形态正常，心室率 > 40 次/分；如阻滞部位低，在希氏束以下，尤其在束支，则 QRS 宽大畸形，心室率 < 40 次/分（图 3-4-19）。

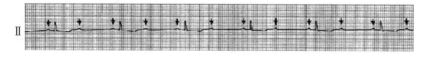

图 3-4-19　三度房室传导阻滞

任务四　治疗要点

应针对不同的病因进行治疗。一度房室传导阻滞与二度Ⅰ型房室传导阻滞如无临床表现，心室率不太慢，无须特别治疗。二度Ⅱ型或三度房室传导阻滞者，心室率显著减慢，并伴有血流动力学改变及明显的临床症状时，应给予起搏治疗，防止阿-斯综合征发作。无心脏起搏条件时，可用阿托品和异丙肾上腺素应急，但异丙肾上腺素不宜用于急性心肌梗死患者，因其可导致严重室性心律失常。

项目七　预激综合征

【临床案例分析题目】

患者，男，44岁，于2022-1-1凌晨加完班后回家突发头晕，胸闷、心悸、大汗、全身乏力不适于2：32入我院急诊抢救室。生命体征：BP 73/33 mmHg，P 176次/分，R 27次/分，SpO_2测不出。患者情况：神志清，两侧瞳孔无殊，面唇苍白，呼吸促，肢端冰，指端发绀。处理：立即给予心电监护，吸氧3 L/min，建立静脉通路。医嘱：150 mg胺碘酮静脉推注。

请思考：

1. 患者可能出现了什么情况？

2. 患者入抢救室当时存在什么护理问题？

3. 针对该护理问题提出相应的护理措施。

4. 可为患者及家属提供哪些健康指导。

预激综合征也称W-P-W综合征，是指心房冲动提前激动心室的一部分或全部，或心室冲动提前激动心房的一部分或全部。

任务一　病　因

发生预激综合征的解剖学基础是在房室间除有正常的传导组织外，还存在附加的房-室肌束连接，称为房室旁路通道或Kent束。患者大多无器质性心脏病，也见于某些先天性心脏病和后天性心脏病，如三尖瓣下移，梗阻性心肌病。

任务二　临床表现

预激综合征本身无任何症状，但常引起快速室上性心律失常，与一般阵发性室上性心动过速相似，亦可并发快速心房颤动，从而诱发心悸、胸闷、心绞痛、休克及心力衰竭甚至猝死。

任务三　心电图特点

1. P-R间期缩短（<0.12 s）。

2. QRS 波群升支起始部粗钝和 QRS 波群增宽。

3. 继发性 ST-T 改变，与 QRS 波群主波相反（图 3-4-20）。

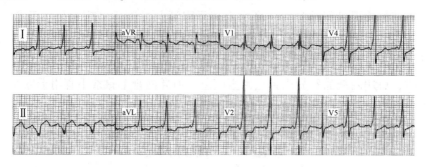

图 3-4-20 预激综合征

任务四 治疗要点

患者可能无症状或偶然有快速型心律失常而不伴有明显的症状。这些患者不需要电生理检查或治疗。如发作频繁，症状明显则应积极治疗，目前应首选射频消融术。如无条件，可采用药物治疗，首选药物为维拉帕米或腺苷静脉注射，其他药物可选用胺碘酮或普罗帕酮，一般禁用洋地黄类。

项目八 心律失常患者的护理

结合病情及病史对心律失常患者开展整体护理。

任务一 护理评估

一、病史

了解患者发生心律失常时的感受，是否存在诱发心律失常的因素，如吸烟、饮咖啡、精神刺激等。了解发作的频度、起止方式、对患者的影响及心律失常对药物和非药物的反应，如体位、呼吸等的反应。询问患者有无心脏病病史；有无甲状腺功能亢进、贫血、电解质紊乱；是否服用过肾上腺素、洋地黄类和阿霉素等药物。患者有无心肌缺血和心排血量下降的表现，如头晕、胸闷、黑蒙、心绞痛等。

二、身体评估

除心率、脉率及心律外，还应注意心脏有无扩大、心音改变和心脏杂音。

三、心理-社会情况

患者常因胸闷、心悸而产生烦躁、焦虑等不良情绪。期前收缩的患者由于漏跳感容易过度在意自己的心跳而产生焦虑。

四、实验室及其他辅助检查

心电图检查是诊断心律失常最重要的无创伤检查技术,应描记 12 导联心电图进行分析,必要时进行心电监护及动态心电图、心电图负荷实验、食管内心电图等,以上检查对评估心律失常的发病机制、诊断、治疗、预后均有很大的价值。

任务二 护理诊断

一、常用护理诊断/问题

1. 活动无耐力 与心律失常导致心排血量减少有关。
2. 潜在并发症 猝死。
3. 有受伤的危险 与心律失常引起的头晕、晕厥有关。

二、其他护理诊断/问题

1. 潜在并发症 心力衰竭、脑栓塞、心搏骤停。
2. 焦虑 与心律失常反复发作、疗效欠佳有关。
3. 恐惧 与心律失常引起的心悸、心跳停顿感有关。

任务三 护理目标

1. 患者主诉活动耐力增加。
2. 患者未发生猝死或发生猝死后能被及时发现及抢救。
3. 患者无意外发生。

任务四 护理措施

一、活动无耐力

1. 休息与体位 嘱患者当心律失常发作导致头晕、心悸、胸闷等不适时采取高枕卧位、半卧位或其他舒适体位,尽量避免左侧卧位,因为左侧卧位最容易感觉到心脏的搏动而使不适感增加。严重心律失常发作时,应绝对卧床休息,减少心肌耗氧量和交感神经兴奋性。对无器质性心脏病的心律失常患者,应鼓励其正常工作和生活,建立健康的生活方式,但应避免过劳。做好心理护理,保持患者情绪稳定,必要时遵医嘱给予镇静药,保证患者充分的休息与睡眠。

2. 给氧 必要时持续给氧,以 4 ~ 6 L/min 为宜。

3. 制订活动计划 评估患者心律失常的类型及临床表现,与患者及家属共同制订活动计划。窦性停搏、第二度Ⅱ型或第三度房室传导阻滞、持续性室性心动过速等严重心律失常患者应卧床休息,以减少心肌耗氧量。

4. 用药护理 遵医嘱使用抗心律失常药物。口服药物要定时定量,静脉给药需注意浓度及速度，如腺苷需弹丸式快速注射，避免失效，其他多数抗心律失常药需要缓慢注射。密切观察用药后患者的心率和节律、脉搏、血压及药物不良反应。因抗心律失常药物一般都有致心律失常作用，因此用药后需密切观察是否出现新的心律失常或原有心律失常加重。常见抗心律失常药物的不良反应如下。①奎尼丁：对心脏的毒性反应较重，每次用药前测血压，听心率和节律。如有血压下降、心率变慢或心律不规则时，应暂停给药。此外还应注意有无头晕、耳鸣、皮疹和血小板减少等。②利多卡因：如剂量过大，可引起头晕、眩晕、意识模糊、抽搐和呼吸抑制、窦性心动过缓、房室传导阻滞、低血压等。③苯妥英钠：用药期间注意白细胞变化，此外静脉注射时勿将药物注射到皮下，以免组织坏死。④胺碘酮：最严重的不良反应是肺纤维化，需定期查胸片。⑤维拉帕米：可导致血压下降、心动过缓等。⑥普萘洛尔：可致血压下降、心动过缓、恶心、呕吐、皮疹等。⑦美西律：不良反应有头晕、恶心、手颤、视物模糊等。

二、潜在并发症

猝死。

1. 评估危险因素　评估引起心律失常的原因，如有无冠心病、心力衰竭、心肌炎、心肌病、药物中毒等，有无电解质紊乱、低氧血症和酸碱平衡失调等。

2. 心电监护　应注意有无引起猝死的严重心律失常症状，如频发性、多源性或成对室早、室速，密切监测高度房室传导阻滞、病窦综合征等患者的心室率。一旦发现上述征兆，应立即向医师汇报，同时做好抢救准备。

3. 配合抢救　准备抢救仪器（如除颤器、心电图机、心电监护仪、临时心脏起搏器）及各种抗心律失常的药物和其他抢救药品。

三、有受伤的危险

1. 评估危险因素　询问患者及家属患者晕厥发作前有无诱因及先兆症状，了解晕厥发作时的体位、晕厥持续时间、伴随症状等。必要时心电监护，动态监测心律失常的类型。

2. 休息与活动　有头晕、晕厥发作或曾有跌倒病史者应卧床休息，加强生活护理。嘱患者避免单独外出，防止意外。

3. 避免诱因　戒烟、限酒，不饮浓茶、咖啡等兴奋饮料；保持大便通畅；避免剧烈活动、情绪激动或紧张、快速改变体位等，一旦有头晕、黑蒙等先兆时立即平卧，以免跌伤。

4. 用药护理　如心率显著缓慢的患者可予以阿托品、异丙肾上腺素等药物或配合人工心脏起搏治疗；对其他心律失常患者可遵医嘱给予抗心律失常药物。

任务五　健康指导

一、疾病指导

向患者及其家属讲解心律失常的常见病因、诱因及防治知识。强调积极治疗基础疾病、避免诱因的重要性。

二、饮食指导

嘱患者少食多餐，选择清淡、易消化、低脂和富营养的饮食，避免饱食及进食刺激性饮料，如烈酒、浓茶、咖啡等。多食纤维素丰富的食物，保持大便通畅。心衰的患者应限制钠盐的摄入，对服用利尿药的患者应多进食含钾盐的食物，如橘子、香蕉等，避免低钾性心律失常。

三、生活指导

注意劳逸结合、生活规律、保持情绪稳定，快速心律失常者应特别注意戒烟；心动过缓者应避免屏气用力动作，不要用力排便，以免兴奋迷走神经而加重心动过缓。有晕厥史的患者应避免从事高危险性工作。

四、用药指导

告知患者遵医嘱服用抗心律失常药物，不可随意增减剂量，以防药物中毒或剂量不足。

五、急救指导

指导家属学习心肺复苏技术，以备紧急需要时应用。告之阵发性室上速患者物理兴奋迷走神经的方法。

六、病情监测指导和复诊

教会患者及家属自测脉搏和心律，每天 1 次，每次 1 min。出现脉搏明显改变或有头晕、乏力、晕厥等不适应及时就医。定期随访，监测心电图，随时调整治疗方案。安装人工心脏起搏器患者应随身携带诊断卡。

任务六　护理评价

1. 患者是否主诉活动耐力增加。
2. 患者是否发生猝死或发生猝死后是否被及时发现与抢救。
3. 患者是否发生意外。

模块五　冠状动脉粥样硬化性心脏病

冠状动脉粥样硬化性心脏病指冠状动脉粥样硬化使血管管腔狭窄或阻塞，和（或）因冠状动脉功能性改变（痉挛）导致心肌缺血缺氧或坏死而引起的心脏病，统称冠状动脉性心脏病（coronary heart disease，CHD），简称冠心病，亦称缺血性心脏病。

项目一　概　述

冠心病多发生在 40 岁以后，男性多于女性，脑力劳动者居多。已成为欧美国家最多见的心脏病病种。我国冠心病的患病率和死亡率不断上升，已逐步成为威胁人民健康和生命的"第一杀手"。

任务一　病　因

冠心病的病因目前尚未完全明确，目前认为是多种因素作用于不同环节所致，这些因素亦称为危险因素或易患因素。主要的危险因素如下。

1. 年龄　本病多见于 40 岁以上人群。近年来发病年龄有年轻化趋势。

2. 性别　男性高于女性，约为 2∶1，但女性在更年期后发病率增加。

3. 血脂异常　脂质代谢异常是动脉粥样硬化最重要的危险因素。总胆固醇（TC）、三酰甘油（TG）、低密度脂蛋白（LDL）或极低密度脂蛋白（VLDL）、载脂蛋白 B 增高；高密度脂蛋白（HDL）、载脂蛋白 A 降低。近年认为脂蛋白（a）增加是独立的危险因素。

4. 高血压　高血压患者患此病较血压正常者高 3 ~ 4 倍。

5. 吸烟　吸烟可造成动脉壁氧含量不足，促进动脉粥样硬化的形成。吸烟者患此病较不吸烟者高 2 ~ 6 倍，且与每天吸烟支数成正比，被动吸烟也是冠心病的危险因素。

6. 糖尿病　糖尿病患者患此病较无糖尿病者高 2 倍。

7. 体重　体重超过正常的 20%，尤其是短期内体重迅速增加者易患此病。

8. 职业　从事体力活动少，脑力活动紧张，经常有工作紧迫感者，较易患此病。

9. 饮食　常进食含高脂肪、高胆固醇等高热量的食物，易导致血脂异常、肥胖、高血压，成为本病易患因素。

10. 遗传　家族中有较年轻的患病者，其近亲得病的概率比无这种情况的家族高 5 倍。

11. A 型性格　A 型性格者患此病较 B 型性格者高 2 倍。

任务二　分　类

根据冠状动脉病变部位、范围、程度、心肌缺血的情况，可将冠心病分为以下 5 种临床类型。

1. 无症状型冠心病　无任何症状，静息及运动负荷心电图有心肌缺血性改变，但心肌无明显组织形态学变化。

2. 心绞痛　出现发作性胸骨后疼痛，为一时性心肌缺血所致。

3. 心肌梗死　为冠状动脉闭塞、心肌缺血坏死所致，症状重。

4. 缺血性心肌病　表现为心脏增大、心力衰竭和心律失常。

5. 猝死　多因缺血心肌局部发生电生理紊乱，诱发严重心律失常所致，多因原发心搏骤停而死亡。

项目二　心绞痛

【临床案例分析题目】

患者，女，62 岁，退休教师。以"发作性胸痛、胸闷 8 年，加重 6 d"为主诉入院。半年来，每当急走或骑车上坡时就感胸骨体中段之后闷痛伴胸部压迫感，每次发作持续 3 ~ 5 min，休息数分钟可自行缓解，继续前述活动再出现，有时需要舌下含服硝酸甘油方能缓解。曾做冠状动脉造影，明确诊断"心绞痛型冠心病"。被诊断为"冠心病"后，医师建议改变生活方式，减轻体重，并给予降脂药物治疗，对以上建议均未能很好地坚持执行。6 d 前，患者自觉活动后胸痛程度加剧，持续时间延长至 15 ~ 20 min，休息半小时才可缓解。体检：BP 150/110 mmHg，心电图显示 V_2 ~ V_4 导联 ST 段下移 >0.1 mV。

请思考：

1. 心绞痛的常见诱发因素有哪些？

2. 作为责任护士，该患者目前主要有哪些护理问题，制定相应的护理措施。

3. 可从哪些方面对患者进行健康指导。

4. 若患者舌下含服硝酸甘油数十分钟后胸痛不能缓解，则应考虑哪些问题？

心绞痛是指由冠状动脉供血不足，导致心肌急剧的、暂时的缺血与缺氧所引起的，以发作性胸痛或胸部不适为主的临床综合征。

任务一　稳定型心绞痛

稳定型心绞痛亦称稳定型劳力性心绞痛，是在冠状动脉狭窄的基础上，由于心肌负荷的增加而引起心肌急剧的、暂时的缺血与缺氧的临床综合征。其典型特点为阵发性的前胸压榨性疼痛，主要位于胸骨后部，可放射至心前区和左上肢尺侧，常发生于劳力负荷增加时，持续数分钟，休息或用硝酸酯制剂后消失。

一、病因

本病的最基本的病因是冠状动脉粥样硬化导致血管管腔狭窄或痉挛。其他病因以重度主动脉瓣狭窄或关闭不全较为常见。

二、发病机制

正常情况下，冠状循环血流量具有很大的储备力量，运动、心动过速使心肌耗氧量增加时，可通过神经体液的调节，扩张冠脉，增加冠脉血流量以进行代偿，故正常人不出现心绞痛。当冠状动脉粥样硬化致冠状动脉狭窄或部分分支闭塞时，其扩张性减弱，血流量减少，当心肌的血供减少到尚能应付平时的需要，则休息时无症状。一旦心脏负荷突然增加，如劳累、情绪激动、饱食、受寒、急性循环衰竭、体力活动等使心脏负荷增加，心肌耗氧量增加时，对血液的需求增加，而冠脉的供血已不能相应增加，即可引起心绞痛。

三、临床表现

（一）症状

以发作性胸痛为主要临床表现，典型的疼痛特点如下。

1. 部位 位于胸骨体上段或中段之后，可波及心前区，界限不很清楚，如手掌大小的范围，甚至横贯前胸。常放射至左肩、左臂内侧达无名指和小指，或至颈、咽、下颌部、背部、上腹部等。

2. 性质 为压迫、发闷或紧缩感，也可有堵塞、烧灼感，无锐痛、刺痛，偶伴濒死感，发作时患者常不自觉地停止正在进行的活动。

3. 诱因 常因饱餐、寒冷、情绪激动、体力活动、吸烟、心动过速、用力排便等诱发。典型心绞痛常在相似条件下重复发生，且多在上午。

4. 持续时间 一般 3 ~ 5 min 逐渐消失，一般胸痛持续时间不超过 10 ~ 15 min。可数日、数周发作 1 次，也可 1 日内多次发作。

5. 缓解方式 休息或含服硝酸甘油后几分钟内逐渐缓解。

（二）体征

心绞痛发作时，患者表情痛苦、面色苍白、出冷汗、心率增快、血压升高，心尖部出现第四心音、第三心音奔马律或一过性收缩期杂音等。

四、实验室及其他辅助检查

（一）心电图及心电图负荷检查

发现心肌缺血、诊断心绞痛最常用的检查方法。

1. 静息心电图 约 50% 的患者为正常，亦可出现非特异性 ST 段或 T 波异常。

2. 心绞痛发作时心电图 绝大多数人出现暂时性心肌缺血 ST 段移位，T 波的改变特异性不如 ST 段。变异型心绞痛发作时可出现 ST 段抬高。

3. 心电图负荷检查 通过增加心脏负荷诱发心肌缺血以协助对可疑心绞痛者的诊断。

（二）冠状动脉造影

可使冠状动脉主干及其主要分支得到清楚、客观的显示，并能确定其病变部位、范围、程度等，具有确诊价值。

（三）放射性核素检查

诊断心肌缺血敏感性和特异性较高。缺血心肌部位表现为放射性稀疏或缺损区。

五、诊断要点

有典型的心绞痛发作史的患者不难诊断。对于症状不典型者，可依据年龄、危险因素、心电图等检查确立诊断，必要时可做冠状动脉造影、放射性核素检查确诊。

心绞痛严重度的分级：根据加拿大心血管病学会（CCS）分级分为 4 级。

Ⅰ级：一般体力活动（如步行和登楼）不受限，仅在强、快或持续用力时发生心绞痛。

Ⅱ级：一般体力活动轻度受限。快步、饭后、寒冷或刮风中、精神应激或醒后数小时内发作心绞痛。一般情况下平地步行 200 m 以上或登楼一层以上受限。

Ⅲ级：一般体力活动明显受限，一般情况下平地步行 200 m 或登楼一层引起心绞痛。

Ⅳ级：轻微活动或休息时即可发生心绞痛。

六、治疗要点

治疗原则：改善冠状动脉的血液供应和减少心肌的耗氧量，通过治疗，达到缓解急性发作和预防再发作 2 个目标。

（一）发作时的治疗

1. 休息　发作时应立即休息，一般患者停止活动后症状即可消除。

2. 药物治疗　应选用作用迅速、疗效高的硝酸酯制剂，这类药物除可扩张冠状动脉，降低阻力，增加冠状循环血流量外，还可扩张外周血管，减轻心脏前后负荷，从而缓解心绞痛。①硝酸甘油 0.3 ~ 0.6 mg 舌下含化，1 ~ 2 min 显效，约 30 min 后作用消失；②硝酸异山梨酯 5 ~ 10 mg 舌下含化，2 ~ 5 min 显效，作用维持 2 ~ 3 h。

（二）缓解期的治疗

1. 一般处理　避免诱因，积极治疗高血压、糖尿病、高脂血症等。

2. 药物治疗　选择作用时间长，不良反应少，适合长期使用的药物。①硝酸酯制剂：硝酸异山梨酯 5 ~ 20 mg 口服，每日 3 次，服后 0.5 h 起作用，持续 3 ~ 5 h。戊四硝酯 2.5 mg 口服，每日 2 ~ 3 次，对夜间心绞痛发作者更好。②β 受体阻滞药：主要作用为减慢心率，降低血压、心肌收缩力及心肌耗氧量，以减少心绞痛发作。常用药物：普萘洛尔、美托洛尔、阿替洛尔等。该药能引起低血压，应以小剂量开始，停用时应逐步减量，突然停药有诱发心肌梗死的可能。③钙通道阻滞药：抑制钙离子进入细胞内，抑制心肌收缩，减少氧耗；并通过扩张冠状动脉，扩张外周血管、减轻心脏负荷，从而缓解心绞痛。常用药物有维拉帕米、硝苯地平缓释制剂等。④抗血小板药物：常用药物为阿司匹林、双嘧达莫等。

（三）冠状动脉介入治疗

对合适的患者可行经皮腔内冠状动脉成形术（PTCA）或冠状动脉内支架植入术。

（四）外科治疗

可行主动脉 – 冠状动脉旁路移植术。取患者自身大隐静脉作为旁路移植材料，一端吻合在主动脉，另一端吻合在有病变的冠状动脉段的远端，引主动脉的血流以改善患者冠状动脉所供血心肌的血流供应。

（五）运动锻炼疗法

合理的运动锻炼有利于促进侧支循环的建立，保持适当体力活动，但以不发生疼痛症状为度，一般不需要卧床休息。

任务二 不稳定型心绞痛

目前，临床上已趋向将除上述典型的稳定型心绞痛以外的缺血性胸痛统称为不稳定型心绞痛。

一、发病机制

与稳定性心绞痛的差别主要在于冠状动脉内不稳定的粥样斑块继发病理改变，使局部的心肌血流量明显下降，如斑块内出血、斑块纤维帽出现裂隙、表面有血小板聚集和（或）刺激冠状动脉痉挛，导致缺血加重，虽然也可因劳力负荷而诱发，但劳力负荷终止后胸痛并不能缓解。

二、临床表现

不稳定型心绞痛的胸痛部位、性质与稳定型心绞痛相似，但具有以下特点。

1. 原有稳定型心绞痛在 1 个月内疼痛发作的频率增加、程度加重、时限延长、诱因发生改变，硝酸酯类药物缓解作用减弱。

2. 1 个月内新发生的较轻负荷所诱发的心绞痛。

3. 休息状态下发作心绞痛或较轻微活动即可诱发，发作时表现有 ST 段抬高的变异型心绞痛。

4. 由于贫血、感染、甲状腺功能亢进症、心律失常等原因诱发的心绞痛称为继发性不稳定型心绞痛。

三、治疗要点

（一）一般处理

卧床休息 1～3 d，床边 24 h 心电监护，严密观察血压、脉搏、呼吸、心率、心律变化。呼吸困难、发绀者给予吸氧，维持血氧饱和度 90% 以上。

（二）止痛

烦躁不安、剧烈疼痛者给予 5～10 mg 吗啡皮下注射。硝酸甘油或硝酸异山梨酯含服或持续静脉滴注，直至症状缓解。另外，根据患者有无并发症等具体情况，选用钙拮抗药或 β 受体阻滞药等，以钙拮抗药疗效最好。注意逐渐减量然后停服，以免诱发冠状动脉痉挛。

（三）抗凝

应用阿司匹林、肝素或低分子量肝素以防血栓形成，阻止病情进展为心肌梗死。

（四）手术和介入治疗

对少数病情极端严重、非手术治疗效果不佳者，可行急诊冠状动脉介入治疗或外科手术治疗。

不稳定型心绞痛经治疗病情稳定，出院后应继续强调抗凝和降脂治疗以促使斑块稳定。

任务三　心绞痛患者的护理

一、护理评估

（一）健康史

详细询问患者胸痛的部位、性质、程度、持续时间，有无诱发因素，如何缓解，有无出汗、乏力、头晕，既往有无类似发作史。了解患者的生活方式、工作性质、性格类型等，有无冠心病的危险因素。

（二）身体评估

测量患者的心率、心律、心音、血压，了解患者所做的血脂、血糖、心电图、冠状动脉造影等结果。

（三）心理–社会情况

心绞痛患者，尤其是发作频繁者，易产生焦虑、恐惧心理，应加以评估。

二、护理诊断/问题

（一）常用护理诊断/问题

1. 疼痛　胸痛，与心肌缺血、缺氧有关。
2. 活动无耐力　与心肌氧的供需失调有关。

（二）其他护理诊断/问题

1. 焦虑　与心绞痛频繁发作、疗效不佳有关。
2. 潜在并发症　心肌梗死。
3. 知识缺乏　缺乏控制诱发因素及预防心绞痛发作的知识。

三、护理目标

1. 患者自觉疼痛症状减轻或消失。
2. 患者主诉活动耐力增加，活动后无不适反应。

四、护理措施

（一）疼痛

胸痛。

1. **休息** 心绞痛发作时，立即协助患者卧床休息。缓解期的患者一般不需要卧床休息，不稳定型心绞痛者可卧床休息。

2. **心理护理** 护理人员应做到以下几点：①告知患者戒烟、限酒、避免引起精神紧张、情绪激动的因素。②教会患者自我放松的技巧，如听音乐。性格急躁、生活节奏快的患者应学会减慢活动的节律，注意休息，保持心境平和，改变焦躁易怒、争强好胜的性格等。③主动倾听患者的倾诉，亲切地安慰患者，解除紧张不安情绪。

3. **吸氧。**

4. **疼痛观察** 观察患者疼痛的部位、性质、程度、持续时间；进行心电监护，严密观察患者心率、心律、血压等生命体征的变化。

5. **用药护理** ①心绞痛发作时给予患者舌下含服硝酸甘油，用药后注意观察患者胸痛变化情况，如服药后3~5 min仍不缓解可重复使用。②对于心绞痛发作频繁者，可遵医嘱静脉滴注硝酸甘油，应注意控制速度和量，以防发生低血压。③当因药物导致头面部血管扩张而出现用药后颜面潮红、头痛等症状时，应及时向患者解释，以消除其顾虑，并嘱患者取平卧位。

6. **减少或避免诱因** 避免过度劳累、情绪激动、寒风刺激、饱餐、用力排便等诱发因素。告知患者不宜在饱餐或饥饿时洗澡，水温勿过冷过热，时间不宜过长，以防发生意外。

（二）活动无耐力

1. **评估活动受限程度** 评估患者由于心绞痛发作而带来的活动受限程度。

2. **制订活动计划** 根据患者的活动能力制订合理的活动计划，鼓励患者参加适当的体力劳动和体育锻炼，最大活动量以不发生心绞痛症状为度，避免竞赛活动和屏气用力动作，避免精神过度紧张的工作和长时间工作。

3. **观察与处理活动中不良反应** 监测患者活动过程中有无胸痛、呼吸困难、脉搏增快等反应，出现异常情况应立即停止活动，并给予含服硝酸甘油、吸氧等处理。

五、健康指导

（一）形成健康的生活方式

1. 合理膳食，宜摄入低热量、低脂、低胆固醇、低盐饮食，多食蔬菜、水果和粗纤维食物，避免暴饮暴食，注意少量多餐。
2. 控制体重，在饮食治疗的基础上，结合运动和行为治疗等综合治疗。
3. 适当运动，以有氧运动为主，注意运动的强度和时间因病情和个体差异而不同。
4. 戒烟限酒。
5. 减轻精神压力，逐渐改变急躁易怒的性格，保持平和的心态。

（二）病情自我监测

教会患者及家属心绞痛发作时的缓解方法，胸痛发作时应立即停止活动或舌下含服硝酸甘油。若出现心绞痛加剧，含服硝酸甘油无效，或出现心悸、气喘、水肿等异常情况应立即去医院就诊。

（三）避免诱发因素

告知患者尽量避免过劳、饱餐、情绪激动等诱发因素。

（四）用药指导

告知患者使用硝酸甘油的注意事项。

1. 外出时随身携带，以备急需。
2. 避光保存，硝酸甘油见光易分解，应放在棕色瓶内存放于干燥处，以免潮解失效。
3. 药瓶开封后 6 个月更换 1 次，以确保疗效。
4. 勿与酒、咖啡、浓茶同时服用。
5. 服用后应取坐位或卧位，若 3 次仍无效则高度怀疑心肌梗死，立即送医院诊治。
6. 联合使用钙通道阻滞药时需要自测脉搏，有心动过缓或其他症状时应及时停药并到医院就医。

（五）告之预后

大多数心绞痛患者发病后仍能从事一般性体力工作，且能存活很多年。部分心绞痛患者有发生心肌梗死或猝死的危险，尤其是不稳定型心绞痛患者。

（六）定期复查

告知患者应定期复查心电图、血糖、血脂、血压等。

六、护理评价

1. 患者是否自觉疼痛症状减轻或消失。
2. 患者是否主诉活动耐力增加，活动后有无不适反应。

项目三　急性心肌梗死

【临床案例分析题目】

患者，男，64 岁，冠心病病史 10 年。以"突发胸痛 6 h"急诊入院。6 h 前出现胸骨后剧痛，为压榨性疼痛，并向左肩放射，伴全身冷汗。先后含服硝酸甘油 4 次，疼痛稍减轻。查体：急性痛苦面容，T 36.5 ℃，BP 130/70 mmHg，R 22 次/分，P 110 次/分；心界不大，律齐，心音低，各瓣膜听诊区未闻及病理性杂音；双肺呼吸音增粗，双侧可闻及湿啰音；肝脾未触及。辅助检查：实验室检查示肌酸激酶（CK）190 U/L，乳酸脱氢酶（LDH）300 U/L，心电图示Ⅱ、Ⅲ、aVF 导联 ST 段弓背向上抬高。患者最可能的诊断是心肌梗死。

请思考：

1. 急性心肌梗死典型的临床表现有哪些？

2. 哪些因素可诱发心肌梗死？

3. 作为责任护士，该患者目前主要有哪些护理问题，制定相应的护理措施。

4. 可从哪些方面对该患者进行健康指导。

心肌梗死（myocardial infarction，MI）是在冠状动脉急性闭塞或持续痉挛造成冠状动脉血流急剧减少或中断，使相应心肌严重而持久地急性缺血导致心肌坏死。临床上表现为持久的胸骨后剧烈疼痛、发热、白细胞计数和血清心肌坏死标志物增高及特异性的心肌缺血损害心电图改变，可发生心律失常、心源性休克或心力衰竭，属急性冠脉综合征的严重类型。

本病患者男性多于女性，男：女为（2~5）：1。冬春两季发病较高。本病的主要危险因素有高血压病、高脂血症、糖尿病等。

任务一　病因及发病机制

心肌梗死的基本病因是冠状动脉粥样硬化（偶为冠状动脉栓塞、炎症、先天性畸形、痉挛和冠状动脉口阻塞所致）。当患者的 1~2 支冠状动脉主支因动脉粥样硬化而导致管腔狭窄超过 75%，而侧支循环尚未充分建立。一旦狭窄部血管斑块增大，破裂出血，血栓形成或出现血管持续性痉挛，使管腔完全闭塞，心肌严重而持久地缺血达 1 h 以上，就可发生心肌梗死。当急性心肌梗死发生后，常伴有不同程度的左心功能不全和血流动力学改变，主要包括心脏收缩力减弱、心排血量下降、动脉血压下降、心率减慢或增快、动脉血氧含量降低等。

促使斑块破裂出血及血栓形成的诱因如下。

1. 晨起 6 时至 12 时交感神经活动增加，机体应激反应增强，心肌收缩力、心率、血压增高，冠状动脉张力增高。

2. 重体力活动、情绪过分激动、血压剧升或用力大便，心肌需氧量猛增，冠状动脉供血明显不足。

3. 饱餐特别是进食大量高脂饮食后，血脂增高，血液黏稠度增高。

4. 休克、脱水、出血、外科手术或严重心律失常，使心排血量骤降，冠状动脉灌流量锐减。

任务二　临床表现

一、前驱症状

50% 以上的患者在起病前数日至数周有乏力、胸部不适、活动时心悸、气促、烦躁、心绞痛等前驱症状，以新发生心绞痛或原有心绞痛加重为最突出。心绞痛发作较以往频繁、程度较重、持续时间长，硝酸甘油疗效差，诱因不明显。

二、症状

1. 疼痛　为最早出现的突出症状。其性质、部位与心绞痛类似，但程度更重。多发生在清晨或安静时，诱因多不明显，常呈难以忍受的压榨、窒息或烧灼样，伴有烦躁不安、大汗淋漓、恐惧。持续时间长达数小时或数天，休息和服用硝酸甘油不能缓解。部分患者疼痛可向上腹部放射被误诊为急腹症，疼痛向下颌、颈部、背部放射而被误诊为胃穿孔或骨关节痛。少数患者可无疼痛，开始即表现为休克或心功能衰竭。

2. 全身症状　有发热、心动过速或过缓、白细胞及红细胞沉降率增高，体温可升高至38 ℃左右，很少超过39 ℃，持续时间约1周。

3. 胃肠道症状　疼痛剧烈时常伴恶心、呕吐和上腹胀痛。亦可出现肠胀气，重者可发生呃逆。

4. 心律失常　极常见，多发生在起病1~2 d，24 h内最多见。心律失常以室性心律失常最多，尤其是室性期前收缩，如频发（每分钟5次以上）、多源、成对出现或呈R on T现象的室性期前收缩常为心室颤动的先兆。室颤是急性心肌梗死早期，特别是入院前的主要死因。

5. 心力衰竭　主要为急性左心功能不全，常发生在病初几天或梗死演变期，为心肌梗死后心脏收缩力显著下降或不协调所致。患者表现为呼吸困难、咳嗽、咳痰（白色或粉红色）、发绀、烦躁等症状，重者可发生肺水肿，随后可发生颈静脉怒张、肝大、水肿等右心衰竭的表现。

6. 低血压和休克　急性心肌梗死者多发生心源性休克，多发生在病后数小时至1周内。患者疼痛缓解而收缩压仍低于80 mmHg，表现为烦躁不安、面色苍白、大汗淋漓、脉细而快、末梢青紫、皮肤湿冷、尿量减少、神志迟钝甚至晕厥。

三、体征

（一）心脏体征

心浊音界可正常或轻至中度增大；心率可增快也可减慢，心律失常；心尖部第一心音减弱，可闻及第三或第四心音奔马律；心尖部可闻及收缩期杂音或喀喇音。

（二）血压

除急性心肌梗死早期血压可增高外，几乎所有患者都有血压下降。

四、并发症

（一）乳头肌功能失调或断裂

发生率为50%。二尖瓣乳头肌因本身缺血、坏死，使收缩功能障碍，造成二尖瓣脱垂或关闭不全，可引起心力衰竭。

（二）心室壁瘤

发生率为5%~20%，主要见于左心室。超声心动图示局部有反常运动，心电图示ST段持续抬高。

（三）心肌梗死后综合征

发生率为10%，起病数周至数月内出现，表现为心包炎、肺炎或胸膜炎，有发热、胸痛症状。

（四）栓塞

发生率为1%~6%，起病后1~2周出现。如为左心室附壁血栓脱落所致，则引起脑、脾、肾或四肢等动脉栓塞。如为下肢静脉血栓脱落所致，则引起肺动脉栓塞。

（五）心脏破裂

少见，起病1周内出现。多为心室游离壁破裂，造成急性心脏压塞而猝死。

（六）肩-手综合征

心肌梗死后出现肩臂疼痛（常为左肩），活动受限和僵硬感，只需对症处理。

任务三 实验室及其他辅助检查

一、心电图

（一）特征性改变

1. ST段抬高性心肌梗死心电图表现特点 ①在面向透壁心肌坏死区的导联上，出现宽而深的Q波（病理性Q波）；②在面向损伤区周围心肌缺血区的导联上，出现T波倒置；③在面向坏死区周围心肌损伤区的导联上，ST段明显抬高呈弓背向上型（图3-5-1）。

2. 非ST段抬高的心肌梗死心电图表现特点 ①无病理性Q波，有普遍性ST段压低≥0.1 mV，但aVR导联ST段抬高，或有对称性T波倒置；②无病理性Q波，也无ST段变化，仅有T波倒置改变。

（二）动态性改变

ST段抬高性心肌梗死的心电图演变过程如下。

1. 超急性期 起病数小时内可无异常或出现异常高大两支不对称的T波。

2. 急性期 数小时后，ST段明显抬高，弓背向上，与直立的T波连接，形成单相曲线；数小时至2 d内出现病理性Q波，Q波在3~4 d内稳定不变，此后大多永久存在。

3. 亚急性期 若在心肌梗死早期不进行治疗干预，ST段可在数天至2周内逐渐回到基线水平，T波逐渐平坦或倒置。

4. 慢性期 数周至数月后，T波呈V形倒置，两支对称，波谷尖锐。

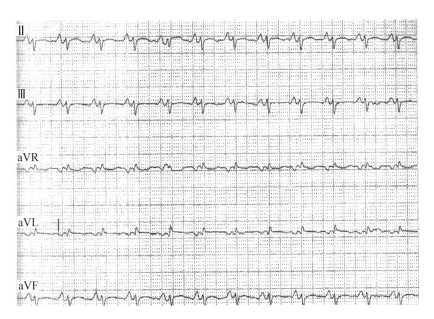

图 3-5-1　心肌梗死

（三）定位诊断

ST 段抬高性心肌梗死的定位和范围可根据出现特征性改变的导联数来判断。

1. $V_1 \sim V_3$ 导联示前间壁心肌梗死。

2. $V_3 \sim V_5$ 导联示局限前壁心肌梗死。

3. $V_1 \sim V_5$ 导联示广泛前壁心肌梗死。

4. Ⅱ、Ⅲ、aVF 导联示下壁心肌梗死。

5. Ⅰ、aVL 导联示高侧壁心肌梗死。

6. $V_7 \sim V_8$ 导联示正后壁心肌梗死。

7. Ⅱ、Ⅲ、aVF 导联伴右胸导联（尤其是 V_4R）ST 段抬高，可作为下壁心肌梗死并发右室梗死的参考指标。

二、实验室检查

（一）血清心肌坏死标志物

血清心肌坏死标志物增高：心肌结构蛋白是诊断心肌梗死的敏感指标。

1. 肌红蛋白于起病后 2 h 内即升高，12 h 达高峰，24～48 h 内恢复正常。

2. 肌钙蛋白Ⅰ（cTnI）或 T（cTnT）在起病 3～4 h 后升高，cTnI 于 11～24 h 达高峰，7～10 d 降至正常，cTnT 于 24～48 h 达高峰，10～14 d 降至正常。

3. 肌酸激酶同工酶（CK-MB）在起病后 4 h 内升高，16～24 h 达高峰，3～4 d 降至正常。

(二) AMI 心肌酶

AMI 心肌酶升高，如肌酸激酶、天门冬酸氨基转移酶、乳酸脱氢酶于起病后 6 ~ 10 h 升高。

(三) 其他

起病后 24 ~ 48 h 白细胞、中性粒细胞增多，嗜酸性粒细胞减少或消失；红细胞沉降率增快；C 反应蛋白、游离脂肪酸均增高。

目前临床上以 cTnT 及 CK-MB 为最主要指标。

三、超声心动图

可了解心室壁的运动情况和左心室功能，诊断乳头肌功能失调和室壁瘤，为临床提供重要依据。

四、放射性核素检查

可显示心肌梗死的部位与范围，观察左心室射血分数和左心室壁的运动，有利于判定心室的功能、诊断梗死后造成的室壁运动失调和心室壁瘤。

任务四 诊断要点

主要依据：典型临床表现、特征性心电图改变、血清心肌酶谱检查异常 3 项指标，具备 2 项即可确诊。对老年患者，突然发生严重心律失常、休克、心力衰竭而原因未明，或突然发生较重而持久的胸闷或胸痛者，均应考虑本病的可能。

任务五 治疗要点

对 ST 段抬高的急性心肌梗死，强调及早发现、及早入院，加强入院前的就地处理。治疗原则：尽早使心肌血液再灌注（到达医院后 30 min 内开始溶栓或 90 min 内开始介入治疗）以挽救濒死的心肌，防止梗死面积扩大或缩小心肌缺血范围，保护和维持心脏功能。

一、一般治疗

(一) 休息

急性期 12 h 应绝对卧床休息，保持环境安静，减少探视，减少不良刺激。

(二) 吸氧

初期可间断或持续鼻管或面罩吸氧 2 ~ 3 d。

(三) 监测

收入冠心病监护室，行连续心电、血压、呼吸监测 3 ~ 5 d，必要时可行床旁血流动力学监测。

（四）阿司匹林

无禁忌证者给予口服水溶性阿司匹林或嚼服肠溶性阿司匹林。

二、解除疼痛

1. 哌替啶（度冷丁）　50～100 mg 肌内注射。
2. 吗啡 5～10 mg 皮下注射，必要时重复使用。
3. 可待因/罂粟碱，疼痛较轻者使用，可肌内注射或口服。
4. 硝酸甘油 0.6 mg 舌下含用。
5. 硝酸异山梨酯 5～10 mg 舌下含用。

三、再灌注心肌

（一）溶栓疗法

1. 适应证　①患者年龄＜75 岁，发病 12 h 内，心电图至少 2 个相邻导联 ST 段抬高，或病史提示 AMI 伴左束支传导阻滞；②急性 ST 段抬高性心肌梗死发病时间已超过 12 h 但在 24 h 之内者，若仍有进行性缺血性胸痛或广泛 ST 段抬高，仍应给予溶栓治疗；③患者年龄＞75 岁且 ST 段显著性抬高的急性心肌梗死患者，经慎重权衡利弊后仍可考虑溶栓治疗。

2. 禁忌证

（1）绝对禁忌证：①颅内恶性肿瘤（原发或转移）患者；②可疑主动脉夹层患者；③活动性出血或出血体质者（月经者除外）；④出血性脑卒中史，或 3 个月（不包括 3 h）内有缺血性脑卒中者；⑤3 个月内有严重头面部闭合性损伤者；⑥脑血管结构异常者。

（2）相对禁忌证：①慢性、严重高血压病史血压控制不良，或目前血压≥180/110 mmHg 者；②3 个月前有缺血性脑卒中、痴呆或已知的其他颅内病变者；③3 周内有创伤或大手术史，或较长时间（＞10 min）的心肺复苏史者；④近 2～4 周有内脏出血者；⑤有不能压迫的血管穿刺者；⑥活动性消化性溃疡；⑦妊娠；⑧目前正在使用治疗剂量的抗凝药或已知有出血倾向者。

3. 溶栓药物　发病 6 h 以内使用纤溶酶原激活剂溶解冠状动脉内的血栓，使冠状动脉再通及再灌注心肌。国内常用的有尿激酶（UK）、链激酶（SK）、重组组织型纤溶酶原激活剂（RT-PA）。给药途径有静脉给药和冠脉内给药，冠脉内给药所需剂量小，溶栓效果好，但需冠脉造影。溶栓后继续抗凝治疗 48～72 h，可用肝素、低分子量肝素皮下注射。

（二）急诊经皮腔内冠状动脉成形术（PTCA）

必要时可置入支架，适用于溶栓治疗后，冠状动脉再通又再堵塞，或虽再通但仍有重度狭窄者。

四、消除心律失常

(一) 室性期前收缩或室性心动过速

立即用利多卡因 50～100 mg 静脉注射，必要时可重复使用，控制后维持 1～3 mg/min 的速度静脉滴注。

(二) 室颤

立即采用非同步直流电复律。

(三) 缓慢性心律失常

可用阿托品 0.5～1 mg 肌内注射或静脉注射。

(四) 高度房室传导阻滞伴明显血流动力学障碍

考虑临时起搏治疗。

五、控制休克

根据患者不同情况，在血流动力学监测下，进行升压、扩张血管、补充血容量、纠正酸中毒、避免脑出血、保护肾功能等抗休克处理。如上述处理无效，有条件者可选用主动脉内气囊反搏术进行辅助循环，立即行直接介入治疗，也可做急诊冠脉旁路移植术，挽救生命。

六、治疗心力衰竭

主要是治疗急性左心衰竭，可应用吗啡、利尿药、血管扩张药等，但应注意：①心肌梗死后 24 h 内不宜用洋地黄制剂，以免引起室性心律失常；②有右心室梗死的患者应慎用利尿药。

七、其他治疗

(一) 抗凝疗法

目前多用于溶栓后。常用药物有肝素、低分子量肝素、华法林等。有出现倾向、活动性溃疡、严重肝肾功能不全者禁用抗凝治疗。

(二) 血管紧张素转换酶抑制剂

目前应用广泛，有利于改善心肌重构，改善心功能，降低心力衰竭的发生率及死亡率。常用药物有西拉普利、依那普利。

(三) 极化液疗法

促进心肌代谢，改善心肌收缩功能。用氯化钾 1.5 g、胰岛素 10 U 加入 10% 葡萄糖溶液

500 mL 内静脉滴注，每日 1 次，7~14 d 为 1 个疗程。

（四）β 受体阻滞药及钙拮抗药

尤其是急性心肌梗死伴有交感神经功能亢进者，在起病早期应用能防止梗死范围扩大，有效改善预后。

（五）右旋糖酐 40

能降低血液黏度，有助于改善微循环。

任务六 心肌梗死患者的护理

一、护理评估

（一）病史

评估患者此次发病有无明显的诱因，胸痛发作的指征，尤其是起病时间及持续时间、疼痛剧烈程度、是否进行性加重，有无恶心、呕吐、乏力、头晕、呼吸困难等伴随症状，是否有心律失常、心力衰竭、休克的表现。了解患者既往是否有冠心病病史、以往用药情况，以及是否有糖尿病、高血压病、高脂血症等病史。了解患者的生活习惯，有无摄入高脂饮食、吸烟等不良生活习惯；了解患者的性格特征及生活压力情况。

（二）身体评估

观察患者的精神意识状态，注意有无面色苍白、表情痛苦、大汗淋漓、反应迟钝甚至晕厥等表现。监测患者心率、心律、心音、脉搏、呼吸、血压等有无异常。

（三）心理 – 社会情况

观察患者是否有不安、担心、焦虑、恐惧等情绪反应，及时给予护理。家庭也有可能面对疾病知识缺乏、经济压力等而应对无效。

（四）实验室及其他辅助检查

急性心肌梗死患者的心电图和血清心肌酶是最重要的 2 项检查。

二、护理诊断

（一）常用护理诊断/问题

1. 疼痛　胸痛，与心肌缺血坏死有关。
2. 焦虑/恐惧　与剧烈疼痛伴濒死感及担心疾病预后有关。
3. 活动无耐力　与心肌氧的供需失调有关。

4. 潜在并发症 心力衰竭、心律失常。

5. 有便秘的危险 与进食少、绝对卧床、不习惯床上排便有关。

（二）其他护理诊断/问题

1. 自理缺陷 与病情需要绝对卧床休息及医疗限制有关。

2. 知识缺乏 缺乏心肌梗死的预防与康复知识。

三、护理目标

1. 患者主诉疼痛减轻或消失。

2. 患者能确认产生恐惧的因素，恐惧感减轻或消失。

3. 患者能主动参与制订活动计划并按要求进行活动，主诉活动耐力增强，活动后无不适反应。

4. 能自觉避免心力衰竭的诱发因素，不发生心力衰竭。

5. 心律失常能被及时的发现和处理。

6. 患者能描述预防便秘的措施，不发生便秘。

四、护理措施

（一）疼痛

胸痛。

1. 休息 发病 12 h 内应绝对卧床休息，自理活动如进食、排便、翻身等由护士协助完成。向患者及家属说明绝对卧床休息可以减少心肌耗氧量、减轻心脏负荷、降低交感神经兴奋性，有利于缓解疼痛。

2. 饮食 起病后 4～12 h 给予流质饮食，以减轻胃扩张。随病情好转逐渐改为半流食、软食、普食。且应以低脂、低胆固醇、清淡、易消化饮食为主，提倡少量多餐。

3. 给氧 鼻导管给氧，氧流量 2～5 L/min。

4. 用药护理 遵医嘱给予吗啡或哌替啶止痛，注意有无呼吸抑制等不良反应。静脉滴注硝酸甘油时，应注意监测血压、心率，并注意有无头痛、面红、心慌等不良反应。

5. 溶栓护理 心肌梗死发生在 6 h 之内者，可遵医嘱进行溶栓治疗，目的是使闭塞血管再通，心肌得到再灌注。

（1）溶栓前准备：询问患者有无近期大手术或创口未愈、活动性溃疡、严重肝肾功能不全、脑血管病病史、出血倾向或严重而未控制的高血压等溶栓禁忌证；检查出凝血时间、血常规和血型；遵医嘱迅速配制溶栓药物，使用链激酶需做皮试。

（2）观察不良反应：①有无过敏反应如寒战、发热、皮疹等；②有无出血，如皮肤、黏膜及内脏出血，尤其注意消化道出血，一旦出血，应紧急处置；③低血压（收缩压低于 90 mmHg）。

（3）判断溶栓效果：①2 h 内出现再灌注性心律失常；②心电图上抬高的 ST 段于 2 h 内

回降>50%；③胸痛2 h内基本消失；④血清CK-MB酶峰值提前出现（14 h内），或根据冠状动脉造影直接判断冠脉是否再通。

（二）恐惧

1. 解释病情　简明扼要地解释疾病过程与治疗配合，说明不良情绪会增加心肌耗氧量而不利于疾病的控制。告知患者病情的任何变化都在医护人员的严密监护下并能得到及时的治疗，最终会转危为安。

2. 环境准备　尽量调低监护仪的报警声，以免增加患者的心理负担。医护人员工作应紧张有序，避免忙乱给患者不安全感。

3. 用药护理　烦躁不安者可肌内注射地西泮使患者镇静。

4. 心理护理　鼓励患者表达内心感受，增强患者战胜疾病的信心。

（三）活动无耐力

1. 身体评估　评估患者的年轻、病情进展、心肌梗死的面积及有无并发症等。如患者的生命体征平稳，无明显疼痛，安静时心率<100次/分，无严重心律失常、心力衰竭和心源性休克时，可进行康复训练。

2. 解释活动的必要性　急性期卧床休息可减轻心脏负荷，减少心肌耗氧量，缩小梗死范围，有利于心功能的恢复；病情稳定后应逐渐增加活动量，可促进侧支循环的形成，提高活动耐力，防止深静脉血栓形成、便秘、肺部感染等并发症。目前主张早期活动，实现早期康复。

3. 制订活动计划　向患者讲明活动耐力恢复是一个循序渐进的过程，既不能操之过急，也不能因担心病情而不敢活动。根据患者的病情、年龄、活动能力制定个体化运动方案。一般活动安排在下午，因为清晨易诱发心绞痛或心肌梗死，也不应在寒冷或高温环境中进行，避免在饱餐、饮用咖啡或浓茶后活动。

4. 活动监测　开始进行康复训练时，必须在护理人员的监测下进行，以不引起任何不适为度，心率增加10~20次/分为正常反应。出现下列情况应减少或停止活动。①明显劳累；②胸痛、气喘、心悸、头晕、恶心、呕吐等；③心肌梗死3周内活动时，心率变化超过20次/分或血压变化超过20 mmHg；④心肌梗死6周内活动时，心率变化超过30次/分或血压变化超过30 mmHg。

（四）潜在并发症

1. 心力衰竭　告知患者避免饱餐、用力排便、情绪激动等可加重心脏负担的因素。严密观察患者有无呼吸困难、咳嗽、咳痰、少尿、颈静脉怒张、低血压等表现，听诊肺部有无湿啰音。

2. 心律失常　急性期严密心电监测，及时发现心率及心律的变化。在心肌梗死溶栓治疗后24 h内易发生再灌注性心律失常，特别是在溶栓治疗即刻至溶栓后2 h内应设专人床旁心电监测。遵医嘱使用利多卡因等药物，警惕室颤或心脏停搏的发生。监测电解质和酸碱状况。准备好急救药物和抢救设备如除颤器、起搏器等，随时准备抢救。

（五）有便秘的危险

1. 饮食　进食富含纤维素的水果、蔬菜，避免辛辣、刺激性食物；无糖尿病者每天清晨给予蜂蜜 20 mL 加温开水同饮。

2. 采取通便措施　适当腹部按摩（顺时针方向）以促进肠蠕动；一般在患者无腹泻的情况下可常规使用缓泻药，以防用力排便导致病情加重；训练患者床上排便，避免过度用力或屏气；可床边使用坐便器，排便时提供隐蔽条件。一旦出现排便困难，应立即告知医护人员，可使用开塞露或低压盐水灌肠。

五、健康指导

（一）饮食指导

低饱和脂肪酸、低胆固醇饮食，要求饱和脂肪酸占总热量的 7% 以下，胆固醇 < 200 mg/d；避免暴饮暴食，少量多餐；避免辛辣、刺激性食物。

（二）生活习惯指导

保证充足的睡眠；保持乐观、平和的心态，克服急躁、焦虑等不良情绪；戒烟、戒酒；控制体重，肥胖者限制热量摄入。

（三）运动指导

告知患者应根据自身的年龄、心肌梗死前活动水平及体力状态选择适宜的活动方式，包括步行、慢跑、太极拳、骑自行车、游泳等，每周运动 3 ~ 4 d，开始时每次 10 ~ 15 min，逐步延长到每天 30 min 以上，避免竞技性活动、剧烈活动、活动时间过长。运动中以达到患者最大心率的 60% ~ 65% 的低强度长期锻炼是安全有效的。

（四）性生活指导

心肌梗死后 6 ~ 8 周后可恢复性生活，性生活应适度，若性生活后出现心率、呼吸增快持续 20 ~ 30 min，感到胸痛、心悸持续 15 min 或疲惫等情况，应节制性生活。

（五）用药指导

告知患者长期服药的重要性，讲解药物的作用及不良反应，教会患者定时测脉搏。若胸痛发作频繁、程度较重、时间较长，服用硝酸甘油疗效差，应及时就医。

（六）照顾者指导

告诉家属应给予患者精神和物质支持，创造一个良好的身心休养环境。生活中避免对其施加压力，当患者出现紧张、焦虑或烦躁等不良情绪时，应予以理解并设法予以疏导。心肌梗死是猝死的高危因素，教会家属心肺复苏的基本技术以备急用。

六、护理评价

1. 患者是否主诉疼痛减轻或消失。
2. 患者能否确认产生恐惧的因素，恐惧感是否减轻或消失。
3. 患者能否主动参与制订活动计划并按要求进行活动，是否主诉活动耐力增强，活动后有无不适反应。
4. 能否自觉避免心力衰竭的诱发因素，是否发生心力衰竭。
5. 心律失常是否被及时的发现和处理。
6. 患者能否描述预防便秘的措施，是否发生便秘。

模块六　原发性高血压

【临床案例分析题目】

患者，男，68岁，农民，因"发现血压升高10年，头昏、头痛、头胀半天"入院。患者于入院前10年发现血压升高，最高达180/100 mmHg，未正规治疗及监测血压。4年前出现头昏、耳鸣伴头顶胀痛，就诊于省人民医院，监测血压最高达200/120 mmHg，头颅CT提示：脑梗死。住院治疗（具体不详）好转出院，无肢体活动障碍等后遗症。出院后长期服用阿司匹林、硝苯地平，头昏症状反复出现。既往因上述症状在我院反复住院治疗。入院前半天患者情绪激动后出现头顶部闷胀痛，自觉舌体麻木感，遂来我院就诊，门诊以"高血压"收住院。自患病以来，患者精神尚可，食欲尚可，大小便正常，体重无明显减轻。查体：T 36.5 ℃，P 76次/分，R 21次/分，BP 168/110 mmHg。辅助检查：血清总胆固醇为6.2 mmol/L，低密度脂蛋白胆固醇为3.4 mmol/L。

请思考：

1. 该患者血压水平属于哪一级？
2. 高血压有哪些常见的并发症？
3. 作为责任护士，您认为该患者目前主要有哪些护理问题？
4. 针对提出的护理问题制定相应的护理措施。
5. 如何对该患者进行健康指导？

高血压是一种常见的以体循环动脉压增高、外周小动脉阻力增高，同时伴有不同程度的心排血量和血容量增加为主要表现的临床综合征。高血压是导致充血性心衰、卒中、冠心病、肾衰竭的发病率和死亡率升高的主要危险因素之一，严重影响人们的健康和生活质量，是最常见的疾病。在近十年来，世界卫生组织关于高血压的治疗指南分别于1993年和1998年进行了2次修正，中国也于2010年制定了新的高血压防治指南。但是在高血压的控制及治疗上，"三低"现象并没有得到显著改善，仍表现为知晓率低、治愈率低及控制率低。

原发性高血压是指原因不明以体循环动脉压增高为主要临床表现，伴或不伴多种心血管危险因素的综合征。

任务一　高血压定义及分类

高血压定义为收缩压≥140 mmHg 和（或）舒张压≥90 mmHg，根据血压升高水平，又进一步将高血压分为 3 级（表 3-6-1）。

表 3-6-1　血压的定义和分类（WHO/ISH，1999 年）

类别	收缩压（mmHg）		舒张压（mmHg）
理想血压	<120	和	<80
正常血压	<130	和	<85
正常高值	130~139	或	85~89
高血压			
1 级（轻度）	140~159	或	90~99
亚组：临界高血压	140~149	或	90~94
2 级（中度）	160~179	或	100~109
3 级（重度）	≥180	或	≥110
单纯收缩期高血压	≥140	和	<90
亚组：临界收缩期高血压	140~149	和	<90

注：当患者的收缩压和舒张压分属不同的级别时，应当用较高的分级为准。单纯收缩期高血压也可按照收缩压水平分为 1、2、3 级。

任务二　病　因

一、遗传因素

高血压具有明显的家族性，父母均为高血压者其子女患高血压的概率明显高于父母均无高血压者。约 60% 高血压患者可询问到有高血压家族史。

二、环境因素

（一）饮食

膳食中钠盐摄入量与人群血压水平和高血压患病率呈正相关。低钾、低钙、高蛋白质摄入、饮酒量过多、饮食中饱和脂肪酸或饱和脂肪酸与不饱和脂肪酸比值较高也属于升压因素。

（二）精神

城市脑力劳动者高血压患病率超过体力劳动者，从事精神紧张度高的职业者发生高血压的可能性较大，长期生活在噪声环境中听力敏感性减退者患高血压也较多。

三、其他因素

（一）肥胖

超重或肥胖是血压升高的重要危险因素。一般采用体重指数（BMI），即体重（kg）/身高^2（m^2）（以 20 ~ 24 kg/m^2 为正常范围）。血压与 BMI 呈显著正相关。向心型肥胖者容易发生高血压，表现为腰围往往大于臀围。

（二）阻塞性睡眠呼吸暂停综合征（OSAS）

OSAS 是指睡眠期间反复发作性呼吸暂停。OSAS 常伴有重度打鼾，患此病的患者常有高血压。

（三）避孕药

服避孕药女性血压升高发生率及程度与服用时间长短有关。口服避孕药引起的高血压一般为轻度，并且可逆转，在终止避孕药后 3 ~ 6 个月血压常恢复正常。

任务三　发病机制

一、交感神经系统活性亢进

反复的精神刺激与过度紧张可引起高血压，处于应激状态如从事驾驶员、飞行员等职业者高血压患病率明显增高。各种病因因素使大脑皮质下神经中枢功能发生变化，各种神经递质浓度与活性异常，导致交感神经系统活性亢进，其末梢释放去甲肾上腺素、多巴胺、血管升压素等血浆儿茶酚胺类物质，从而引起阻力小动脉收缩增强使血压升高。

二、肾素－血管紧张素－醛固酮系统（RAAS）

激活经典的 RAAS 包括：肾小球旁细胞分泌的肾素，激活从肝脏产生的血管紧张素原，生成血管紧张素Ⅰ，然后经血管紧张素转换酶（ACE）生成血管紧张素Ⅱ。血管紧张素Ⅱ作用于血管紧张素Ⅱ受体产生如下作用：①直接使小动脉平滑肌收缩，外周阻力增加；②刺激肾上腺皮质球状带，使醛固酮分泌增加，致使肾小管远端集合管的钠重吸收加强，导致水钠潴留；③交感神经冲动发放增加使去甲肾上腺素分泌增加。以上作用均可升高血压。

三、肾性水钠潴留

肾脏潴留过量摄入的钠盐，使体液容量增大，机体为避免心排出量增高使组织过度灌注，全身阻力小动脉收缩增强，导致外周血管阻力增高。也可能通过排钠激素分泌释放增加使外周血管阻力增高。

四、胰岛素抵抗

胰岛素抵抗是指必须以高于正常的血胰岛素释放水平来维持正常的糖耐量，表示机体组织对胰岛素处理葡萄糖的能力减退。胰岛素抵抗所致的高胰岛素血症可使电解质代谢发生障碍，还使血管对体内升压物质反应性增强，血液中儿茶酚胺水平增加，血管张力增高，从而使血压升高。

五、细胞膜离子转运异常

遗传性或获得性细胞膜离子转运异常，包括钠泵活性降低，钠–钾离子协同转运缺陷，细胞膜通透性增强，钠泵活性降低等，使血管收缩反应性增强和平滑肌增生与肥大，血管阻力增高。

任务四 临床表现

一、症状

大多数起病缓慢。常见症状有头痛、头晕、耳鸣、眼花、乏力、心悸、颈项强直、失眠、健忘、注意力不集中、情绪易波动或发怒等。经常在体检或其他疾病就医检查时发现血压升高。呈轻度持续性，血压升高常与情绪激动、精神紧张、体力活动有关，休息或去除诱因血压可下降。

二、体征

血压随季节、昼夜、情绪等因素有较大波动。一般清晨起床活动后血压迅速升高，形成清晨血压高峰，夜间血压较低；冬季血压较高，夏季血压较低；情绪不稳定时血压升高。体格检查时可听到主动脉瓣区第二心音亢进、收缩期杂音，长期高血压时有心尖搏动明显增强，搏动范围扩大及心尖搏动左移体征，提示左心室增大。

三、恶性或急进型高血压

表现为患者发病较急骤，多见于中、青年。舒张压多持续在 130 ~ 140 mmHg 或更高。常有头痛、视物模糊、眼底出血、渗出或视盘水肿，肾脏损害突出，表现为持续蛋白尿、血尿、管型尿，并可伴肾功能不全。病情进展迅速，如不给予及时治疗，预后不佳，易出现严重的脑、心、肾损害，可死于肾衰竭、脑卒中或心力衰竭。病理上以肾小动脉纤维样坏死为特征。

四、并发症

（一）高血压危象

在高血压的早、中、晚期均可能发生。因紧张、过度劳累、寒冷、情绪激动、突然停服降压药等诱因，小动脉发生强烈痉挛，血压急剧上升，收缩压可达 260 mmHg、舒张压可达 120 mmHg 以上，影响重要脏器血液供应而产生危急症状。患者可出现头痛、恶心、呕吐、烦躁、眩晕、心悸、气急、视物模糊等症状，以及伴有动脉痉挛（椎基底动脉、颈内动脉、视网膜动脉等）累及相应的靶器官缺血症状。

（二）高血压脑病

发生在重症高血压患者，是指血压突然或短期内明显升高，由于过高的血压干扰了脑血管的自身调节机制，脑组织血流灌注过多造成脑水肿，出现中枢神经功能障碍征象。临床表现为弥漫性严重头痛、呕吐、意识障碍、烦躁、精神错乱，重者可发生局灶性或全身抽搐、昏迷。

（三）主动脉夹层

高血压是导致本病的重要因素。主动脉夹层指主动脉腔内的血液通过内膜的破口进入主动脉壁中层而形成血肿，夹层分离突然发生时多数患者突感胸部疼痛，向胸前及背部放射，随夹层涉及范围可以延至腹部、下肢及颈部，是猝死的病因之一。突发剧烈的胸痛常易误诊为急性心肌梗死。

（四）脑血管病

包括脑血栓形成、脑出血、腔隙性脑梗死、短暂性脑缺血发作。

（五）慢性肾衰竭

长期持久的血压升高可致进行性肾小球硬化，并加速肾动脉粥样硬化的发生，出现蛋白尿、肾损害，晚期可有肾衰竭。

（六）心力衰竭

左心室后负荷长期增高可致心室肥厚、扩大，最终导致心力衰竭。

任务五　实验室及其他辅助检查

一、常规检查

包括血尿常规、空腹血糖、血钾、血肌酐、尿素氮、胆固醇、三酰甘油、低密度脂蛋白、高密度脂蛋白等。这些检查有助于发现相关的危险因素和靶器官损害。此外，还有颈动脉及上下肢动脉搏动情况，颈、腹部血管有无杂音，腹主动脉搏动情况等。部分患者根据需要可检查眼底、超声心动图、血电解质等。眼底检查有助于了解高血压的严重程度，根据超声心动图表现可了解心室壁厚度及心腔大小，心脏的收缩与舒张功能及主动脉的情况，是否合并有瓣膜的病变等。

二、特殊检查

24 h 动脉血压监测，主要用于识别"诊所性高血压"或"白大衣高血压"；可了解血压的昼夜变化节律性和变异性，估计靶器官损害与预后，指导降压治疗及评价降压药物疗效。目前尚无统一的动态血压正常值，可参照以下的正常上限值：24 h 平均血压值 <130/80 mmHg；白昼均值 <135/85 mmHg；夜间均值 <125/75 mmHg。夜间均值比白昼均值降低 >10%。如降低 <10%，则认为血压昼夜规律消失。此外，还有踝/臂血压比值，心率变异，颈动脉内膜中层厚度（IMT），动脉弹性功能测定等。

任务六　诊断要点

一、高血压诊断

定期检查血压是早期诊断高血压的主要方法，测量安静休息坐位时上臂肱动脉部位血压。高血压的诊断必须以未服用降压药物情况下 2 次或 2 次以上非同日多次血压测定所得的平均值为依据。同时排除由其他疾病导致的继发性高血压，最常见的有肾小球肾炎、肾结核、皮质醇增多症等。

二、高血压风险分层

高血压的预后不仅与血压升高水平有关，而且与其他心血管危险因素及靶器官损害程度有关。因此，必须对每个患者做危险分层，这对制定患者治疗方案、预后判断具有重要意义。将高血压患者分为低危、中危、高危和极高危，具体分层标准根据血压升高水平、其他心血管危险因素、糖尿病、靶器官损害及并发症情况等确定（表3-6-2）。

表3-6-2　高血压患者心血管危险分层

其他危险因素和病史	血压（mmHg）		
	1 级	2 级	3 级
收缩压 舒张压	140~159 或 90~99	160~179 或 100~109	≥180 或 ≥110
无其他危险因素	低危	中危	高危
1~2 个危险因素	中危	中危	极高危
3 个以上危险因素，或糖尿病，或靶器官损害	高危	高危	极高危
有并发症	极高危	极高危	极高危

（一）用于分层的其他心血管危险因素

男性 >55 岁，女性 >65 岁；吸烟；血胆固醇 >5.72 mmol/L；糖尿病；早发心血管疾病家族史（发病年龄女性 < 65 岁，男性 < 55 岁）。

（二）靶器官损害

左心室肥厚（心电图或超声心动图）；蛋白尿和（或）血肌酐轻度升高（106 ~ 177 µmol/L）；超声或 X 线证实有动脉粥样斑块；视网膜动脉局灶或广泛狭窄。

（三）并发症

心脏疾病（心绞痛、心肌梗死、心力衰竭、冠状动脉血运重建术后）；脑血管疾病（脑出血、短暂性脑缺血发作、缺血性卒中）；肾脏疾病（糖尿病肾病、血肌酐升高超过 177 µmol/L）；血管疾病（外周血管病、主动脉夹层）；重度高血压性视网膜病变（视盘水肿、出血或渗出）。

任务七 治疗要点

治疗原则：将血压降到患者能最大耐受的水平，降压的主要目的是减少高血压患者心、脑血管病的发生率和死亡率。

治疗目的：目前一般主张血压控制目标值至少 < 140/90 mmHg；糖尿病或慢性肾脏病合并高血压患者，血压控制目标 < 130/80 mmHg；老年收缩期性高血压的降压目标水平，收缩压 140 ~ 150 mmHg，舒张压 < 90 mmHg（不低于 65 ~ 70 mmHg）。

一、非药物治疗

主要是改善生活方式，改善生活方式对降低血压和心脑血管危险的作用已得到广泛认可，所有患者都应采用。

（一）合理膳食

①减少钠盐的摄入，首先要减少烹调用盐，每人 < 6 g/d 为宜；②减少饱和脂肪酸及总脂肪的摄入，补充适量蛋白质；③多吃蔬菜水果，摄入足量钾、镁、钙。

（二）减轻体重

体重上升与高血压密切相关，可通过减少每天热量摄入及加强运动减轻体重。

（三）适当运动

有利于改善胰岛素抵抗和减轻体重，提高心血管调节能力，稳定血压水平。选择有氧运动为宜，如步行、慢跑、上楼梯、骑车等，运动频度每周一般 3 ~ 5 次，每次持续 20 ~ 60 min。运动强度可采用心率监测法，运动时心率不应超过最大心率（180 次/分或 170 次/分）的 60% ~ 85%。

（四）戒烟、限酒

吸烟所致的危害是使高血压并发症如心肌梗死、脑卒中和猝死的危险性显著增加，加重脂质代谢紊乱，降低胰岛素敏感性，降低内皮细胞依赖性血管扩张效应，并降低或低效降压治疗的疗效。酒摄入量与血压水平及高血压患病率呈正相关。戒烟和限酒可使血压显著降低。

（五）其他

保持健康心态，减少精神压力和抑郁情绪，保持心理平衡。

二、药物治疗

目前降压药物可归纳为 6 类，即利尿药、β 受体阻滞药、钙拮抗药、血管紧张素转换酶抑制药、血管紧张素 Ⅱ 受体拮抗药、$α_1$ 受体阻滞药。

降压药治疗对象：高血压 2 级或以上患者（≥160/100 mmHg）；高血压合并糖尿病，或者已经有心、脑、肾靶器官损害和并发症患者；凡血压持续升高 6 个月以上，改善生活行为后血压仍未获得有效控制者。从心血管危险分层的角度，高危和极高危患者必须使用降压药物强化治疗。

降压药物的使用原则：小剂量开始，联合用药，长期坚持用药。联合用药可提高疗效，减轻药物不良反应。如卡托普利和氢氯噻嗪联合可避免高血钾，硝苯地平和氢氯噻嗪联合使用可利于消除下肢水肿。

（一）利尿药

适用于轻、中度高血压，对盐敏感性高血压、合并肥胖或糖尿病、更年期女性和老年高血压有较强的降压效果。通过利钠排水、降低细胞外高血容量、减轻外周血管阻力来发挥降压作用。降压起效平稳、缓慢，持续时间较长，作用持久，服药 2 ~ 3 周后达高峰。可单独用，更适宜与其他类降压药合用。噻嗪类最常用，但长期用可引起血钾下降及血糖、血胆固醇、血尿酸增高，糖尿病及高脂血症者宜慎用，痛风禁用。

（二）β 受体阻滞药

适用于各种不同程度的高血压，尤其是心率较快的中、青年患者或合并心绞痛者，对老年高血压疗效较差。通过降低心肌收缩力、减慢心率、降低心排血量而降压。常用药物如普萘洛尔、阿替洛尔、美托洛尔等。不良反应主要为心率减慢、支气管痉挛等。

（三）钙通道阻滞药

适用于中、重度，尤其老年人收缩期高血压。通过阻断钙离子进入平滑肌细胞、抑制心肌和血管平滑肌收缩、降低外周阻力使血压下降。降压迅速、作用稳定。目前临床多应用长效或缓释型钙拮抗药，如非洛地平、缓释硝苯地平等。不良反应主要有下肢水肿、头痛、面部潮红。

（四）血管紧张素转换酶抑制药（ACEI）

适用于肥胖、糖尿病和靶器官（心脏、肾脏）受损的高血压患者，特别适用于心力衰竭、心肌梗死后、糖耐量减退或合并糖尿病肾病的高血压患者。通过抑制血管紧张素转换酶使血管紧张素Ⅱ生成减少而降低血压。降压起效缓慢，逐渐增强，在 3～4 周时达最大作用。常用药物如卡托普利、依那普利、贝那普利等。不良反应为刺激性干咳、血钾升高、血管性水肿。

（五）血管紧张素Ⅱ受体拮抗药

通过阻断血管紧张素Ⅱ受体松弛血管平滑肌、减少血管张力而降低血压。降压起效缓慢，但持久而平稳，在 6～8 周时达最大作用，持续时间能达 24 h 以上。常用药物如氯沙坦、缬沙坦等。不良反应为高血钾。

（六）α_1 受体阻滞药

通过选择性阻断 α_1 受体使外周阻力下降而降低血压。常用药物如哌唑嗪、特拉唑嗪等。不良反应为直立性低血压。

三、高血压急症的治疗

高血压急症是指短时期内（数小时或数天）血压重度升高，收缩压 > 200 mmHg 和（或）舒张压 > 130 mmHg，伴有重要器官组织如心脏、脑、肾脏、眼底、大动脉的严重功能障碍或不可逆性损害。及时正确处理高血压急症十分重要，可在短时间内缓解病情，预防靶器官损害，降低病死率。

（一）降低血压

首先应迅速降压，在监测血压的情况下选择适宜有效的降压药物静脉滴注给药，同时应采取逐步控制性降低血压，即开始的 24 h 内血压降低 20%～25%，48 h 内血压不低于 160/100 mmHg，防止短时间内血压急骤下降，而使重要器官的血流灌注明显减少。

可选用的降压药物如下。

1. 硝普钠 直接扩张动脉和静脉，降低前、后负荷。降压效应迅速，作用在停用 3～5 min 后即消失。

2. 硝酸甘油 扩张静脉和选择性扩张冠状动脉与大动脉。

3. 尼卡地平 作用迅速，持续时间较短，降压同时改善脑血流量。

4. 地尔硫卓 降压同时改善冠状动脉血流量和控制快速性室性心律失常。

5. 拉贝洛尔 兼有 α 受体阻滞作用的 β 受体阻滞药，起效较迅速（5～10 min），但持续时间较长（3～6 h）。

6. 咪噻芬 主动脉夹层的高血压急症处理中最佳的可选择药物，降压同时减低主动脉剪切力，阻止夹层扩张。

避免选用的药物：不主张用利血平治疗高血压急症，治疗开始时不宜使用强力的利尿降压药。

（二）降颅压

有高血压脑病时宜给予脱水药甘露醇快速静脉滴注或呋塞米（速尿）20～40 mg 静脉注射。

（三）制止抽搐

有烦躁不安、抽搐者则给予地西泮（安定）或巴比妥类或水合氯醛保留灌肠。

四、几种常见高血压急症的处理

（一）脑出血

原则上实施血压监控与管理，不实施降压治疗，因为降压治疗有可能进一步减少脑组织的血流灌注，加重脑缺血和脑水肿。只有在血压极度升高（血压 > 200/130 mmHg）时，才考虑严密血压监测下进行降压治疗。血压控制目标不能低于 160/100 mmHg。

（二）急性冠脉综合征

部分患者在起病数小时内血压升高，大多见于前臂心肌梗死，主要是舒张压升高，可能与疼痛和心肌缺血的应激反应有关。可选择硝酸甘油或地尔硫䓬静脉滴注，也可选择口服 β 受体阻滞药和 ACEI 治疗。血压控制目标是疼痛消失，舒张压 < 100 mmHg。

（三）急性左心衰竭

伴有高血压的急性左心衰竭对降压治疗有较明显的疗效，降压后症状和体征能较快缓解。硝普钠或硝酸甘油是较佳的选择。需要时还应静脉注射利尿药。

（四）脑梗死

血压在数天内常自行下降，且波动较大，一般无须做急症处理。

任务八　原发性高血压患者的护理

一、护理评估

（一）病史

询问患者有无头痛、头晕、眼花、乏力、呕吐等症状。平时血压情况及用药情况。了解患者家族中有无原发性高血压患者等。

（二）身体评估

评估重点是测量血压，注意排除影响测量结果的因素。评估有无心、脑、肾损害时产生的体征，如心尖搏动有无移位，心浊音界有无扩大，心率、心律有无改变，眼底有无改变等。

（三）实验室及其他辅助检查

了解尿常规、血尿素氮、血脂、血糖、X 射线及心电图检查的结果。

（四）心理－社会情况

了解患者的性格特征、职业及人际关系中是否存在可引起血压波动的因素，患者的心理状态，对本病的认识程度，是否具有保健知识等。此外，还应了解家属是否具有本病有关知识及对患者是否给予理解与支持。

二、护理诊断

（一）常用护理诊断/问题

1. 疼痛　头痛，与血压升高有关。
2. 有受伤的危险　与头晕、视物模糊、意识改变或发生直立性低血压有关。
3. 潜在并发症　高血压急症。

（二）其他护理诊断/问题

1. 活动无耐力　与长期血压高致心功能减退有关。
2. 知识缺乏　缺乏高血压病的预防、自我保健和用药知识。
3. 焦虑　与血压控制不满意、已发生并发症有关。
4. 潜在并发症　高血压急症。

三、护理目标

1. 头痛减轻或消失。
2. 患者能说出避免受伤的措施，不发生摔伤和受伤。
3. 并发症的发生率降低，一旦发生能及时发现和配合医师处理。

四、护理措施

（一）疼痛

头痛。

1. 减少引起或加重头痛的因素　病室应安静，限制探视，护士的操作应集中以免过多打扰患者。头痛时嘱患者卧床休息，抬高床头，改变体位时动作要慢。避免劳累、精神紧张、情绪激动、环境嘈杂等不良因素。

2. 心理护理　向患者解释头痛主要与高血压有关，血压恢复正常且平稳后头痛症状可减轻或消失。指导患者使用放松技术，如音乐疗法、缓慢呼吸等。要求患者尽量保持心绪平和，特别在生气、愤怒时要及时调整自己的情绪。

3. 用药护理 遵医嘱应用降压药物治疗，测量血压的变化以判断疗效，观察药物不良反应。钙离子拮抗药如硝苯地平的不良反应有头痛、面红、下肢水肿、心动过速，血管紧张素转换酶抑制药可有头晕、乏力、咳嗽、肾功能损害等不良反应。

4. 病情观察 主要观察患者头痛发作的程度、持续时间、是否伴有其他症状，如耳鸣、头晕、恶心、呕吐等，引起头痛的诱因及血压波动情况等。

（二）有受伤的危险

1. 避免受伤 保证患者安全，病室、走廊内要有一定照明度，清除患者活动范围内的障碍物，地面保持干燥，以免患者滑倒。嘱患者改变体位时宜缓慢，药物、呼叫器等放在患者伸手可及的位置。患者头晕较重或有眩晕时，应嘱患者卧床休息，上厕所时有人陪伴。

2. 直立性低血压的预防和处理 ①直立性低血压的表现：如乏力、头晕、心悸、出汗、恶心、呕吐等，在联合用药或首次用药时应特别注意。②预防方法：避免长时间站立，尤其在服药后最初几个小时，因长时间站立会使腿部血管扩张，血液淤积于下肢，脑部血流量减少；改变姿势，特别是从卧、坐位起立时动作宜缓慢；服药时间可选在平静休息时，服药后继续休息一段时间再下床活动，如在睡前服药，夜间起床排尿时应注意；避免用过热的水洗澡或蒸气浴，更不宜大量饮酒。③缓解方法：应立即平卧，并抬高下肢，以促进血液回流。

3. 病情观察 加强血压监测并做好记录，观察有无头痛、头晕、眩晕，是否伴有恶心、呕吐、视物模糊，以及这些症状的消长情况，患者的耐受力等。

（三）潜在并发症

高血压急症。

1. 避免诱因 告知患者不良情绪可诱发高血压急症，根据患者的性格特点，提出改变不良性格的方法，避免情绪激动，保持心绪平和、轻松、稳定。同时，避免过度疲劳和寒冷刺激。嘱患者遵医嘱服用降压药物，不可擅自增减药量，更不可突然停服，以免血压突然急剧升高。

2. 病情监测 注意观察是否出现高血压脑病、心衰、肾衰等的症状和体征；定期测量血压，一旦发现血压急剧升高、剧烈头痛、呕吐、视物模糊、大汗淋漓、面色及神志改变、肢体运动障碍等症状，立即通知医师。

3. 高血压急症的护理 ①绝对卧床休息，抬高床头，减少搬动患者，避免一切不必要的刺激和活动；②吸氧 $4 \sim 5$ L/min，保持呼吸道通畅；③迅速建立至少2条静脉通路，遵医嘱给予降压药。首选硝普钠，避光滴注，严密观察血压变化，硝普钠通道不进行静脉注射，避免血压下降过快；④密切观察生命体征、意识、瞳孔、尿量，静脉滴注降压药过程中每 $5 \sim 10$ min 测血压1次，如发现异常，及时与医师联系；⑤患者意识不清时应加床挡，防止坠床、头部偏向一侧，避免呕吐物窒息；发生抽搐时用牙垫置于上下磨牙间，防止唇舌咬伤。

五、健康指导

（一）疾病知识指导

让患者了解自己的病情，包括血压水平、危险因素及同时存在的临床疾病等，了解控制血压的重要性和终身治疗的必要性。对其家属进行知识指导，使其了解治疗方案，提高其配合度。

（二）饮食调节指导

告知患者饮食要定量、均衡、避免暴饮暴食；同时适当控制体重，有利于降压。要以低盐、低脂肪、低热量、低胆固醇饮食为宜；少吃或不吃含饱和脂肪的动物脂肪，多食含维生素的食物，多摄入富含钾、钙的食物；食盐量应控制在 3~5 g/d，严重高血压患者的食盐量控制在 1~2 g/d。戒烟和控制酒量。

（三）休息和运动指导

注意规律生活，保证充足的休息和睡眠，对于睡眠差、易醒、早醒者，可在睡前饮热牛奶 200 mL，或选择自己喜爱的放松精神情绪的音乐协助入睡。根据年龄、血压水平和身体情况选择合适的运动方式，如步行、慢跑、太极拳、气功等。运动强度因人而异，常用的运动强度指标为运动时最大心率达到 170 减去年龄（如 60 岁的人运动心率为 110 次/分），运动频率一般为每周 3~5 次，每次持续 30~60 min。注意劳逸结合，运动强度、时间和频度以不出现不适反应为度，避免竞技型和力量型运动。

（四）正确用药指导

由于高血压是一种慢性病，需强调长期药物治疗的重要性，遵医嘱服用正确的药物。告知患者服用的药物种类及用药剂量、用药方法、药物的不良反应、服用药物的最佳时间等。不可随意增量或减量，按时、按量服用，以便血压控制在较理想水平。由于高血压患者大多是老年人，容易遗忘服药，可建议患者在家中醒目之处做标记，以起到提示作用。对血压显著增高多年的患者，血压不宜下降过快，因为患者往往不能适应，并可导致心、脑血液的供应不足而引起脑血管意外。

（五）心理健康指导

告知患者强烈的焦虑、紧张、愤怒及压抑常为高血压病的诱发因素，因此教会患者自我调节是关键。鼓励患者保持豁达、开朗愉快的心境和愉快的情绪，培养广泛的兴趣和爱好。同时指导家属为患者创造良好的生活氛围，避免引起患者情绪紧张、激动和悲哀等不良刺激。

（六）病情监测指导

建议患者自行购买血压计，随时监测血压。指导患者和家属正确测量血压的方法，监测血压并做好记录，为复诊时医师加减药物剂量提供参考依据。正确测量方法如下：①在测血压前 30 min 不要吸烟，避免饮用浓茶、可乐、咖啡等刺激性饮料；②患者应在安静状态下休息 5 min 再测血压，应连续测 2 次血压取平均值；③做到四定：定时间、定部位、定体位、定血压计。

（七）按时就医指导

根据患者的总危险分层及血压水平决定复诊时间。危险分层属低危或中危者，可安排患者每 1~3 个月随诊 1 次，若为高危者，则应至少每 1 个月随诊 1 次。

六、护理评价

1. 头痛是否减轻或消失。
2. 患者能否说出避免受伤的措施，是否发生摔伤和受伤。
3. 并发症的发生率是否降低。

第四篇　消化系统疾病患者的护理

 学习目标

知识目标

1. 掌握消化系统疾病的临床表现、护理评估重点、常见护理诊断及护理措施；掌握消化系统疾病的临床表现。

2. 熟悉消化系统疾病的临床表现。

3. 了解消化系统疾病的概念、常见病因。

能力目标

1. 能运用护理程序为消化系统疾病患者提供整体护理。

2. 具有对消化系统疾病患者进行危险程度的分析判断能力，能有效预防疾病的发生。

3. 具有向个体及家庭提供消化系统疾病相关健康教育的能力。

素质目标

1. 能够体会消化系统疾病患者的疾苦，并在以后的临床实践中体谅、关爱患者。

2. 能够体会疾病带给患者的多方面痛苦，有的放矢，在临床工作中尽可能去关爱患者。

模块一　总　论

消化系统疾病主要包括消化道（食管、胃、肠）和消化腺（肝、胆、胰等脏器）的器质性或功能性疾病，消化系统疾病病因较复杂，常见有感染、理化因素、营养缺乏、代谢紊乱、肿瘤、外伤等，并受心理、社会和环境等方面因素的影响。因此，对于消化系统疾病的防治和护理，特别强调整体观念和综合措施。消化系统疾病是我国城市居民住院治疗的第二位原因，近年来，我国消化系统疾病谱发生了很大的变化，消化性溃疡发病率趋于下降，胃食管反流病、肝病、恶性肿瘤发病率在逐年增加。在诊疗手段方面，影像诊断技术具有十分重要的价值，新一代人工肝支持系统及肝干细胞移植技术将有望成为肝衰竭患者除肝移植外的又一治疗选择。对不断发展的诊疗新技术，护士必须认真对待，努力学习提高自己的业务水平，方能配合医师做好相应的护理工作。

任务一　消化系统的解剖结构与功能

消化系统的生理功能是摄取和消化食物、吸收营养和排泄废物，这主要与消化器官正常功能密切相关，消化器官包括消化管（包括食管、胃、小肠和大肠等部分）、消化腺（肝、胰、胃腺、肠腺等）及腹膜、肠系膜、网膜等脏器。

一、消化道

（一）食管

食管是连接咽和胃的通道，全长约 25 cm。其功能是把食物和唾液等运送到胃内。在输送的过程中，饮食因素或食管的生理性狭窄都可能导致食管病变发生，由于食管壁由黏膜、黏膜下层和肌层组成，没有浆膜层，故食管病变易扩散至纵隔。正常人在静息状态下，食管下括约肌可形成 10 ~ 30 mmHg 的压力，目的是防止胃内容物逆流入食管，其功能失调可引起反流性食管炎和贲门失弛缓症。肝硬化门静脉高压时也可引起食管下段静脉曲张破裂而出血。

（二）胃

胃分为贲门部、胃底、胃体和幽门部 4 个部分。胃壁由黏膜层、黏膜下层、肌层和浆膜层组成。黏膜层腺体丰富，由贲门腺、泌酸腺和幽门腺组成，其中泌酸腺分布在胃底和胃体部，主要由以下 3 种细胞组成。

1. 壁细胞　分泌盐酸和内因子。盐酸为胃内提供酸性环境，可激活胃蛋白酶原使其转变为具有活性的胃蛋白酶，参与蛋白质的代谢活动，同时能杀灭随食物进入胃内的细菌。内因子作为载体可参与机体对维生素 B_{12} 的吸收过程。

2. 主细胞　分泌胃蛋白酶原。胃蛋白酶原被盐酸或已活化的胃蛋白酶激活后，参与蛋白质的消化。

3. 黏液细胞　分泌碱性黏液，可中和胃酸保护胃黏膜。

胃的主要功能为暂时贮存食物，通过胃蠕动将食物与胃液充分混合，以利形成食糜，并促使胃内容物进入十二指肠。幽门括约肌的功能是控制胃内容物进入十二指肠的速度，并能阻止十二指肠内容物反流入胃。蛋白质物质的化学性消化在胃内首先开始，一餐含有糖类、蛋白质和脂肪的混合性食物从胃排空需 4 ~ 6 h。

（三）小肠

消化道中最长的一段，长 5 ~ 7 m，由十二指肠、空肠和回肠构成，是消化、吸收的主要场所。十二指肠始于幽门，全长约 25 cm，呈 "C" 形弯曲并包绕胰头。十二指肠分为球部、降部、横部、升部共 4 段。球部为消化性溃疡好发处。降部内后侧壁的十二指肠大乳头为胆总管与胰管的共同开口，胆汁和胰液由此进入十二指肠。升部与空肠相连，连接处被十二指肠悬韧带固定，此处为上、下消化道的分界处。空肠长约 2.4 m，回肠长约 3.6 m，其间并无明显分界。小肠内有十二指肠腺和肠腺两种腺体，其分泌物组成小肠液，小肠液具有消化作用，促进吸收，同时保护十二指肠上皮不被胃酸侵蚀。食物在小肠停留的时间随食物的理化特性不同而有差异，一般混合性食物为 3 ~ 8 h。

（四）大肠

包括盲肠及阑尾、结肠、直肠三部分，全长约 1.5 m。回肠末端与盲肠交界处的环行肌显著增厚，形成回盲括约肌。回盲括约肌的主要功能在于使回肠内容物间歇进入结肠，延长其在小肠内停留的时间，有利于充分的消化和吸收。此外还可阻止大肠内容物向回肠倒流。盲肠是大肠的起始部，位于右下腹部，下端为盲端，附有阑尾。大肠的主要功能是吸收水分和盐类，并为消化后的食物残渣提供暂时的贮存场所。肠内的细菌能利用肠内物质合成维生素 B 复合物和维生素 K。食物残渣在大肠内的停留时间一般在十余小时，经过大肠内细菌酶的发酵和腐败作用，形成粪便，最后排至体外。大肠液呈碱性富含黏液蛋白，可以起到保护肠黏膜和润滑粪便的作用。

二、消化腺

消化腺分为大消化腺和小消化腺两种，大消化腺位于消化管壁外，成为一个独立的器官（如肝脏、胰腺等），所分泌的消化液经导管流入消化管腔内；小消化腺分布于消化管壁内，位于黏膜层或黏膜下层，如胃腺和肠腺等。

（一）肝

肝是人体内最大的腺体器官，位于右季肋部和上腹部。由门静脉和肝动脉双重供血，血流量约为 1500 mL/min，占心输出量的 1/4。肝脏的生理功能与它的血液循环特点密切相关。其中 75% 血供来自门静脉，收集来自腹腔内脏的血流，血中含有从胃肠道吸收的营养物质和有害物质，它们将在肝内进行物质代谢或被解毒；25% 血液来自肝动脉，血流中含氧丰富，是肝脏耗氧的主要来源。肝脏表面覆以致密的结缔组织被膜，在肝门处的结缔组织沿着肝门管道深入肝实质内，将肝分隔成许多肝小叶，肝小叶是肝的基本功能单位，主要由肝细胞构成。

肝脏的主要功能如下。①物质代谢：糖、蛋白质、脂肪、维生素等的合成代谢都需要肝脏参与，如肝是合成清蛋白和某些凝血因子的唯一场所，肝功能减退时可出现低清蛋白血症和凝血功能障碍。②解毒作用：肝脏是人体内主要的解毒器官，肝脏将进入人体的各种异物（药物、毒物等）、某些生化活性物质（雌激素、醛固酮和抗利尿激素等）和代谢物质（氨、胆红素等）进行分解，使其毒性减弱或水溶性增高，随胆汁或尿液排出体外。③分泌胆汁：胆汁可促进脂肪在小肠内的消化和吸收。

（二）胆囊及胆道系统

胆囊位于肝下面的胆囊窝内，呈梨形，分为胆囊底、胆囊体、胆囊颈和胆囊管 4 个部分。胆道系统开始于肝细胞间的毛细胆管，毛细胆管集合成小叶间胆管，然后汇合成左右肝管自肝门出肝。左右肝管出肝后汇合成肝总管，并与胆囊管汇合成胆总管，开口于十二指肠乳头。胆汁经由胆道系统运输和排泄至十二指肠，胆囊的作用是浓缩胆汁和调节胆流。

（三）胰腺

胰腺为腹膜后器官，横向位于上腹部和左季肋部，腺体狭长，分头、体、尾 3 个部分。胰的输出管为胰管，自胰尾至胰头纵贯胰的全长，穿出胰头后与胆总管合并或分别开口于十二指肠乳头。胰腺具有外分泌和内分泌 2 种功能。

胰的外分泌结构为腺泡细胞和小导管管壁细胞，分泌胰液。胰液呈碱性可中和进入十二指肠的胃酸，保护胃黏膜，同时给小肠内多种消化酶活动提供了最适宜的环境（pH 7~8）。胰液中的消化酶主要有胰淀粉酶、胰脂肪酶、胰蛋白酶和糜蛋白酶，分别为水解淀粉、脂肪和蛋白质这 3 种主要食物成分的消化酶。当胰液分泌不足时，营养物质的消化吸收将受到影响。胰液分泌受阻或分泌过多，会引起胰管内高压致使各种消化酶溢出胰管，则会发生胰腺组织自身消化的化学性炎症。

胰的内分泌结构为散在于胰腺组织中的胰岛。胰岛主要由 α 细胞和 β 细胞构成，α 细胞分泌胰高血糖素使血糖升高，β 细胞分泌胰岛素使血糖降低，共同调节着机体的血糖平衡。

任务二　胃肠道的生理

一、胃肠的神经内分泌调节

（一）胃肠的神经调节

胃肠道的运动及消化腺的分泌功能都直接受自主神经的支配，而下丘脑是自主神经系统的皮质下中枢，故精神因素与消化功能之间存在密切联系。患者如长期处于抑郁、焦虑等负性情绪下，可影响胃肠道的机械性运动和化学性消化而引起消化系统的疾病。

（二）胃肠激素调节

胃肠道从食管到直肠及胰腺分布着大量内分泌细胞分泌各种激素，如促胃液素、生长抑素等，在调节胃酸、胃蛋白酶原的分泌和胃的运动中起重要作用。

二、胃肠道免疫结构与功能

（一）黏膜屏障

肠道免疫系统的第一道防线，主要由胃肠道黏膜表面的生理结构和黏膜内的免疫细胞构成。

（二）肠系膜淋巴结和肝脏

肠道免疫的第二道防线，其解毒和灭活作用可杀灭经肠壁进入淋巴管和血管的抗原。

任务三　护理评估

一、病史

（一）患病及治疗经过

1. 患病经过　询问患者起病时间，有无明显原因或诱因，主要症状及其特点（如对于主诉为腹痛的患者，应询问疼痛的部位、性质、程度、时间，是急性还是慢性，是持续性、渐进性还是间歇性），有无伴随症状或并发症等。

2. 治疗经过　患病后的诊治过程，接受过什么检查、结果如何，是否遵从医嘱治疗，目前用药（包括药物的种类、剂量和用法）等。

3. 目前状况　目前的主要不适及病情变化。一般情况如体重、营养状况、饮食方式及食欲、睡眠、排便习惯有无改变等。

4. 相关病史　询问患者的家族遗传史、现病史，是否存在与消化系统相关的疾病，如感染、外伤、理化因素、大脑皮质功能失调、营养缺乏、代谢紊乱等，是否已进行治疗，疗效如何。

（二）生活史和家族史

1. 个人史　评估患者的年龄、性别、职业、工作与生活环境、经济状况，有无疫水接触史及家族史等。如血吸虫性肝硬化的患者有疫水接触史，炎症性肠病的患者有家族遗传史。

2. 生活方式　了解患者日常生活是否有规律；有无定时排便的习惯；有无过度紧张、焦虑等负面情绪；睡眠的质量等。

3. 饮食方式　了解患者平日饮食习惯及饮食偏好，是否规律科学；有无食物过敏；有无烟酒嗜好，每天摄入酒精80 g达10年以上者，可因慢性酒精中毒发展为酒精性肝硬化。计算酒精摄入量：饮酒的毫升数×0.79×酒精度数＝酒精的克数。

（三）心理-社会情况

1. 心理状况　患者的性格、精神状态。消化系统的疾病在临床上较多见，尤其是疾病所引起的症状反复出现或持续存在时，易使患者产生焦虑、抑郁、悲观等不良情绪反应。应评估患者负性情绪的产生原因及对其日常生活、工作的影响，以便有针对性地给予心理疏导和支持。

2. 社会支持系统　包括患者的家庭成员组成，家庭经济、文化、教育背景，对患者所患疾病的认识，对患者的关怀和支持程度；医疗费用来源或支付方式；慢性病患者出院后的继续就医条件，居住地的初级卫生保健设施等资源。

二、身体评估

（一）一般状态

1. 生命体征　包括体温、呼吸、血压、脉搏。比如消化道大量出血时，患者可出现脉搏加快、血压下降、呼吸急促等休克表现。

2. 意识状态　评估患者意识是否清晰，肝性脑病患者可有不同程度的意识障碍。

3. 营养状况　消化系统疾病影响患者对营养物质的消化和吸收，从而导致体重减轻或消瘦，应评估患者的体重指数、腰围、皮下脂肪厚度、皮肤色泽和弹性、毛发光泽度等有无异常；慢性胃炎导致吸收障碍、消化性溃疡及消化道肿瘤导致慢性失血，应评估患者有无贫血的表现，如皮肤干燥、毛发易脱落、指甲薄脆易裂或反甲、舌炎、口角开裂等。

（二）皮肤和黏膜

评估患者皮肤有无苍白、干燥贫血表现；有无瘀点、瘀斑出血表现；有无黄染、蜘蛛痣、肝掌等肝胆疾病的表现等。

（三）腹部检查

腹部外形，有无膨隆或凹陷；有无胃形、肠形及蠕动波；有无腹壁静脉显露及其分布与血流方向；肠鸣音是否正常；腹壁紧张度，有无腹肌紧张、压痛、反跳痛，其部位、程度；肝脾是否增大，其大小、硬度和表面情况；有无腹块；有无振水音、移动性浊音。

三、实验室及其他辅助检查

（一）实验室检查

1. 粪便检查　包括粪便外观的肉眼观察，以及显微镜、细菌学、寄生虫检查和隐血试验等，对腹泻与肠道感染的病原学、寄生虫病和消化道隐性出血有重要诊断价值。

2. 血液、尿液检查　常用的检查有：①肝功能检查如血清酶学、人血白蛋白、凝血酶原时间等用于肝胆疾病的诊断。②血、尿胆红素检查可提示黄疸的性质。③红细胞沉降率可反映炎症性肠病、肠结核或腹膜结核的活动性。④血清、尿液淀粉酶测定用于急性胰腺炎的诊断。⑤各型肝炎病毒标志物的测定用于确定病毒性肝炎的类型。⑥肿瘤标志物检测，如甲胎蛋白（AFP）用于原发性肝癌的诊断。⑦血液常规检查可反映有无贫血或脾功能亢进。

3. 腹腔积液检查　可以初步判断腹腔积液的性质，对病因诊断具有重要意义。

（二）内镜检查

最常用的是胃镜和结肠镜，可以直接观察消化道管腔和腹腔的情况，在直视下取活组织进行病理检查并可同时进行治疗，还可将之摄影、录像留存以备分析。新近发明的还包括经由十二指肠镜插入导管至十二指肠乳头，进行经内镜逆行胰胆管造影、染色内镜、超声内镜、胶囊内镜等，这都将对消化系统疾病的早期准确诊断提供很大帮助。

（三）活组织检查和脱落细胞检查

1. 活组织检查　取活组织做组织病理学检查对疾病具有确诊价值。
2. 脱落细胞检查　在内镜直视下冲洗或擦刷消化管腔黏膜，收集脱落细胞做病理检查，有利于此处癌瘤的发现。

（四）影像学检查

1. 腹部B超　可观察肝、脾、胰、胆囊等脏器，发现这些脏器的肿瘤、脓肿、囊肿、结石等病变，以及腹腔内肿块、腹腔积液。

2. X线检查　主要有腹部平片、胃肠造影、胆囊及胆道碘剂造影、数字减影血管造影。

3. 计算机体层显像（CT）和磁共振显像（MRI）　因其敏感度和分辨力高，可显示轻微的密度改变而发现病变。CT扫描对肝、胆囊、胰的囊肿、脓肿、肿瘤、结石等占位性病变，对脂肪性肝病、肝硬化、胰腺炎等弥漫性病变的诊断，对消化道肿瘤的临床分期均很有价值。MRI因能反映组织的结构，对占位性病变的定性诊断尤其有价值。

4. 正电子发射体层显像（PET）和放射性核素检查　PET可根据示踪剂的摄取水平将生理过程形象化和数量化，故其反映的是生理功能而不是解剖结构，与CT和MRI互补，PET可提高消化系统肿瘤诊断的准确性。

（五）双气囊三腔管

适合肝硬化患者食管胃底静脉曲张破裂出血的止血治疗。

模块二　消化系统疾病常见症状体征

项目一　恶心与呕吐

恶心是一种紧迫欲吐的不适感，是呕吐的先兆，也可单独出现。呕吐指胃内容物或部分肠内容物通过食管逆流出口腔的反射动作。

任务一　病　因

引起恶心、呕吐的病因很多，消化系统常见病因有：①各种原因引起的幽门梗阻，如胃炎、消化性溃疡并发幽门梗阻、胃癌。②肠外病变压迫或肠内病变阻塞引起的肠梗阻。③胃肠道急性炎症或慢性炎症急性发作。④胃肠功能紊乱引起的心理性呕吐。

任务二　临床表现

呕吐出现的时间、频度、呕吐物的量与性状因病种而异。①上消化道出血时呕吐物呈咖啡色甚至鲜红色；②消化性溃疡并发幽门梗阻时呕吐常发生于餐后，且呕吐量大，呕吐物含酸性发酵宿食；③低位性肠梗阻时呕吐物带粪臭味；④急性胰腺炎可出现频繁剧烈的呕吐，呕吐物可为胃内容物、胆汁。

虽然呕吐可排出胃内的有害物质，但长期、频繁呕吐可引起水、电解质、酸碱平衡紊乱；长期呕吐伴畏食者可导致营养不良；剧烈呕吐易引起食管贲门黏膜撕裂，有食管下段静脉曲张者，易诱发曲张静脉破裂引起上消化道大出血。

任务三 恶心与呕吐患者的护理

一、护理评估

（一）病史

恶心与呕吐发生的时间、频率、诱因，与进食的关系；呕吐物的性质、量、颜色和气味；呕吐伴随的症状，是否伴有腹痛、腹泻、发热、头痛、眩晕等；患者的精神状态；呕吐是否与精神因素有关等。

（二）身体评估

患者的全身情况，如生命体征、神志，皮脂厚度及弹性；腹部检查，有无腹膜刺激征、腹部包块或移动性浊音，肠鸣音是否正常等。

（三）心理－社会情况

评估患者对恶心与呕吐的认知情况，对症状出现是否存在焦虑；家庭成员及其单位对患者支持的程度；经济、文化及教育背景。

（四）实验室及其他辅助检查

有无水电解质紊乱及酸碱平衡失调，必要时做呕吐物毒性分析或细菌培养等检查。

二、护理诊断/问题

（一）常用护理诊断/问题

1. 有体液不足的危险　与大量呕吐导致失水有关。
2. 活动无耐力　与频繁呕吐导致水电解质紊乱有关。
3. 焦虑　与频繁呕吐，不能进食有关。

（二）其他护理诊断/问题

1. 潜在并发症　窒息、肺部感染。
2. 营养失调　低于机体需要量，与长期频繁呕吐和食物摄入量不足有关。

三、护理目标

（一）患者生命体征在正常范围内，无失水、电解质紊乱和酸碱平衡失调。
（二）呕吐及其引起的不适症状减轻或消失，活动耐力有所改善或恢复。
（三）焦虑程度减轻。

四、护理措施

（一）有体液不足的危险

1. 监测失水征象

（1）监测生命体征：定时监测和记录生命体征直至稳定。血容量不足时可发生心动过速，呼吸急促，血压降低，尤其易引起直立性低血压。持续性呕吐致大量胃液丢失，发生代谢性碱中毒时，患者呼吸变浅变慢。

（2）观察失水征象：准确记录 24 h 出入液量、尿比重、体重。失水程度不同，患者可有口渴、软弱无力、皮肤黏膜干燥弹性差、尿量少、尿比重高等表现，严重者可出现烦躁不安、神志不清甚至昏迷。

（3）观察血生化检查结果：了解水电解质的变化情况。

2. 呕吐的观察与处理　记录呕吐的次数、时间，呕吐物的性质、量、颜色和气味。遵医嘱应用止吐药物。

3. 积极补充水分和电解质　口服补液时，应少量多次饮用，以免引起恶心呕吐。剧烈呕吐不能进食或严重水、电解质紊乱时，应通过静脉补液纠正。

（二）活动无耐力

1. 生活护理　给予患者必要的帮助，鼓励患者日常生活尽量自理。患者呕吐时应协助其取坐位或侧卧，昏迷患者头偏向一侧，防止呕吐物误吸入气道。呕吐后让患者漱口，保持口腔清洁，避免咽喉部刺激，防止诱发恶心、呕吐。更换污染的衣被床单，开窗通风，以免不良刺激引起患者再次呕吐。

2. 安全护理　告知患者突然起身可能出现头晕、心慌等不适，指导其缓慢坐起或站立，以防发生直立性低血压。

3. 其他　遵医嘱应用止吐药或其他治疗，使患者逐渐恢复正常饮食和体力。

（三）焦虑

1. 心理护理　关心患者，通过观察与交谈，了解其心理状态。耐心解答患者及家属的疑问，消除其紧张焦虑情绪。特别是呕吐与精神因素有关的患者，告诉患者精神紧张不利于呕吐的缓解，而情绪稳定则有利于缓解症状。必要时遵医嘱使用镇静药。

2. 放松疗法　常用深呼吸、交谈、听音乐、阅读等方法转移患者的注意力，减少呕吐的发生。

五、护理评价

（一）患者生命体征是否在正常范围内，有无水、电解质紊乱和酸碱平衡失调。

（二）呕吐及其引起的不适症状是否减轻或消失，活动耐力是否有所改善或恢复。

（三）能否认识自己的焦虑状态并运用适当的应对技术缓解，焦虑程度是否减轻。

项目二 腹 痛

腹痛是消化系统常见症状，多因消化器官膨胀、肌肉痉挛、腹膜刺激、血供不足等因素牵拉腹膜，或压迫神经所致，表现为不同性质的疼痛和腹部不适感。将腹痛起病缓急、病程长短分为急性与慢性腹痛。

任务一 病因

一、急性腹痛

急性腹痛多由腹腔脏器的急性炎症、扭转或破裂，空腔脏器梗阻或扩张，腹腔内血管阻塞引起。

二、慢性腹痛

慢性腹痛常为腹腔脏器的慢性炎症、腹腔脏器包膜的张力增加、消化性溃疡、胃肠神经功能紊乱、肿瘤压迫及浸润等引起。

三、其他

某些全身性疾病、泌尿生殖系统疾病、腹外脏器疾病如急性心肌梗死和下叶肺炎等亦可引起腹痛。

任务二 临床表现

腹痛可表现为隐痛、钝痛、刀割样痛、灼痛、胀痛、钻痛或绞痛等，可为持续性或阵发性疼痛，其部位、性质和程度常与疾病有关。如胃、十二指肠疾病引起的腹痛多为中上腹部隐痛、灼痛或不适感，伴畏食、恶心、呕吐、嗳气、反酸等。大肠病变所致的腹痛为腹部一侧或双侧疼痛。小肠疾病多呈脐周疼痛，并伴有腹泻、腹胀等表现。急性腹膜炎时疼痛弥漫全腹，腹肌紧张，有压痛、反跳痛。急性胰腺炎常出现上腹部剧烈疼痛，为持续性钝痛、钻痛或绞痛，并向腰背部呈带状放射。

任务三 腹痛患者的护理

一、护理评估

（一）病史

了解有无与腹痛相关的疾病史或诱因。起病急骤或缓慢；疼痛的部位、性质和程度；疼痛持续时间；疼痛发作与体位、进食、活动的关系；有无牵涉痛及其部位；有无伴随症状；有无恶心、呕吐、腹泻、便血、血尿、发热等伴随症状；有无精神紧张、焦虑不安等反应；

有无缓解疼痛的方法，有无加重疼痛的因素；既往有无类似发作，慢性腹痛患者有无规律性发作。

（二）身体评估

1. 全身情况　注意患者的生命体征、神志、神态、体位，以评估患者腹痛的程度。观察有关疾病的相应体征，如腹痛伴休克者可能与腹腔脏器破裂有关。

2. 腹部检查　注意腹部的外形、腹壁静脉、有无肠型及胃肠蠕动波；有无压痛、反跳痛、肌紧张；有无包块及包块的性质；叩诊有无移动性浊音；听诊肠鸣音有无改变。

（三）心理－社会情况

评估疾病对患者的生活、工作、休息和社交活动的影响，这些对患者是否具有重要意义；评估患者有无因疼痛或其他因素而产生精神紧张、焦虑情绪等；评估家人的支持程度。

（四）实验室及其他辅助检查

进行血常规或腹腔积液、生化、细菌培养，血、尿淀粉酶测定，必要时行 X 线检查、B 超、内镜检查等。

二、常用护理诊断/问题

（一）疼痛

腹痛与腹腔脏器或腹外脏器的炎症、缺血、梗阻、溃疡、肿瘤或功能性疾病有关。

（二）焦虑

与剧烈腹痛、反复或持续腹痛不易缓解有关。

三、护理目标

1. 患者能应用适当的方法减轻疼痛，腹痛逐渐减轻或消失。
2. 患者焦虑程度减轻。

四、护理措施

（一）疼痛

1. 密切观察　①观察腹痛特点：着重观察并记录患者腹痛的部位、性质及程度，发作的时间、频率，持续时间，伴随症状，生命体征及有关检查结果的变化。一旦发现病情加重征象，如疼痛突然加剧、性质改变且经一般对症处理不能缓解时，应警惕某些并发症的出现，如消化性穿孔引起弥漫性腹膜炎。②疗效观察：观察药物止痛及非药物缓解疼痛的效果。

2. 非药物缓解疼痛　非药物方法可缓解患者的紧张情绪,提高其疼痛阈值。主要包括:①指导患者深呼吸、与他人交谈、听音乐、回忆一些有趣的往事分散注意力;②除急腹症外,可用热水袋进行局部热敷,从而解除肌肉痉挛而缓解疼痛;③根据不同疾病和腹痛部位选择针疗穴位;④指导患者通过自我意识集中注意力,使全身各部肌肉放松,进而增强对疼痛的耐受力。

3. 用药护理　药物治疗主要用于疼痛剧烈难以忍受者。镇痛药物种类很多,应根据病情、疼痛性质和程度选择性给药。注意观察药物不良反应,如口干、恶心、呕吐等。急性腹痛诊断未明时,不宜使用镇痛药,以免掩盖症状,延误病情。

4. 生活护理　急性剧烈腹痛患者应卧床休息,并注意休息环境的舒适和安静。协助患者取合适体位,以减轻疼痛感并有利于休息。烦躁不安者应采取防护措施,以防坠床而发生意外伤害。

(二)焦虑

疼痛是一种主观感觉。对疼痛的感受既与疾病的性质、病情有关,也与患者对疼痛的耐受性和表达有关。急骤发生的剧烈腹痛、持续存在或反复出现的慢性腹痛,以及预后不良的癌性疼痛,均可造成患者精神紧张、情绪低落,而消极悲观和紧张的情绪又可使疼痛加剧。因此,护士对患者和家属应进行细致全面的心理评估,取得家属的配合,有针对性地对患者进行心理疏导,以减轻紧张恐惧心理,稳定情绪,有利于增强患者对疼痛的耐受力。

五、护理评价

1. 患者能否应用适当的方法减轻疼痛,腹痛是否逐渐减轻或消失。
2. 患者焦虑程度是否减轻。

项目三　呕血与黑粪

呕血是指上消化道或消化器官出血,血液从口腔呕出。上消化道或小肠出血时,血红蛋白的铁质在肠道经硫化物作用形成黑色硫化亚铁,粪便可呈黑色而发亮,称黑粪。由于黑粪附有黏液而发亮,类似柏油,又称为"柏油"样便。

任务一　病　因

呕血与黑粪主要见于消化道疾病(如食管、胃、十二指肠、胆和胰腺疾病)或全身性疾病导致的上消化道出血。常见病因依次为消化性溃疡、食管或胃底静脉曲张破裂、急性胃黏膜病变、胃癌。

任务二　临床表现

出血部位在幽门以下者可只表现为黑粪,在幽门以上者常兼有呕血。但幽门以上的病变出血时,如果量较小或出血速度较慢,往往并无呕血,而仅见黑粪。幽门以下的病变出血量大、速度快也可引起呕血。上消化道出血时，每日出血量超过 60 mL 即可有黑粪；有呕血则提示胃内储血量至少达 300 mL。呕血前常有上腹不适及恶心，呕出血液与黑粪的颜色、性质与出血量的多少及速度有关。呕血特点：①呕血呈鲜红色或血块提示出血量大且速度快，血液在胃内停留时间短，未经胃液充分混合即呕出；②如呕血呈棕褐色"咖啡渣"样，则表明血液在胃内停留时间长，经胃酸作用形成酸性血红蛋白所致。需鉴别：①当出血量大且速度快时，血液在肠内推进快，粪便可呈暗红色甚至鲜红色，需与下消化道出血相鉴别；②空肠、回肠的出血如出血量不大，在肠内停留时间较长，也可表现为黑粪，需与上消化道出血相鉴别。

大量呕血和黑粪可致周围循环衰竭，其程度与出血量和速度有关，但出血速度更为关键，如短时间内大量出血未及时处理可危及生命。由于呕血与黑粪常混有呕吐物与粪便，失血量难以估计，临床上常根据全身反应估计出血量（表 4-2-1）。长期反复黑粪也可引起贫血。

表 4-2-1　上消化道出血程度的判断

分级	失血量 （占全身总血量%）	收缩压 （mmHg）	脉搏 （次/分）	血红蛋白 （g/L）	临床表现
轻度	<500 mL （10%~15%）	基本正常	正常	无变化	一般不引起全身症状或仅有头晕、乏力表现
中度	500~1000 mL （15%~30%）	80~90	100~120	70~100	一时性眩晕、口渴、心悸、烦躁、尿少、肤色苍白
重度	>1500 mL （>30%）	<80	>120	<70	神志恍惚、四肢厥冷、大汗、少尿或无尿

任务三　呕血与黑粪患者的护理

一、护理评估

（一）病史

有无与呕血、黑粪相关的疾病史；有无诱因，如饮食不当、饮酒，或服用吲哚美辛、肾上腺糖皮质激素等药物；呕血与黑粪的次数、量、颜色、性状。

（二）身体评估

有无头晕、乏力、心悸、口渴、尿少、肤色苍白、神志恍惚、四肢厥冷等表现；腹部有无压痛、反跳痛，肝脾是否增大，有无腹壁静脉曲张、肝掌。

（三）心理-社会情况

大量呕血者常有恐惧感，长期黑粪者多有焦虑。护士应注意评估患者的焦虑程度，给予适当的心理疏导。家人及其单位对患者支持与否，经济、文化、教育背景如何。

（四）实验室及其他辅助检查

血常规、粪隐血及凝血功能检查、内镜检查等，必要时做呕吐物毒物分析或细菌培养等检查。

二、常用护理诊断/问题

体液不足与消化道出血有关。

三、护理目标

患者的血压、心率、血红蛋白维持在正常范围，保证正常的组织灌流。

四、护理措施

体液不足

1. **休息** 少量出血应注意休息，有头晕不适应卧床休息。呕血时指导患者采取半卧位或侧卧位，有意识障碍者应去枕平卧位，头偏向一侧。

2. **饮食护理** 黑粪量大或呕血伴有剧烈呕吐者，应暂时禁食 8～24 h。消化性溃疡伴小量出血，一般无须禁食，可进食少量温热、清淡的流质食物如牛奶，以中和胃酸，待病情稳定后过渡到软食。

3. **病情观察** 观察并记录呕血及黑粪的量及性状、次数、伴随症状，体温、脉搏、呼吸、血压及意识状态等。

4. **止血** 遵医嘱迅速采取各种止血措施。对食管及胃底静脉出血者需要应用双气囊三腔管压迫止血。急性胃出血时 24 h 内紧急行纤维胃镜直视下止血，有利于判断出血部位及治疗。可使用生长抑素、垂体后叶素等静脉给药止血，生长抑素首剂推注宜慢（超过 10 min），防止推注过快引起低血糖反应。

5. **补充血容量** 迅速建立静脉通路，出血量较大时应同时建立 2 条静脉通路。先输生理盐水或林格液，然后输中分子右旋糖酐或其他血浆代用品，输入量约为尿量加 500 mL，必要时配合输注全血。快速输液时，应密切观察患者的心功能状态，避免因输血或输液过多、过快而引起急性肺水肿，对老年人和心血管疾病患者尤需注意。

6. **心理护理** 关心、安慰患者，说明情绪稳定有利于止血，而精神紧张可加重出血。抢救患者应迅速而准确，增强患者对医护人员的信心。

五、护理评价

患者的血压、心率、血红蛋白是否维持在正常范围，保证正常的组织灌流。

项目四 腹泻与便秘

腹泻是指排便次数增多，大便中水分增加，呈稀薄泥状或液态，或带有黏液、脓血或未消化的食物。便秘指排便频率减少，7 d 内排便次数少于 2~3 次，排便困难，粪便干结。正常人的排便习惯多为每日 1 次，有的人每日 2~3 次或每 2~3 日 1 次，只要粪便的性状正常，均属正常范围。

任务一 病 因

一、腹泻

腹泻多由肠道疾病引起，其他原因有药物、全身性疾病、过敏和心理因素等。

二、便秘

根据病因分为功能性便秘和器质性便秘。前者与生活习惯改变、情绪紧张或抑郁、缺乏运动、食物中缺少纤维素、某些药物等因素有关。后者多见于肠梗阻、肠粘连等。

任务二 临床表现

一、腹泻

小肠性腹泻多为水样泻或大便稀薄，无里急后重感，常有脐周疼痛；大肠性腹泻可出现黏液血便、脓血便或"果酱"样大便，多有里急后重感。腹泻可分为急性腹泻和慢性腹泻，超过 2 个月者为慢性腹泻。急性腹泻起病急、病程短，每日排便次数可达 10 次以上，粪便量多而稀薄，严重者可因短时间内丢失大量水分及电解质而引起脱水、电解质紊乱及代谢性酸中毒。慢性腹泻起病缓，病程较长，多每日排便数次。长期慢性腹泻可致营养不良或全身衰竭。

二、便秘

根据病程长短可分为急性便秘和慢性便秘。急性便秘多为原发病表现，如肠梗阻引起者，可表现为腹痛、腹胀、恶心、呕吐；慢性便秘多无特殊表现，部分患者可出现腹胀、腹痛、食欲缺乏等症状，主要表现为粪便干硬、排便困难和频率减少。

任务三 腹泻、便秘患者的护理

一、护理评估

（一）病史

注意了解腹泻、便秘起病的急缓及病程，腹泻的次数，腹泻、便秘时粪便的性状，腹泻与腹痛的关系及有无其他伴随症状如发热、里急后重、营养不良等。有无诱发因素，如不洁饮食；有无精神因素，如紧张、焦虑等；有无加重或缓解腹泻、便秘的因素；是否常用缓泻药或灌肠解决排便问题。了解患者摄入食物的种类、量，摄入液体的种类和量。

（二）身体评估

急性腹泻者应观察患者的生命体征、神志、尿量及皮肤弹性等，注意评估患者有无脱水及酸碱平衡失调；慢性腹泻者应注意患者的营养情况，有无消瘦、贫血等；评估肛周皮肤是否因粪便刺激引起糜烂、破损。便秘者应检查肛周有无痔疮、肛裂。

（三）实验室及其他辅助检查

腹泻者应正确采集新鲜粪便标本做显微镜检查，必要时做细菌学检查；急性腹泻者监测血清电解质、酸碱平衡情况。便秘者应做钡剂灌肠 X 线检查，结肠镜检查，了解是否由器质性病变引起。

二、护理诊断/问题

（一）常用护理诊断/问题

1. 腹泻　与疾病所致肠道功能紊乱有关。
2. 便秘　与饮食中纤维素过少、运动量过少、排便环境改变、长期卧床或精神紧张等因素有关。

（二）其他护理诊断/问题

1. 有皮肤完整性受损的危险　与排便次数增多及排泄物对肛周皮肤的刺激有关。
2. 体液不足　与急性腹泻所致体液丢失有关。
3. 疼痛　与粪便过于干硬、排便困难有关。

三、护理目标

（一）腹泻及其伴随症状减轻或消失。
（二）大便通畅，无肛周疼痛和肛门周围组织损伤。

四、护理措施

（一）腹泻

1. 休息　急性严重腹泻、全身症状明显者应卧床休息；慢性腹泻者应增加休息时间，以减少肠蠕动，减轻腹泻症状。注意腹部保暖，可用热水袋进行腹部热敷。
2. 饮食护理　急性腹泻轻症者可进少量流质或半流质饮食，病情好转后逐步过渡到普通饮食；严重腹泻者，遵医嘱暂时禁食，静脉维持营养；慢性腹泻者，宜进食营养丰富、低脂肪、易消化、少纤维素的食物，忌食生冷及刺激性食物，以免加重腹泻。避免食用茄子、韭菜、芹菜等多纤维的蔬菜，也不宜进食酸性及易胀气的食物。

3. 病情观察　观察并记录排便的次数、性状及量。每日准确记录出入量，监测生命体征、测定血生化指标、水电解质及酸碱平衡情况。定时测量体重，并注意进食情况。

4. 皮肤护理　排便次数较多、肛门刺激较明显者，给予便后温水坐浴或肛门热敷，可用凡士林油或皮肤保护膜涂抹肛周。保持肛门清洁、干燥。

5. 用药护理　遵医嘱给予抗感染药物、止泻药及输液。应用止泻药时注意观察患者的排便情况，腹泻得到控制时及时停药。腹泻者的治疗应以病因治疗为主。原发疾病的治疗用药应注意疾病的改善情况及药物不良反应。抗胆碱能药如阿托品、山莨菪碱等可出现口干、视物模糊、心动过速不良反应。采用液体疗法时，应注意轻症腹泻者可采用口服补液，严重腹泻伴恶心呕吐、明显水电解质和酸碱平衡紊乱者，宜采用静脉补液。

6. 心理护理　长期慢性腹泻治疗效果不明显时，患者常产生焦虑情绪，且纤维内镜检查有一定痛苦，应注意评估患者的心理状态，通过解释、鼓励消除患者的紧张、焦虑心理，稳定患者情绪，使患者配合检查和治疗。

（二）便秘

1. 饮食护理　应多食含纤维素高的蔬菜如韭菜、菠菜、芹菜等，也可多食新鲜水果，如柿子、鸭梨、香蕉、西红柿等。每日液体摄入量达 2000 mL（有心脏及肾脏病等除外），早餐前 30 min 喝一杯温开水，以刺激排便。

2. 适当运动　每日做适当的运动，如散步、跑步等。做腹部按摩促进肠蠕动（从右下腹开始顺时针方向按摩），每日 2~3 次，每次 10~20 回。

3. 用药护理　遵医嘱使用泻药，宜交替选用，不宜随意使用，避免用导泻作用强烈的药物。不用或少用可引起便秘的药物，如铁剂、钙剂等。

4. 其他　如有粪便秘结者，从肛门注入开塞露，滞留 20~30 min，然后戴上手套，捣碎硬结的粪便使之排出。

五、护理评价

1. 腹泻及其伴随症状是否减轻或消失。
2. 大便是否通畅，有无肛周疼痛和肛门周围组织损伤。

项目五　黄　疸

黄疸是由血浆胆红素增高所引起的皮肤、黏膜和巩膜发黄的症状和体征。

任务一　病　因

根据病因分为溶血性、肝细胞性、胆汁淤积性及先天性非溶血性黄疸。

溶血性黄疸多见于各种原因引起的溶血，如不同血型输血导致的溶血、溶血性疾病等；

肝细胞性黄疸和胆汁淤积性黄疸主要见于消化系统疾病，如肝炎、肝硬化、胆道阻塞等；先天性非溶血性黄疸较少见，是由肝细胞对胆红素的摄取、结合和排泄缺陷所致。

任务二　临床表现

正常血清胆红素最高为 17.1 μmol/L。胆红素在 17.1～34.2 μmol/L 时，黄疸不易察觉；高于 34.2 μmol/L 时，可在巩膜、黏膜及皮肤出现黄疸。

肝细胞性黄疸患者的皮肤、黏膜呈浅黄至深金黄色，可有皮肤瘙痒，常伴食欲减退、乏力、肝区不适或疼痛等症状，重者可有出血倾向。胆汁淤积性黄疸患者的皮肤呈暗黄色，完全梗阻者可为黄绿或绿褐色，伴心动过缓、血压下降及皮肤瘙痒。尿色加深如浓茶，粪便颜色变浅，完全梗阻者呈白陶土色。由于胆汁淤积导致脂溶性维生素 K 不能正常吸收，使得凝血因子和凝血酶原在肝脏内合成障碍，因此常有出血倾向。

任务三　黄疸患者的护理

一、护理评估

（一）病史

询问患者有无肝炎、肝硬化、胆结石、胆囊炎、溶血性疾病史；有无输血史；黄疸发生是否与饮食、服药有关；评估粪、尿颜色，皮肤色泽，是否伴瘙痒及其程度；有无鼻出血、牙龈出血、皮下出血等表现；有无性格改变、"扑翼"样震颤等肝硬化和肝性脑病的表现。

（二）身体评估

评估患者的皮肤黏膜及巩膜的黄染程度及范围；评估患者的精神状况、性格特点；检查患者的皮肤有无出血倾向。

（三）实验室及其他辅助检查

检查血清总胆红素和直接胆红素，查尿胆红素、尿胆原及肝功能。

二、常用护理诊断/问题

皮肤瘙痒与黄疸有关。

三、护理目标

患者皮肤瘙痒程度有所缓解。

四、护理措施

皮肤瘙痒

1. **皮肤护理**　出现皮肤瘙痒时，可用湿毛巾轻轻擦拭，忌用碱性皂；洗澡时用中性无刺激香皂及温水清洗，沐浴后涂上润滑液，保持皮肤湿润；勤换内衣，穿棉质柔软内衣；修剪指甲，避免抓伤皮肤引起感染；必要时遵医嘱给予镇静药及外用止痒药物。

2. 饮食护理　饮食以清淡为主，给予高糖类、高维生素、低脂易消化的饮食，勿饮用含酒精的饮料，以免损伤肝细胞。鼓励患者多饮水、多吃新鲜蔬菜、水果，使大小便通畅以利退黄。

五、护理评价

患者皮肤瘙痒程度是否有所缓解。

模块三　急性胰腺炎

【临床案例分析题目】

患者，男，36岁。以主诉"腹痛5 d，加重3 d"入院。5 d前患者饮酒后出现上腹痛，为持续性绞痛，伴阵发性加重，向后背部放射，伴频繁恶心呕吐，呕吐物为胃内容物和胆汁。村卫生所进行补液、抗感染、抑酸等对症支持治疗后，病情略有好转。3 d前进油腻饮食后病情再次加重，腹痛不能缓解，逐渐蔓延至全腹，腹胀明显，恶心呕吐加重，停止排便排气，尿量少，色黄，伴烦躁不安，皮肤湿冷，急诊入院。查体：T 38.7 ℃，P 110 次/分，R 21 次/分，BP 80/50 mmHg；患者全腹膨隆，腹肌紧张，明显压痛、反跳痛，肠鸣音减弱或消失，移动性浊音阳性。辅助检查：血 WBC 22.4×10^9/L，中性粒细胞92%，血淀粉酶121 U/L（酶偶联法），尿淀粉酶319 U/L（酶联法），血糖14.3 mmol/L。腹部平片未见膈下游离气体，未见气液平面。

请思考：

1. 患者的初步诊断是什么？
2. 哪些因素可诱发或加重急性胰腺炎？
3. 您认为患者目前存在哪些护理问题？
4. 其相应的护理措施有哪些？

急性胰腺炎是多种病因导致胰酶在胰腺内被激活，引起胰腺组织的自身消化、水肿、出血甚至坏死的炎症反应。临床以急性腹痛、发热伴恶心、呕吐、血与尿淀粉酶增高为特点，是常见的消化系统急症之一。按病理变化分为水肿型和出血坏死型，大多数为水增型，可见胰腺增大、间质水肿、充血等改变；20%~30%的患者为出血坏死型，以腺泡坏死、血管出血坏死为主要特点。国内统计发病率每年在（4.8~24）/10万，成年人居多，平均发病年龄55岁。

任务一　病　因

引起急性胰腺炎的病因较多，常见的病因有胆石症、大量饮酒和暴饮暴食。

一、基本病因

急性胰腺炎是由各种原因导致的胰腺组织自身消化引起。正常情况下，胰腺分泌的两种消化酶：一种是有生物活性的酶，如淀粉酶、脂肪酶等；另一种是以酶原形式存在的无活性的酶，如胰蛋白酶原、糜蛋白酶原等。在各种诱因作用下，胰腺自身防御机制中某些环节被破坏，酶原被激活成有活性的酶，使胰腺发生自身消化。研究显示，胰腺组织损伤过程中，氧自由基、血小板活化因子、前列腺素等一系列炎性递质，均可引起胰腺血液循环障碍，导致急性胰腺炎的发生和发展。

二、诱因

（一）胆石症与胆道疾病

胆石症、胆道感染或胆道蛔虫等均可引起急性胰腺炎，其中胆石症最为常见。胆总管的下端与主胰管之间常有共同通路，当胆道结石、蛔虫、狭窄等因素引起梗阻时，使胆汁逆流入胰管，胰酶活化；梗阻还可使胰管内压增高，胰小管和胰腺破裂，胰液外溢，损害胰腺引起胰腺炎；另外，胆石等在移行中损伤胆总管、壶腹部或胆道炎症引起暂时性 Oddi 括约肌松弛，可导致富含肠激酶的十二指肠液反流入胰管，损伤胰管；胆道炎症时细菌毒素、游离胆酸、非结合胆红素、溶血磷脂酰胆碱等，也可能通过胆胰间淋巴管交通支扩散到胰腺，激活胰酶，引起急性胰腺炎。

（二）大量饮酒和暴饮暴食

大量饮酒可刺激胰腺外分泌增加，引起十二指肠乳头水肿及 Oddi 括约肌痉挛；剧烈呕吐可导致十二指肠内压骤增，十二指肠液反流；长期嗜酒者常伴随胰液内蛋白含量增高，易沉淀而形成蛋白栓，致胰液排出不畅；暴饮暴食刺激大量胰液与胆汁分泌，由于胰液和胆汁排泄不畅，引发急性胰腺炎。

（三）其他诱因

手术与创伤可直接或间接损伤胰腺组织和胰腺的血液供应引起胰腺炎。任何原因引起的高钙血症或高脂血症，可通过胰管钙化或胰液内脂质沉着等引发胰腺炎。某些急性传染病、药物刺激等也可以诱发胰腺炎。其中，8%～25% 胰腺炎患者的原因不明，为特发性胰腺炎。

任务二　临床表现

急性胰腺炎临床表现和病情轻重与病因、病理类型和诊治是否及时有关。水肿型胰腺炎症状相对较轻，有自限性，预后良好，又称为轻症急性胰腺炎；出血坏死型胰腺炎常起病急骤，症状严重，病情进展迅速，常伴有休克及多种并发症，称为重症急性胰腺炎，如伴有胰腺局部坏死，患者的病死率可达 20%～30%。弥漫性坏死者病死率达 50%～80%，若并发多脏器功能衰竭其病死率接近 100%。

一、症状

（一）腹痛

本病的主要表现和首发症状，通常在饱餐或大量饮酒后发生。患者突发左上腹剧痛，并可向左肩及腰背部放射，取弯腰抱膝位可减轻疼痛。疼痛性质可为钝痛、"刀割"样痛、钻痛或绞痛，呈持续性并阵发性加剧，不能为一般胃肠解痉药缓解，进食可加剧。水肿型腹痛3~5 d即缓解。坏死型病情进展较快，腹痛持续时间较长，因渗液扩散，可引起全腹痛。极少数年老体弱患者可无腹痛或轻微腹痛。

（二）恶心、呕吐

90%的患者还伴有恶心、呕吐等症状。呕吐后腹痛不缓解。呕吐物通常是胃内容物，可呈胆汁样。

（三）腹胀

以上腹部为主。出血坏死型者可有麻痹性肠梗阻。

（四）发热

患者多有中等程度以上的发热，持续3~5 d，如发热超过7 d以上，应怀疑有继发感染，如胰腺脓肿或胆道感染等。

（五）低血压或休克

重症出血坏死型患者在起病后数小时可突然出现休克现象，提示胰腺大面积坏死。患者烦躁不安、皮肤苍白湿冷。极少数休克可突然发生，甚至导致猝死，为有效血容量不足、缓激肽类物质致周围血管扩张等引起。

（六）水电解质及酸碱平衡紊乱

呕吐频繁者可有代谢性碱中毒；出血坏死型患者有明显脱水及代谢性酸中毒，并伴有血钾、血镁及血钙的降低。低血钙时可有手足抽搐，为预后不佳表现，系大量脂肪组织坏死分解出的脂肪酸与钙结合成脂肪酸钙，大量消耗钙所致，也与胰腺炎时刺激甲状腺分泌降钙素有关。部分伴血糖增高，偶尔可发生糖尿病酮症酸中毒或高渗性昏迷。

二、体征

（一）水肿型

体征较少，上腹有中等压痛，无腹肌紧张及反跳痛。

（二）出血坏死型

呈急性痛苦面容，烦躁不安，脉速，呼吸快，血压降低。可伴随全腹压痛、反跳痛、腹肌紧张和肠鸣音减弱或消失。部分患者因胰酶渗入腹腔或胸导管，引起腹膜炎与胸膜炎（左侧多见）。少数患者因胰酶、坏死组织及出血沿腹膜间隙与肌层渗入腹壁下，致两侧腰部皮肤呈暗灰蓝色（Gray-Tuner 征）或出现脐周围皮肤青紫（Cullen 征）。胰头水肿时可因压迫胆总管而出现黄疸。

三、并发症

（一）局部并发症

急性胰腺炎的局部并发症包括胰腺脓肿和假性囊肿等。其中，胰腺脓肿常出现于起病2~3 周后，为胰腺及胰周坏死继发感染而形成脓肿，伴高热、腹痛、上腹肿块和全身中毒症状；假性囊肿常在病后 3~4 周形成，是由胰液和液化的坏死组织在胰腺内或其周围包裹所致。多位于胰体尾部，可压迫邻近组织引起相应症状，囊肿穿破可致胰源性腹腔积液。

（二）全身并发症

见于病后数天，病死率极高。重症急性胰腺炎常并发不同程度的多器官功能衰竭（MOF），如急性肾衰竭、急性呼吸窘迫综合征、心力衰竭、消化道出血、胰性脑病、弥散性血管内凝血、肺炎、脓毒症、高血糖等，病死率极高。

任务三 实验室及其他辅助检查

一、淀粉酶测定

发病 6~12 h 后，血清淀粉酶开始升高，48 h 开始下降，持续 3~5 d。若血淀粉酶超过正常值 5 倍即可确诊本病。其他急腹症都可有血清淀粉酶升高，如消化性溃疡穿孔、胆石症、胆囊炎、肠梗阻等，但一般不超过正常值 2 倍。尿淀粉酶升高较晚，在发病 12~14 h 开始升高，下降较慢，持续 1~2 周，但尿淀粉酶值受患者尿量影响。胰源性腹腔积液和胸腔积液中的淀粉酶值亦明显增高。

二、血液检查

患者多有白细胞增多及粒细胞核左移，严重病例由于血液浓缩，血细胞比容升高可达 50%。

三、生化检查

常见暂时性血糖升高的情况，可能与胰岛素释放减少和胰高血糖素释放增加有关。持久的空腹血糖高于 10 mmol/L 为胰腺坏死的表现，提示预后不良。暂时性低钙血症

（<2 mmol/L）常见于重症急性胰腺炎，低血钙程度与临床严重程度平行，血钙低于 1.5 mmol/L 提示预后不良。

四、影像学检查

X 射线腹部平片可见"哨兵袢""结肠切割"征，为胰腺炎的间接指征，可发现肠麻痹征。B 超与 CT 扫描可见胰腺弥漫增大、光点增多、轮廓与周围边界不清楚等。增强 CT 是诊断胰腺坏死的最佳方法，疑有坏死合并感染者可行 CT 引导下穿刺。

任务四 诊断要点

典型的临床表现和实验室检查容易做出诊断。轻症的患者有剧烈而持续的上腹部疼痛，伴随恶心、呕吐、发热及上腹部压痛，但无腹肌紧张，同时有血清淀粉酶和（或）尿淀粉酶显著增高，排除其他急腹症者，即可诊断。重症除具备轻症急性胰腺炎的诊断标准外，还应具有局部并发症和（或）器官衰竭。

任务五 治疗要点

治疗要点包括减轻腹痛、减少胰腺分泌、防治并发症。轻症急性胰腺炎患者经 3～5 d 积极治疗多可治愈。重症胰腺炎必须采取综合性治疗措施，积极抢救。

一、轻症急性胰腺炎

1. 禁食和胃肠减压　目的在于减少胃酸分泌，进而减少胰液分泌，以减轻腹痛和腹胀。适用于腹痛、腹胀、呕吐严重者。

2. 静脉输液　补充血容量，维持水、电解质和酸碱平衡。

3. 止痛　腹痛剧烈者可给予哌替啶。

4. 抗生素　尽管急性胰腺炎为化学性炎症，抗生素并非必要，但我国大多数急性胰腺炎与胆道疾病有关，故多习惯应用抗生素；如合并感染，则必须使用。

5. 抑酸治疗　给予 H_2 受体阻滞药或质子泵抑制药，可通过抑制胃酸而抑制胰液分泌，兼有预防应急性溃疡的作用。

二、重症急性胰腺炎

对重症急性胰腺炎患者，除上述治疗措施外，还应有以下几个方面。

（一）抗休克及纠正水、电解质平衡紊乱

补充液体和电解质，维持有效循环血容量。重症患者应给予清蛋白、全血及血浆代用品，休克者在扩容的基础上使用血管活性药物，并注意纠正酸碱失衡。

（二）营养支持

早期一般采用全胃肠外营养，如无肠梗阻，应尽早过渡到肠内营养，以增强肠道黏膜屏障。

（三）减少胰液分泌

生长抑素、胰升糖素和降钙素能抑制胰液分泌，其中生长抑素和其类似物奥曲肽疗效较好，首剂 100 μg 静脉滴注，以后生长抑素（奥曲肽）按每小时 250 μg 持续静脉滴注，持续使用 3 ~ 7 d。

（四）抑制胰酶活性

仅用于重症胰腺炎的早期，常用药物有抑肽酶（每天 20 万 ~ 50 万 U），分 2 次溶于葡萄糖注射液静脉滴注，加贝酯 100 ~ 300 mg 溶于葡萄糖注射液，以 2.5 mg/(kg·h) 的速度进行静脉滴注。

（五）抗感染治疗

重症患者常规使用抗生素，以预防胰腺坏死并发感染，常用药物有氧氟沙星、环丙沙星、克林霉素、甲硝唑及头孢菌素类等。

（六）其他治疗

胆源性胰腺炎合并胆道梗阻或胆道感染，以及老年患者和不宜手术者可进行内镜下 Oddi 括约肌切开术。中药柴胡、黄连、黄芩、枳实、厚朴、木香、白芍、芒硝、大黄等对急性胰腺炎有一定疗效。腹腔灌洗可清除腹腔内胰酶、炎性因子、细菌及内毒素等。

三、手术治疗

经内科治疗无效的急性出血坏死型胰腺炎，或并发肠穿孔、弥漫性腹膜炎、肠梗阻、肠麻痹、坏死脓肿、假性囊肿等时，应实施外科手术治疗。

任务六　急性胰腺炎患者的护理

一、护理评估

（一）病史

1. 患病及诊治经过　询问患者何时出现疼痛，疼痛的部位、性质、持续时间，何种方法能够缓解；有无其他伴随症状，如发热、恶心、呕吐、腹胀等；进行过哪些检查，目前治疗情况如何。

2. 既往史　询问患者有无胆道疾病和甲状旁腺功能亢进症等病史；既往有无相似症状发作及检查和治疗情况如何。

3. 相关情况　有无酗酒史或暴饮暴食的习惯及遗传、感染、药物等因素。

（二）身体评估

患者的生命体征是否平稳；观察腹痛的诱因、发生的缓急、部位、性质和程度、持续时间、有无放射及是否伴有发热、恶心、呕吐或腹泻、腹胀。注意患者体位、面容与表情、生命体征（特别是血压）、营养状态及有无脱水。皮肤黏膜有无黄染。腹部有无肿块、腹膜刺激征、移动性浊音等。

（三）心理－社会情况

腹痛剧烈，特别是重症胰腺炎使患者出现焦虑、紧张、恐惧，甚至绝望等。评估患者及家属对疾病知识方面的了解程度；家属能提供支持的程度；住院有无经济、家庭、工作等方面的顾虑等。

（四）实验室及其他辅助检查

了解胰淀粉酶测定、影像学检查及前述相关检查结果。

二、护理诊断/问题

（一）常用护理诊断/问题

1. 疼痛　腹痛，与胰腺及周围组织炎症、水肿或出血坏死有关。
2. 潜在并发症　低血容量性休克。

（二）其他护理诊断/问题

1. 体温过高　与胰腺炎坏死物质吸收有关。
2. 体液不足　与呕吐、禁食、胃肠减压等有关。
3. 潜在并发症　肾衰竭、心力衰竭、急性呼吸衰竭。
4. 焦虑　与担心疾病预后有关。

三、护理目标

1. 疼痛减轻或缓解。
2. 患者未发生低血容量性休克，或发生后能被及时发现与抢救。

四、护理措施

（一）疼痛

腹痛。

1. 休息与活动　患者应绝对卧床休息，保证睡眠时间，从而降低代谢率，增加脏器血流量，促进组织修复和体力恢复。协助患者选择舒适的体位，如弯腰、屈膝仰卧，以减轻疼痛。鼓励患者翻身，并防止患者因剧痛辗转不安而坠床。

2. 饮食护理 向患者解释禁食、禁饮的意义，以取得患者配合。轻中度急性胰腺炎患者禁食1~3 d，腹痛、恶心、呕吐基本消失后，可开始食少量流食，并以清淡米汤为宜。重症患者则须长时间禁食，待血尿淀粉酶恢复正常，恶心、呕吐停止，腹痛消失后，方可酌情进食少量无脂流质。明显腹胀者需要进行胃肠减压，以防刺激胃酸分泌，进而刺激胰腺分泌消化酶，加重胰腺炎症。禁食期间应予以输液、补充热量、营养支持。禁饮期间若口渴，可含漱或湿润口唇。保持口腔清洁，防止继发感染。

3. 用药护理 腹痛剧烈者，遵医嘱给予哌替啶等止痛药。禁用吗啡，以防引起Oddi括约肌痉挛，加重病情。注意观察腹痛性质及特点有无变化。持续应用阿托品时应注意有无心动过速、麻痹性肠道梗阻加重等不良反应。有高度腹胀或肠麻痹时，不宜用阿托品。

4. 心理护理 积极建立与患者之间的互相信赖的护患关系，做好相关的解释和安慰工作，稳定患者情绪，允许家属陪护以给予亲情支持；收集患者的相关信息，观察患者的情绪，掌握患者对急性胰腺炎的恐惧情况，给予患者必要的同情、理解和关心，积极地影响患者的心理活动；向患者和家属讲解有关急性胰腺炎的理论知识、手术和药物治疗大致过程，使其了解急性胰腺炎的预后，稳定患者情绪使之主动配合治疗和护理。

5. 其他护理 措施参见本篇模块二"腹痛患者的护理"。

（二）潜在并发症

低血容量性休克。

1. 病情观察 监测患者生命体征，观察患者的排泄物，注意色泽变化及出血倾向；注意有无脉搏细速、呼吸急促、尿量减少等低血容量的表现。观察尿量、尿比重，监测肾功能，及时发现肾衰竭；观察有无手足抽搐，定时监测有无水电解质、酸碱平衡紊乱。准确记录24 h出入液量，作为补液的依据。观察呼吸，抽血做血气分析，及早发现呼吸衰竭；及时给高浓度氧气吸入，必要时给予呼吸机辅助呼吸。

2. 维持有效血容量 迅速建立有效静脉通路，输入液体及电解质，以维持有效循环血容量，禁食患者每天的液体入量常需要在3000 mL以上。根据患者的脱水程度、年龄、心肺功能调节输液速度，及时补充因发热、呕吐和禁食所丢失的电解质和液体，纠正酸碱平衡失调。

3. 防治低血容量性休克 定时监测患者的生命体征变化，尤其注意血压、神志及尿量的变化，如患者出现低血容量性休克的表现如皮肤黏膜苍白、冷汗、神志改变、尿量减少、血压下降等，应积极配合医师进行抢救：①迅速准备好抢救用物；②给患者取平卧位，注意保暖，给予氧气吸入；③尽快建立静脉通路，必要时静脉切开，遵医嘱输入液体、血浆或全血，补充血容量；根据血压调整给药速度，必要时测定中心静脉压，以决定输液量和速度；④如循环衰竭持续存在，遵医嘱给予升压药，并注意药物疗效和不良反应。

五、健康指导

(一) 生活指导

指导患者及家属养成规律进食习惯，避免暴饮暴食，应避免刺激性强、产气多、高脂肪和高蛋白食物。腹痛缓解后，应从少量低脂、低糖饮食开始逐渐恢复正常饮食。戒除烟酒，防止复发。

(二) 用药指导

嘱患者遵医嘱服药，指导患者正确服药的方法，学会观察药效及不良反应。同时向患者强调擅自药物的危害。

(三) 自我监测

在病情的恢复期，部分患者可能会出现胰腺囊肿、胰瘘等并发症。如果患者发现腹部肿块不断增大，并出现腹痛、腹胀、呕血、呕吐等症状，则需及时就医。

六、护理评价

1. 疼痛是否减轻或缓解。
2. 患者是否发生低血容量性休克，或发生后能否被及时发现与抢救

模块四　消化性溃疡

【临床案例分析题目】

患者，男，75 岁，间断上腹痛 10 余年，加重 2 周，呕血、黑粪 6 h。10 余年前开始无明显诱因出现间断上腹胀痛，餐后 30 min 明显，持续 2~3 h，可自行缓解。2 周来加重，食欲缺乏，服中药后无效。6 h 前突觉上腹胀、恶心、头晕，先后 2 次排 "柏油" 样粪，共约 700 g，并呕吐咖啡样液 1 次，约 200 mL，此后心悸、头晕、出冷汗，发病来无眼黄、尿黄和发热，平素二便正常，睡眠好，自觉近期体重略下降。30 年前查体时发现肝功能异常，经保肝治疗后恢复正常，无手术、外伤和药物过敏史，无烟酒嗜好。查体：T 36.7 ℃，P 108 次/分，R 22 次/分，BP 90/70 mmHg，神清，面色稍苍白，四肢湿冷，无出血点和蜘蛛痣，全身浅表淋巴结不大，巩膜无黄染，心肺无异常。腹平软，未见腹壁静脉曲张，上腹中轻压痛，无肌紧张和反跳痛，全腹未触及包块，肝脾未及，腹水征 (−)，肠鸣音 10 次/分，双下肢不肿。化验：Hb 82 g/L，WBC 5.5×10^9/L，分类 N 69%，L 28%，M 3%，plt 300×10^9/L，大便隐血强阳性。

请思考：

1. 患者可能的临床诊断是什么？
2. 作为责任护士，你认为该患者目前最主要的护理问题有哪些？

3. 该疾病临床表现以什么最为突出？针对并发症该如何护理？

4. 如何针对该患者进行有效的健康知识指导？

消化性溃疡主要指发生在胃和十二指肠的慢性溃疡，其形成主要与胃酸/胃蛋白酶的消化作用有关而得名。溃疡的黏膜层缺损超过黏膜肌层，不同于糜烂。溃疡病灶多位于胃和十二指肠球部。

本病是全球性常见病，可发生于任何年龄。男性患病较女性多，十二指肠溃疡（duodenal ulcer，DU）较胃溃疡（gastric ulcer，GU）多。DU 好发于青壮年，GU 多见于中老年，年轻、无并发症的患者预后良好，年长者的死亡原因主要是并发症的产生。自 20 世纪 50 年代以后，消化性溃疡发病率呈下降趋势。

任务一 病 因

胃十二指肠黏膜具有一系列防御和修复能力，正常情况下可以抵制外界侵袭因素的刺激而维持黏膜的完整性。当胃和十二指肠黏膜的保护作用与损害黏膜的因素失去平衡时，可引起消化性溃疡的发生。这种失平衡可能是由于侵袭因素增强，也可能是防御/修复因素减弱，或两者兼而有之。病因尚未完全明了，一般认为与下列因素有关。

一、幽门螺杆菌感染

DU 患者幽门螺杆菌检出率约为 90%，GU 患幽门螺杆菌检出率为 70%～80%，幽门螺杆菌破坏胃、十二指肠的黏膜屏障使其上皮细胞受损和引起炎症反应。同时幽门螺杆菌还可使胃酸分泌增加，促使溃疡形成。

二、非甾体抗炎药（NSAIDs）

如阿司匹林、吲哚美辛、布洛芬等，是引起消化性溃疡的另一常见原因。NSAIDs 可直接作用于胃、十二指肠黏膜，损害胃黏膜屏障，还可通过抑制前列腺素的合成，削弱后者对黏膜的保护作用。NSAIDs 引起的溃疡以胃溃疡居多。

三、胃酸和胃蛋白酶

胃酸在其中起决定性作用，是溃疡形成的直接原因。

四、其他

（一）吸烟

吸烟者消化性溃疡的发生率比不吸烟者高，其发生可能与吸烟增加胃酸分泌、损伤黏膜、影响愈合等因素有关。

（二）遗传

遗传因素作用不能肯定，消化性溃疡有家庭聚集现象。

（三）饮食

粗糙刺激性饮食及不良饮食习惯都将会破坏胃酸的分泌规律，造成大量胃酸积聚，增加溃疡的发生率。

（四）情绪

过度劳累、长期精神紧张、焦虑或情绪容易波动的人，可能通过神经内分泌途径影响胃十二指肠分泌、运动和黏膜血流调节，而使溃疡发作或加重。

任务二 临床表现

临床表现不一，部分患者可无症状，或以出血、穿孔等并发症为首发症状。典型临床表现如下。

一、症状

（一）腹痛

慢性、周期性、节律性上腹部疼痛是本病的主要症状。胃溃疡的疼痛部位多位于剑突下正中或偏左，十二指肠溃疡常在上腹偏右。疼痛性质可为钝痛、烧灼痛、胀痛或剧痛。GU患者约 2/3 的疼痛呈节律性：餐后 0.5~1 h 开始出现上腹痛，持续 1~2 h 后逐渐缓解，下次进餐后疼痛复发，典型节律是进食 – 疼痛 – 缓解。DU 一般餐后 2~3 h 开始出现疼痛，可持续至下次进餐后才缓解，进餐后 2~4 h 疼痛复发，出现在半夜称之为"午夜痛"，其典型的疼痛节律是疼痛 – 进食 – 缓解。

（二）胃肠道症状

反酸、嗳气、恶心、呕吐等消化不良症状。

（三）全身症状

失眠、多汗、消瘦、贫血等自主神经功能失调表现。

二、体征

发作时可有上腹部固定而局限的轻压痛，缓解期则无明显体征。

三、并发症

（一）出血

消化性溃疡最常见的并发症，大约 50% 的上消化道大出血是由消化道溃疡所致。出血引起的临床表现取决于出血的速度和量。一般出血在 50~100 mL 即可出现黑粪，超过

1000 mL 可引起循环障碍，应积极抢救。

（二）穿孔

见于 1%~5% 的病例。溃疡病灶向深部发展穿透浆膜层并发穿孔。当溃疡患者腹部疼痛变为持续性，进食或应用抑制胃酸药物后疼痛仍长时间不能缓解，并向背部或两侧上腹部放射时，常提示可能出现穿孔。DU 的游离穿孔多发生在前壁，GU 的游离穿孔多发生于小弯。穿孔后胃肠内容物渗入腹膜腔而引起急性弥漫性腹膜炎。

（三）幽门梗阻

主要由 DU 或幽门管溃疡引起。急性梗阻多因炎症水肿和幽门部痉挛所致，梗阻为暂时性；慢性梗阻主要由于溃疡愈合后瘢痕收缩而呈持久性。患者表现为餐后加重的上腹胀痛，伴有频繁大量呕吐，呕吐物为酸腐味的宿食，大量呕吐后疼痛可暂缓解。严重频繁呕吐可致失水和低氯低钾性碱中毒，常继发营养不良。体检时可见胃型和胃蠕动波，清晨空腹时检查胃内有振水音及抽出胃液量 >200 mL 是幽门梗阻的特征性表现。

（四）癌变

少数 GU 可发生癌变，DU 则极少见。对长期 GU 病史，年龄在 45 岁以上，经严格内科治疗 4~6 周症状无好转，大便隐血试验持续阳性者，应怀疑癌变，需进一步检查和定期随访。

任务三　实验室及其他辅助检查

一、胃镜和胃黏膜活组织检查

确诊消化性溃疡的首选检查方法。胃镜检查可直接观察溃疡病变部位、大小、性质，并可在直视下取活组织做病理检查和幽门螺杆菌检测。胃镜下可见消化性溃疡多呈圆形、椭圆形，边缘光滑，底部有灰黄色或灰白色渗出物，周围黏膜明显充血、水肿、皱襞向溃疡集中。

二、X 线钡剂检查

适用于对胃镜检查有禁忌或不愿接受胃镜检查者。溃疡的 X 线直接征象是龛影，是诊断溃疡的重要依据。

三、幽门螺杆菌检测

消化性溃疡的常规检测项目，检查结果决定治疗方法。幽门螺杆菌检测可分为以下两类。

（一）侵入性检测

通过胃镜取黏膜活组织进行快速尿素酶试验、组织学检查和幽门螺杆菌培养。

（二）非侵入性检测

包括^{13}C或^{14}C呼气试验、粪便幽门螺杆菌抗原检测等，其中^{13}C或^{14}C呼气试验检测是首选方法。

四、胃液分析

胃溃疡患者胃酸分泌正常或稍低于正常，十二指肠溃疡的患者则有胃酸分泌过高的情况。

五、大便隐血试验

隐血试验阳性提示溃疡有活动，如GU患者持续阳性，应怀疑有癌变的可能。

任务四 诊断要点

慢性病程、周期性发作的节律性上腹疼痛，且上腹痛可为进食或抗酸药所缓解的临床表现，可做出初步诊断。但确诊有赖胃镜检查。X线钡剂检查发现龛影也有确诊价值。

任务五 治疗要点

治疗的目的在于消除病因、缓解症状、愈合溃疡、防止复发和防治并发症。

一、药物治疗

（一）抗酸药

常用碱性抗酸药有氢氧化铝、铝碳酸镁及其复方制剂等，可降低胃内酸度，对缓解溃疡疼痛症状有较好效果。

（二）抑制胃酸分泌药

常用的有H$_2$受体拮抗药（H$_2$RA）和质子泵抑制药（PPI）两大类。H$_2$RA阻断组胺与壁细胞膜上H$_2$受体的结合，使壁细胞分泌胃酸减少，代表药物有西咪替丁800 mg/d，雷尼替丁300 mg/d，法莫替丁40 mg/d，三者的1 d量可分2次口服或睡前顿服，药物的主要不良反应有乏力、头晕、嗜睡和腹泻等。PPI可使壁细胞分泌胃酸的关键酶即H$^+$-K$^+$-ATP酶失去活性，从而阻滞壁细胞内的H$^+$转移至胃腔而抑制胃酸分泌，其抑制胃酸分泌作用较H$_2$RA更强，作用更持久。代表药物有奥美拉唑20 mg，兰索拉唑30 mg和泮托拉唑40 mg，每天1次口服。

（三）保护胃、十二指肠黏膜药

胃黏膜保护药有3种，即硫糖铝、枸橼酸铋钾、前列腺素类药物。硫糖铝抗溃疡的机制主要是使黏液覆盖在溃疡面上阻止胃酸和胃蛋白酶继续侵袭溃疡面，促进内源性前列腺素合成和刺激表皮生长因子。其不良反应是便秘。用法是硫糖铝 1.0 g，每天 3~4 次。枸橼酸铋钾在酸性胃液中，能与溃疡面渗出的蛋白质相结合，形成一层保护膜覆盖溃疡，使黏膜的修复不受胃酸侵袭；还能促进上皮重建。剂量 120 mg，每天 4 次，8 周为 1 个疗程，餐前30 min 口服，睡前加服 1 次。

（四）根除幽门螺杆菌治疗

凡有幽门螺杆菌感染的消化性溃疡，无论初发或复发、活动或静止、有无合并症，均应予以根除幽门螺杆菌治疗。目前推荐以 PPI 或胶体铋剂为基础加上两种抗生素的三联治疗方案。如奥美拉唑（40 mg/d）或枸橼酸铋钾（480 mg/d）加上克拉霉素（500~1000 mg/d）和阿莫西林（2000 mg/d）或甲硝唑（800 mg/d）。上述剂量每天分 2 次服，疗程 7~14 d。

二、手术治疗

对于大量出血经内科治疗无效、急性穿孔、瘢痕性幽门梗阻、胃溃疡疑有癌变及正规治疗无效的顽固性溃疡可选择手术治疗。

任务六 消化性溃疡患者的护理

一、护理评估

（一）病史

1. 患病及治疗经过　询问发病的有关诱因和病因，如有无家族史和患者的性格特征；有无不良的生活习惯，如暴饮暴食、喜食酸辣等刺激性食物；有无烟酒嗜好；有无经常服用 NSAIDs 药物史；有无情绪刺激、过度劳累、气候变化等诱因。

2. 目前病情与一般情况　询问发病情况，如疼痛发作的时间，与进食的关系，有无规律，部位及性质；应用何种方法能缓解疼痛；曾做过何种检查和治疗，结果如何；与既往疼痛有无不同，是否伴有恶心、呕吐等其他消化道症状；有无呕血、黑粪、频繁呕吐等症状。

3. 心理-社会情况　本病病程长，有周期性发作和节律性疼痛的特点，如不重视预防和正规治疗，病情可反复发作并产生并发症，从而影响患者的工作和生活，使患者产生焦虑、急躁情绪。应注意评估患者及家属对疾病的认识程度，评估患者有无焦虑或恐惧等心理，了解患者家庭经济状况和社会支持情况如何。

（二）身体评估

1. 全身状况　生命体征是否正常，有无疲劳乏力、消瘦等贫血症状。
2. 腹部体征　上腹部有无固定压痛点，有无胃蠕动波，全腹有无压痛、反跳痛，有无腹肌紧张，有无空腹振水音，有无肠鸣音减弱或消失等。

（三）实验室及其他辅助检查

1. 血常规　有无红细胞计数、血红蛋白减少。

2. 大便隐血试验　是否为阳性。

3. 幽门螺杆菌检测　是否为阳性。

4. 胃液分析　是增高、减少还是正常。

5. X 线钡剂造影　有无典型的溃疡龛影及其部位。

6. 胃镜及黏膜活检　溃疡的部位、大小及性质如何，有无活动性出血。

二、护理诊断/问题

（一）常用护理诊断/问题

1. 疼痛　腹痛，与胃酸刺激溃疡面，引起化学性炎症反应有关。

2. 营养失调　低于机体需要量，与疼痛致摄入量减少及消化吸收障碍有关。

（二）其他护理诊断/问题

1. 焦虑　与溃疡反复发作，病程迁延有关。

2. 潜在并发症　上消化道大量出血、幽门梗阻、癌变。

三、护理目标

1. 患者能说出缓解疼痛的方法和技巧，疼痛明显减轻或消失。

2. 能建立合理的饮食习惯和结构，体重稳定或有增加。

四、护理措施

（一）疼痛

腹痛。

1. 去除病因及诱因　向患者解释引起疼痛的原因及机制，指导其减少或去除加重和诱发疼痛的因素，①遵医嘱停用 NSAIDs 等削弱黏膜防御功能的药物；②规律生活：戒烟限酒、避免暴饮暴食和进食刺激性饮食；③稳定情绪。

2. 指导缓解疼痛　如指导合理进食；服用制酸药；局部热敷或针灸止痛。

3. 休息与活动　病情较重或伴有出血的患者卧床休息几天至 1~2 周，病情较轻者可以适当活动，避免过度劳累。

4. 用药护理　根据医嘱给予药物治疗，并注意观察药效及不良反应。

（1）抗酸药：应在饭后 1 h 和睡前服用。服用片剂时应嚼服，乳剂给药前应充分摇匀。抗酸药应避免与奶制品、酸性的食物及饮料同服。

（2）H_2 受体拮抗药：药物应在餐中或餐后即刻服用，也可把 1 d 的剂量在睡前服用，若需同时服用抗酸药，两药应间隔 1 h 以上。若静脉给药应注意控制速度，速度过快可引起低血压和心律失常。

（3）质子泵抑制药：奥美拉唑有肝损害，男性乳房女性化等不良反应，还可引起头晕，应嘱患者用药期间避免开车或做其他必须高度集中注意力的工作。兰索拉唑主要有头痛、恶心、乏力、皮疹等不良反应，较为严重时应及时停药。泮托拉唑的不良反应较少，偶可引起头痛和腹泻。

（4）胃黏膜保护药：此类药物均宜在餐前 30 min 和睡前服用。硫糖铝可有便秘、口干、皮疹、眩晕、嗜睡等不良反应，药片应嚼碎后服下；胶体铋服药前后 1 h 内不宜进食，不与制酸药同服。

（二）营养失调

低于机体需要量。

1. 进餐环境　提供愉快舒畅的进餐环境。

2. 进餐方式　指导患者有规律地定时进食，使胃酸分泌有规律，在溃疡活动期，以少食多餐为宜，每天进餐 4~5 次，饮食不宜过饱，以免胃窦部过度扩张而增加促胃液素的分泌。进餐时注意细嚼慢咽，促进唾液分泌。

3. 食物选择　选择营养丰富，易消化的食物。症状较重的患者以面食为主，面食含碱，能有效中和胃酸。可选择牛奶和适量脂肪性食物，应避免机械性、化学性及刺激性强的食物，比如生、冷、硬、粗纤维多的蔬菜、水果、浓肉汤、咖啡、浓茶和辣椒、酸醋等调味品等。

4. 营养监测　定期测量患者体重、监测血清蛋白和血红蛋白等营养指标。

五、健康指导

（一）病因指导

帮助患者及家属了解引起、加重和诱发消化性溃疡的主要因素，以及规律饮食对疾病痊愈的重要作用。

（二）生活指导

指导患者合理安排休息时间，保证充足的睡眠，生活要有规律，避免精神过度紧张，劳逸结合，保持乐观情绪。

（三）用药指导

嘱患者慎用或勿用致溃疡药物，如阿司匹林、咖啡因、泼尼松、利血平等，并遵医嘱服药，指导患者正确服药的方法，学会观察药物疗效及不良反应，及时复诊，以减少复发，尤其在季节转换时更应注意。

（四）病情指导

如上腹疼痛程度加重，节律发生变化，或出现呕血、黑粪时应立即就医。

六、护理评价

1. 患者能否说出引起疼痛的原因；能否做到情绪稳定、戒除烟酒、饮食规律；能否根据病情选择适宜的食物。

2. 患者能否建立合理的饮食方式和结构，营养指标是否在正常范围内。

模块五　肝硬化

【临床案例分析题目】

患者，男，48 岁。该患者 10 年前即出现上腹部不适，以右上腹为甚，伴食欲缺乏、乏力，症状时轻时重，未给予进一步诊治。1 年前患者自觉上述症状加重，伴双下肢水肿、腹胀，口服利尿药后好转，以后间断服用螺内酯、呋塞米治疗。1 个月来上述症状进行性加重，尿量较以往明显减少，1 d 前进食硬质食物后感上腹不适，呕血量约 500 mL，排"柏油"样黑粪 1 次，量约 200 mL，伴心慌、头晕、黑蒙、出冷汗，前来我院急诊，为进一步诊治收住院。身体评估：T 37.5 ℃、P 102 次/分，R 24 次/分，BP 90/57 mmHg，患者神志清楚，面色晦暗，甲床、睑结膜苍白；肝掌征（＋），胸前可见 2 颗蜘蛛痣；肝脏右侧及剑突下未触及，脾脏左侧肋弓下三横指，质韧，无触痛，移动性浊音（－）。实验室检查：血红蛋白 76 g/L，红细胞 3.25×10^{12}/L，白细胞 8.22×10^9/L，血小板 102×10^9/L。

请思考：

1. 患者可能的临床诊断是什么？

2. 该疾病主要的致病因素有哪些？

3. 腹腔积液的形成机制是什么？护理要点有哪些？

4. 作为责任护士，你如何对该患者进行有效健康知识的指导？

肝硬化是一种由不同病因引起的慢性进行性弥漫性肝病，是各种慢性肝病发展的晚期阶段。临床上以肝功能损害和门静脉高压为其主要症状，晚期常出现消化道出血、感染、肝性脑病等严重并发症。肝硬化是常见疾病，35～50 岁为发病高峰年龄，男性多见。

本病病理特点为广泛的肝细胞变性坏死、再生结节形成、纤维组织增生，正常肝小叶结构破坏和假小叶形成，使肝脏血管受到挤压，肝细胞缺血缺氧，功能丧失，肝脏逐渐变硬变形而发展为肝硬化。

任务一　病　因

引起肝硬化的病因很多，在我国以病毒性肝炎为主，国外以慢性酒精中毒多见。

一、病毒性肝炎

在我国最常见，占 60%～90%，主要为乙型、丙型和丁型肝炎病毒感染，经过慢性肝炎阶段发展为肝硬化，称为肝炎后肝硬化。甲型和戊型病毒性肝炎不发展为肝硬化。

二、慢性酒精中毒

长期大量饮酒（每日摄入酒精 80 g 达 10 年以上），酒精及其中间代谢产物（乙醛）的毒性作用，是引起酒精性肝炎、肝硬化的主要因素。

三、药物或化学毒物

长期服用四氯化碳、磷、砷等化学毒物，可引起中毒性肝炎，最终演变为肝硬化。

四、胆汁淤积

持续存在肝外胆管阻塞或肝内胆汁淤积时，高浓度的胆酸和胆红素的毒性作用可损伤肝细胞，导致胆汁性肝硬化。

五、循环障碍

慢性充血性心力衰竭、缩窄性心包炎等致肝脏长期淤血，肝细胞缺氧、坏死和纤维组织增生，最后发展为肝硬化。

六、遗传和代谢性疾病

先天性酶缺乏疾病，使某些物质不能正常代谢而沉积在肝脏，引起肝细胞坏死、结缔组织增生。如肝豆状核变性（铜沉积）、血色病（铁沉积）等。

七、血吸虫病

反复或长期感染血吸虫病者，虫卵及其毒性产物在肝脏汇管区沉积，刺激纤维组织增生，导致肝纤维化和门静脉高压，称为血吸虫病性肝纤维化。

八、免疫紊乱

自身免疫性慢性肝炎最终进展为肝硬化。

九、营养障碍

慢性肠道疾病、长期食物中缺乏蛋白质、维生素等可使肝脏营养缺乏，久之发展为肝硬化。

十、其他

发病原因不能确定的肝硬化，占 5%~10%。

任务二　临床表现

起病隐匿，病程发展缓慢，可潜伏 3~5 年或更长时间。临床上根据是否出现腹腔积液、上消化道出血或肝性脑病等并发症，分为代偿期和失代偿期肝硬化，现分述如下。

一、症状

（一）代偿期

早期无症状或症状轻，以乏力、食欲减退、低热为主要表现，可伴有腹胀、恶心、厌油腻、上腹隐痛及腹泻等。肝轻度增大，质偏硬，无或轻度压痛。肝功能多在正常范围或轻度异常。

（二）失代偿期

1. 肝功能减退表现

（1）全身表现：一般状况较差，早期表现为疲倦乏力，随后消瘦、精神萎靡，面色黧淡无光（肝病面容）。部分患者有不规则发热，常与病情活动或感染有关。

（2）消化系统症状：食欲减退为最常见症状，有时伴恶心、呕吐、腹泻、腹胀。上述症状的出现与胃肠道淤血水肿、消化吸收功能紊乱和肠道菌群失调等因素有关。

（3）出血倾向和贫血：由于肝合成凝血因子减少、脾功能亢进和毛细血管脆性增加，导致凝血功能障碍，常出现皮肤紫癜、牙龈、鼻腔、胃肠等处出血。同时患者可有不同程度的贫血。

（4）内分泌失调。①雌激素增多、雄激素和糖皮质激素减少：男性患者常有性功能减退、不育、男性乳房发育、毛发脱落等；女性患者可有月经失调、闭经、不孕等。部分患者出现蜘蛛痣，主要分布在面颈部、上胸、肩背和上肢等上腔静脉引流区域；手掌大小鱼际和指端腹侧部位皮肤发红称为肝掌。肾上腺皮质功能减退，表现为面部和其他暴露部位皮肤色素沉着；②胰岛素增多：糖尿病患病率增加，与肝脏对胰岛素灭活减少有关。

2. 门静脉高压表现　肝硬化时，门静脉血流量增多且门静脉阻力升高，导致门静脉压力增高。门静脉高压的结果如下。

（1）脾大：门静脉高压致脾静脉压力增高，脾淤血而肿胀，出现脾功能亢进时，脾对血细胞破坏增加，使外周血中白细胞、红细胞和血小板减少，表现为出血、贫血、感染。

（2）侧支循环的建立和开放：当门静脉压力增高时，来自消化器官和脾脏的回心血液流经肝脏受阻，导致门静脉与腔静脉之间建立起许多侧支循环。常见的有，①食管下段和胃底静脉曲张：主要是门静脉系的胃冠状静脉和腔静脉系的食管静脉、奇静脉等沟通开放，曲张的静脉破裂出血时，出现呕血、黑粪及休克等表现。②腹壁静脉曲张：由于脐静脉重新开放，与附脐静脉、腹壁静脉等连接，在脐周和腹壁可见迂曲静脉以脐为中心向上或向下腹壁延伸。③痔静脉曲张：门静脉系的直肠上静脉与下腔静脉系的直肠中、下静脉吻合扩张形成，破裂时引起便血。

（3）腹腔积液：肝硬化肝功能失代偿期最为显著的临床表现。腹腔积液形成的主要因素有，①门静脉压力增高：门静脉压力增高时，腹腔脏器毛细血管床静水压增高，组织间液回吸收减少而漏入腹腔。②血浆胶体渗透压降低：肝合成白蛋白减少，引起低蛋白血症，血浆胶体渗透压降低，血管内液体进入组织间隙，在腹腔可形成腹腔积液。③肝淋巴液生成过多：肝静脉回流受阻时，肝内淋巴液生成增多，超过胸导管引流能力，淋巴管内压力增高，使大量淋巴液自肝包膜和肝门淋巴管渗出至腹腔。④有效循环血容量不足：血容量不足时，交感神经系统兴奋、肾素－血管紧张素－醛固酮系统激活及抗利尿激素分泌增多，导致肾小球滤过率降低及水钠重吸收增加，发生水钠潴留。

二、体征

（一）早期

肝脏增大，表面尚平滑，质中等硬。

（二）晚期

肝脏缩小，表面可呈结节状，质地坚硬；一般无压痛。

三、并发症

（一）上消化道出血

最常见的并发症，常突然发生大量的呕血和黑粪，甚至引起出血性休克或诱发肝性脑病，急性出血死亡率平均为32%。

（二）肝性脑病

最严重并发症，也是肝硬化患者最常见死亡原因。主要表现为在肝病基础上发生神志改变，如性格行为失常、意识障碍、昏迷等。

（三）感染

由于患者抵抗力低下、门腔静脉侧支循环开放等因素，增加了病原体的入侵繁殖机会，易并发感染。有腹腔积液的患者易并发自发性腹膜炎，表现为发热、腹痛、腹膜刺激征、短期内腹腔积液迅速增长或持续不减、全腹压痛，重者出现中毒性休克。

（四）原发性肝癌

肝硬化患者短期内出现病情迅速恶化、肝脏进行性增大、原因不明的持续性肝区疼痛或发热、腹腔积液增多且为血性等，应考虑并发原发性肝癌，需做进一步检查。

（五）肝肾综合征（hepatorenal syndrome，HRS）

指发生在严重肝病基础上的肾衰竭，但肾脏本身并无器质性损伤，又称功能性肾衰竭，是肝硬化终末期最常见的严重并发症之一，表现为少尿或无尿、氮质血症、稀释性低钠血症和低尿钠，但肾脏无明显器质性损害。主要由于有效循环血容量减少，导致肾皮质缺血和肾小球滤过率下降。

（六）肝肺综合征（hepatopulmonary syndrome，HPS）

指发生在严重肝病基础上的低氧血症，且过去无心肺基础疾病。临床特征为严重的肝病、肺内血管扩张、低氧血症三联征。表现为低氧血症和呼吸困难。吸氧只能暂时缓解症状，但不能逆转病程。

（七）电解质和酸碱平衡紊乱

由于患者摄入不足、长期应用利尿药、大量放腹腔积液、呕吐、腹泻等因素所致，常表现为低钠血症、低钾低氯血症与代谢性碱中毒。

（八）门静脉血栓形成

与门静脉梗阻时门静脉内血流缓慢等因素有关，常表现为腹胀、剧烈腹痛、呕血、便血、休克，脾脏迅速增大、腹腔积液加速形成，且易诱发肝性脑病。

任务三　实验室及其他辅助检查

一、化验检查

（一）血常规

代偿期多正常，失代偿期常有不同程度的贫血。脾功能亢进时白细胞和血小板计数亦减少。

（二）尿常规

尿常规检查代偿期正常，失代偿期可有蛋白尿、血尿和管型尿。有黄疸时尿中可出现胆红素，尿胆原增加。

（三）便常规

伴消化道出血时可见黑粪或隐血试验阳性。

（四）肝功能检查

代偿期正常或轻度异常，失代偿期多有异常。可见转氨酶增高，以 ALT（GPT）增高较显著；肝细胞严重受损时，AST（GOT）增高比 ALT（GPT）增高更为明显；清蛋白降低，球蛋白增高，清蛋白/球蛋白比值降低或倒置；胆红素增高；凝血酶原时间延长。

（五）免疫功能检查

血清 IgG 显著增高，IgA、IgM 也可升高；T 淋巴细胞数常低于正常；部分患者可出现非特异性自身抗体；病毒性肝炎血清标记可呈阳性反应；甲胎蛋白明显升高提示合并肝癌。

（六）腹腔积液检查

一般为漏出液，并发自发性细菌性腹膜炎、结核性腹膜炎或癌变时，腹腔积液可呈渗出液。腹腔积液呈血性时，考虑癌变，需做细胞学检查。

二、影像学检查

（一）X 线钡剂检查

若显示食管黏膜呈虫蚀样或蚯蚓状充盈缺损，提示食管下段静脉曲张；若显示呈菊花样充盈缺损，提示胃底静脉曲张。

（二）超声显像

肝早期增大，晚期萎缩，肝实质回声增强、不规则、反射不均。

（三）CT 和 MRI 检查

可显示肝、脾、肝内门静脉、肝静脉、侧支血管形态改变、腹腔积液。

三、内镜检查

（一）上消化道内镜检查

可观察食管、胃底静脉有无曲张及其曲张的程度和范围。

（二）腹腔镜检查

可直接观察肝脾情况，并可在直视下进行活检。

四、肝活组织检查

具有确诊价值。有助于明确肝硬化的病因、程度、类型等。

任务四 诊断要点

肝硬化失代偿期的诊断主要根据病毒性肝炎、长期酗酒等病史，肝功能减退与门静脉高压症的临床表现，以及肝功能试验异常等。肝穿刺活组织检查有利于早期确诊。

任务五 治疗要点

目前尚无特效治疗。

（一）代偿期

关键在于早期诊断，针对病因给予相应处理，进行肝保护和支持治疗，阻止肝硬化进一步发展。

（二）失代偿期

主要是对症治疗、改善肝功能和积极防治并发症，有手术适应证者慎重选择时机进行手术治疗。

1. 腹腔积液治疗

（1）限制钠和水的摄入：水的摄入一般无须过于严格，如血钠 < 125 mmol/L 时，需限制水的摄入。

（2）利尿药：目前临床应用最广泛的治疗腹腔积液的方法。

（3）导泻：利尿药治疗无效可以用导泻药，如甘露醇 200 mg，每天 1 ~ 2 次，通过肠道排出水分。

（4）腹腔穿刺：为减轻症状可行腹腔穿刺放腹腔积液，但会丢失蛋白，且短期内腹腔积液又会复原，若同时给白蛋白静脉滴注，可提高疗效。

（5）提高血浆胶体渗透压：定期输注血浆、新鲜血或白蛋白。

（6）腹腔积液浓缩回输：将放出的腹腔积液经超滤浓缩处理后，回输至患者静脉内，从而减轻水钠潴留提高血浆清蛋白浓度，增加有效血容量，适合于顽固性腹腔积液的治疗。

（7）经颈静脉肝内门体分流术（transjugular intrahepatic portosystemic shunt，TIPS）：通过介入手段经颈静脉放置导管，建立肝静脉与肝内门静脉分支间的分流通道，以降低门静脉系统压力，减少腹腔积液生成。

（8）手术：门静脉高压症的手术治疗包括各种分流、断流术和脾切除术等，目的是降低门脉系统压力和消除脾功能亢进。

2. 门静脉高压症的手术治疗　主要用于门静脉高压引起的大出血经各种内科治疗无效时，目的是降低门脉系统压力和消除脾功能亢进，从而减轻出血的严重程度。包括各种分流、断流术和脾切除术等。

3. 并发症的治疗

（1）自发性细菌性腹膜炎：选择敏感抗生素控制炎症发作，首选第 3 代头孢菌素，可联合应用舒他西林或喹诺酮类药物。

（2）肝肾综合征：积极预防或消除肝肾综合征的诱发因素，如感染、上消化道出血等，同时输注白蛋白以扩充有效血容量，必要时配合外科手术治疗。

（3）其他并发症：肝肺综合征目前无有效的内科治疗，可考虑肝移植。其他并发症的治疗参见有关章节。

4. 肝移植　各种原因引起的晚期肝硬化的最佳治疗方法。

任务六　肝硬化患者的护理

一、护理评估

（一）病史

1. 患病及治疗经过　询问本病的有关病因，如有无肝炎、输血史、心力衰竭、胆道疾病、血吸虫病及家族遗传性疾病史；有无长期接触化学毒物、使用损肝药物及其用量和持续时间；是否嗜酒。有无慢性肠道感染、消化不良、消瘦、黄疸、出血史。有关的检查、用药和其他治疗情况。

2. 目前病情与一般状况　饮食及消化情况，有无食欲减退甚至畏食，有无恶心、呕吐、腹胀、腹痛；呕吐物和粪便的性质及颜色。日常休息及活动量、活动耐力。

3. 心理-社会情况　肝硬化为慢性经过，随着病情发展加重，疾病可能影响患者的功能活动。评估时应注意患者的心理状态，有无个性、行为的改变，有无焦虑、抑郁、易怒、悲观等情绪。

（二）身体评估

1. 全身状况　营养是否不良；有无水肿；意识状态有无异常；皮肤和黏膜有无黄染、出血点、蜘蛛痣、肝掌、腹壁静脉显露或怒张。

2. 呼吸情况　有无因腹腔积液形成导致呼吸困难，观察呼吸的频率和节律等。

3. 腹部体征　检查有无腹水征、有无腹膜刺激征。检查肝脾大小、质地、表面情况及有无压痛。

4. 尿量及颜色　有无尿量减少，尿色有无异常。

（三）实验室及其他辅助检查

1. 血常规检查　有无红细胞减少或全血细胞减少。

2. 血生化检查　有无血清胆红素增高；ALT、AST 异常；血浆蛋白比例异常；有无电解质和酸碱平衡紊乱；有无氮质血症。

3. 腹腔积液检查　腹腔积液的性质是漏出液还是渗出液，有无性质的改变。

4. 其他检查　胃镜检查、钡剂造影检查有无食管胃底静脉曲张；B 超、CT、MRI 检查有无门静脉高压征象、腹腔积液；肝活组织检查的诊断结果等。

二、护理诊断/问题

（一）常用护理诊断/问题

1. 营养失调　低于机体需要量，与肝功能减退、门静脉高压引起食欲减退、消化和吸收障碍有关。

2. **体液过多**　与肝功能减退、门静脉高压引起水钠潴留有关。

（二）其他护理诊断/问题

1. **潜在并发症**　上消化道出血、肝性脑病。
2. **有皮肤完整性受损的危险**　与营养不良、水肿、长期卧床有关。
3. **有感染的危险**　与机体抵抗力低下、门腔静脉侧支循环开放等因素有关。

三、护理目标

1. 患者能描述营养不良的原因，制订饮食计划，保证营养物质的摄入。
2. 能叙述腹腔积液和水肿的主要原因，腹腔积液和水肿有所减轻，身体舒适感增加。

四、护理措施

（一）营养失调

低于机体需要量。

1. **休息与活动**　代偿期患者适当减少活动，但仍可参加轻体力工作，失代偿期患者则应以卧床休息为主。
2. **饮食护理**　既保证饮食营养又遵守必要的饮食限制是改善肝功能、延缓病情进展的基本措施。饮食治疗原则：高热量、高蛋白质、高维生素、易消化饮食，严禁饮酒，适当摄入脂肪。

（1）蛋白质：肝细胞修复和维持血浆清蛋白正常水平的重要物质基础，应保证其摄入量。蛋白质来源以豆制品、鸡蛋、牛奶、鱼、鸡肉、瘦猪肉为主。血氨升高时应限制或禁食蛋白质，待病情好转后再逐渐增加摄入量，并应选择植物蛋白。

（2）维生素：给予富含的新鲜蔬菜和水果，促进肝细胞修复，保护肝功能。

（3）低盐限水：有腹腔积液者应限制钠的摄入（食盐 1.5~2.0 g/d），进水量限制在每天 1000 mL 左右。

（4）易消化：食管胃底静脉曲张者应食菜泥、肉末、软食，进餐时细嚼慢咽，咽下的食团宜小且外表光滑，切勿混入硬屑、甲壳等坚硬、粗糙的食物，以防损伤曲张的静脉导致出血。

（5）高热量：每日供给 300~400 g 的糖，利于肝糖原合成，保证肝细胞能量供给。

（6）其他：忌烟酒，禁用损害肝脏药物。

3. **静脉补充营养**　对剧烈呕吐、进食减少的患者，可遵医嘱给予静脉补液，如高渗葡萄糖液、复方氨基酸、白蛋白或新鲜血。

4. **营养状况监测**　经常评估患者的饮食和营养状况，包括每天的食物种类、进食量、体重和实验室检查有关指标的变化。

（二）体液过多

1. **适宜体位**　一般取平卧位，有利于增加肝肾血流量。下肢水肿可抬高下肢；阴囊水肿者可用托带托起阴囊；大量腹腔积液者卧床时可取半卧位，以使膈肌下降，有利于呼吸运动。

2. 饮食护理 限制钠和水的摄入。

3. 用药护理 使用利尿药时应特别注意维持水电解质和酸碱平衡。利尿速度不宜过快，每天体重减轻一般不超过 0.5 kg。

4. 避免增加腹压 如剧烈咳嗽、打喷嚏、用力排便等。

5. 腹腔穿刺放腹腔积液的护理 术前说明注意事项，测量体重、腹围、生命体征，排空膀胱以免误伤；术中及术后监测生命体征，观察有无不适反应；术毕用无菌敷料覆盖穿刺部位，如有溢液可用吸收性明胶海绵处置；术毕缚紧腹带，以免腹内压骤然下降；记录抽出腹腔积液的量、性质和颜色等。

6. 病情观察 观察腹腔积液和水肿的消长情况。准确记录出入量，测量腹围、体重，并教会患者正确的测量和记录方法。

7. 皮肤护理 保持皮肤清洁、干燥，预防压疮；避免使用有刺激性的香皂等；避免搓擦、抓挠皮肤。

五、健康指导

（一）疾病知识指导

肝硬化为慢性过程，护士应帮助患者和家属掌握本病的有关知识和自我护理方法，并发症的预防及早期发现。

（二）生活指导

1. 心理调适 患者应十分注意情绪的调节和稳定，保持愉快心情，树立治病信心。
2. 饮食调理 切实遵循饮食治疗原则和计划。
3. 环境指导 注意保暖和个人卫生，预防感染。
4. 活动与休息指导 代偿期可参加轻工作，避免过度疲劳；失代偿期患者以卧床休息为主。指导患者睡眠应充足，生活起居有规律。
5. 皮肤护理指导 保持皮肤干净，沐浴时应注意避免水温过高，或使用有刺激性的皂类和沐浴液，防止搓擦、抓挠皮肤，防止长时间压迫皮肤等。

（三）用药指导

护士应向患者详细介绍所用药物的名称、剂量、给药时间和方法，教会其观察药物疗效和不良反应。

（四）照顾者指导

指导家属理解和关心患者，给予精神支持和生活照顾。细心观察、及早识别病情变化，如有异常应及时就诊。

六、护理评价

1. 患者能否自己选择符合饮食治疗计划的食物，能否保证每天所需热量、蛋白质、维生素等营养成分的摄入。

2. 患者能否掌握减轻水钠潴留的相关知识，腹腔积液和水肿是否有所减轻。

第五篇 泌尿系统疾病患者的护理

 学习目标

知识目标

1. 掌握泌尿系统疾病的类型、发生机制、临床表现、评估要点及护理措施；泌尿系统疾病的概念、病因、临床表现、评估要点及护理措施。

2. 熟悉泌尿系统疾病的发生机制及其临床表现。

3. 了解泌尿系统疾病的概念、病因和（或）发生机制及其临床表现。

能力目标

1. 运用所学知识，结合病情及病史对泌尿系统疾病患者进行护理评估，制订护理计划。

2. 具有向个体及家庭进行泌尿系统疾病相关健康教育的能力。

素质目标

能够体会泌尿系统疾病患者的疾苦，并在以后的临床实践中体谅、关爱患者。

模块一 总 论

泌尿系统由肾、输尿管、膀胱、尿道及相应的血管和神经组成，其主要生理功能包括生成和排泄尿液；调节水、电解质、酸碱平衡，维持内环境稳定，以及重要的内分泌功能。

任务一 泌尿系统的解剖结构与功能

肾脏为实质性器官、左右各一，位于后腹膜。右肾略低于左肾，其上方为肾上腺，肾脏外由脂肪囊包绕。

一、肾脏的解剖

（一）肾脏的结构

肾表面有被膜，其下方为肾实质。肾实质分为皮质和髓质两大部分。在肾切面上可见皮质呈红褐色，厚度为1 cm，血管丰富，大多位于肾边缘部，内有细小红色点状颗粒，即肾小体和肾小管曲部。髓质位于皮质深部，呈淡红色条纹状，占整个肾实质的2/3。

（二）肾单位和滤过屏障的组成

肾单位是肾脏解剖结构和功能的基本单位，由肾小体和肾小管组成。其中，肾小体由肾小球（包括入球小动脉、毛细血管丛、出球小动脉）和肾小囊（包括脏层、壁层和囊腔）组成；肾小管由近端肾小管（包括近曲小管和直部）、细段（包括降支薄壁段和升支薄壁段）和远端肾小管（包括远曲小管和降支厚壁段）组成。

滤过屏障由内皮细胞、基底膜和上皮细胞组成。

（三）肾小球旁器的组成

肾小球旁器位于肾小球的血管极，包括血管部分和小管部分，包括一组具有特殊功能的细胞群：球旁细胞（分泌肾素）、致密斑（感受小管液中钠含量变化，调节肾素释放）和球外系膜细胞（有吞噬功能，可调节肾小球的滤过面积）。

二、肾脏的生理

（一）肾小球的功能

正常成年人双侧肾脏血流量约为 1 L/min，当血流经肾小球时，除血细胞和大分子蛋白质外，几乎所有的血浆成分均可通过肾小球滤过膜进入肾小囊，形成与血浆等渗的原尿，即肾小球滤过液。

（二）肾小管功能

肾小管的功能有重吸收、分泌和排泄、调节酸碱平衡、浓缩和稀释功能。重吸收功能包括：葡萄糖、氨基酸、碳酸氢根、水、钠等大部分被重吸收。分泌和排泄功能：代谢废物如血肌酐不能在体内再利用，在血液中潴留过多，将给机体带来损害，必须及时排出体外；某些药物也通过肾脏排泄。调节酸碱平衡：重吸收碳酸氢钠，排泌可滴定酸，生成和排泌氨。肾脏通过尿的浓缩及稀释机制来实现调节机体水平衡。

（三）肾脏的内分泌功能

肾脏分泌肾素、前列腺素、激肽释放酶、1α-羟化酶和促红细胞生成激素。肾素在全身有效循环血量减少时分泌增加，可以收缩血管和增加细胞外液而使血压升高，刺激醛固酮的合成和分泌，促进肾小管重吸收，增加血容量。前列腺素：PGE_2、PGA_2 扩张肾血管，增加肾血流，PGF_{2a} 收缩血管。激肽释放酶：生成激肽对抗血管紧张素的作用，促进前列腺素的释放。1α-羟化酶：使维生素 D_3 转化为有活性形式的 1，25-$(OH)_2D_3$。促红细胞生成激素：刺激骨髓红系增殖分化，使红细胞和血红蛋白合成增加。

任务二　泌尿系统疾病的分型

在诊断泌尿系统疾病时，需要确定临床分型和病理分型。

一、临床分型

1. 急性肾小球肾炎。

2. 急进性肾小球肾炎。

3. 慢性肾小球肾炎。

4. 肾病综合征。

5. 隐匿型肾小球肾炎［无症状性血尿和（或）单纯性血尿］。

二、病理分型

依据世界卫生组织（WHO）1995 年制定的肾小球病病理学分型标准，分型如下。

1. 轻微肾小球病变。

2. 局灶性节段性病变，包括局灶性肾小球肾炎和局灶阶段性肾小球硬化。

3. 弥漫性肾小球肾炎。

任务三　护理评估

一、病史

（一）患病及治疗经过

1. 患病经过　询问患者起病时间、起病缓急、有无明显诱因、家族史，患病后的主要症状及其特点。

2. 治疗经过　患病后的诊治过程，是否遵从医嘱治疗，目前用药（包括用药的种类、剂量、用法）及有关的检查等。

3. 目前状况　目前的主要不适及病情变化。一般情况如体重、饮食方式、营养状况、睡眠、大小便等有无改变。

4. 相关病史　询问患者有无与肾脏疾病相关的疾病，如高血压、糖尿病、过敏性紫癜、系统性红斑狼疮等疾病病史及有无长期服用对肾有损害的药物。

（二）生活史

1. 生活方式　了解患者是否有充足的睡眠，有无锻炼身体、定时排便的习惯，有无便秘，排尿有无异常，有无过度紧张、焦虑等负性情绪。是否注意个人卫生，经常更换内衣裤和清洗会阴部等。生活或工作负担及承受能力。

2. 饮食方式　了解患者平时的饮食习惯及食欲，包括每天摄取的食物品种、口味及有无特殊嗜好如喜食较咸食物等。询问患者每天液体的摄入量及种类。

（三）心理 - 社会情况

1. 疾病知识　评估患者对所患疾病的性质、过程、预后、防治等各方面知识的了解程度。

2. 心理状态　患者的精神状态，有无焦虑、抑郁、悲观、恐惧等负性情绪及其严重程度。由于肾脏疾病大多病情时轻时重、迁延不愈，治疗上较为困难，患者常会出现各种不利于其疾病治疗的负性情绪，尤其是病情未控制、反复发作、预后差的患者，因此要注意评估患者的心理状态，以便及时予以干预。

3. 社会支持系统　包括患者的家庭成员组成，家庭经济、文化、教育背景，对患者的关心和支持程度，对患者所患疾病的认识。医疗费用来源及支付方式、出院后的就医条件，是否能得到及时有效的社区保健服务等。尤其慢性肾衰竭患者常需行肾移植术或长期维持性透析治疗，个人往往难以承担高额的医疗费用，故对其社会支持系统的评估非常重要。

二、身体评估

（一）一般状态

生命体征、营养状况、有无贫血面容、体重、血压有无升高。

（二）皮肤黏膜

皮肤黏膜有无苍白、尿素结晶、抓痕和色素沉着，有无水肿，如有则需评估水肿特点，包括水肿的出现时间、部位、是否为凹陷性等。

（三）胸部检查

有无胸腔积液，肺底有无湿啰音，心界是否扩大。

（四）腹部检查

有无移动性浊音，有无肾区叩击痛及输尿管点压痛。

三、实验室及其他辅助检查

（一）尿液检查

1. 一般性状，尿量、性状、气味、酸碱度及比重。
2. 化学检查，蛋白质、葡萄糖等。
3. 尿沉渣，细胞、管型、结晶体等。
4. 尿沉渣定量检查和尿细菌定量检查等。

（二）肾功能检查

1. 肾小球滤过功能　内生肌酐清除率（Ccr）、血肌酐（SCr）、尿素氮动态血压监测。
2. 肾小管功能测定　近端肾小管功能（尿酚红排泄试验、β_2 微球蛋白测定、溶菌酶测定等）；远端肾小管功能（Mosenthal 试验等）。

（三）肾病免疫学检查

1. 血清补体成分测定，血清总补体和 C3。

2. 血清抗链球菌溶血素"O"滴度测定。

（四）肾活组织检查

肾穿刺活体组织检查有助于确定肾脏病的病理类型，对协助肾实质疾病的诊断、指导治疗及判断预后有重要意义。肾活组织检查为创伤性检查，可发生损伤、出血或感染，故应做好术前和术后护理。

1. 术前护理 术前向患者解释检查的目的和意义，消除其恐惧心理；教会患者憋气及床上排尿；检查血常规、出血与凝血功能，以了解有无贫血、出血及肾功能水平。

2. 术后护理 穿刺点沙袋压迫，腹带包扎；卧床 24 h，前 6 h 必须仰卧于硬板床，不可翻身；密切观察有无腹痛、腰痛，监测生命体征及尿色；嘱患者多饮水，以免血块阻塞尿路；给予 5% 碳酸氢钠静脉滴注，以碱化尿液，促进造影剂排泄，减少对肾脏的影响，必要时使用止血药及抗生素，以免出血和感染。

（五）影像学检查

可了解泌尿系统的形态、位置、功能及有无占位性病变，以协助诊断。常用的检查项目包括泌尿系统 X 线片、IVP、逆行肾盂造影、膀胱镜、B 超、CT 和 MRI。

模块二　泌尿系统疾病常见症状体征

项目一　肾源性水肿

水肿是肾小球疾病最常见的临床表现。肾小球疾病引起的水肿按发生机制可以分为两类：肾炎性水肿和肾病性水肿。

任务一　发生机制

一、肾炎性水肿的发生机制

主要由于肾小球滤过率下降，而肾小管重吸收功能相对正常造成球－管失衡和肾小球滤过分数（肾小球滤过率/肾血浆流量）下降，导致水钠潴留而产生水肿，血容量扩张，血压常可升高。

二、肾病性水肿的发生机制

主要由于长期大量蛋白尿造成血浆蛋白减少，血浆胶体渗透压降低，液体从血管内进入组织间隙，产生水肿。此外，继发性有效血容量减少可激活肾素－血管紧张素－醛固酮系统，使抗利尿激素分泌增多，进一步加重水肿。肾病性水肿一般较严重，多从下肢部位开始，常为全身性、体位性和凹陷性，可无高血压和循环淤血的表现。

任务二　肾源性水肿患者的护理

一、护理评估

（一）病史

询问水肿发生的诱因及原因，水肿的部位、特点、程度，以及随时间进展的情况：有无出现尿量减少、头晕、乏力、呼吸困难、心跳加快、腹胀等伴随症状；详细了解所用药物的种类、剂量、用法、疗程、用药后的效果及不良反应等。对于曾用激素和（或）免疫抑制药的患者，应评估其是否遵从医嘱用药，治疗效果如何。既往有无肝脏、心脏及内分泌等系统病史。

（二）身体评估

包括患者的精神状况、生命体征、体重、尿量的改变。水肿的范围、程度、特点；听诊有无啰音、胸腔积液征、心包摩擦音；腹部有无膨隆，叩诊有无移动性浊音等。

（三）心理 – 社会情况

水肿的反复出现会加重患者的心理负担，注意观察有无精神紧张、焦虑、抑郁的表现，其程度如何。水肿还会影响患者的外在形象，观察有无自卑及人际交往障碍的表现。

（四）实验室及其他辅助检查

1. 尿常规、尿蛋白定性和定量　明确蛋白质的丢失情况。
2. 血清电解质　评估有无电解质的紊乱。
3. 肾功能　判断肾小球和肾小管的功能有无异常，进一步明确水肿的原因。

二、常用护理诊断/问题

1. 体液过多　与水钠潴留，大量蛋白尿导致血浆清蛋白浓度下降等因素有关。
2. 有皮肤完整性受损的危险　与皮肤水肿、营养不良有关。

三、护理目标

1. 患者的水肿减轻或完全消退。
2. 无皮肤破损或感染发生。

四、护理措施

（一）体液过多

1. 休息和体位　严重水肿的患者应卧床休息，水肿不严重的患者也应多卧床，以增加血流量和尿量，缓解水钠潴留。卧床期间经常变换体位，并用软垫支撑受压部位。阴囊水肿者可用吊带托起。水肿减轻后，患者可起床活动，但应避免劳累。

2. 饮食护理 ①限制水钠摄入，液体入量视水肿程度和尿量而定。轻度水肿无须严格限水，但不可多饮；严重水肿每天液体入量不应超过前一天 24 h 尿量加上不显性失水量（约 500 mL）。②无氮质潴留的患者补充正常量优质蛋白：1.0 g/（kg·d）。③氮质血症的患者限制蛋白一般 0.6 ~ 0.8 g/（kg·d）。④慢性肾衰竭患者根据 GFR 来调节蛋白质摄入量。⑤补充足够热量，维生素，以免发生负氮平衡和营养不良。

3. 病情观察 包括：①测量生命体征和体重变化。②观察水肿消失情况（胸腔、腹腔、心包积液的表现）。③观察有无急性左心衰竭（端坐呼吸、咳嗽、咳痰、咯血、少尿及肾功能损害等，主要是以肺循环淤血和心排出量降低表现为主）表现。④观察有无高血压脑病（剧烈头痛，恶心，呕吐，视物模糊，神志不清，抽搐等）表现。⑤记录 24 h 液体出入量，监测尿量变化及尿常规、肾小球滤过率、BUN、Ccr、Scr、血清电解质、血浆蛋白等。如果经过治疗以后，尿量没有恢复正常，反而减少，提示肾实质损害严重。

4. 用药护理 服用利尿药、糖皮质激素、其他免疫抑制药需注意：①观察疗效。②有无不良反应。③长期使用利尿药应监测血清电解质和酸碱平衡情况，观察有无低钾血症、低钠血症、低氯性碱中毒。④服用激素和免疫抑制药者，不可擅自加量或减量（口服激素应饭后服用；长期用药者需补充钙剂和维生素 D；使用环磷酰胺者应多饮水。）。

5. 保健指导 包括：①告知患者及家属出现水肿的原因，以及水肿与水钠潴留的关系。②教会患者根据病情合理安排每天食物的含盐量和饮水量。③指导患者避免进食含钠丰富的食品（腌制食品、罐头食品、啤酒、汽水、味精、面包、豆腐干等），用无钠盐、醋和柠檬增进食欲。④教会患者通过正确测量每天出入液量、体重等评估水肿的变化。⑤向患者详细介绍有关药物的名称、用法、剂量、作用和不良反应，并告诉患者不可擅自加量、减量和停药，尤其是糖皮质激素和环磷酰胺等免疫抑制药。

（二）有皮肤完整性受损的危险

1. 皮肤护理 ①避免着紧身的衣服。②卧床时抬高下肢。③经常变换体位，用软垫支撑受压部位。④阴囊水肿时可用吊带托起。⑤注意保护皮肤清洁，勿用力擦洗，避免损伤皮肤，如创伤、跌伤等。⑥水肿患者肌内注射时，应先将水肿皮肤推向一侧后进针，拔针后用无菌干棉球按压穿刺部位，以防进针口渗液而发生感染。严重水肿的患者避免肌内注射，静脉穿刺时，按压穿刺部位，同时注意无菌操作。

2. 皮肤观察 监测体温变化，注意观察皮肤黏膜有无发红、破损。

五、护理评价

1. 患者的水肿是否减轻或完全消退。

2. 有无皮肤破损或感染发生。

项目二　尿路刺激征

尿路刺激征包括尿频、尿急、尿痛。

任务一　病　因

尿路刺激征常由尿路感染所致，也可见于泌尿系结石、结核、肿瘤和前列腺炎等。

任务二　临床表现

尿频指单位时间内排尿次数明显增加，而每次尿量不多，且每日尿量正常。尿急指一有尿意即要排尿，不能控制。尿痛指排尿时膀胱区及尿道受刺激产生疼痛或烧灼感。

任务三　尿路刺激征患者的护理

一、护理评估

（一）病史

询问有关尿频、尿急、尿痛的有关症状。患者出现尿频、尿急、尿痛的起始时间。起病时有无明显的诱因及主要伴随症状。患者有无泌尿系统畸形、前列腺增生、妇科炎症、结核等病史。有无留置导尿管，进行尿路器械检查等病史。

起病以来的治疗经过，药物使用情况。患者的心理状态，经济状况，家庭及社会支持系统等。

（二）身体评估

患者的精神，营养状况，体温有无升高。肾区有无压痛、叩击痛。输尿管有无压痛点，尿道口有无红肿等。

（三）实验室及其他辅助检查

通过尿液检查了解有无白细胞尿（脓尿）、血尿和菌尿、24 h 尿量有无异常，有无出现夜尿增多、尿比重降低、肾功能如何。通过影像学检查了解肾脏大小，外形有无异常，尿路有无畸形或梗阻。

二、常用护理诊断/问题

排尿异常：尿频、尿急、尿痛，与尿路感染有关

三、护理目标

患者的尿路刺激征有所减轻或消失。

四、护理措施

排尿异常

1. **休息**　急性期卧床休息，宜取屈曲位，尽量勿站立或坐直。可以通过听轻音乐或与人聊天等方式放松心情，转移注意力。

2. **饮水量**　多饮水，勤排尿，尿路感染者每天摄水量不应低于 2000 mL，保证每天尿量在 1500 mL，且每 2~3 h 排尿 1 次。

3. **皮肤黏膜的清洁**　加强个人卫生，女性患者增加清洁外阴次数，方法（从前到后）避免感染。

4. **疼痛护理**　膀胱区热敷或按摩，也可给予退热镇痛药。

5. **用药护理**　遵医嘱使用抗生素，注意观察药物疗效及不良反应。口服碳酸氢钠（以碱化尿液，不利于细菌生长），予以阿托品、普鲁苯辛解痉，以减轻尿路刺激征。

五、护理评价

患者的尿频、尿急、尿痛是否减轻或完全消失。

项目三　肾性高血压

肾脏疾病常伴有高血压，称肾性高血压。

高血压按病因可分为肾血管性高血压和肾实质性高血压。前者占 5%~15%，主要由肾动脉狭窄或阻塞引起，高血压程度较重，易进展为急进性高血压。后者是肾性高血压的常见原因，主要由急性或慢性肾小球肾炎、慢性肾盂肾炎等肾实质性疾病引起。

按发生机制可以分容量依赖性高血压和肾素依赖性高血压。容量依赖性高血压：因水钠潴留而引起，用排钠利尿药或限制水钠摄入可明显降低血压。肾素依赖性高血压：因为肾素-血管紧张素-醛固酮系统（RAAS）激活而引起，过度利尿反而使血压升高，ACEI 类药物（卡托普利等）、钙通道阻滞药（硝苯地平等）治疗有效。

此外，激肽释放酶、前列腺素等降压物质的减少也是高血压的原因。

项目四　尿异常

任务一　尿量异常

尿量的多少取决于肾小球滤过率和肾小管重吸收量。正常人尿量约 1500 mL/d。

一、少尿和无尿

少尿指尿量 <400 mL/d，无尿指尿量 <100 mL/d。少尿无尿的主要原因是肾小球滤过

率下降，如肾前性（血容量不足、心排血量减少等）、肾性（急、慢性肾衰竭）及肾后性（尿路梗阻等）因素引起。

二、多尿

多尿指尿量 $>2500\ mL/d$。

（一）肾性多尿

多尿见于多种原因引起的肾小管功能不全，如慢性肾盂肾炎、肾动脉硬化、肾髓质退行性变等。其引起多尿的原因：肾小管破坏，降低了肾小管对水的重吸收。

（二）非肾性多尿

多尿主要是由于肾小管内溶质过多，或肾小管重吸收功能受到抑制。

三、夜尿增多

若夜尿量持续超过 $750\ mL$ 或夜间尿量超过白天尿量，则称为夜尿增多，此时尿比重常低于 1.018，提示肾小管功能减退。

任务二　蛋白尿

按发病机制分类，可分为 6 类。

一、肾小球性蛋白尿

由于肾小球滤过屏障受损引起，如机械屏障受损，引起非选择性蛋白尿；电荷屏障受损，仅血浆清蛋白滤过增加，称为选择性蛋白尿。尿蛋白排出量较多常 $>2\ g/d$，主要由于肾小球器质性疾病，如急慢性肾小球肾炎、糖尿病肾病等。

二、肾小管性蛋白尿

由肾小管的重吸收能力下降所致，常以小分子类的清蛋白为主，尿蛋白排除量较小常 $<2\ g/d$，常见于肾小管病变，以及其他引起肾间质损害的病变，如金属盐类或有机溶剂及抗菌药物如磺胺引起的损伤等。

三、混合性蛋白尿

同时损伤肾小球和肾小管所致，具有上述两种蛋白尿的特点，见于肾小球疾病的后期，如慢性肾炎、继发性肾病（如 SLE）等。

四、溢出性蛋白尿

血中出现异常蛋白尿，如血红蛋白、本周氏蛋白、免疫球蛋白轻链经肾小球滤过后不能被重吸收，常见于多发性髓瘤、巨球蛋白血症、急性溶血性疾病等。

五、组织性蛋白尿

肾小管代谢产生的蛋白质和肾组织分解所产生的蛋白质，以及由于炎症或药物刺激泌尿系统分泌而产生的蛋白，如 Tamm-Horsfall 蛋白及 FDP（纤维蛋白片段），此类蛋白一般与肾小球性、肾小管性蛋白尿同时发生。

六、功能性蛋白尿

为一过性蛋白尿，常因剧烈运动、高热、急性疾病、充血性心力衰竭或直立体位所致，蛋白尿程度较轻，一般 <1 g/d。

任务三　血　尿

肉眼血尿指尿液外观呈"血"样或"洗肉水"样。镜下血尿指新鲜尿液离心后每高倍视野红细胞 >3 个，或 1 h 尿红细胞计数超过 10 万。

血尿原因：多由泌尿系统疾病所引起，如肾小球肾炎、肾盂肾炎、泌尿道结石、结核、肿瘤等；也可由全身性疾病如血液病、风湿病、感染性疾病等及药物不良反应引起；此外剧烈运动后也可发生血尿。

任务四　白细胞尿

指新鲜离心尿液每高个视野白细胞 >5 个或新鲜尿液白细胞计数超过 40 万。

任务五　菌　尿

菌尿是指中段尿涂片镜检，每个高倍视野均可见细菌，或尿细菌培养菌落计数超过 10^5/mL，菌尿仅见于泌尿系统感染。

任务六　管型尿

管型的形成：由蛋白质、细胞或其碎片在肾小管内凝集而形成。12 h 尿沉渣计数 >5000 个，称为管型尿。白细胞管型是活动性肾盂肾炎的特征。上皮细胞管型见于急性肾小管坏死。红细胞管型见于急性肾小球肾炎。

模块三　肾小球肾炎

肾小球肾炎又称肾炎，是发生于双侧肾脏肾小球的变态反应性疾病。肾小球肾炎是常见的肾脏疾病之一。

项目一　急性肾小球肾炎

【临床案例分析题目】

患者，男，22岁，咽部不适3周，水肿、尿少1周。3周前咽部不适，轻咳，无发热，自服诺氟沙星无好转。近1周感双腿发胀，双眼睑水肿，晨起时明显，同时尿量减少，200~500 mL/d，尿色较红。于外院查尿蛋白（++），其余不详，血压增高，口服阿莫仙、保肾康症状无好转来就诊。发病以来精神食欲可，轻度腰酸、乏力，无尿频、尿急、尿痛、关节痛、皮疹、脱发及口腔溃疡，体重3周来增加6 kg。既往体健，青霉素过敏，个人、家族史无特殊。查体：T 36.5 ℃，P 80次/分，R 18次/分，BP 160/96 mmHg，无皮疹，浅淋巴结未触及，眼睑水肿，巩膜无黄染，咽红，扁桃体不大，心肺无异常，腹软，肝脾不大，移动性浊音（-），双肾区无叩痛，双下肢凹陷性水肿。实验室检查：血 Hb 140 g/L，WBC 7.7×10⁹/L，PLT 210×10⁹/L，尿蛋白（++），定量3 g/24 h，尿 WBC 0~1/高倍，RBC 20~30/高倍，偶见颗粒管型，肝功能正常，ALb 35.5 g/L，BUN 8.5 mmol/L，Scr 140 μmol/L。血 IgG、IgM、IgA正常，C3 0.5 g/L，ASO 800 IU/L，乙肝两对半（-）。

请思考：

1. 患者目前的诊断是什么？
2. 该患者入院时的护理评估要点有哪些？
3. 请写出2个主要的护理诊断/问题，并根据护理诊断/问题写出相应的护理目标。
4. 根据护理诊断问题写出相应的护理措施。

急性肾小球肾炎（acute glomerulonephritis，AGN）是以急性肾炎综合征为主要临床表现的一组原发性肾小球肾炎。其特点为急性起病，血尿、蛋白尿、水肿和高血压，可伴一过性氮质血症，具有自愈倾向。常见于链球菌感染后，而其他细菌、病毒及寄生虫感染亦可引起。下面主要介绍链球菌感染后急性肾小球肾炎。

任务一　基本病因

本病常因β-溶血性链球菌"致肾炎菌株"（常见为A组12型等）感染所致，常见于上呼吸道感染、猩红热、皮肤感染等链球菌感染后。感染的严重程度与急性肾炎的发生和病变轻重并不完全一致。本病主要是由感染所诱发的免疫反应引起。

任务二　临床表现

急性肾炎多见于儿童，男性。通常于前驱感染后1~3周起病，潜伏期相当于致病抗原初次免疫后诱导机体产生免疫复合物所需的时间，呼吸道感染者的潜伏期较皮肤感染者短。本病起病较急，病情轻重不一，轻者呈亚临床型（仅有尿液改变及血清补体异常）；典型者呈急性肾炎综合征表现，重症者可发生急性肾衰竭。本病大多预后良好，常可在数月内临床自愈。本病典型者具有以下表现。

一、尿液改变

几乎全部患者均有肾小球源性血尿，约30%的患者可有肉眼血尿，常为起病首发症状和患者就诊原因。可伴有轻、中度蛋白尿，约20%的患者呈肾病综合征范围的蛋白尿。尿沉渣除红细胞外，早期尚可见白细胞和上皮细胞增多，并可有颗粒管型和红细胞管型等。

二、水肿

水肿常为起病的初发表现，典型表现为晨起眼睑水肿或伴有下肢轻度凹陷性水肿，少数严重者可波及全身。

三、高血压

多数患者出现一过性轻、中度高血压，常与其水钠潴留有关，利尿后血压可逐渐恢复正常。少数患者可出现严重高血压，甚至高血压脑病。

四、肾功能异常

患者起病早期可因肾小球滤过率下降、水钠潴留而尿量减少，少数患者甚至少尿（<400 mL/d）。肾功能可一过性受损，表现为轻度氮质血症。多于1~2周后尿量渐增，肾功能于利尿后数日可逐渐恢复正常。仅有极少数患者可表现为急性肾衰竭，需要与急进性肾炎相鉴别。

五、充血性心力衰竭

常发生在急性期，水钠严重潴留和高血压为重要的诱因，需紧急处理。

任务三　实验室及其他辅助检查

一、尿液检查

几乎所有患者均有镜下血尿，尿沉渣中常有白细胞管型、上皮细胞管型，并可见红细胞管型、颗粒管型。尿蛋白多为（＋）~（＋＋），少数患者可有大量蛋白尿。

二、免疫学检查

一过性血清补体 C3 下降：多于起病 2 周后下降，8 周内渐恢复正常，对诊断本病意义很大。患者血清抗链球菌溶血素"O"滴度可升高。

三、肾功能检查

可有轻度肾小球滤过率降低，出现一过性尿素氮升高。

四、病理检查

为毛细血管内增生性肾小球肾炎。其特征是光镜下内皮、系膜细胞弥漫增生，中性粒细胞浸润；免疫荧光可见 IgG 及 C3 呈粗颗粒状沿毛细血管壁、系膜区沉积；电镜可见肾小球上皮细胞下有驼峰状大块电子致密物沉积。

<h2 style="text-align:center">任务四　诊断要点</h2>

根据链球菌感染后 1～3 周、肾炎综合征表现、一过性血清 C3 下降，可临床诊断本病。若肾小球滤过率进行性下降或病情于 2 个月尚未见完全好转者应及时做肾活检确诊。

<h2 style="text-align:center">任务五　治疗要点</h2>

本病治疗以休息及对症治疗为主。急性肾衰竭者应给予透析，待其自然恢复。本病为自限性疾病，不宜应用糖皮质激素及细胞毒性药物。

一、一般治疗

急性期应卧床休息，待肉眼血尿消失、水肿消退及血压恢复正常后逐步增加活动量。急性期应低盐（每日 3 g 以下）饮食。肾功能正常者无须限制蛋白质入量，但氮质血症时应限制蛋白质摄入，并以优质动物蛋白为主。明显少尿的急性肾衰竭者需限制液体入量。

二、治疗感染灶

若感染存在，应选用无肾毒性的抗生素治疗，如青霉素、头孢菌素等，青霉素过敏者可用大环内酯类抗生素，一般不主张长期预防性使用抗生素。反复发作的慢性扁桃体炎，待病情稳定后行扁桃体摘除手术，手术前、后 2 周应使用抗生素。

三、对症治疗

包括利尿消肿、降血压，预防心脑血管并发症。休息、低盐和利尿后高血压控制仍不满意时，可加用降压药物。

四、透析治疗

少数发生急性肾衰竭而有透析指征时，应及时透析治疗帮助患者渡过急性期。

<h2 style="text-align:center">任务六　急性肾小球肾炎患者的护理</h2>

一、护理评估

（一）健康史

询问患者有无近期感染，特别是皮肤及上呼吸道感染（如近期是否患过皮肤脓疱疮、咽炎、扁桃体炎等），有无近期外出或旅游而暴露于病毒、细菌、真菌或寄生虫的情况。此外，近期的手术或侵入性检查也会造成感染的发生。

（二）身体状况

1. 一般状态　生命体征、营养状况、有无贫血面容、体重、血压有无升高。

2. 皮肤黏膜　评估患者有无水肿，急性肾小球肾炎患者常可见头皮、眼睑等部位出现不可凹陷性水肿。

3. 尿液改变　评估患者有无血尿、蛋白尿、管型尿、少尿等。

（三）心理－社会情况

护士应评估患者的年龄、职业、既往史、婚姻状况，社会支持系统和常用的应对机制，以及由于急性肾小球肾炎相关的一些症状是否给患者带来恐惧和焦虑。耐心听取患者及其家属的倾诉以判断他们对患病的态度，评估患者对疾病的情感反应。

二、护理诊断/问题

（一）常用护理诊断/问题

1. 体液过多　与肾小球滤过率下降导致水钠潴留有关。
2. 有皮肤完整性受损的危险　与皮肤水肿、营养不良有关。

（二）其他护理诊断/问题

1. 活动无耐力　与疾病所致高血压、水肿等有关。
2. 潜在并发症　急性左心衰竭、高血压脑病、急性肾衰竭。

三、护理目标

1. 患者水肿减轻或完全消退。
2. 无皮肤破损或感染发生。

四、护理措施

（一）体液过多

1. 休息与运动　急性期绝对卧床休息，尿液检查只有蛋白尿和镜下血尿时，方可离床活动，病情稳定后逐渐增加运动量，1~2年避免劳累和剧烈活动。

2. 饮食护理　急性期严格限制钠的摄入，盐 <3 g/d；并限制蛋白质的摄入 0.5~0.8 g/(kg·d)。

3. 限制进水量　每日进水量应为不显性失水量（约500 mL）加上24 h尿量。

4. 病情观察　注意观察水肿的范围程度及血压的变化，早期发现并发症。

5. 用药护理　使用降压药时需嘱咐患者定时定量服用，并监测血压的变化，防止眩晕及直立性低血压发生。

6. 心理护理　多关心多巡视患者，注意患者的情绪变化和精神需要。对卧床休息的时间给予适当说明。

（二）有皮肤完整性受损的危险

具体护理措施参见本篇模块二"有皮肤完整性受损的危险"的护理。

五、健康指导

（一）预防指导

加强体格锻炼，预防上呼吸道及皮肤感染。

（二）生活指导

急性期严格卧床休息，切实遵循饮食计划，指导患者及家属自我监测病情。

（三）用药指导

遵医嘱正确用药并观察药物的疗效和不良反应。

（四）心理指导

保持良好心境，配合诊疗计划。

六、护理评价

（一）患者水肿是否减轻或消退。
（二）皮肤有无损伤或感染发生。

任务七　预　后

绝大多数急性肾小球肾炎预后良好，患有其他疾病的老年人预后较差。

项目二　急进性肾小球肾炎

【临床案例分析题目】

患者，男，75岁。因畏寒、发热、乏力4 d，加重伴气促1 d后拟诊"慢性支气管炎急性发作"入本院呼吸科治疗。予以抗感染及利尿治疗，除气促改善外，余无明显好转。数日后出现腹泻，粪隐血阳性，血尿素氮7.0 mmol/L，血肌酐707 μmol/L，转入肾内科给予血液透析。既往体健，青霉素过敏。查体：T 38.7 ℃，P 100 次/分，R 24 次/分，BP 160/90 mmHg；轻度贫血貌，咽充血，双侧扁桃体Ⅰ度增大，浅表淋巴结无增大；两肺呼吸音粗，可闻及少量干啰音，左肺底部闻及较多湿啰音；腹软，脐周及右上腹有压痛，右侧；肾区叩痛，双下肢轻度凹陷性水肿。实验室检查及其他检查：Hb 72 g/L，WBC 11.7 × 10⁹/L，中性粒细胞 0.88，淋巴细胞 0.12，血小板 $10^9 \times 10^9$/L。血尿素氮 8.7 mmol/L，血清肌酐 265 μmol/L。尿蛋白（±），血尿（＋＋＋）血、尿细菌培养阴性。痰培养示较多草绿色链球菌。X 线胸片显示：左中下肺野纤维状影，密度增高，肋膈角消失，提示左下肺感染，伴胸膜改变，建议抗感染后复查。肾 B 超示双肾实质性损害。肾活检：共 10 个肾小球，50% 肾小球有新月体形成，有 2 个呈纤维化"玻璃"样变，其余呈轻、重不等的系膜增生性改变，伴部分毛细血管腔充血扩张，肾小管上皮轻度局灶性细胞浊肿，间质有较多炎症细胞浸润伴轻度纤维化。

请思考：

1. 患者目前的临床诊断是什么？
2. 护士应该如何进行抢救配合与护理？
3. 写出 2 个主要的护理诊断/问题。
4. 根据护理诊断/问题写出相应的护理目标和护理措施。

急进性肾小球肾炎（rapidly progressive glomerulonephritis，RPGN）是一组表现为血尿、蛋白尿及进行性肾功能减退的临床综合征，是肾小球肾炎中最严重的类型，肾活检病理通常表现为新月体肾炎。急进性肾小球肾炎的发生率占肾穿刺患者的 2%，人群发生率为 $7/10^6$，是肾脏科常见的急危重症之一。该病起病急骤，病情发展迅速，若未及时治疗，90% 以上的患者于 6 个月内死亡或依赖透析生存。所以，需要根据肾脏病理早期明确诊断，并针对不同的病因采取及时正确的治疗措施，以改善患者的预后。

任务一　病因及发病机制

一、病因

本病有多种病因。一般将有肾外表现者或明确原发病者称为继发性急进性肾炎，病因不明者则称为原发性急进性肾炎。前者继发于过敏性紫癜、系统性红斑狼疮、弥漫性血管炎等，偶有继发于某些原发性肾小球疾病，如系膜毛细血管性肾炎及膜性肾病。后者约半数以上患者有上呼吸道前驱感染史，其中少数呈典型链球菌感染，其他一些患者呈病毒性呼吸道感染，本病患者有柯萨奇病毒 B5 感染的血清学证据，但流感及其他常见呼吸道病毒的血清滴度无明显上升，故本病与病毒感染的关系，尚待进一步观察。

二、发病机制

急进性肾小球肾炎的基本发病机制为免疫反应，根据免疫病理表现不同可分为 3 型。I型为抗肾小球基膜型，Ⅱ 型为免疫复合物型，Ⅲ 为非免疫复合物型。此外，少数急进性肾炎患者有结核分枝杆菌抗原致敏史（结核感染史），在应用利福平治疗过程中发生本病。个别肠道炎症性疾病也可伴随本病存在。

任务二　临床表现

急进性肾小球肾炎患者可见于任何年龄，但有青年和中、老年两个发病高峰，男：女比例为 2：1。该病可呈急性起病，多数患者在发热或上呼吸道感染后出现急性肾炎综合征，即水肿、尿少、血尿、蛋白尿、高血压等。发病时患者全身症状较重，如疲乏、无力、精神萎靡，体重下降，可伴发热、腹痛。病情发展很快，起病数天内即出现少尿及进行性肾衰竭。部分患者起病相对隐匿缓慢，病情逐步加重。

任务三　实验室及其他辅助检查

一、尿液检查

常见血尿、异形红细胞尿和红细胞管型，常伴蛋白尿；尿蛋白（＋）~（＋＋＋＋）。

二、肾功能检查

血肌酐、血尿素氮进行性升高，内生肌酐清除率进行性下降。

三、B 超检查

半数患者双侧肾脏增大。

四、肾活组织检查

有利于确诊，可估计病变程度、病程阶段、治疗有效的可能性，有助于制定治疗方案和估计预后。

五、其他

可溶性人肾小球基底膜抗原的酶联免疫吸附法检查抗肾小球基底膜抗体，最常见的类型是 IgG 型。

任务四　诊断要点

如有严重的血尿、突出的少尿及进行性肾衰竭表现者应考虑本病。凡怀疑本病者应尽早肾活检，如 50% 肾小球有新月体形成，诊断则可成立。因本病是由不同病因引起的综合征，确定原发病因具有极为重要的临床意义。应根据临床表现结合肾活检病理及实验室检查确定诊断并明确病因。

诊断要点包括：①临床上有急进性肾炎综合征的临床表现。②肾活检病理有大量肾小球新月体形成（＞50%）。③除外其他原发性肾小球疾病。④除外继发性肾小球疾病。

任务五　治疗要点

本病的关键在于早期诊断和及时强化治疗，治疗措施的选择取决于疾病的病理类型和病变程度。

一、强化疗法

急进性肾小球肾炎患者病情危重时必须采用强化治疗，包括如下措施。

（一）强化血浆置换疗法

该法是用膜血浆滤器或离心式血浆细胞分离器分离患者的血浆和血细胞，然后用正常人的血浆或血浆成分（如白蛋白）对其进行置换，每日或隔日置换 1 次，每次置换 2～4 L。此法清除致病抗体及循环免疫复合物的疗效肯定，已被临床广泛应用。

（二）甲泼尼龙冲击治疗

主要应用于Ⅱ型及Ⅲ型急进性肾小球肾炎的治疗。甲泼尼龙，静脉滴注，每日或隔日 1 次，3 次为 1 个疗程，据病情需要应用 1～3 个疗程（2 个疗程间需间隔 3～7 d）。

（三）大剂量丙种球蛋白静脉滴注

当急进性肾小球肾炎合并感染等因素不能进行上述强化治疗时，可应用此治疗：丙种球蛋白，静脉滴注，5 次为 1 个疗程，必要时可应用数个疗程。

二、基础治疗

应用各种强化治疗时，一般需同时服用常规剂量的激素及细胞毒性药物作为基础治疗，抑制免疫及炎症反应。

（一）肾上腺皮质激素

常用泼尼松或泼尼松龙口服，用药应遵循如下原则：起始量要足，不过最大剂量常不超过 60 mg/d；减、撤药要慢（足量服用 12 周后开始减药，每 2～3 周减去原用量的 10%）；维持用药要久（以 10 mg/d 做维持量，服 6 个月至 1 年或更久）。

（二）细胞毒性药物

常用环磷酰胺，每日口服 100 mg 或隔日静脉注射 200 mg，累积量达 6～8 g 停药。而后可以再用硫唑嘌呤 100 mg/d 继续治疗 6～12 个月巩固疗效。

（三）其他免疫抑制药

近年问世的麦考酚酸酯免疫抑制剂疗效肯定，而不良反应较细胞毒性药物轻，已被广泛应用于肾病治疗，包括Ⅱ型及Ⅲ型急进性肾小球肾炎。

三、替代治疗

如果患者肾功能急剧恶化达到透析指征时，应尽早进行透析治疗（包括血液透析或腹膜透析）。如疾病已进入不可逆性终末期肾衰竭，则应给予长期维持透析治疗或肾移植。

任务六　急进性肾小球肾炎患者的护理

一、护理评估

具体内容参见本模块中"急性肾小球肾炎"的护理。

二、护理诊断/问题

（一）常用护理诊断/问题

1. 潜在并发症　急性肾衰竭。
2. 体液过多　与肾小球滤过率下降、大量激素治疗导致水钠潴留有关。

（二）其他护理诊断/问题

1. 有感染的危险　与激素、细胞毒性药物的应用，血浆置换、大量蛋白尿致机体抵抗力下降有关。
2. 恐惧　与病情进展快、预后差有关。

三、护理目标

1. 患者未发生急性肾衰竭。
2. 患者水肿减轻或完全消退。

四、护理措施

（一）潜在并发症

急性肾衰竭。

1. 病情监测　密切观察病情，及时识别急性肾衰竭的发生。监测内容包括，①尿量：如尿量迅速减少或出现无尿，往往提示发生了急性肾衰竭。②血肌酐、血尿素氮及内生肌酐清除率：急性肾衰竭时可出现血肌酐、血尿素氮快速地进行性升高，内生肌酐清除率快速下降。③血清电解质：重点观察有无高钾血症，急性肾衰竭可出现血钾升高，可诱发各种心律失常，甚至心搏骤停。④其他：有无食欲明显减退、恶心、呕吐；有无气促、端坐呼吸等。

2. 用药护理　严格遵医嘱用药，密切观察激素、免疫抑制药、利尿药的疗效和不良反应。给予患者大剂量的肾上腺糖皮质激素进行治疗可造成上消化道出血及精神症状。应用环磷酰胺能够导致恶心、呕吐、骨髓抑制及出血性膀胱炎等症状。使用肝素可造成出血，血浆置换可造成出血及并发感染等，尤其是经过血液制品传播的疾病等。

（二）体液过多

具体护理措施参见本篇模块二"体液过多"的护理。

五、健康指导

（一）防止感染

由于患者使用免疫抑制药及进行血浆置换等使其免疫能力下降，容易发生感染；预防感染是有效预防发病及避免病情恶化的重要方面。强化皮肤及口腔护理是预防双重感染与交叉感染的有效措施；清洁环境并做好空气消毒，进病房前要戴好口罩帽子，并减少探视次数。对其他肾小球疾病给予积极治疗，安排患者充分休息，要求患者听从护士的指导，依从诊疗计划。

（二）适当休息

急性期绝对卧床休息，时间较急性肾小球肾炎更长，通常要等病情出现初步缓解时，方可下床活动，即使患者无任何临床症状，也不可进行大幅度的体力活动。

（三）心理指导

急进性肾小球肾炎治愈困难，大多患者存在转变成肾衰竭的可能。因此，患者将产生悲观、焦虑等心理状况，护理人员需给予心理疏导，增强患者战胜疾病的自信，使其积极配合治疗。

六、护理评价

1. 患者是否发生急性肾衰竭。
2. 患者水肿是否减轻或完全消退。

任务七　预　后

过去的观点认为，急进性肾小球肾炎是一类预后极差的肾脏疾病。然而，近年来随着对急进性肾小球肾炎认识水平的不断提高，特别是甲泼尼龙和环磷酰胺冲击治疗的广泛应用、血浆置换和特异性免疫吸附疗法的开展，急进性肾小球肾炎的预后已有明显改善。患者如能及时行肾活检明确诊断和早期强化治疗，预后可得到显著改善。

项目三　慢性肾小球肾炎

【临床案例分析题目】

患者，男，52岁。患者以眼睑、下肢水肿反复发作3年、加重1周入院。3年前无明显诱因出现眼睑水肿，继而下肢出现凹陷性水肿，在当地查尿蛋白（＋＋＋），按"肾炎"治疗好转，后反复发作，一周前感冒后眼睑及下肢水肿加重，伴恶心呕吐、腹胀、不能进食、小便量少。既往体健，青霉素过敏，个人、家族史无特殊。查体：T 36 ℃、P 84 次/分、R 21 次/分、BP 90/70 mmHg，精神欠佳，自动体位，五官端正，眼睑水肿，心肺（－），有腹腔积液征象，腹水征阳性，肝脾未触及，肾区无叩击痛，膝关节以下凹陷性水肿。实验室及其他检查：尿蛋白（+++），尿隐血（++），血肌酐 169.4 μmol/L，胆固醇 18.67 mmol/L，尿酸 10.73 mg/dL，三酰甘油 7.28 mmol/L，胆固醇 18.67 mmol/L，总蛋白 48 g/L。

请思考：

1. 患者目前的临床诊断是什么？
2. 写出 2 个主要的护理诊断/问题。
3. 根据护理诊断/问题写出相应的护理目标。
4. 根据护理诊断问题写出相应的护理措施。

慢性肾小球肾炎（chronic glomerulonephritis，CGN），简称慢性肾炎，是指以蛋白尿、血尿、高血压、水肿为基本临床表现，起病方式各有不同，病情迁延，病变缓慢进展，可有不同程度的肾功能减退，具有肾功能恶化倾向和最终将发展为慢性肾衰竭的一组肾小球病。由于本组疾病的病理类型及病期不同，主要临床表现可各不相同。疾病表现呈多样化。

任务一　病因及发病机制

仅有少数慢性肾炎是由急性肾炎发展所致（直接迁延或临床痊愈若干年后再现），大部分慢性肾炎的发病机制是免疫介导炎症。另外，非免疫、非炎症机制在疾病发展过程中起重要作用，如健存肾单位长期代偿处于血流高灌注、高滤过和高跨膜压的"三高"状态，久之导致健存肾小球硬化。

任务二　临床表现

慢性肾炎可发生于任何年龄，但以青中年为主，男性多见。多数起病缓慢、隐匿。临床表现呈多样性，蛋白尿、血尿、高血压、水肿为其基本临床表现，可有不同程度肾功能减退，病情时轻时重、迁延，渐进性发展为慢性肾衰竭。实验室检查多为轻度尿异常，尿蛋白常在 1~3 g/d，尿沉渣镜检红细胞可增多，可见管型。血压可正常或轻度升高。肾功能正常或轻度受损（肌酐清除率下降或轻度氮质血症），这种情况可持续数年，甚至数十年，肾功能逐渐恶化并出现相应的临床表现（如贫血、血压增高等），进入尿毒症。

如血压控制不好，肾功能恶化较快，预后较差。另外，部分患者因感染、劳累呈急性发作，或用肾毒性药物后病情急骤恶化，经及时去除诱因和适当治疗后病情可一定程度缓解，但也可能由此而进入不可逆慢性肾衰竭。多数慢性肾炎患者肾功能呈慢性渐进性损害，病理类型为决定肾功能进展快慢的重要因素（如系膜毛细血管性肾小球肾炎进展较快，膜性肾病进展较缓慢），但也与是否合理治疗相关。

任务三　实验室及其他辅助检查

一、尿液检查

多数尿蛋白（+）~（+++），尿蛋白定量为 1~3 g/d。镜下可见多形性红细胞，可有红细胞管型。

二、血常规检查

早期血常规检查多正常或轻度贫血。晚期红细胞计数和血红蛋白明显下降。

三、肾功能检查

晚期血肌酐、血尿素氮升高，内生肌酐清除率明显下降。

四、B超检查

晚期双侧肾脏缩小，皮质变薄。

五、肾活组织检查

病理类型多样，常见的有系膜增生性肾小球肾炎（包括IgA和非IgA系膜增生性肾小球肾炎）、系膜毛细血管性肾小球肾炎、膜性肾病及局灶节段性肾小球硬化等，病变进展至后期，所有上述不同类型病理变化均可转化为程度不等的肾小球硬化，伴肾小管萎缩、肾间质纤维化。疾病晚期肾脏体积缩小、肾皮质变薄，病理类型均可转化为硬化性肾小球肾炎。

任务四 诊断要点

凡尿液检查异常，出现蛋白尿和（或）血尿和（或）管型尿，水肿及高血压病史达1年以上，无论有无肾功能损害均应考虑此病，在除外继发性肾小球肾炎及遗传性肾小球肾炎后，临床上可诊断为慢性肾炎。

任务五 治疗要点

治疗的主要目的在于防止或延缓肾功能恶化、防治严重并发症。可采用下列综合治疗措施。

一、积极控制高血压和减少尿蛋白

高血压和尿蛋白是加速肾小球硬化、促进肾功能恶化的重要因素，积极控制高血压和减少尿蛋白是2个重要的环节。慢性肾炎常有水钠潴留引起容量依赖性高血压，故高血压患者应限盐；可选用噻嗪类利尿药，如氢氯噻嗪。Ccr < 30 mL/min时，噻嗪类利尿药无效应改用袢利尿药，但一般不宜过多、长久使用。血管紧张素转换酶抑制药（ACEI）或血管紧张素Ⅱ受体拮抗药（ARB）除具有降低血压作用外，还有减少尿蛋白和延缓肾功能恶化的肾脏保护作用，为慢性肾炎治疗高血压和（或）减少尿蛋白的首选药物。通常要达到减少尿蛋白的目的，应用剂量常需高于常规的降压剂量。肾功能不全患者应用ACEI或ARB需防止高血钾，血肌酐 > 264 μmol/L（3 mg/dL）时务必严密监测血肌酐、血钾，防止不良反应发生。此外，还可联合或选用β受体阻滞药、钙通道阻滞药等。

二、限制食物中蛋白及磷的入量

肾功能不全氮质血症患者应限制蛋白及磷的入量，采用优质低蛋白饮食或加用必需氨基酸或 α - 酮酸。

三、糖皮质激素和细胞毒性药物

鉴于慢性肾炎包括多种疾病，故此类药物是否应用，宜区别对待。但患者肾功能正常或仅轻度受损，肾脏体积正常，病理类型较轻（如轻度系膜增生性肾炎、早期膜性肾病等），尿蛋白较多，如无禁忌者可试用，无效者逐步撤去。

四、抗凝、纤溶及抗血小板解聚药物

此类药物可抑制纤维蛋白形成、血小板聚集，降低补体活性，但疗效不肯定。

五、避免加重肾脏损害的因素

避免感染、劳累、妊娠及肾毒性药物（如氨基糖苷类抗生素、含马兜铃酸的中药等）等可能导致肾功能恶化的因素。

任务六　慢性肾小球肾炎患者的护理

一、护理评估

具体内容参见本模块"急性肾小球肾炎"的护理。

二、护理诊断/问题

（一）常用护理诊断/问题

1. 体液过多　与肾小球滤过率下降导致水钠潴留等因素有关。
2. 有营养失调的危险　低于机体需要量，与低蛋白饮食，长期蛋白尿致蛋白丢失过多有关。

（二）其他护理诊断/问题

1. 焦虑　与疾病的反复发作、预后不良有关。
2. 潜在并发症　慢性肾衰竭。

三、护理目标

1. 患者水肿减轻或消退。
2. 患者无营养失调发生。

四、护理措施

（一）体液过多

具体护理措施参见本篇模块二中"体液过多"的护理。

（二）有营养失调的危险

低于机体需要量。

1. 饮食护理　一般情况下不必限制饮食，若肾功能减退应给优质低蛋白低磷饮食，0.6~0.8 g/（kg·d），其中50%以上为优质蛋白。限盐2~3 g/d。低蛋白饮食时，适当增加糖类和脂肪饮食热量中的比例，以满足机体生理代谢所需要的热量，避免发生负氮平衡。控制磷的摄入。同时注意补充多种维生素及锌，因锌有刺激食欲的作用。

2. 静脉补充营养素　遵医嘱静脉补充必要氨基酸。

3. 营养监测　合理制订饮食计划并观察记录进食情况，包括每天摄入的食物总量、品种。观察口唇、指甲和皮肤色泽有无苍白；监测体重和上臂肌围（体重指标不适合水肿患者的营养评估）；监测血红蛋白浓度和血清蛋白浓度。

五、健康指导

（一）疾病知识指导

向患者介绍疾病基础知识，在饮食和服药等各方面取得患者的配合和理解。慢性肾炎病程较长，易反复发作，护士应关心体贴患者，鼓励其树立与疾病做斗争的信心，密切配合治疗，战胜疾病。

（二）病情监测

指导患者及家属监测病情：密切观察血压的变化，因高血压可加剧肾功能的恶化；准确记录24 h出入液量，监测尿量、体重和腹围，观察水肿的消长情况；注意有无胸闷、气急及腹胀等胸、腹腔积液的征象；监测尿量及肾功能变化，及时发现肾衰竭。

六、评价

1. 患者水肿是否减轻或消退。
2. 患者是否发生营养失调。

任务七　预　后

慢性肾炎病程迁延，可发展至慢性肾衰竭。长期大量蛋白尿、伴高血压或肾功能已受损者预后较差。

模块四　肾病综合征

【临床案例分析题目】

患者，女，34 岁。主诉：泡沫尿 15 个月伴眼睑及下肢水肿 1 周。患者 15 个月前发现尿中有泡沫，当时未到医院就诊。一周来发现眼睑及双下肢水肿，并进行性加重伴乏力，为进一步诊治收入院。起病以来，无尿频、尿急、尿痛，无发热、关节酸痛、口腔溃疡、面部或全身皮疹、关节疼痛等表现；精神、睡眠和饮食稍差，大便正常，体重增加约 3 kg。既往体健；无药物过敏史及外伤史。查体：T 36.5 ℃，P 92 次/分，R 20 次/分，BP 110/65 mmHg。皮肤黏膜未见出血点和黄染；全身浅表淋巴结无增大；睑结膜无苍白；心肺检查无异常。腹部膨隆，肝脾未及，移动性浊音（+），胸部、腹部皮肤无水肿，下肢水肿延及大腿，为可凹陷性可触及双侧足背动脉。实验室检查结果：血常规：RBC 345×10^{12}/L、Hb 14.5 g/L，WBC 5.6×10^9/L、N 0.65，PLT 156×10^9/L；尿常规：蛋白 500 mg/dL，24 h 尿蛋白定量 8.8 g；血生化：血浆白蛋白 14.6 g/L，三酰甘油 8.3 mmol/L，胆固醇 11.2 mmol/L，血肌酐 56 μmol/L，血尿素氮 7.3 mmol/L，血糖 5.3 mmol/L；IFANA（−），ENA（−），ds DNA（−），ANCA（−）；HBsAg（−），HBsAb（−），HBcAb（−），HBeAg（−），HBeAb（−），HCV‑Ab（−）。B 超：大量腹腔积液；左侧肾脏 12.6 cm × 6.6 cm，右侧 13.1 cm × 5.4 cm，皮髓质分界清。肾活检，免疫荧光：IgG（++），呈细颗粒状，弥漫沉积于毛细血管襻；光镜：见 15 个小球，毛细血管基底膜弥漫性增厚呈钉突样改变；电镜：多数电子致密物沉积于上皮细胞下。

请思考：

1. 患者目前的临床诊断是什么？
2. 写出 2 个主要的护理诊断/问题。
3. 根据护理诊断/问题写出相应的护理目标。
4. 根据护理诊断问题写出相应的护理措施。

肾病综合征（nephrotic syndrome，NS）是由多种肾小球病引起的具有以下共同临床表现的一组综合征：大量蛋白尿（尿蛋白 > 3.5 g/d）；低蛋白血症（血浆白蛋白 < 30 g/L）；水肿；高脂血症。其中前 2 项为诊断所必需。

任务一　病　因

肾病综合征分为原发性和继发性两大类，且不同年龄患者继发肾病综合征的病因不同。

（一）儿童及青少年

1. 系统性红斑狼疮肾炎。
2. 过敏性紫癜肾炎。
3. 乙型肝炎病毒相关性肾炎。

4. 骨髓瘤性肾病。

（二）中老年

1. 糖尿病肾炎。
2. 肾淀粉样变性。
3. 淋巴瘤或实体肿瘤性肾病。

任务二 临床表现

原发性肾病综合征的起病缓急与病理类型有关。系膜增生性半数起病急骤，部分为隐匿性；局灶性节段性多隐匿起病；系膜毛细血管性大多起病急骤；膜性肾病通常起病隐匿。

一、基本临床表现

临床特点是"三高一低"，即大量蛋白尿，水肿，高脂血症和低蛋白血症。

（一）大量蛋白尿

指 24 h 尿蛋白定量 >3.5 g/d，主要原因为滤过屏障受损造成原尿中蛋白质含量增多，超过了肾小管的重吸收量。

（二）水肿

低白蛋白血症所致血浆胶体渗透压降低为其基本原因。

（三）高脂血症

形成原因主要为低蛋白血症刺激肝脏合成脂蛋白增加，脂蛋白分解和外周利用减少（相关调节因子从尿中丢失）所致。

（四）低蛋白血症

指血浆清蛋白 <30 g/L，形成原因主要为尿中丢失的蛋白质超过了肝脏代偿性合成的蛋白质，胃黏膜水肿所致蛋白质摄入与吸收减少。

二、并发症

（一）感染

病情反复、疗效不佳的主要原因，也是肾病综合征患者主要死因之一。抗感染能力下降的主要原因：①尿中丢失大量 IgG、转铁蛋白、锌元素。②营养不良，机体非特异性免疫应答能力减弱。③免疫抑制药使用，宿主免疫功能低下。④感染部位以呼吸道、泌尿道、皮肤感染多见。

（二）高凝状态和静脉血栓形成

血栓形成和栓塞是直接影响肾病综合征治疗效果和预后的重要因素，其中以深静脉血栓最为多见。主要形成原因：①部分凝血因子合成增加。②抗凝物质从尿中丢失。血小板黏附、聚集功能增加。③低蛋白血症、血液浓缩、高脂血症导致血液黏稠度增加。④使用糖皮质激素可能加重高凝状态。

（三）急性肾衰竭

因水肿导致有效循环血容量减少，肾血流量下降，可诱发肾前性氮质血症，经扩容、利尿治疗后多可恢复。

少数可出现急性肾衰竭，其发生机制可能是肾间质水肿，压迫肾小管和大量蛋白管型阻塞肾小管造成肾小管腔高压间接引起肾小球滤过率下降。常见于 50 岁以上的老年人且多伴肾小球动脉硬化，病理类型以微小病变型居多。常无明显诱因，少尿甚或无尿，扩容利尿无效，一般呈可逆性。

（四）蛋白质代谢紊乱

除白蛋白、免疫球蛋白丢失引起相应病症外，比较常见的还有以下几种。

1. 金属结合蛋白丢失，可使微量元素（铁、铜锌）缺乏。

2. 药物结合蛋白减少，可能影响皮质激素等药物的药代动力学（血浆游离药物浓度增加，排泄加速）。

3. 内分泌素结合蛋白丢失，可诱发内分泌紊乱。

任务三　实验室及其他辅助检查

一、尿液检查

尿蛋白定性一般为（＋＋＋）～（＋＋＋＋），尿中可有红细胞、管型等。24 h 尿蛋白定量超过 3.5 g。

二、血液检查

血浆清蛋白低于 30 g/L，血中胆固醇、三酰甘油、低及极低密度脂蛋白可增高。肾衰竭时血尿氮素、血肌酐升高。

三、肾活检

可明确肾小球的病理类型。

四、肾 B 超检查

双肾正常或缩小。

任务四　诊断要点

肾病综合征是一临床症候群，分为原发与继发两大类，皆由肾小球疾病引起。在诊断原发性肾病综合征时，必须严格按照下列 3 步进行：①是否为肾病综合征？②是否为原发性肾病综合征？③是哪种肾小球疾病引起的肾病综合征？

任务五　治疗要点

治疗原则以抑制炎症反应为主，同时防治并发症。

一、一般治疗

休息和饮食治疗。卧床休息至水肿消退，但长期卧床会增加血栓形成机会，所以应保持适当的床上及床旁活动。给予高热量、低脂、高维生素、低盐及富含可溶性纤维的饮食。肾功能良好者可给予正常量的优质蛋白，肾功能减退者应给予优质低蛋白。

二、对症处理

（一）利尿消肿

利尿治疗的原则是不宜过快、过猛，以免引起有效血容量不足、加重血液高黏倾向，诱发血栓、栓塞并发症。常用噻嗪类利尿药和保钾类利尿药作基础治疗，两者并用可提高利尿的效果，同时可减少钾的紊乱。上述治疗无效时，改为渗透性利尿药并用袢利尿药，可获良好利尿效果。

注意在通过输注血浆或血浆白蛋白利尿时要严格掌握适应证，只有病情严重的患者在必需利尿时可使用，且需避免过频过多。对伴有心脏病的患者应慎用此法利尿。

（二）减少尿蛋白

应用 ACEI 抑制药和其他降压药，可通过有效地控制高血压，而达到不同程度的减少尿蛋白的作用。

（三）降脂治疗

高血脂血症可加速肾小球疾病的发展，增加心、脑血管病的发生率，故肾病综合征的高脂血症应予以治疗。大多数患者仅用低脂饮食难以控制高血脂，需用降脂药物，常用的有他汀类和氯贝丁酯类。

三、抑制免疫与炎症反应

（一）糖皮质激素

该药可能是通过抑制免疫与炎症反应，抑制醛固酮和抗利尿激素的分泌，影响肾小球基底膜通透性而达到治疗作用。

1. 肾病综合征患者对激素治疗的反应可分为 3 种类型　①激素敏感型：治疗 8 ~ 12 周内肾病综合征缓解。②激素依赖型：药量减到一定程度即复发。③激素抵抗型：对激素治疗无效。

2. 应用激素时应注意以下几点　①起始用量要足：如泼尼松初始 1 mg/（kg·d），共服 8 ~ 12 周。②撤、减药要慢：足量治疗后每 1 ~ 2 周减少原药量的 10%，当减至 20 mg/d 时疾病易反复，应更加缓慢减量。③维持用药要久：最后以最小有效剂量（10 mg/d）作为维持量，再服半年至 1 年或更久。激素可采用全日量顿服，维持用药期间两日量隔日一次顿服，以减轻激素的不良反应。

（二）细胞毒性药物

目前国内外最常用的细胞毒性药物为环磷酰胺（CTX），细胞毒性药物常用于"激素依赖型"或"激素抵抗型"肾病综合征，配合激素治疗有可能提高缓解率。一般不首选及单独应用。

（三）环孢素

该药可选择性抑制辅助性 T 细胞及细胞毒效应 T 细胞。近年来已开始用该药治疗激素及细胞毒物都无效的难治性肾病综合征，但此药昂贵，不良反应多，停药后病情易复发，因而限制了它的广泛应用。

四、并发症防治

（一）感染

用激素治疗时，不必预防性使用抗生素，因其不能预防感染，反而可能诱发真菌双重感染。一旦出现感染。应及时选用敏感、强效及无肾毒性的抗生素。

（二）血栓及栓塞

当血液出现高凝状态时应给予抗凝药如肝素，并辅以抗血小板药如双嘧达莫。一旦出现血栓或栓塞时，应及早予以尿激酶或链激酶溶栓，并配合应用抗凝药。

（三）急性肾衰竭

利尿无效且达到透析指征时应进行透析等。

五、中医中药治疗

一般主张与激素及细胞毒性药物联合使用，不但可降尿蛋白，还可拮抗激素及细胞毒性药物的不良反应，如雷公藤等。

任务六　肾病综合证患者的护理

对慢性心衰患者进行护理评估，并应用护理程序实施整体护理。

一、护理评估

（一）病史

1. 起病与症状特点　询问本病的有关病因，如有无原发性肾疾病、糖尿病、过敏性紫癜、系统性红斑狼疮等病史。询问有关临床表现，如水肿部位、程度、特点及消长情况，有无出现胸闷、气促、腹胀等胸腔、心包腹腔积液的表现；有无肉眼血尿、高血压、尿量减少等。注意有无发热、咳嗽、咳痰、尿路刺激征、腹痛等感染征象；有无腰痛、下肢疼痛等肾静脉血栓、下肢静脉血栓的表现。询问患者的用药情况，如激素的剂量、用法、减药情况、疗程、治疗效果、有无不良反应等。有无用过细胞毒性药物及其他免疫抑制药，其用法、剂量及疗效等。

2. 检查与治疗经过　观察实验室及其他检验结果，如 24 h 尿蛋白定量结果、血浆白蛋白浓度的变化、肝肾功能、血清电解质、血脂浓度的变化、凝血功能等；肾活组织的病理检查结果等。所用药物情况。

3. 心理－社会情况　患者有无因形象的改变产生自卑、悲观、失望等不良的情绪反应；患者及家属的应对能力；患者的社会支持情况、患者出院的社区保健资源等。

（二）身体评估

1. 一般状态　患者的精神状况、生命体征、体重。
2. 水肿　水肿的范围、特点及有无胸腔、腹腔、心包积液和阴囊水肿。

（三）实验室及其他辅助检查

1. 血液和尿液检查。
2. 肾或组织检查。

二、护理诊断/问题

（一）常用护理诊断/问题

1. 体液过多　与低蛋白血浆致血浆胶体渗透压下降等有关。
2. 营养失调　低于机体需要量，与大量蛋白质的丢失、胃肠黏膜水肿致蛋白质吸收障碍等因素有关。
3. 有感染的危险　与机体抵抗力下降、应用激素和（或）免疫抑制药有关。
4. 有皮肤完整性受损的危险　与水肿、营养不良有关。

（二）其他护理诊断/问题

1. 焦虑　与本病的病程长、易反复发作有关。
2. 潜在并发症　血栓形成、急性肾衰竭、心脑血管并发症。

三、护理目标

1. 患者能积极配合治疗，水肿程度减轻。
2. 能按照饮食原则进食；营养状况逐步改善。
3. 无感染发生，或能及时发现并控制感染。
4. 皮肤无损伤。

四、护理措施

（一）体液过多

1. 休息与活动　有全身严重水肿、胸腹腔积液者应绝对卧床休息，并取半卧位。护理人员可协助患者在床上做关节的全范围运动，以防关节僵硬及挛缩，并可防止肢体血栓形成。对于有高血压的患者，应适当限制活动量。老年患者改变体位不可过快，以防发生直立性低血压。水肿减轻后患者可进行简单的室内运动，尿蛋白定量下降到 2 g/d 以下时可恢复适量的室外活动，恢复期的患者应在其体能范围内适当运动。在整个治疗、护理及恢复阶段，患者应避免剧烈运动，如跑、跳、提取重物等。

2. 饮食护理　肾病综合征患者的饮食要求是既能改善患者的营养状况，又不增加肾脏的负担。饮食原则如下：①限制水钠摄入，液体入量视水肿程度和尿量而定。轻度水肿无须严格限水，但不可多饮；严重水肿每天液体入量不应超过前一天 24 h 尿量加上不显性失水量（约 500 mL）。②蛋白质：高蛋白饮食可增加肾脏负担，对肾不利，故提倡正常量的优质蛋白（富含必需氨基酸的动物蛋白）摄入，按 1 g/(kg·d) 供给。但当肾功能不全时，应根据肌酐清除率调整蛋白质的摄入量。③热量供给要充足，不少于 126～147 kJ（30～35 kcal)/(kg·d)。④为减轻高脂血症，应少食富含饱和脂肪酸的食物如动物油脂，而多吃富含多聚不饱和脂肪酸的食物，如植物油及鱼油，以及富含可溶性纤维的食物如燕麦、豆类等。⑤水肿时需低盐饮食，勿食腌制食品。⑥注意各种维生素及微量元素（如铁、钙）的补充。且应定期测量血浆白蛋白、血红蛋白等指标以反映机体营养状态。

3. 病情观察　①监测生命体征、体重、腹围，出入量的变化。根据体温有无升高，患者有无出现尿路刺激征、皮肤破溃化脓等判断是否合并感染。②根据患者有无腰痛、下肢疼痛、胸痛、头痛等判断是否合并肾静脉、下肢静脉、冠状血管及血管血栓。③根据患者有无血尿、无尿及血 BUN、血肌酐升高等判断有无肾衰竭。同时，注意观察有无营养不良、内分泌紊乱及微量元素缺乏的改变。

4. 感染的预防及护理　①保持水肿皮肤清洁、干燥，避免皮肤受摩擦或损伤；指导和协助患者进行口腔黏膜、眼睑结膜及阴部等的清洁。②定期做好病室的空气消毒，用消毒药水拖地板、湿擦桌椅等；尽量减少病区的探视人次，对有上呼吸道感染者应限制探访；同时指导患者少去公共场所等人多聚集的地方；遇寒冷季节，嘱患者减少外出，注意保暖。③出现感染时，按医嘱正确采集患者的血、尿、痰、腹腔积液等标本送检，根据药物敏感试验使用有效的抗生素，观察用药后感染是否得到有效控制。

5. 用药指导 ①激素和细胞毒性药物：应用环孢素的患者，服药期间应注意监测血药浓度，观察有不良反应的出现，如肝肾毒性、高血压、高尿酸血症、高血钾等。②利尿药：利尿药的不良反应主要有低钾、低钠及低血容量性休克，用药期间应严密监测生命体征，准确记录 24 h 出入量，定期查看电解质及血气分析结果，发现问题，及时处理。避免以下情况：初始利尿过猛；少尿患者用渗透性利尿药过多；输注血浆制品过多过频。③中药：使用雷公藤制剂时，应注意监测尿量、性功能及肝肾功能、血常规的变化。因其可造成性腺抑制、肝肾损害及外周血白细胞减少等不良反应。④抗凝药：如在使用肝素、双嘧达莫等的过程中，若出现皮肤黏膜、口腔、胃肠道等出血倾向时，因及时减药并给予对症处理，必要时停药。

6. 心理指导 ①如果因形象改变造成患者的心理问题，应鼓励患者表达情感和情绪上的不适，对其不良的情绪变化表示理解。②针对病程较长，表现复杂、易反复发作带给患者及家属的忧虑。首先允许患者发泄自己的情绪，对患者的表现表示理解。③引导患者多说话，随时将自己的需要说出来，这样可以变消极应对为积极配合。④在此期间，随时向患者及家属报告疾病的进展情形，对任何微小的进步都应给予充分的认可，使他们重建信心。同时，根据评价资料，调动患者的社会支持系统，为患者提供最大限度的物质和精神支持。

（二）营养失调

低于机体需要量。

1. 饮食护理 一般情况下不必限制饮食，若肾功能减退应给优质低蛋白低磷饮食，$0.6 \sim 0.8$ g/(kg·d)，其中 50% 以上为优质蛋白。限盐 $2 \sim 3$ g/d。低蛋白饮食时，适当增加糖类和脂肪饮食的比例，以满足机体生理代谢所需的热量，避免发生负氮平衡。控制磷的摄入。同时注意补充多种维生素及锌，因锌有刺激食欲的作用。

2. 营养监测 合理制订饮食计划并观察记录进食情况包括每天摄入的食物总量、品种。观察口唇、指甲和皮肤色泽有无苍白；监测体重和上臂肌围（体重指标不适合水肿患者的营养评估）；监测血红蛋白浓度和血清蛋白浓度。

（三）有感染的危险

1. 保持环境清洁 保持病房环境清洁，病室内要定时打开门窗通风换气，定期进行空气消毒，地板及病房设施要用消毒药水擦拭消毒。限制探视人次，拒绝上呼吸道感染者探视。

2. 预防感染指导 告知患者预防感染的重要性；做好全身皮肤、口腔黏膜和会阴部护理，防止皮肤和黏膜损伤；指导患者加强营养和注意休息，增强机体抵抗力；遇寒冷季节，要特别注意保暖。

（四）有皮肤完整性受损的危险

具体护理措施见本篇模块二"有皮肤完整性受损的危险"的护理。

五、健康指导

（一）预防感染

认识到积极预防感染的重要性，能够加强营养，注意休息，避免受凉、感冒，保持个人卫生，积极采取措施防止外界环境中病原微生物的侵入。

（二）生活指导

能够根据病情适当的运动，注意避免肢体血栓等并发症的产生。饮食上注意限盐，如果肾功能异常，限制蛋白质摄入量。

（三）病情监测指导

学会每日用浓缩晨尿自测尿蛋白，出院后坚持定期门诊随访，密切观察肾功能的变化。

（四）用药指导

告诉患者坚持遵医嘱用药，勿擅自减量或停用激素，介绍各类药物的使用方法、注意事项及可能的不良反应。

（五）心理指导

帮助患者意识到良好的心理状态有利于提高机体的抵抗力，增强适应能力。鼓励保持乐观开朗的心态，对疾病充满信心。

六、护理评价

1. 患者的水肿是否减轻或消失。
2. 饮食结构是否合理，营养状况是否改善。
3. 能否积极采取预防感染的措施，是否发生感染。
4. 皮肤有无损伤。

模块五　尿路感染

留置导尿是指通过严格无菌操作，将导尿管经尿道插入膀胱并保留在膀胱内引流尿液。因操作不正确或护理不当，可引起尿路感染等问题，大量的临床证据表明感染是伴随导尿的一种显著风险，尿路感染占院内感染的比重很大，为院内感染首位，大多数尿路感染与导尿管有关。导尿管相关尿路感染主要是指患者留置导尿管后，或导尿管拔出 48 h 内发生的泌尿系感染。

任务一　留置导尿感染的原因

一、留置导尿管时间长

随着留置导尿管时间的延长，尿路感染发生的危险性将增加。

二、导尿操作不规范

尿路感染的直接因素，操作人员无菌观念不强，不戴无菌手套或手套被污染后未及时更换，会引起交叉感染，这也是引起尿路感染的重要途径。

三、留置导尿管

留置导尿管本身作为异物可导致尿道及膀胱黏膜产生反应性炎症；若尿管插入动作粗暴，会造成尿道黏膜损伤，增加感染概率。

四、留置尿液逆行感染

逆行感染是重要的因素，其病原菌多来自尿液收集系统，要避免尿液收集袋排尿口污染。尿液收集袋内尿液逆行进入导管也是感染的重要原因。

五、留置导尿管的固定

传统的气囊导尿管固定方法经常使患者发生疼痛、漏尿等并发症，还容易导致尿管扭曲受压，造成尿液引流不畅，从而引起尿道黏膜坏死、感染。

六、留置导尿管尿道周围环境

留置尿管时，尿道口不清洁消毒，细菌就会沿管路逆行并种植于膀胱，引起尿路感染（尤其是女性）。

七、滥用抗生素

广谱抗生素的长期应用虽能预防尿路感染，但同时可引起二重感染。

八、留置导尿管患者自身身体因素

患者基础疾病病情较重、有肾功能不全、尿少，以及抵抗力低下者更容易出现留置尿管所致尿路感染。

九、留置导尿管患者膀胱冲洗

长期留置导尿管患者每日膀胱冲洗，结果是黏膜受损或因化学性刺激增加感染的机会，造成化学性膀胱炎而加重尿路感染。

十、留置导尿的漏尿问题

在留置导尿的患者当中不少患者会漏尿，不仅会造成患者不适、有压疮的危险及自我形象的紊乱，更重要的是会增加泌尿系逆行感染的风险。

十一、健康教育不到位

患者及家属不懂得疾病基础知识及如何预防尿路感染，和患友间缺少交流，平时个人卫生习惯差。

任务二　尿路感染的诊断

一、临床诊断

患者出现尿频、尿急、尿痛等尿路刺激症状，或有下腹触痛、肾区叩痛，伴有或不伴有发热，并且尿检白细胞男性≥5 个/高倍视野，女性≥10 个/高倍视野，插导尿管者应当结合尿培养。

二、病原学诊断

在临床诊断的基础上，符合以下条件之一：①清洁中段尿或导尿留取尿液（非留置导尿）培养菌落数≥10^5/mL。②耻骨联合上膀胱穿刺留取尿液培养的细菌菌落数≥10^3/mL。③新鲜尿液标本经离心应用相差显微镜检查，在每 30 个视野中有半数视野见到细菌。④经手术、病理学或者影像学检查，有尿路感染证据者。

三、无症状性菌尿症

患者虽然没有症状，但在 1 周内有内镜检查或导尿管置入，尿液培养菌落计数≥10^5/mL，应当诊断为无症状性菌尿症。

任务三　留置导尿患者预防尿路感染的护理

一、留置导尿管的正确维护

1. 无菌操作留置导尿管后，保持引流系统的密闭性　①如果违背了无菌原则、引流装置断开或发生尿液漏出时，需在无菌操作下更换无菌导尿管及引流装置。②使用已连接好的、密封的导尿管进行留置导尿。

2. 保持尿流通畅　①避免导尿管及引流管扭曲。②引流袋始终低于膀胱水平，避免接触地面。③应当使用个人专用的收集容器及时清空集尿袋中尿液。清空集尿袋中尿液时，要遵循无菌操作原则，防止尿袋开放活塞接触未灭菌的集尿容器。

3. 在导尿及集尿的过程中，采取标准的预防措施。

4. 无须常规使用复杂的导尿装置。

5. 无须固定更换导尿管及引流袋的时间间隔　常规更换导尿管及引流袋，并不推荐固定更换的时间间隔，推荐依据临床指征进行更换，如发生感染、梗阻或密闭的引流装置开放。

6. 无须常规用抗生素预防感染　除非具有临床指征（如术后拔出导尿管后发生菌尿症的患者），否则无论短期或长期使用导尿管的患者，均不应常规使用抗生素来预防导尿管相关性泌尿道感染。

7. 导尿管周边区域的清洁及灭菌　留置导尿管后，不要使用消毒剂清洁尿道周边区域来预防泌尿道感染。在每天洗澡时清洁导管的表面或使用清水/生理盐水清洁导管表面，保持每天的卫生是更为合理的预防方法。清洁后的尿道周围区域和导管表面，喷洒长效抗菌材料，进行护理。

8. 膀胱冲洗　除非可能发生导尿管的阻塞（如前列腺及膀胱手术后出血），否则不推荐行膀胱灌注冲洗。若有发生导尿管阻塞的可能，推荐行闭合性的膀胱持续冲洗。

9. 不推荐常规行抗生素膀胱冲洗治疗。

10. 不推荐常规使用抗菌药物灌注引流管及尿袋。

11. 拔出留置导尿管前无须夹闭导尿管。

二、留置导尿管的日常护理

（一）预防感染

1. 向患者及其家属解释留置导尿管的目的和护理方法，使其认识到预防泌尿道感染的重要性。

2. 防止泌尿系统逆行感染：①保持尿道口清洁；②更换集尿袋 1 次/天；③更换导尿管 1 次/周，硅胶导尿管可酌情延长更换周期。

（二）个人护理

1. 每个患者应有个人护理方案，以尽量减少阻塞和结垢问题。应记录每例新置管患者的导管阻塞情况。

2. 鼓励患者多饮水达到内冲洗的目的，并协助更换卧位。发现尿液浑浊、沉淀、有结晶时应做膀胱冲洗，每周做尿常规检查 1 次。

3. 患者沐浴或擦身时应当注意对导尿管的保护，不应把导尿管浸入水中。

（三）清洁灭菌

每天洗澡时清洁尿道口周边区域和导管表面或使用清水/生理盐水清洁，清洁后采用长效抗菌材料喷洒尿道口周边区域、导尿管及尿袋接口等部位，2 次/日。

（四）防止引流管脱落及保持引流通畅

1. 患者离床活动时，导尿管及集尿袋应妥善安置。搬运时夹闭引流管，防止尿液逆流。

注意要及时打开引流管，以保持引流通畅。

2. 尿液引流不畅时，若是管道扭曲或打折，及时进行纠正。

（五）更换或拔出导尿管

1. 若导尿管不慎脱出或留置导尿装置的无菌性和密闭性被破坏时，应立即更换导尿管。

2. 若导尿管超过 2 周未更换，管道口及导管内有尿垢或尿结石产生，需更换导尿管。

3. 若是气囊内注入液体过少，患者牵拉尿管后致使尿管强行拉出气囊部入尿道，应将气囊液体抽出，消毒外阴及脱出的尿管后再送入膀胱，也可重新更换尿管。

4. 每天评估留置导尿管的必要性，不需要时尽早拔出导尿管，尽可能缩短留置导尿管的时间。

三、导尿管阻塞的管理

1. 如果发生导尿管阻塞或可能因为导尿管的材料导致阻塞，需更换导尿管。

2. 对频繁发生导尿管阻塞的长期置管患者，使用酸化液剂灌注或口服脲酶抑制药的作用有待进一步研究。

3. 使用便携式超声仪评估留置导尿和低尿量患者的阻塞情况有待进一步研究。

四、尿液标本的正确采集

采集标本时应执行无菌原则。

1. 如果只需要少量的标本行尿液检测（尿常规、尿培养），应在使用消毒剂清洁导尿管接头后，用去针头的注射器从导尿管接头处抽吸尿液。

2. 如需大量尿液标本，则从尿袋中抽取尿液。

模块六　肾衰竭

项目一　急性肾衰竭

【临床案例分析题目】

患者，男，56 岁。因"全身水肿 1 个月，加重并少尿、气短 2 d"入院。1 个月来无诱因出现眼睑及双下肢水肿，曾就诊于某医院，化验尿蛋白（＋＋＋），按"肾病综合征"给予泼尼松 60 mg，每日 1 次口服，雷公藤多甙 20 mg，每日 3 次口服，以及利尿药等对症治疗，水肿有所消退。两天前尿量减少，每天 200～300 mL，水肿加重，于当地医院扩容、利尿效果不佳，且出现气短而来诊。发病以来无发热，食欲下降，大便正常。既往无高血压、心脏病、糖尿病、肝炎等病史，无药物过敏史。查体：T 36.6 ℃，P 126 次/分，R 24 次/分，BP 120/90 mmHg。皮肤无皮疹、出血点及瘀斑，浅表淋巴结未触及。颜面水肿，轻度贫血貌，结膜略苍白，巩膜无黄染。心肺（－），腹软，肝脾未触及，移动性浊音阴性，双肾区无叩痛,双下肢凹陷性水肿。实验室及检查结果,尿常规:蛋白(+++),RBC 3~5个/HP,比重 1.008,尿蛋白定量 6.9 g/24 h,尿本周氏蛋白阴性。Hb 100 g/L,TG 1.95 mmol/L,TCh 8.36 mmol/L,FBS 5.6 mmol/L,TP 36 g/L,ALB 20 g/L,BUN 22.4 mmol/L,SCr 567.4 μmol/L,血尿酸 256 μmol/L,K 7.2 mmol/L,Ca 2.2 mmol/L,ANCA、ANA、抗 ds-DNA 抗体及抗 GBM 抗体均阴性。B 超示双肾增大。

请思考:

1. 患者目前的临床诊断是什么?

2. 护士应该如何进行抢救配合与护理?

3. 写出 2 个主要的护理诊断/问题。

4. 根据护理诊断/问题写出相应的护理目标和护理措施。

急性肾衰竭(acute renal failure,ARF)是由于各种原因引起的肾功能在短时间(几小时至几天)内突然下降而出现的临床综合征。主要表现为血肌酐和尿素氮升高,水、电解质和酸碱平衡失调及全身各系统并发症。

广义的急性肾衰竭分为肾前性、肾性和肾后性 3 类。狭义的肾衰竭是指急性肾小管坏死。本节主要介绍狭义急性肾衰竭,以急性肾小管坏死为代表进行叙述。

任务一 病因及发病机制

一、病因

由于含氮复合物在血液内潴留,ARF 的临床表现为氮质血症,根据不同病因和早期处理的差异通常将其分为 3 类。

(一)肾前性

因脱水、血容量减少、心排量下降使肾灌注不足,可引起可逆性肌酐清除率下降。常见的病因有大出血、休克、脱水等。初时,肾本身尚无损害,属功能性肾功能不全,肾前性氮质血症是完全可逆的。若不及时处理,可使肾血流量进行性减少,发展成急性肾小管坏死。故应寻找发病原因,及时纠正肾低灌注状态,以避免发生肾实质性损害。

(二)肾性

肾缺血和肾中毒等各种原因引起肾本身病变,急性肾小管坏死是其主要形式,约占 3/4。大出血、脱水、全身严重感染、血清过敏反应等可造成缺血性肾小管上皮损伤。造成肾中毒的物质有氨基糖甙类抗生素如庆大霉素、卡那霉素、链霉素;重金属如铋、汞、铅、砷等;其他药物如造影剂、阿昔洛韦、顺铂、两性霉素 B;生物性毒素如蛇毒、鱼胆、蕈毒等;有机溶剂如四氯化碳、乙二醇、苯、酚等。大面积烧伤、挤压伤、感染性休克,肝肾综合征等,既可造成肾缺血,又可引起肾中毒。

（三）肾后性

因双侧输尿管或肾的尿液突然受阻，而继发 ARF。多见于双侧输尿管结石、前列腺肥大、盆腔肿瘤压迫输尿管等。在肾未发生严重实质性损害前，肾后性氮质血症也是完全可逆的，解除梗阻后肾功能可恢复。

二、发病机制

（一）肾缺血

肾小球滤过率（GFR）主要取决于肾小球内静水压。肾小球输入小动脉与输出小动脉形成对肾血流的阻力，从而调节肾小球内静水压。当平均动脉压下降至 < 90 mmHg（12 kPa）时，GFR 下降；若下降至 60 mmHg（8 kPa），GFR 则下降一半。但血压恢复后，肾功能并不恢复，表明尚有其他因素。例如，①前列腺素平衡紊乱：肾本身可产生前列腺素，其中前列环素（PGI_2）是强的血管扩张物质，血栓素（TXA_2）是强的缩血管物质。肾缺血时，因内皮细胞损伤使 PGI_2 生成减少，TXA_2 却由血小板大量生成，使正常 PGI_2/TXA_2 比例下降，导致 ARF。②肾素 – 血管紧张素系统紊乱：肾供血不足时，灌注压下降，转运至肾小管的钠减少及交感神经活性增强，使肾素分泌增多。血管紧张素原在肾素的作用下，成为血管紧张素 I（ANG I），再由血管紧张素转换酶（ACE）将其转换为 ANG II，在 PGI_2 生成减少的情况下，ANG II 可导致出球和入球小动脉都收缩，GFR 则降低。③内皮素（endothelin, ET）的作用：ET 是强力的血管收缩物质，正常时与内皮源性舒张因子（EDRF）共同调节肾血流。肾缺血时，ET 清除减慢，EDRF 因内皮细胞受损而减少，从而使入球和出球小动脉收缩，致 GFR 下降。

（二）肾小管上皮细胞变性坏死

这是急性肾衰竭持续存在的主要因素，多由肾毒性物质或肾持续缺血所致，可引起肾小管内液返漏和肾小管堵塞。肾小管上皮细胞损伤后代谢障碍性钙内流，使胞浆内钙离子浓度明显增加，激活了钙依赖性酶如一氧化氮合酶、钙依赖性细胞溶解蛋白酶、磷酸解酯酶 A（PLA_2）等，导致肾小管缺氧性损伤和肾小管上皮细胞坏死。

（三）肾小管机械性堵塞

也是 ARF 持续存在的主要因素。脱落的黏膜、细胞碎片、Tamm-Horsfall 蛋白均可在缺血后堵塞肾小管；滤过压力降低更加重肾小管堵塞；严重挤压伤或溶血后产生的血红蛋白、肌红蛋白亦可导致肾小管堵塞。

（四）缺血 – 再灌注损伤

肾缺血时细胞 ATP 浓度急剧下降，膜的转运功能受损，细胞内 Na^+、Ca^{2+} 积聚，细胞器功能障碍。肾血供恢复后可产生大量氧自由基（OFR），可引起膜的脂质过氧化损伤，导致细胞功能障碍或死亡，还可引起血管功能异常。

（五）感染和药物引起间质性肾炎

某些细菌、真菌或病毒性感染，以及某些抗生素如 β－内酰胺、利福平、磺胺等，可引起急性间质性肾炎而导致 ARF。一般病程较短，经恰当治疗，肾功能可以恢复。另外，全身感染引发的炎症递质"瀑布"反应可明显影响肾血流，内毒素可激活并促使释放去甲肾上腺素、加压素、血管紧张素Ⅱ、血栓毒、内皮素等，使肾血管收缩。

（六）非少尿型急性肾衰竭

因肾单位损伤的量和程度及液体动力学变化不一致所引起。当仅有部分小管细胞变性坏死和肾小管堵塞，肾小管与肾小球损害程度不一致时，或者某些肾单位血流灌注量并不减少，血管并无明显收缩和血管阻力不高时，可发生非少尿型 ARF。

任务二　临床表现

急性肾衰竭在病理上有肾小管坏死和修复 2 个阶段，临床上表现为少尿或无尿、多尿和恢复期 3 个不同时期。

一、少尿或无尿期

一般为 7～14 d，有时可长达 1 个月。少尿期是整个病程的主要阶段，此期越长，病情越严重。

水电解质和酸碱平衡紊乱如下。

1. 水中毒　体内水分大量积蓄，致使细胞外和细胞内液间隙均扩大，引起高血压、肺水肿、脑水肿、心衰和软组织水肿等。可出现恶心、呕吐、头晕、心悸、呼吸困难、水肿、嗜睡，以及昏迷等症状。由于颅内压升高，患者感头痛、易激动、抽搐，可有癫痫发作。因液体不能排出，血循环容量增加，致使心力衰竭，表现为脉洪大、静脉压和血压升高。

2. 高钾血症　少尿后 2～3 d，血清钾便开始增高，4～5 d 可达危险的高度，是少尿、无尿阶段最重要的电解质失调，为 ARF 死亡的常见原因之一。正常人 90% 的钾离子经肾排泄。少尿或无尿时，钾离子排出受限。若同时有严重挤压伤、烧伤或感染时，分解代谢增加，更有大量钾从细胞内释出，血钾迅速高达危险水平。另外，代谢性酸中毒、输库存较久的血、注射含钾盐的药物均可促使高钾血症的发生。

患者可出现周身无力、肌张力低下、手足感觉异常、口唇和肢体麻木、神志恍惚、烦躁、嗜睡等一系列神经系统症状。检查时发现腱反射减退或消失，心跳缓慢。严重时可出现心律失常，甚至心搏骤停。最初心电图变化表现为 Q-T 间期缩短及 T 波高尖；若血钾升高至 6.5 mmol/L 以上，可出现 QRS 间期延长、PR 间期增宽、P 波降低。如不紧急处理，则有引起心肌纤颤或心搏骤停的可能。

3. 高镁血症　正常情况下，60% 的镁从粪便排泄，从 40% 由尿液排泄。在 ARF 时，血镁与血钾呈平行改变，因此当有高钾血症时必然有高镁血症。高血镁引起神经肌肉传导障碍，可出现低血压、呼吸抑制、麻木、肌力减弱、昏迷甚至心脏停搏。心电图表现为 P-R 间期延长、QRS 增宽和 T 波增高。

4. 高磷血症和低钙血症　60%～80% 的磷转向肠道排泄时，与钙结成不溶解的磷酸钙而影响钙的吸收，出现低钙血症。低血钙会引起肌肉抽搐，并加重高血钾对心肌的毒性作用。

5. 低钠血症　主要是因体内水过多，血液中钠被稀释之故。同时有下列情况可能产生低钠血症：钠过多丢失，如呕吐、腹泻、大量出汗时；代谢障碍使"钠泵"效应下降，细胞内钠不能泵出，细胞外液钠含量下降；肾小管功能障碍，钠再吸收减少。当血清钠 <125 mmol/L 时，可出现疲惫、淡漠、无神、头痛、视物模糊、运动失调等，严重时可发展为嗜睡、谵妄、惊厥以致昏迷。

6. 低氯血症　因氯和钠往往是以相同比例丢失，故低钠血症常伴有低氯血症。若大量胃液丢失，如频繁呕吐时，氯比钠丢失更多。

7. 代谢性酸中毒　ARF 少尿期的主要病理生理改变之一。常伴有阴离子间隙增大，酸性代谢产物如硫酸盐、磷酸盐等不能排出；肾小管功能损害丢失碱基和钠盐，以及氢离子不能与氨结合而排出；无氧代谢增加，造成代谢性酸中毒，并加重高钾血症。突出表现为呼吸深而快，呼气带有酮味，面部潮红，并可出现胸闷、气急、乏力、嗜睡及神志不清或昏迷，严重时血压下降，心律失常，甚至发生心脏停搏。

8. 代谢产物积聚　蛋白代谢终末产物不能经肾排泄，存留体内，从而发生氮质血症。血中尿素氮和肌酐快速升高，病情严重，预后差。血尿素氮还受脱水、肠道积血等因素的影响，血肌酐则由肾排泄，可较好地反映肾功能。当伴有发热、感染等情况时，分解代谢增加，形成尿毒症。临床表现为恶心、呕吐、头痛、烦躁、倦怠无力、意识模糊、甚至昏迷。可能合并心包炎、心肌病变、胸膜炎及肺炎等。

9. 出血倾向　原因有血小板质量下降、多种凝血因子减少和毛细血管脆性增加等。常有皮下、口腔黏膜、牙龈及胃肠道出血。消化道出血更加速血钾和尿素氮的升高，有时可发生 DIC。

二、多尿期

每日尿量增至 400 mL 以上时，预示多尿期开始。尿量不断增加，可达 3000 mL 以上，一般历时 14 d。在开始的一周内因肾小管功能尚未完全恢复，氮质血症还可能会恶化，尿量虽然增加，但血尿素氮、肌酐和血钾继续上升，仍属于少尿期的继续。当肾功能逐渐恢复尿量大幅度增加后，可出现低血钾、低血钠、低血钙、低血镁和脱水现象。此时仍处于氮质血症和水、电解质失衡状态。由于体质虚弱，极易发生感染，仍有一定的危险性。感染不仅是急性肾衰竭的原因，而且也是常见的并发症和致死原因，包括肺部感染、尿路感染等。多尿期尿量增加有 3 种形式：突然增加、逐步增加和缓慢增加。后者在尿量增加至一定程度时若不再增加，提示肾损害难以恢复，愈后不佳。

三、恢复期

多尿期后进入恢复期，需待数月方能恢复正常。由于严重消耗及营养失调，患者仍极其衰弱、消瘦、贫血、乏力，应加强调理，以免产生并发症或发展为慢性肾衰竭。

任务三 诊断要点

突发性少尿，肾功能急剧恶化（血肌酐绝对值平均每天增加 44.2 μmol/L 或在 24～72 h 血肌酐基础值增加 25%～100%），根据原发病因，结合临床表现和实验室检查，一般不难做出诊断。

任务四 治疗要点

治疗原则是纠正可逆的病因，预防额外的损伤；调节水、电解质和酸碱平衡、控制氮质潴留、供给足够营养和治疗原发病；防治各种并发症。

对于肾前性急性肾衰竭，补液或补液加利尿治疗就可使肾功能恢复；对于肾后性急性肾衰竭，解除肾梗阻是关键，有时梗阻不能立即解除，如肿瘤，应先行肾造瘘引流，待肾功能改善后再行手术治疗。

肾性急性肾衰竭的治疗如下。

（一）少尿期的治疗

1. 卧床休息　应绝对卧床休息以减轻肾脏负担。

2. 饮食　清淡流质或半流质饮食，酌情限制水分、钠盐、钾盐，早期应限制蛋白质。

3. 维护水平衡　少尿期患者应严格计算 24 h 出入水量，24 h 补液量为显性失液量及不显性失液量之和减去内生水量。

4. 高钾血症的处理　最有效的方法为血液透析或腹膜透析。高钾血症是临床危急情况，在准备透析前应予以急症处理：①伴代谢性酸中毒者可给 5% 碳酸氢钠 250 mL 静脉滴注；②10% 葡萄糖酸钙 10 mL 静脉注射，以拮抗钾离子对心肌的毒性作用；③25% 葡萄糖液 500 mL 加胰岛素 16～20 U 静脉滴注，可促使葡萄糖和钾离子等转移至细胞内合成糖原；④钠型或钙型离子交换树脂 15～20 g 加入 25% 山梨醇溶液 100 mL 口服，每日 3～4 次，以从肠道吸附钾离子。

5. 代谢性酸中毒　当血浆实际碳酸氢根低于 15 mmol/L，应给予 5% 碳酸氢钠 100～250 mL 静脉滴注，对严重代谢性酸中毒应尽早透析治疗。

6. 呋塞米的应用　在判断无血容量不足的因素后，可以试用呋塞米，呋塞米可扩张血管，降低肾小血管阻力，增加肾血流量和肾小球滤过率，并调节肾内血流分布，减轻肾小管和间质水肿。早期使用有预防急性肾衰竭的作用。对利尿无反应有透析指征时应尽早透析治疗。

7. 感染　感染是少尿期主要的死亡原因，应根据细菌培养和药物敏感试验选用对肾脏无毒性作用的抗生素治疗。

8. 营养支持　急性肾衰竭患者特别是败血症，严重创伤等伴有高分解代谢者，每日热量摄入不足易导致氮质血症快速进展。营养支持可提供足够的热量，减少体内蛋白质分解，从而减少氮质血症升高速度，增加机体抵抗力，降低少尿期死亡率，并可减少透析次数。一般以高渗葡萄糖和脂肪乳剂补充热量，适当补充氨基酸［0.5～1.0 g/(kg·d)］，适时使用含谷氨酰胺的肠内营养剂。

9. 血液透析或腹膜透析　紧急透析指征：急性肺水肿或充血性心力衰竭；严重高钾血症，血钾在 6.5 mmol/L 以上，或心电图已出现明显异位心律，伴 QRS 波增宽。一般透析指征：①少尿或无尿 2 d 以上；②已出现尿毒症症状，如呕吐、神志淡漠、烦躁或嗜睡；③高分解代谢状态；④血 pH 在 7.25 以下，实际碳酸氢盐在 15 mmol/L 以下或二氧化碳结合力在 13 mmol/L 以下；⑤出现体液潴留现象；⑥血尿素氮≥17.8 mmol/L，除外肾外因素，或血肌酐≥442 μmol/L；⑦对非少尿患者出现体液过多，球结膜水肿，心脏奔马律或中心静脉压高于正常，血钾 5.5 mmol/L 以上，心电图疑有高钾图形等任何一种情况，亦应透析治疗。

（二）多尿期的治疗

多尿期开始，威胁生命的并发症依然存在。重点治疗仍为维持水，电解质和酸碱平衡，控制氮质血症，治疗原发病和防止各种并发症。

任务五　急性肾衰竭患者的护理

一、护理评估

（一）病史评估

1. 患病及治疗经过　应详细询问患者的患病经过，包括首次起病有无明显的诱因，疾病类型、病程长短、病程中出现的主要症状、特点，既往有无病情加重及其诱因。了解既往治疗及用药情况，包括曾用药物的种类、用法、剂量、疗程、药物的疗效及不良反应等。有无高血压病或肾脏疾病家族史。

2. 目前病情与一般状况　本次发病的经过，有无诱因，目前的主要不适及特点，有何伴随症状及并发症等。有无少尿，有无恶心、呕吐、口臭、舌炎、腹胀腹痛血便等消化道症状；有无头晕、胸闷、气促等心血管系统的症状；有无皮肤瘙痒；有无鼻出血、牙龈出血、皮下出血等出血倾向，有无下肢出血；有无意识障碍、躁动、谵妄、抽搐、昏迷等精神症状。

3. 心理社会状况　急性肾衰竭患者的病情急重，患者及其家属心理压力较大，会出现各种情绪反应，如恐惧、绝望等。护士应细心观察以便及时了解患者及其家属的心理变化。评估患者的社会支持情况，包括家庭经济情况、患者是否有医疗保险，医疗保险的类型及其覆盖范围、家庭成员对该病的认识及态度、患者的工作单位所能提供的支持等。

（二）身体评估

急性肾衰竭患者的体征通常为全身性的，应认真做好全身系统的体检，包括患者生命体征、精神意识状态。有无贫血面容，皮肤有无出血点、瘀斑。皮肤水肿的部位、程度及特点，有无出现胸腔、心包积液、腹水征等。有无心率增快、肺底部湿啰音等心力衰竭的征象。有无出现血压下降、脉压变小等心脏压塞征象。有无腱反射减弱的表现。肾区有无叩击痛。

（三）实验室及其他辅助检查

了解患者的血、尿常规结果，判断有无红细胞减少，血红蛋白含量降低。BUN、Ccr、Scr、CO₂CP、血电解质及肾影像学检查。

二、常用护理诊断/问题

（一）常用护理诊断/问题

1. 营养失调 低于机体需要量，与患者食欲减退、限制蛋白质摄入、透析和原发疾病等因素有关。
2. 潜在并发症 水、电解质、酸碱平衡失调。
3. 有感染的危险 与机体抵抗力降低及侵入性操作等有关。

（二）其他护理诊断/问题

体液过多与尿少、水钠潴留、水摄入未严格控制有关。

三、护理目标

1. 患者未发生营养失调。
2. 患者未发生水、电解质、酸碱平衡失调。
3. 患者未发生感染。

四、护理措施

（一）营养失调

低于机体需要量。
1. 饮食护理 对于能进食的患者，给予高生物效价的优质蛋白质及含钾量低的食物，蛋白质摄入量以 0.8 g/（kg·d）为宜，并适量补充必需氨基酸。同时给予高糖类、高脂肪饮食，保证热量供给，保持机体的正氮平衡。不能经口进食者，可用鼻饲或静脉补充营养物质。少尿期患者严格记录 24 h 出入液量，坚持"量出为入"的原则补充入液量。恢复期患者应多饮水或遵医嘱及时补液和补充钾、钠等，防止脱水、低钾和低钠血症的发生。
2. 监测营养状况 监测血浆清蛋白等反映机体营养状况的指标。

（二）潜在并发症

水、电解质、酸碱平衡失调。
1. 休息与活动 维持期患者绝对卧床休息，保持安静，以减轻肾脏的负担，下肢水肿患者抬高下肢，对意识障碍者加床护挡，昏迷者按昏迷患者常规护理。当尿量增加、病情好转时，可逐渐增加活动量，以患者不感觉劳累为度。

2. 病情观察　密切观察患者有无急性肾衰竭的全身并发症；有无恶心、呕吐、四肢麻木、烦躁、胸闷、心率减慢及心律失常等高钾血症表现；有无深长呼吸、恶心、呕吐、疲乏及嗜睡等酸中毒表现；有无水肿、体重增加、高血压及乏力、疲倦、意识障碍及抽搐等水潴留和低钠血症表现。监测患者生命体征、尿量、血尿素氮、血肌酐及血电解质的变化，发现异常，及时报告医师。

3. 监测并处理高钾血症　高钾血症是临床危急表现，应密切监测血钾的浓度，当血钾超过 6.5 mmol/L，心电图表现为 QRS 波增宽等明显变化时，应紧急协助医师处理。此外，高钾血症患者禁用库存血，限制摄入含钾高的食物，停用含钾药物，并及时纠正酸中毒。

4. 心理护理　加强与患者的沟通，在精神上给予患者真诚的安慰和支持，通过介绍治疗进展信息，解除患者恐惧心理，增加患者康复的信心，争取患者能积极配合治疗；通过与社会机构的联系，为患者和家属争取社会的经济支持，解除患者的经济忧患；加强护理，使患者具有安全感、信赖感和良好的心理状态。

（三）有感染的危险

注意个人卫生，保持皮肤清洁。对卧床及身体虚弱患者，应定时翻身，防止压疮和肺部感染。加强口腔护理。其他护理措施参见本模块中项目二"慢性肾衰竭患者"的护理。

五、健康指导

（一）疾病知识指导

积极治疗引起肾小管坏死的原发病。禁用库存血。避免妊娠、手术和外伤。避免接触重金属和工业毒物等。学会自测尿量、体重。教会患者识别高血压脑病、左心衰竭、高钾血症及代谢性酸中毒的表现。定期随访，监测肾功能、电解质等。

（二）生活指导

指导患者合理安排活动和休息，劳逸结合，防止劳累；严格遵守饮食计划，加强营养，避免发生负氮平衡；注意个人清洁卫生，避免感冒。

六、护理评价

1. 患者是否发生营养失调。
2. 患者是否发生水、电解质、酸碱平衡失调。
3. 患者是否发生感染。

项目二　慢性肾衰竭

【临床案例分析题目】

患者，男，35岁，因"水肿5年，夜尿增多2年，乏力、厌食1个月"就诊。患者5年前无明显诱因出现晨起眼睑水肿，无乏力，食欲缺乏，腰痛，血尿等，于当地医务所测血压150/90 mmHg，未规律诊治。此后水肿间断出现，时有时无，时轻时重，未予重视。近2年来出现夜尿增多，3~4次/夜，未诊治。患者近1个月无诱因感乏力、厌食，有时伴恶心、腹胀，无腹痛、腹泻或发热。自服多潘立酮（吗丁啉）无效，乏力厌食症状进行性加重，遂就诊。患者自发病以来睡眠可，大便正常，尿量无明显改变，近1年体重有下降（具体不详）。既往史：无糖尿病史，无药物滥用史，无药物过敏史。查体：T 36.8 ℃，P 90次/分，R 20次/分，BP 160/100 mmHg；慢性病容，贫血貌，双眼睑轻度水肿，皮肤有氨味，浅表淋巴结无增大，巩膜无黄染；心、肺、腹部查体未见异常；双下肢无水肿。辅助检查：血常规，Hb 88 g/L；尿常规，蛋白（＋＋），RBC（＋＋）；粪便常规（－）。血生化：Cr 900 μmol/L，HCO_3^- 3~15 mmol/L，血磷升高。B超：双肾缩小，左肾8.7 cm×4.0 cm，右肾9.0 cm×4.1 cm，双肾皮质回声增强，皮髓质分界不清。

请思考：

1. 患者的临床诊断是什么？

2. 患者目前处于肾衰竭哪一期？

3. 哪些因素可加重肾衰竭？

4. 作为责任护士，您认为患者目前主要有哪些护理问题？其相应的护理措施有哪些？

慢性肾衰竭（chronic renal failure，CRF）简称肾衰，是各种原发性和继发性慢性肾脏病进行性进展引起GFR下降和肾功能损害，导致以代谢产物潴留、水、电解质和酸碱平衡紊乱为主要表现的临床综合征。

为各种原发和继发性肾脏疾病持续进展的共同转归，终末期称为尿毒症。我国将慢性肾衰竭根据肾功能损害程度分4期（表5-6-1）。

表5-6-1　中国慢性肾衰竭分期

分期	肌酐清除率（mL/min）	血肌酐		临床症状
		（mL/min）	（mg/dL）	
肾功能代偿期	50~80	133~177	1.5~2.0	无症状
肾功能失代偿期	20~50	186~442	2.1~5.0	轻度贫血、乏力和夜尿增多
肾衰竭期	10~25	451~707	5.1~7.9	贫血，消化道症状明显，夜尿增多，可有轻度水、电解质、酸碱平衡紊乱
尿毒症期	<10	≥707	≥8.0	各种尿毒症症状：明显贫血，恶心、呕吐，水、电解质、酸碱平衡紊乱，神经系统症状

任务一　病　因

一、西方国家的主要病因

包括缺血性心肌损害如冠心病心肌缺血和（或）心肌梗死；糖尿病肾病、高血压肾小动脉硬化。

二、我国的常见病因

依次为原发性肾小球肾炎、糖尿病肾病、高血压肾小动脉硬化、狼疮性肾炎、梗阻性肾病、多囊肾等。

任务二　发病机制

病的发生机制尚未完全明了，主要有以下几种学说。

一、肾小球高滤过学说

各种病因引起肾单位被破坏，导致健存肾单位代偿肥大，单个健存肾单位的肾小球滤过率增高（高滤过）、血浆流量增高（高灌注）和毛细血管跨膜压增高（高压力），这种高血流动力学状态使细胞外基质（ECM）增加和系膜细胞增殖，加重肾小球进行性损伤，导致肾小球硬化和健存肾单位进一步减少。

二、矫枉失衡学说

肾小球滤过率下降引起某些物质代谢失衡，机体在纠正这些不平衡时进行了代偿性调节，但在调节过程中又导致了新的不平衡，造成了机体损害，称为矫枉失衡。例如，慢性肾衰竭时 GFR 下降，尿磷排出减少引起高磷低钙血症，刺激甲状旁腺激素（PTH）合成与分泌，以促进肾小管排磷增加并升高血钙，这属于机体的代偿性调节。但在肾功能严重受损时，肾小管对 PTH 反应下降，持续 PTH 增高引起继发性甲状旁腺功能亢进、转移性钙化、肾性骨病等加重机体损害。

三、肾小管高代谢学说

残余肾单位的肾小管的高代谢状态，可致氧自由基产生增多，加重细胞和组织损伤，引起肾小管萎缩、小管间质炎症、纤维化和肾单位功能丧失。

四、其他

慢性肾衰竭的发生与脂质代谢紊乱、细胞因子和生长因子介导肾损伤、蛋白尿和高蛋白饮食加速肾小球硬化等有密切关系。

任务三　临床表现

慢性肾衰竭起病隐匿，早期常无明显临床症状或症状不典型，当发展至肾衰竭失代偿期时才出现明显症状，尿毒症时出现多个系统的功能紊乱。

一、各系统症状体征

（一）消化系统

消化道症状是最早、最突出的症状。表现为食欲缺乏，恶心，呕吐，呃逆，腹泻及消化道出血。口腔有尿臭味（与体内毒素刺激及水电解质紊乱、代谢性酸中毒有关）。

（二）心血管系统

1. 高血压　尿毒症时 80% 以上患者有高血压，与水钠潴留、肾素活性增高有关。
2. 心力衰竭　常见死亡原因之一，与水钠潴留高血压、贫血、毒素尿毒症性心肌病等有关。
3. 尿毒症性心包炎　可分干性，表现为胸痛、心包摩擦音，也可为心包积液。多与尿毒症毒素沉着有关。
4. 心律失常　与心肌病变、毒素、电解质紊乱有关。
5. 尿毒症性心肌病　表现为心脏扩大，与高血压、尿毒症、毒素有关。

（三）呼吸系统

酸中毒时呼吸深而长，代谢产物潴留可引起尿毒症性支气管炎，胸膜炎、肺炎。其肺炎表现为呼吸困难、咳泡沫痰，两肺湿啰音，胸片肺门血管淤血，周缘肺野相对清楚，为蝶翼分布称"尿毒症肺"。

（四）血液系统

贫血显著，是尿毒症几乎必有的症状。血红蛋白可降到 20～30 g/L，贫血主要是由于红细胞生成减少和破坏增加，肾功能不全使肾产生红细胞生成素减少为主要原因，其次为代谢产物抑制骨髓造血；毒素使红细胞寿命缩短。铁、叶酸、缺乏均可引起贫血，另常有出血现象，主要由于毒素的作用，使血小板功能异常及数量减少所致。

（五）神经系统

肾衰竭早期常有疲乏、失眠，逐渐出现精神异常、幻觉、抑郁、淡漠，严重者昏迷。同时常有周围神经病变，以下肢受累多见。患者有肢体麻木、烧灼、疼痛，与毒素潴留有关。

（六）骨骼系统

可引起肾性骨营养不良症，又称肾性骨病。可有骨酸痛，行走不便等。易引起自发性骨折。常见表现包括骨性佝偻病、纤维性骨炎、骨质疏松症及骨硬化症，是由于缺乏活性维生素 D_3、继发性甲状旁腺功能亢进（继发甲旁亢）、营养不良等引起。

（七）皮肤表现

常见皮肤瘙痒，与尿毒症毒素沉积皮肤及甲旁亢引起的钙沉着于皮肤所致。尿毒症患者因贫血出现面色苍白或色素沉着异常呈黄褐色，为尿毒症患者特征性面容。

（八）内分泌失调

慢性肾衰时可出现肾上腺皮质功能不全。血中肾素升高，$1,25-(OH)_2VitD_3$降低，红细胞生成素减少。再由于肾脏降解功能减退，胰岛素、胰高血糖素、甲状旁腺素可以升高。男、女性激素可降低。

（九）感　染

免疫功能低下，易并发感染，以肺部及尿路感染多见。不易控制，多为主要死亡原因之一。

二、水电解质和酸碱平衡失调

（一）失水或水过多

肾小管浓缩功能减退，表现夜尿多又常厌食，呕吐腹泻易引起脱水、尿少。晚期尿量可<400 mL/d，水钠摄入过多则引起水钠潴留，出现水肿、高血压甚至心力衰竭。大量应用强有力的利尿药可引起低钠血症，表现乏力，表情淡漠、厌食、恶心、呕吐及血压下降。容易脱水和水肿为尿毒症常见的特点。

（二）高血钾及低血钾

由于利尿、呕吐、腹泻，摄入不足可出现低钾，表现为肌肉软弱无力，肢体瘫痪，重者心律失常，心搏骤停。终末期常发生高血钾。因尿量少，进食水果，肉类及使用保钾、利尿药造成。患者常诉无力和感觉异常，表现心律失常或心搏骤停。

（三）酸中毒

患者会出现轻重不等的代谢性酸中毒。慢性肾衰竭患者对代酸耐受性较强，CO_2结合力≤13.5 mmol/L时，表现为头痛、腹痛、恶心、呕吐、食欲缺乏、虚弱无力，深大呼吸，心力衰竭甚至昏迷。

（四）低钙血症和高磷血症

慢性肾衰竭时，尿磷排出减少，血磷升高，为维持钙磷沉积，血钙下降。

三、代谢紊乱

表现为空腹血糖轻度升高，糖耐量可异常，高三酰甘油血症，高胆固醇血症、蛋白质营养不良，出现负氮平衡及低蛋白血症。另外，基础代谢率低下，体温常降低。

任务四 实验室及其他辅助检查

一、血常规

Hb < 80 g/L，红细胞减少；血小板功能障碍；红细胞沉降率加快。

二、尿液检查

尿量减少 < 1000 mL/d 或无尿（晚期）；尿比重低；不同程度蛋白尿；尿 RBC、WBC 阳性；颗粒和蜡样管型（有助于诊断）。

三、肾功能

Ccr 降低，Scr 和 BUN 升高。

四、血生化

血 Ca^{2+} < 2 mmol/L；血 P^{3-} > 17 mmol/L。血钾、血钠改变，代谢性酸中毒。

五、其他

B 超、X 线片、CT 等示双肾缩小。

任务五 诊断要点

根据慢性病史，临床表现和肾功能损害的指标即可做出诊断。确诊后尽量寻找病因和促使肾功能恶化的原因。

任务六 治疗要点

一、治疗原发病和纠正肾衰竭可逆因素

治疗慢性肾衰竭的关键。积极治疗引起慢性肾衰竭的原发病，如高血压、糖尿病肾病等；纠正肾衰竭可逆因素，如感染、脱水、高凝状态、使用肾毒性药物等，以延缓或防止肾功能减退，保护残存肾功能。

二、营养治疗

（一）饮食治疗

高热量、低蛋白、低磷饮食：①GFR 为 10 ~ 20 mL/min 者每天予以 0.6 g/kg 蛋白质可满足机体生理的基本需要；GFR > 20 mL/min 每天可加 5 g。蛋白质应予以高生物价优质蛋白（含必需氨基酸：Essential amino acid，EAA 为主），尽可能限制植物蛋白（含非必需氨

基酸 – NEAA）。可采用麦淀粉为主食。②高热量摄入：每日约需摄入 125.5 kJ/kg 的热量。③限制磷的摄入。

（二）应用必需氨基酸或 α – 酮酸

1. 低蛋白饮食加 EAA　用法主要为口服，对有消化道症状者可每日静脉滴注 EAA 250 mL 左右。EAA 主要含苏氨酸、缬氨酸、蛋氨酸、异亮氨酸、亮氨酸、苯丙氨酸、赖氨酸、色氨酸。

2. 低蛋白加酮酸氨基酸　α – 酮酸是氨基酸前体。因制剂中含有钙盐，高钙时忌用。

（三）补钙

当 GFR < 40 mL/min，血钙开始降低，应予以补充钙剂 1.5 g/d，当 GFR < 10 mL/min，则应 2 g/d。而高磷时补充钙剂可致钙磷乘积升高，致使软组织钙化，应将血磷控制在 1.78 mmol/L（5.5 mg/dL）以下。当血钙 > 2.63 mmol/L（10.5 mg/dL）应停止补充钙剂。目前钙剂以碳酸钙较为理想，1，25 –（OH）$_2$D$_3$（骨化三醇）可升高钙水平。

三、对症疗法

（一）高血压

容量依赖型，限水钠，配合利尿药和降压药。

（二）感染

控制感染，避免使用肾毒性药物。

（三）纠正酸中毒

一般可通过口服碳酸氢钠 3～6 g/d 纠正，严重者采用碳酸氢钠或乳酸钠静滴。纠酸过程同时补钙。若经过积极补碱仍不能纠正，应及时透析治疗。

（四）贫血

促红细胞生成素是治疗肾性贫血的特效药。也可补充铁、叶酸，严重可输新鲜血。

（五）肾性骨病

维生素 D$_3$ 治疗。

四、透析疗法

透析指征：①内生肌酐清除率 ≤10～15 mL/L，血肌酐 707.2～884 μmol/L，尿素氮 ≥ 28.56 mmol/L；②严重尿毒症临床表现；③高血钾 >6.5 mmol/L；④心衰；⑤严重酸中毒。

五、肾移植

肾移植是目前治疗终末期肾衰竭最有效的方法。

任务七 慢性肾衰竭患者的护理

对慢性肾衰竭患者进行护理评估，并应用护理程序实施整体护理。

一、护理评估

具体内容见本小节项目一"急性肾衰竭患者"的护理。

二、护理诊断/问题

（一）常用护理诊断/问题

1. 营养失调　低于机体需要量，与消化道功能紊乱有关。
2. 潜在并发症　水、电解质、酸碱平衡失调。
3. 有皮肤完整性受损的危险　与皮肤水肿、瘙痒、凝血机制异常、机体抵抗力下降有关。
4. 活动无耐力　与并发高血压、心力衰竭、贫血、水、电解质和酸碱平衡紊乱等因素有关。
5. 有感染的危险　与机体免疫功能低下、白细胞功能降低和透析有关。

（二）其他护理诊断/问题

1. 有受伤的危险　与钙、磷代谢紊乱、肾性骨病等有关。
2. 潜在并发症　上消化道出血、心力衰竭、肾性骨病、尿毒症肺炎等。

三、护理目标

1. 患者能保证足够的营养摄入，身体营养状况有所改善。
2. 维持机体水、电解质、酸碱平衡。
3. 患者水肿程度减轻或消退，皮肤清洁、完整，瘙痒缓解。
4. 患者自诉活动耐力增加。
5. 患者住院期间未发生感染。

四、护理措施

（一）营养失调

低于机体需要量。

1. 合理饮食　保证蛋白质的质和量：60% 以上的蛋白是富含必需氨基酸的蛋白，即高生物价优质蛋白如鸡蛋、牛肉、瘦肉。正常 GFR = 125 mL/min，GFR < 50 mL 开始限制蛋白；GFR < 5 mL/min 时，20 g；GFR 为 5 ~ 10 mL/min 时，25 g；GFR 为 10 ~ 20 mL/min 时，35 g；GFR > 20 mL/min 时，40 g。

2. 热量的供给 供给充足的热量：主要供给糖类和脂肪，减少蛋白的消耗。

3. 电解质紊乱的观察和护理 监测血清电解质的变化，如血钾、钠、钙、磷，发现异常及时通知医师。患者有高钾血症时，应限制含钾量高的食物。观察低钙血症的症状，如手指麻木，易激，腱反射亢进。

4. 用药护理 必需氨基酸和 α - 酮酸的护理主要用于低蛋白饮食的肾衰竭患者和蛋白质营养不良问题难以解决的患者，必需氨基酸有口服制剂和静滴制剂，静滴制剂内不宜加入其他药物，以免引起不良反应。

（二）潜在并发症

水、电解质、酸碱平衡紊乱。
具体护理措施见本模块项目一中"水、电解质、酸碱平衡紊乱"的护理。

（三）有皮肤完整性受损的危险

具体护理措施见本篇模块二中"有皮肤完整性受损的危险"的护理。

（四）活动无耐力

1. 评估活动的耐受情况 评估患者活动时有无出现疲劳感，有无胸痛、呼吸困难、头晕，有无血压改变等。活动后心率的改变，如心率比静止状态增加 20 次/分以上，活动停止 3 min 后，心率没有恢复到活动前的水平，提示活动量过大。

2. 合理休息与活动 慢性肾衰竭患者应卧床休息，避免过度劳累。①病情较重或心力衰竭者，应该绝对卧床休息，并提供安静的休息环境，护士应协助患者做好生活护理。②对于可以起床活动的患者，应鼓励其进行适当的活动，但应避免劳累和受凉。活动时应有陪人，以不出现心慌、气喘、疲乏为宜。如有不适，立即卧床休息。③对于贫血严重的患者应卧床休息，告诉患者坐起、下床时动作应缓慢进行。④长期卧床患者应在床上适当活动肢体，避免静脉血栓或肌肉萎缩。

3. 用药护理 用促红细胞生成素的患者，应观察有无疼痛、高血压、癫痫发作，遵医嘱用降压药、强心药。

（五）有感染的危险

1. 观察感染征象 如有无体温升高，寒战、疲乏、食欲下降等呼吸道感染的征象，有无尿路刺激征。

2. 预防感染的护理 病室定期通风，做空气消毒，改善患者的营养状况，严格无菌操作，加强生活护理，尤其是口腔及会阴部皮肤的护理。

3. 用药护理 遵医嘱合理使用对肾无毒性或毒性低的抗生素，并观察药物的疗效和不良反应。

五、健康指导

（一）疾病预防指导

早期发现和积极治疗各种可能导致肾损害的疾病，如高血压、糖尿病等。老年、高血脂、肥胖、有肾脏病家族史是慢性肾衰竭的高危因素，此类人群应定期检查肾功能。已有肾脏基础病变者，注意避免加速肾功能衰退的各种因素，如血容量不足、肾毒性药物的使用、尿路梗阻等。

（二）疾病知识指导

向患者及家属讲解慢性肾衰竭的基本知识，使其理解本病预后较差，但只要坚持治疗，消除或避免加重病情的各种因素，可以延缓病情进展，提高生存质量。指导患者根据病情和活动耐力进行适当的活动，以增强机体抵抗力，但需避免劳累，做好防寒保暖。注意个人卫生，保持室内空气清洁，经常开窗通风，但应避免对流风。避免与呼吸道感染者接触，尽量避免去公共场所。指导家属关心、照料患者，给患者以情感支持，使患者保持稳定积极的心理状态。

（三）饮食指导

指导患者严格遵从慢性肾衰竭的饮食原则，强调合理饮食对治疗本病的重要性。教会患者在保证足够热量供给、限制蛋白质摄入的前提下，选择适合自己病情的食物品种及数量。指导患者在血压升高、水肿、少尿时，应严格限制水钠摄入。口渴时可采用漱口、含小冰块、嚼口香糖等方法缓解。有高钾血症时，应限制含钾量较高的食物。

（四）病情监测指导

1. 指导患者准确记录每天的尿量和体重。
2. 指导患者掌握自我监测血压的方法，每天定时测量。
3. 监测体温变化。
4. 定期复查血常规、肾功能、血清电解质等。
5. 告知患者如果出现体重迅速增加超过 2 kg、水肿、血压显著增高、气促加剧或呼吸困难、发热、乏力或虚弱感加重、嗜睡或意识障碍，需及时就诊。

（五）治疗指导

遵医嘱用药，避免使用肾毒性药物，切勿自行用药。向患者解释有计划地使用血管及尽量保护前臂、肘部等部位的大静脉，及其对于日后进行血液透析治疗的重要性，使患者理解并配合治疗。已行血液透析者应指导其保护好动静脉瘘管，腹膜透析者保护好腹膜透析管道。

六、护理评价

1. 患者的营养状况是否有所好转，血红蛋白、血清蛋白是否在正常范围。
2. 是否出现水、电解质、酸碱失衡或失衡是否得到纠正。
3. 患者水肿程度是否减轻或消退，皮肤是否清洁、完整，是否诉瘙痒等不适。
4. 患者活动耐力是否增加。
5. 患者体温是否正常，是否发生感染。

任务八　预　后

慢性肾衰竭一般为不可逆病变，积极治疗和透析可延长生命。

模块七　血液净化治疗

项目一　血液透析

血液透析（hemodialysis，HD）是急慢性肾衰竭患者肾脏替代治疗方式之一。它通过将体内血液引流至体外，经一个由无数根空心纤维组成的透析器中，血液与含机体浓度相似的电解质溶液（透析液）在一根根空心纤维内外，通过弥散/对流进行物质交换，清除体内的代谢废物、维持电解质和酸碱平衡；同时清除体内过多的水分。

任务一　血液透析的设备

血液透析的设备包括血液透析机、水处理及透析器、共同组成血液透析系统。

一、血液透析机

血液净化治疗中应用最广泛的一种治疗仪器，是一个较为复杂的机电一体化设备，由透析液供给监控装置及体外循环监控装置组成。它包括血泵，是驱动血液体外循环的动力；透析液配制系统；联机配制合适电解质浓度的透析液；容量控制系统，保证进出透析器的液体量达到预定的平衡目标；各种安全监测系统，包括压力监控、空气监控及漏血监控等。

二、水处理系统

由于一次透析中患者血液要隔着透析膜接触大量透析液（120 L），而城市自来水含各种微量元素特别是重金属元素，同时含一些消毒剂、内毒素及细菌，与血液接触将导致这些物质进入体内。因此自来水需依次经过滤、除铁、软化、活性炭、反渗透处理，只有反渗水方可作为浓缩透析液的稀释用水。而对自来水进行一系列处理的装置即为水处理系统。

三、透析器

也称"人工肾"，由一根根化学材料制成的空心纤维组成，而每根空心纤维上分布着无数小孔。透析时血液经空心纤维内而透析液经空心纤维外反向流过，血液/透析液中的一些小分子的溶质及水分即通过空心纤维上的小孔进行交换，交换的最终结果是血液中的尿毒症毒素及一些电解质、多余的水分进入透析液中被清除，透析液中一些碳酸氢根及电解质进入血液中，从而达到清除毒素、水分、维持酸碱平衡及内环境稳定的目的。整个空心纤维的总面积即交换面积决定了小分子物质的通过能力，而膜孔径的大小决定了中、大分子的通过能力。

四、透析液

透析液由含电解质及碱基的透析浓缩液与反渗水按比例稀释后得到，最终形成与血液电解质浓度接近的溶液，以维持正常电解质水平，同时通过较高的碱基浓度提供碱基给机体，以纠正患者存在的酸中毒。常用的透析液碱基主要为碳酸氢盐，还含少量醋酸。

任务二 血管通路

建立和维护良好的血液净化的血管通路，是保证血液净化顺利进行和充分透析的首要条件。血管通路也是长期维持性血液透析患者的"生命线"。根据患者病情的需要和血液净化方式，血管通路分为紧急透析（临时性）的血管通路和维持性（永久性）血管通路。前者主要采用中心静脉留置导管或直接穿刺动脉及静脉，后者为动静脉内瘘或长期中心静脉留置导管。

理想的血管通路在血透时应有足够的血流量，穿刺方便，持久耐用，各种并发症少。血管通路设计时应根据患者肾衰竭的原发病因，可逆程度、年龄、患者单位及医院条件来选择临时性血管通路还是永久性血管通路等。单纯急性肾衰竭或慢性肾衰竭基础上急剧恶化，动静脉内瘘未成熟时，均应选择临时性血管通路，可以采用经皮股静脉、锁骨下静脉或颈内静脉留置导管建立血管通路。慢性肾衰竭应选择永久性血管通路，可以采用动静脉内瘘或血管移植。当血管条件很差时也可用长期中心静脉留置导管。应当注意在慢性肾衰竭患者进入透析前，临床医师应妥善保护两上肢前臂的血管，避免反复穿刺是确保血管通路长期无并发症发生的最重要步骤。

任务三 适应证和禁忌证

一、适应证

（一）急性肾损伤

凡急性肾损伤合并高分解代谢者（每日 BUN 上升 ≥ 10.7 mmol/L，SCr 上升 ≥ 176.8 μmol/L，血钾上升 $1 \sim 2$ mmol/L，HCO_3^- 下降 ≥ 2 mmol/L）可透析治疗。非高分解代谢者，但符合下述第一项并有任何其他一项者，即可进行透析：①无尿 48 h 以上；②BUN ≥ 21.4 mmol/L；③SCr ≥ 442 μmol/L；④血钾 ≥ 6.5 mmol/L；⑤HCO_3^- < 15 mmol/L，CO_2 结合力 < 13.4 mmol/L；⑥有明显水肿、肺水肿、恶心、呕吐、嗜睡、躁动或意识障碍；⑦误

输异型血或其他原因所致溶血、游离血红蛋白 > 12.4 mmol/L。决定患者是否立即开始肾脏替代治疗，以及选择何种方式，不能单凭某项指标，而应综合考虑。

（二）慢性肾衰竭

慢性肾衰竭血液透析的时机尚无统一标准，由于医疗及经济条件的限制，我国多数患者血液透析开始较晚。透析指征：①内生肌酐清除率 < 10 mL/min；②BUN > 28.6 mmol/L，或 SCr > 707.2 μmol/L；③高钾血症；④代谢性酸中毒；⑤口中有尿毒症气味伴食欲丧失和恶心、呕吐等；⑥慢性充血性心力衰竭、肾性高血压或尿毒症性心包炎用一般治疗无效者；⑦出现尿毒症神经系统症状，如性格改变、不宁腿综合征等。开始透析时机时同样需综合各项指标异常及临床症状来做出决定。

（三）急性药物或毒物中毒

凡能够通过透析膜清除的药物及毒物，即分子量小，不与组织蛋白结合，在体内分布较均匀均可采用透析治疗。应在服毒物后 8 ~ 12 h 进行，病情危重者可不必等待检查结果即可开始透析治疗。

（四）其他疾病

严重水、电解质及酸解平衡紊乱，一般疗法难以奏效而血液透析有可能有效者。

二、禁忌证

近年来，随着血液透析技术的改进，血液透析已无绝对禁忌证，只有相对禁忌证。
1. 休克或低血压者（收缩压 < 80 mmHg）。
2. 严重的心肌病变导致的肺水肿及心力衰竭。
3. 严重心律失常。
4. 有严重出血倾向或脑出血。
5. 晚期恶性肿瘤。
6. 极度衰竭、临终患者。
7. 精神病及不合作者或患者本人和家属拒绝透析者。

任务四　血液透析患者的护理

一、透析前的护理

（一）心理疏导

透析治疗是一非生理性状态，患者在此阶段会产生心理不平衡，一是认为病情恶化，二是对血透本身的恐惧，对预后失去信心，故此阶段心理护理显得尤为重要，应做好患者的心理疏导，鼓励患者战胜这种心理的不安和痛楚，并向患者本人和家属充分解释血透治疗的原理及效果，讲解相关血透知识，有效利用患者家庭的支持，必要时请接受透析治疗疗程较长、效果较好的患者帮助解释，以取得患者密切配合。尽管透析可维持患者的生命，但坚持长期透析治疗的患者仍会逐渐意识到自己的身体状况，会因其他原因而产生一些危机，而护士就应该是患者焦虑、愤怒或恐惧友好的共同承担者，与患者进行诚恳交谈，认真倾听患者的心理感受，使患者在身心和谐的状态下以轻松愉悦的心情及更积极的心态接受血透治疗。

（二）护理流程

护士必须熟悉每位患者的特点，制订不同的护理计划。患者的饮食、透析方案及用药，形成一个相关的整体。如当饮食变动时，透析方案也应做相应的变动。每次透析前要测体重、脉搏、血压、体温、呼吸。抽血查 K^+、Na^+、Cl^-、血尿素氮、血肌酐、CO_2CP，凝血酶原活动度，血红蛋白等，以了解患者心、肺、肝、肾功能状态及贫血、感染、出凝血情况。如患者血红蛋白 <50 g/L 应输血。血压偏低可静脉输注右旋糖酐或输血，纠正低血压后，再行血液透析；透析前应检查透析器各部件的运输是否正常。

二、透析时的护理

透析时患者应每隔 30 ~ 60 min 记录体温、呼吸、脉搏、血压 1 次，危重患者应每隔 15 ~ 30 min 记录 1 次，以便及时发现透析时可能发生的并发症，及时处理。同时，按记录结果及时调整透析方案。在透析中可发生出血、心悸、心衰、呼吸骤停、心肌梗死等严重并发症。护士应严密观察并做好心肺复苏的一切准备工作。透析中应密切观察血流量、静脉压、有无血液分层、血液及透析液颜色，如发生分层、凝血，提示肝素用量不足，一般加大肝素剂量即可。透析液颜色变红说明发生了破膜应立即停止透析并更换装置。

三、透析后的护理

（一）病情监测

透析后须测体温、呼吸、脉搏、血压、体重。抽血查肌酐、尿素氮、K^+、Na^+、Cl^-、CO_2CP 必要时查 Ca^{2+}、P^{3-} 以决定透析效果，有无电解质紊乱，并做相应调整，同时为下一次制定透析方案做准备。在 2 次透析间隔期准确记录液体的出入量是极其重要的，据此可使患者有适当的液体摄入而又不至于过度增加液体负荷而发生充血性心力衰竭。

（二）饮食护理

透析治疗开始后患者往往有一错误认识，即血液透析可完全满足患者清除代谢产物的需要，故不加限制地进食和饮水。因此当患者进入规律性透析时应考虑到其肾功能状况，透析次数及间隔时间的长短和透析液的组成等来制定适合患者状况的食谱。予以低盐低钾高维生素适量蛋白和充足热量的饮食。规定血透患者应给予蛋白质每日每千克体重 1 g 左右，其中优质蛋白质要占50% 以上，热量供应在 35 kcal/kg 以上，蔬菜及水果应有一定限量以避免摄入过多钾，但应补充维生素 B_1、维生素 B_6、叶酸等。尽管患者频繁透析，仍需限制液体的入量。对无尿患者一般规定每日入液量约为 1000 mL。体重变化是推测患者能否遵守所需食谱的一个相当精确的指标，患者应在每 24 h 内体重增加不超过 0.5 kg，体重增加过多提示饮水过多或体内有过多液体潴留。

（三）安全性保障

由于毒性产物及废物的蓄积，患者可出现神经精神症状，护士在观察患者意识状态及其他神经体征的同时，要做好脑血管意外的防护工作，如加床挡、约束带等。并做好患者的生活护理，心理护理。

（四）用药护理

血透的患者用药很多，而药物大部分经肝或肾脏排泄，所以应避免使用肾毒性药物。

（五）预防感染

在透析中还应严格执行无菌操作技术，预防感染。做好透前、透后机器、器械及透析器的消毒；保持内、外瘘局部清洁、干燥；非透析人员接送患者应戴口罩、帽子。

四、动静脉瘘的护理

血透患者的动静脉瘘管相当重要。患者应熟悉其用途，保持瘘管通畅、清洁、无滑脱及出血。

（一）疾病基础知识讲解

应向患者讲明瘘管的位置、重要性、可能出现的并发症和如何保护，出现问题时要通知医护人员及时处理。局部要保持清洁，做各种活动时均应小心、衣着勿过紧，外瘘管勿扭曲、受压、脱开，注意瘘管处有无渗血、出血。护士也应经常检查硅胶管和连接部的松紧情况，不合作的患者以夹板固定，防止因接管脱落而引起大出血。有渗血时及时更换敷料，如遇管子脱落，可用无菌止血钳夹住滑出端或扎上止血带并加压包扎，及时请外科处理。

（二）关于血栓的护理

注意勿在瘘管所在肢体上输液、测血压等，以防阻塞。在平时护理过程中，应经常听诊血管杂音，观察硅胶管的色泽。若颜色深浅不一、血清分离、波动消失，温度低均提示外瘘阻塞。应立即用肝素加生理盐水冲管或用尿激酶 10 000 U 溶解于 10 mL 生理盐水中缓慢注入瘘管内，反复抽吸，每次注入量 ≤3 mL。静脉端阻塞处理时应十分慎重，以防栓子从静脉端进入体内而发生栓塞。

（三）造瘘口护理

要保持造瘘口局部清洁干净。如有脓性分泌物或局部红、肿应及时处理，定时局部消毒、换药，积极控制感染扩散，防止发生败血症，同时应做血培养。

（四）内瘘管护理

内瘘管为慢性维持血透的血管通路。每次透析均需穿刺，两穿刺点间距离应在 10 mm 左右，每次穿刺时应避开明显的疤痕，可选择靠近前一次穿刺点的部位，拔针后应压迫穿刺点 20 min 以上，以免出血。在患者左前臂取桡动脉及其相邻的头静脉在皮下做一吻合术。适用于内瘘者：注意保持建瘘肢体皮肤的清洁。血透结束拔针后要适度压迫止血，防止瘘管凝血栓塞及出血。透析次日后可用热毛巾湿敷，有利于活血化瘀和延长动静脉内瘘的寿命。

（五）其他护理措施

主要适用于急性肾衰竭和慢性肾衰竭建立内瘘前的过渡阶段。由两根细长的硅胶管分别做桡动脉及其伴行静脉插管由皮下引出后用聚乙烯连接管将它们连接，形成一个置于皮肤外的人工动静脉瘘。外瘘者：①要勤检查，判断外瘘是否通畅。瘘管内血液呈均匀一致的鲜红色，手触摸暴露管有轻微的震颤或搏动，说明瘘管通畅；若发现瘘管的血液呈黑红色，并有血液断层现象，提示瘘管可能凝血，应及时找医师处理。②准备一根止血带并教会患者正确使用，以防瘘管滑脱后大出血。③禁止将带瘘肢体浸湿。瘘管周围皮肤保持清洁，如皮肤出现瘙痒时勿用手抓，可适当涂一些抗生素软膏，如金霉素软膏等，以防感染。

五、并发症的护理

（一）透析反应

透析时患者热源反应常始于透析后 50~75 min，患者畏寒不适、体温升高，头晕、头痛、恶心、呕吐；部分患者透析前紧张。所以除对症处理外应注意心理护理；在刚开始透析时透析时间宜短，逐渐过渡，第 1 次 2 h 左右，后逐渐延长，经 1~2 周诱导，可进入规律透析。

（二）透析失衡综合征

可发生在透析结束前或透析后。主要症状有头痛、烦躁不安、恶心、呕吐、血压升高，严重者可出现视物模糊，震颤，甚至抽搐，昏迷而导致死亡。其病因尚未完全明了，初步认为是血透后患者血中代谢产物下降速度快，而血肌酐、尿素氮等通过血脑屏障较缓慢，导致渗透压的不同，引起脑水肿，颅压升高，以及血液与脑脊液氢离子浓度差等引起的一系列中枢神经系统症状。其护理措施首先是安慰患者使之平静，卧床休息；其次建立静脉通路，静脉滴注葡萄糖、右旋糖酐、新鲜血液等；再者予以对症处理，如降颅压等。

（三）心血管并发症

血透患者心血管主要并发症有心律失常、心包炎、心脏压塞、心力衰竭、高血压、脑出血等。患者还可出现透析相关性低血压，可补充生理盐水、白蛋白、血浆等，其他相应处理可参考。

（四）肌肉痉挛

多在透析中后期出现，表现为足部肌肉、腓肠肌痉挛性疼痛，常见原因包括低血压、低血容量及电解质紊乱，超滤速度过快、应用低钠透析液等。可通过以下措施预防：①防止发生低血压，控制透析间期体重。②采用高钠透析、碳酸氢盐透析、应用低钠透析液等。③纠正电解质紊乱。④加强肌肉锻炼。发生肌肉痉挛时应采取以下措施：降低超滤速度，快速注入生理盐水 100~200 mL，或输入高渗葡萄糖溶液、甘露醇。

六、心理护理

保持良好情绪，因精神因素能影响维持性血透（慢性肾衰竭需做长期血透析）患者的存活时间。因此，血透患者特别是维持性血透者要学会自我心理疏导，克服消极情绪，正确认识疾病，增强战胜疾病的信心。

七、健康指导

（一）血透知识指导

帮助维持性血液透析患者逐步适应以透析治疗替代自身肾脏工作所带来的生理功能的变化，学会配合治疗要求，增强治疗依从性，促进患者回归社会。告诉患者定期透析、定期监测的重要性。指导患者学会监测并记录每天尿量、体重、血压情况，保持大便通畅。帮助患者建立健康生活方式，如戒烟戒酒、生活规律。鼓励患者适当运动锻炼，参与社会活动和力所能及的工作。

（二）血管通路护理指导

1. 教会患者每天判断内瘘是否通畅，可用手触摸吻合口的静脉端，若扪及震颤，则提示通畅。
2. 保持内瘘局部皮肤清洁，每次透析前清洁手臂，避免弄湿。
3. 避免内瘘侧肢体受压、负重、戴手表，勿穿紧袖衣服；注意睡姿，避免压迫内瘘侧肢体；避免肢体暴露于过冷或过热的环境。
4. 注意保护内瘘，避免碰撞等外伤，以延长其使用期。

（三）监测血压

可自备血压计 1 只，经常测量（但不要在建瘘肢体上测量）。因血压过高时患者感到不适，甚至可出现高血压危象；过低则容易使动静脉瘘管内凝血。要正确应用降压药物，最好将血压控制在（140~160)/(80~90） mmHg。

（四）根据医嘱及病情变化服药

患者要熟悉血液透析的各种指标的正常值及异常时的临床意义。定期抽血，及时纠正电解质紊乱、贫血及各种不适症状，严格遵照医嘱服药。

（五）饮食指导

饮食疗法是血透患者提高存活率及影响生存质量的关键，要严格按饮食疗法要求进食，此类患者因水钠受限、血透清除及其味觉减退，易致营养代谢紊乱。要多食优质蛋白，经常调换口味，注意食物的色、香、味，促进食欲，要加强饮食指导，使患者合理调配饮食。具体方案如下。

1. **热量** 透析患者在轻度活动状态下，能量供给为 147～167 kJ/(kg·d)，其中糖类占 60%～65%，以多糖为主；脂肪占 35%～40%。

2. **蛋白质** 蛋白质摄入量为 1.2～1.3 g/(kg·d) 为宜，其中 50% 以上为优质蛋白。

3. **控制液体摄入** 2 次透析之间，体重增加以不超过 4%～5% 为宜。每天饮水量一般以前一天尿量加 500 mL 水。

4. **限制钠、钾、磷的摄入** 给予低盐饮食，无尿时应控制在 2～3 g/d。慎食含钾高的食物，如蘑菇、海带、豆类、莲子、卷心菜、榨菜、香蕉等。磷的摄入量应控制在 800～1000 mg/d，避免含磷高的食物，如全麦面包、动物内脏、干豆类、硬壳果类、奶粉、蛋黄、巧克力等。

5. **维生素和矿物质** 透析时水溶性维生素严重丢失，需补充维生素 C、维生素 B、叶酸等。每天钙摄入量应该达到 1000～1200 mg，除膳食中的钙以外，一般要补充钙制剂（碳酸钙或醋酸钙）和活性维生素 D。蛋白质摄入不足可导致锌的缺乏，故有必要补充一定量的锌。

项目二 腹膜透析

腹膜透析（peritoneal dialysis，PD）是利用人体自身的腹膜作为透析膜的一种透析方式。通过灌入腹腔的透析液与腹膜另一侧的毛细血管内的血浆成分进行溶质和水分的交换，清除体内潴留的代谢产物和过多的水分，同时通过透析液补充机体所必需的物质。通过不断地更新腹透液，达到肾脏替代或支持治疗的目的。

任务一 原理简介

腹膜透析治疗的时候，通过腹膜透析导管将腹膜透析液灌进腹腔。腹腔内腹膜的一侧是腹膜毛细血管内含有废物和多余水分的血液，另一侧是腹膜透析液，血液里的废物和多余的水分透过腹膜进入腹透液里。一段时间后，把含有废物和多余水分的腹膜透析液从腹腔里放出来，再灌进去新的腹膜透析液，这样不断地循环。

任务二 设备及材料

一、腹膜透析导管

临床常用的腹透管，包括直管、卷曲管（俗称：猪尾巴管）和鹅颈管，后者的特点是两个涤纶套之间有一个永久性的弧形弯曲。除此之外，还有 TWH（Toronto Western Hospital）导管等。还可以根据涤纶套的数量分类：有单涤纶套、双涤纶套及无涤纶套（现已淘汰）3种硅胶腹膜透析管。目前慢性肾衰竭常用的是双涤纶套。涤纶套的主要功能是固定管路，封闭皮下隧道，防止逆行性感染。

二、腹膜透析液

主要由渗透剂、缓冲液、电解质3个部分组成。渗透剂常采用葡萄糖，以维持腹透液的高渗透压。缓冲液常采用乳酸盐，用于纠正酸中毒。电解质的组成和浓度与正常血浆相近。腹透液应无菌、无毒、无致热原，可根据病情适当加入药物，如抗生素、肝素等。

任务三　适应证和禁忌证

一、适应证

腹膜透析适用于急、慢性肾衰竭，高容量负荷，电解质或酸碱平衡紊乱，药物和毒物中毒等疾病，以及肝衰竭的辅助治疗，并可进行经腹腔给药、补充营养等。

（一）慢性肾衰竭

老年人、婴幼儿和儿童可优先考虑腹膜透析，腹膜透析不需要建立血管通路，可避免反复血管穿刺给儿童带来的疼痛、恐惧心理，腹膜透析对易合并心血管并发症的老年人心血管功能影响小，因此易被老年人和儿童接受；有心、脑血管疾病史或心血管状态不稳定的可优先考虑腹膜透析；血管条件不佳或反复动静脉造瘘失败的可考虑腹膜透析；凝血功能障碍伴明显出血或出血倾向的可优先考虑腹膜透析；尚存较好的残余肾功能的优先考虑腹膜透析；偏好居家治疗，或需要白天工作、上学者可优先选择腹膜透析；交通不便的农村偏远地区患者可优先考虑腹膜透析。

（二）急性肾衰竭或急性肾损伤

可早期腹膜透析治疗，清除体内代谢废物，纠正水、电解质和酸碱失衡，预防并发症发生，并为后续的药物及营养治疗创造条件。

（三）中毒性疾病

腹膜透析既能清除毒物，又能清除体内潴留的代谢产物及过多水分。尤其对于有血液透析禁忌证或无条件进行血液透析的患者，可选择腹膜透析。

二、禁忌证

慢性持续性或反复发作性腹腔感染或肿瘤广泛腹膜转移导致患者腹膜广泛纤维化、粘连；严重的皮肤病、腹壁广泛感染或腹部大面积烧伤无合适部位置入腹膜透析导管；外科难以修复的疝、脐突出、腹裂、膀胱外翻等难以纠正的机械性问题；严重腹膜缺损；患者精神障碍又无合适助手。

任务四　慢性肾衰患者首选腹膜透析疗法的优势和局限性

一、优势

1. 对残余肾功能的保护优于血液透析。
2. 透析最初的数年内血压及液体控制优于血液透析，有利于心血管系统功能的稳定。
3. 生活质量较高。
4. 贫血的改善优于血液透析。
5. 腹膜透析转移植后肾功能延迟恢复的发生率较低。
6. 血液被污染的机会少。
7. 2～3 年的生存率高于或相同于血液透析。

二、局限性

腹膜透析有其先天的局限性。由于腹膜本身是生物膜，其有限的使用寿命决定了腹膜透析能坚持的时间远远低于血液透析。在腹膜透析的过程中，一旦患者残余肾功能明显下降或丧失、超滤下降或其他原因无法进行充分透析时，可转为腹膜透析/血液透析或血液透析，或接受肾移植。由此可以使患者在整个肾脏替代治疗过程中始终能获得各阶段最佳的治疗效果，始终保持较高的生活质量。腹膜透析、血液透析和肾移植三者并非互相排斥，而是互为补充和支持。应根据患者的具体情况选择个体化的最佳治疗方案。

任务五　腹膜透析患者的护理

一、饮食护理

由于腹透会丢失体内大量的蛋白质及其他营养成分，应通过饮食补充，要求患者蛋白质摄入量为 1.2～1.3 g，其中 50% 以上为优质蛋白，能量供给为 147 kJ/(kg·d)，即 35 kcal/(kg·d)，水的摄入量根据每日的出量来决定，每人水分摄入量 = 500 mL + 前一天尿量 + 前一天腹透超滤量。如出量为 1500 mL 以上，患者无明显高血压、水肿等，可正常饮水。

二、操作注意事项

1. 熟练掌握腹透方法，腹膜透析换液的场所应清洁、相对独立、光线充足，定期进行紫外线消毒。
2. 分离和连接各种管道线要注意消毒和严格无菌操作。
3. 掌握各种管道连接系统，如双联系统的应用。
4. 透析液进入腹腔前要干加热至 37 ℃，准确做好透析液进出时间和液量的记录。
5. 定期测量体重、血压、尿量、饮水量，定期送腹透液做各种检查。
6. 观察透析管皮肤出口处有无渗血、漏液、红肿。

7. 保持导管和出口处清洁、干燥。

三、常见并发症的观察及护理

（一）出血切口出血

主要由于术中止血不彻底，再因肾衰竭患者有出血倾向。出现血性引流液的原因常见于：切口出血渗入腹腔；腹腔内小血管出血；部分大网膜切除结扎不紧或在置管过程中损伤大网膜。

护理措施：①切口处给予加压包扎、沙袋压迫、冰敷。②严密观察并记录引流液的颜色。③用未加温的腹透液，反复冲洗腹腔，可使腹腔内血管收缩而达到止血的目的。腹透液内停止使用抗凝药。④若以上方法无效，则送入手术室打开伤口寻找出血点止血。

（二）腹痛、腹胀

常因透析液温度过高或过低；渗透压过高；流入或排出过快；导管腹内段末端置入位置过深；腹膜炎等。

护理时观察患者对腹透液温度高低的敏感度，一般应把温度控制在 37 ℃ 左右；调节导管开关，降低压力，减慢灌入液或放出液的速度；若置管位置过深时，应由置管医师将导管向外拔出 1 cm 左右。

（三）漏液

糖尿病患者长期服用糖皮质激素和产妇患者易出现术后渗漏现象。原因是术中腹膜荷包缝合结扎不牢，或术后患者有增加腹压的动作，或开始腹透时 1 次入液量过多。

护理时暂时停止腹膜透析 2~3 d，如需继续透析，改为小剂量间断腹透；漏液多者停止腹透 2 周，必要时做 CT 检查，行手术修复或重新置管。

（四）腹膜透析液引流不畅

以置管两周内为最常见。常见原因有腹膜透析管移位、受压、扭曲、纤维蛋白堵塞、大网膜包裹等。护理时：①首先排除管道扭曲、受压情况，嘱患者改变体位；排空膀胱。②增加活动，保持大便通畅，做好饮食调护，督促和安排患者合理摄入蛋白质，教育患者避免过多摄入豆制品、土豆、红薯等产气过多的产品，必要时服用导泻药或灌肠，促使肠蠕动。③引流液中有肉眼可见的纤维蛋白，且流入通畅而流出不畅，应疑为纤维蛋白凝块阻塞所致，可注入肝素、尿激酶、生理盐水、透析液等，去除堵塞透析管的纤维素、血块等。④调整透析管的位置。⑤以上处理无效者可重新手术置管。

（五）皮肤隧道口及隧道感染

皮肤隧道口急性感染表现为出口处疼痛、红肿，甚至伴有有分泌物排出。

处理方法：重在预防，做好腹透患者的健康教育。①严格执行无菌操作技术，强调操作时戴口罩，认真洗手。②教育患者注意个人卫生，妥善固定导管，避免牵拉。③保持导管出口处清洁、干燥。腹透管置入6周内暂不淋浴，改为擦身；置入6周后淋浴时用人工肛袋保护导管出口及腹外段导管以避免淋湿，采用淋浴，勿盆浴，淋浴后立即更换导管敷料。④根据药敏试验使用敏感抗生素，感染严重时采用静脉用药。

（六）腹膜炎

随着腹膜透析技术的进步，腹膜炎的发生率已明显下降。腹膜炎最早表现为腹透液混浊、腹痛，继之腹部压痛、腹胀、发热、恶心、呕吐、细菌培养腹透液有细菌生长。发生腹膜炎的原因：更换腹透液时无菌操作不严，导管与腹透管在拆接时被细菌污染，表皮细菌通过腹透管周围进入腹腔；使用免疫制剂，机体抵抗力下降；肠道寄生菌穿透肠壁，进入腹腔。

处理方法：严格遵守无菌操作规程。①对患者进行疾病基础知识的健康教育，每天清洁导管外口皮肤。②室内保持干燥、通风，每天紫外线空气消毒。③严密观察隧道外口有无分泌物，局部有无红肿、压痛、透析液是否混浊，发现问题及时处理，如疑有感染，应立即留取腹透液作细菌、真菌培养。④2000 mL腹透液连续腹腔冲洗。⑤腹膜透析液内遵医嘱加入抗生素和肝素，反复进行腹腔灌洗。根据细菌培养结果，选择敏感抗生素。若腹腔内用药1周以上症状无改善，应封管或拔管，并遵医嘱改用静脉应用抗生素。

（七）其他并发症

如腹膜透析超滤过多引起的脱水、低血压、腹腔出血、腹透管周或腹壁渗漏、营养不良、慢性并发症如肠粘连、腹膜后硬化等。

四、健康指导

（一）腹膜透析操作指导

告知患者及家属，腹膜透析操作只能在接受培训得到腹透护士认可，考试合格后进行。腹膜透析操作环境要求清洁、干燥、光线良好，不能有宠物。操作只要一张小桌子，并有3 m² 的空间作为固定操作区，放置治疗用品。操作前要进行紫外线空气消毒，关闭门窗，清洁桌面，少量酒精喷洒擦干。操作前备齐用物，洗手，戴口罩，如出口处有感染应戴手套。为减少感染的机会要按护士教的"六步洗手法"洗手2 min。

（二）导管及出口护理指导

1. 导管维护指导　告知患者避免有对出口处有害的行为，不宜穿紧身衣裤，要始终把导管用胶布固定好，防止腹透管被猛拉、扯拽或弯折，防止脱落及出口处皮肤的损伤而引起感染，勿用力咳嗽。

2. 出口换药及洗浴指导　告知家属帮助患者换药时应取仰卧位，如患者自己换药可取坐位。术后每周换药1次，2周内不要洗澡，之后可以在洗澡袋保护下用净水从上至下淋浴，但强调不能盆浴，不能让出口浸泡在水里。沐浴用品避免与他人混用，避免交叉感染，可在医师指导下选择洗洁剂。指导患者把沐浴液倒在方巾上，轻柔地擦洗洗澡保护袋周围的皮肤。洗浴后取下出口纱布，检查旧纱布和出口处有无感染，如果有痂皮，不可强行揭掉。用无菌棉签蘸消毒剂清洁出口，以出口为圆心，环形由里向外，不要流至出口处和隧道里，待干后用新纱布覆盖出口，胶布固定在腹透管周围及手术切口上，并顺着腹透管和连接短管的自然走势固定，固定时不要扭曲、压折、牵拉。正常情况下腹透管置入6周以后，每日或隔日沐浴换药1次。如果出现感染换药应更勤，至少每日换药1次。嘱咐患者记录出口处情况，如果出口处有渗液、损伤、出血、感染等异常情况应及时就诊。

（三）更换腹透液护理指导

1. 更换腹透液的操作指导

（1）换液程序指导：嘱咐患者换液前要戴口罩、洗手，先给腹透液加温至接近体温37 ℃撕开外袋，取出，检查双联引流接口拉环有无脱落、折断，出口塞是否折断、管路中有无液体、袋中液体是否清澈、检查浓度及容量是否正常、是否在有效期内、有无渗漏等。按连接、引流、冲洗、灌注、分离顺序，讲解并演示具体的操作方法。

（2）透出液检查指导：说明换液后需检查透出液，正常引流液为淡黄色透明液体，偶尔会有少量白色棉絮状物为纤维蛋白，是正常现象，不必担心。如果透出液浑浊或怀疑有血时，应保留并报告医师。每次换液后要称量透出液，然后填写腹透记录本。连接透出液的引流袋剪开后将其倒入厕所，嘱咐倒液时不要让液体四溅，倒后立即冲掉，并将软袋扔进垃圾桶，如为肝炎及其他传染病患者嘱其倒入厕所前要用漂白粉浸泡后弃之。

2. 换液过程中异常情况的处理　透析液灌入或引流困难：嘱其检查管路中是否受压或扭曲，管路中是否无气泡，灌液袋位置是否够高，排液袋是否低于腹部，改变体位观察引流是否有改善，近日有无便秘等，如有可针对原因进行调整。如发生纤维条索阻塞、腹腔内导管移位、漏液及管路脱落等立即关闭连接短管，回医院处理。

项目三　血液滤过

血液滤过（hemofiltration，HF）是通过机器（泵）或患者自身的血压，使血液流经体外回路中的一个滤器，在滤过压的作用下滤出大量液体和溶质，即超滤液；同时，补充与血浆液体成分相似的电解质溶液，即置换液，以达到血液净化的目的。

任务一　适应证

适应证基本上与血透相同，适用于急、慢性肾衰竭，但在下列情况血滤优于血透。

一、顽固性高血压血透治疗的患者

发生顽固性高血压可达50%（高肾素型），而血滤治疗时，可降至1%，有的可停用降压药。血压下降原因除有效清除过量水、钠外，可能还有其他原因。有人曾反复测定血浆和滤液中血管紧张素Ⅱ，发现两者的浓度相近，表明血滤能清除血浆中的某些加压物质。另外血滤时，心血管系统及细胞外液容量均比较稳定，明显减少了对肾素－血管紧张素系统的刺激。

二、低血压和严重水、钠潴留接受血滤治疗的患者

其心血管稳定性明显优于血透，血透治疗期间低血压发生率达25%~50%，但在血液滤过治疗时低血压发生率可降至5%。其原因：①血液滤过时能较好地保留钠，在细胞外液中能保持较高水平的钠以维持细胞外液高渗状态，使细胞内液向细胞外转移，即使在总体水明显减少的情况下，仍能保持细胞外液容量稳定。②血液滤过时血容量减少，血浆中去甲肾上腺素（NA）浓度升高，使周围血管阻力增加，保持了血压稳定，而血透时NA则不升高。③血液滤过时低氧血症不如血透时严重。④避免了醋酸盐的不良反应。⑤血液滤过时溶质浓度变动小，血浆渗透压较血透稳定。⑥血液滤过时滤过膜的生物相容性比常用透析膜好，故血液滤过能在短时间内去除体内大量水分，很少发生低血压，尤其对年老心血管功能不稳定的严重患者，血液滤过治疗较为完全。⑦血液滤过时返回体内血液温度为35℃，由于冷刺激自主神经，使NA分泌增加，而血液透析温度38℃，使周围血管扩张，阻力降低。

三、尿毒症心包炎在持续血透患者

尿毒症心包炎发病率达20%~25%，原因未明，改做血液滤过后，发现心包炎治疗时间较血透短，可能是血液滤过脱水性能好，清除"中分子"毒性物质较好之故。

四、急性肾衰竭患者

急性肾衰竭持续或间歇的血液滤过是急性肾衰竭的有效措施。连续性动静脉血液滤过（CAVH）对心血管功能不稳定、多脏器衰竭、病情危重的老年患者有独特的优点。

五、肝昏迷

许多学者认为血液滤过对肝昏迷治疗效果比血液透析好，但比血浆置换血液灌流差。

附录　连续肾脏替代疗法

连续肾脏替代疗法（continuous renal replacement therapy，CRRT）定义：通过体外循环血液净化方式连续、缓慢清除水及溶质的一种血液净化治疗技术，以替代肾脏功能。相较普通血液透析而言，CRRT延长了血液净化治疗时间而降低了单位时间的治疗效率，使血液中溶质浓度及容量变化对机体的影响降到最低，同时采用高通透性、生物相容性好的滤器；为重症患者的救治提供了极其重要的内稳态平衡。

一、适应证

（一）肾性适应证

急、慢性肾衰竭时的肾替代治疗（RRT）：重症患者发生急性肾衰竭合并下列情况时即

可开始行RRT治疗：①少尿（＜200 mL/12 h）；②无尿（＜50 mL/12 h）；③高钾血症（K⁺>6.5 mmol/L）；④重度酸中毒（pH 30 mmol/L）；⑤器官水肿（尤其是肺水肿）；⑥尿毒性脑病；⑦尿毒性心包炎；⑧尿毒性神经病变/心肌病变；⑨重度低钠/高钠血症（血Na＜130 mmol/L或＞160 mmol/L）；⑩高热；⑪药物过量（RRT可清除的药物）。符合上述1项就应开始RRT治疗；符合2项应强制性行RRT治疗；同时存在多项异常，即使未达到上述极限值，也应开始治疗。

（二）非肾性适应证

包括多器官功能障碍综合征（MODS）、脓毒血症或败血症性休克、急性呼吸窘迫综合征（ARDS）、挤压综合征、乳酸酸中毒、急性重症胰腺炎、心肺体外循环手术、慢性心力衰竭、肝性脑病、药物或毒物中毒、严重液体潴留、需要大量补液、电解质和酸碱代谢紊乱、肿瘤溶解综合征、高热等。

二、禁忌证

CRRT无绝对禁忌证，但存在以下情况时应慎用。包括：①无法建立合适的血管通路。②严重的凝血功能障碍。③严重的活动性出血，特别是颅内出血。

第六篇 血液系统疾病患者的护理

 学习目标

知识目标

1. 掌握血液系统疾病的护理诊断和护理计划。

2. 熟悉血液系统疾病的护理评估。

3. 了解血液系统疾病常见症状和体征的病因。

能力目标

1. 对血液系统疾病患者进行护理评估，制订护理计划。

2. 向血液系统疾病患者进行健康教育。

素质目标

1. 在护理患者的过程中，体贴、关怀患者，注重心理护理。

2. 能够理解药物不良反应和病情反复对患者的影响，及时关心并疏导患者。

模块一 总 论

血液系统疾病即血液病，是指原发于或累及血液、造血器官和（或）组织的疾病。近年来，基础医学的迅速发展推动并加速了血液病诊疗技术的发展，相应地，症状护理（特别是出血和感染的预防和护理）、造血干细胞移植的护理、联合化疗的护理、PICC 及输液港的护理等在血液病护理中发挥了重要的作用，极大地减轻了患者的痛苦，帮助了血液系统疾病患者度过危险期和恢复健康。

任务一 血液系统的结构和功能

血液系统由血液和造血器官及组织组成。造血器官及组织通过造血过程产生新的血细胞，血液为所有组织提供氧和营养物质，运走代谢废物并履行许多其他职责。

一、造血器官及血细胞的生成

造血器官及组织包括骨髓、胸、脾、淋巴结和分布在全身的淋巴组织和单核 – 吞噬细胞系统。骨髓是人体出生后最主要的造血器官，但在一定的应激状态下，肝、脾和被脂肪组织取代的黄骨髓也参与造血。单核 – 吞噬细胞系统具有清除杀灭外来微生物、受损或死亡的细胞和细胞碎片的作用，同时参与免疫反应及铁、脂肪和蛋白质的代谢。造血干细胞（hema-topoietic stem cells，HSCs）主要存在于造血功能活跃的红骨髓，是各种血细胞的起始细胞，具有不断自我更新与多向分化增殖的能力，在造血微环境下，通过某些因素的调节，逐渐增殖、分化为各种血细胞。

二、血液的组成和功能

血液由血浆及多种悬浮于血浆中的有形成分（血细胞）组成。血浆占血液容积的55%，包括90%的水分与10%的溶质。溶质包含多种蛋白质、凝血与抗凝血因子、抗体、补体、酶、激素、电解质及营养物质等。血细胞占血液容积的45%，包括红细胞、白细胞和血小板，其功能见表6-1-1。

表6-1-1　各种血细胞的功能

细胞	功能
红细胞	输送氧气并排出二氧化碳
白细胞	
中性粒细胞	机体抵御细菌入侵的第一道防线，主要作用是吞噬异物尤其是细菌
嗜酸性粒细胞	抗过敏和抗寄生虫作用
嗜碱性粒细胞	该细胞可释放组胺及肝素，组胺可改变毛细血管的通透性，肝素有抗凝血作用
淋巴细胞	T细胞参与细胞免疫，B细胞参与体液免疫
单核细胞	吞噬侵入的细菌、病毒、寄生虫等病原体及一些坏死的组织碎片；识别和杀伤肿瘤细胞
血小板	参与机体止血和凝血过程

任务二　血液病的分类

血液病可分为下列几类。

1. 红细胞疾病，如各种贫血、溶血、红细胞增多症和血红蛋白病等。

2. 白细胞疾病，包括粒细胞疾病、单核细胞和吞噬细胞疾病、淋巴细胞和浆细胞疾病等。如粒细胞缺乏症、单核细胞增多症、淋巴瘤、白血病及多发性骨髓瘤等。

3. 出血性及血栓性疾病，如过敏性紫癜、血小板减少性紫癜、凝血功能障碍性疾病、弥漫性血管内凝血及血栓性疾病等。

4. 造血干细胞疾病，如再生障碍性贫血、阵发性睡眠性血红蛋白尿等。

5. 脾功能亢进。

任务三　护理评估

一、病史

（一）患病及治疗经过

1. 患病经过　血液系统疾病常见症状和体征有贫血、出血、发热，以及肝、脾和淋巴结大、骨关节疼痛等，应询问患者起病时间，有无诱因、主要症状及其特点，有无伴随症状和并发症等。

2. 治疗经过　患病后的诊治过程，是否遵从医嘱治疗，目前的用药情况，包括用药的种类、剂量、用法，化疗的患者还应评估化疗的次数、患者的反应和化疗后的检查结果等。

3. 目前状况　目前患者的主要不适。一般情况如体重、饮食、营养状况、睡眠、大小便等有无改变。

（二）既往病史、个人史与家族史

1. 既往病史　询问患者有无相关的疾病，如某些贫血患者常伴有慢性失血相关疾病，如消化性溃疡、功能性子宫出血等，询问患者是否已进行治疗，疗效如何。

2. 个人史　评估患者的工作和居住环境，是否接触过放射性物质和化学毒物，它们可以引起骨髓功能障碍，导致再生障碍性贫血、白血病等。了解患者有无偏食和不良饮食习惯，这些因素往往与缺铁性贫血和巨幼性贫血发病有关。

3. 家族史　家族中有无类似疾病或相关病史，如血友病和遗传性球形红细胞增多症有明显的家族遗传倾向。

（三）心理－社会情况

1. 心理状态　护士应主动了解患者的心理状态，有无焦虑、抑郁、悲观、恐惧等负性情绪及其严重程度。对于急性出血患者，如再生障碍性贫血或白血病患者，病情凶险，早期患者易出现紧张、恐惧的心理，化疗后患者承受着难以忍受的恶心、呕吐等胃肠道反应，骨髓抑制期不可避免的感染造成的痛苦，放射性损伤及化疗药物导致的脱发、形体改变，维持治疗所需高昂的医疗费用等，使患者易出现焦虑、激怒、消沉、抑郁、悲观或绝望；慢性病病情反复，持续时间长，治疗效果不理想及巨大的经济负担等均可导致患者出现悲观、绝望的心理。这些不良心理会影响疾病的治疗效果和康复，因此护士应积极通过与患者及其家属的交谈或其他途径，多方面获取患者的相关资料，评估当前存在的心理问题，及时给予心理支持。

2. 社会支持系统　社会支持是对应激反应强有力的应对剂，建立有力的社会支持网有利于患者身心康复，护士应评估患者的家庭成员组成及对患者所患疾病的认识和支持程度、家庭经济状况、医疗费用来源及支付方式、出院后的就医条件等。

二、身体评估

（一）一般状态

1. 生命体征　观察患者有无发热、发热的程度和热型特点。发热和中度贫血的患者可出现呼吸和脉率的变化，大量出血的患者可能会出现脉搏和血压的变化。

2. 面容与表情　如贫血面容，药物不良反应引起的脱发、女性患者男性化、满月脸等。

3. 体位　重度贫血患者由于贫血性心脏病多采用半卧位或端坐位。

（二）皮肤黏膜

对于贫血患者注意观察皮肤黏膜有无苍白或黄染；对于出血患者应评估皮肤瘀点、瘀斑和血肿的部位、数量及大小，口腔黏膜和球结膜有无充血和出血，鼻腔有无出血；对于感染患者应注意观察皮肤有无发红或溃烂、咽后壁有无充血，扁桃体有无增大及其表面有无脓性分泌物。

（三）浅表淋巴结检查

应注意检查浅表淋巴结有无增大，并观察其出现的部位、数目、大小、表面情况、质地、活动度及有无压痛等。

（四）胸部检查

感染患者注意有无干湿啰音，啰音的部位及其与体位的关系；是否伴有胸腔积液征。中度贫血可导致贫血性心脏病，观察患者有无颈静脉充盈、怒张；有无心前区隆起，心尖搏动的部位和范围是否正常；听诊心率快慢，心律是否整齐，心音是否改变；各瓣膜区有无病理性杂音。

（五）腹部检查

注意腹部的外形、有无包块、肝脾大小。白血病和慢性溶血常伴有肝脾大，慢性粒细胞白血病可出现巨脾。

（六）其他检查

如神经系统有无感觉异常、神经反射异常等表现。骨骼关节有无异常，关节有无变形、活动障碍等。

三、实验室及其他辅助检查

（一）血常规检查

1. 血红蛋白和红细胞计数 血涂片染色可直接观察红细胞的大小、形态和染色程度，对于判断贫血类型有重要价值。
2. 网织红细胞计数和绝对值 可反映骨髓红细胞增殖程度。
3. 白细胞总数和分类计数 正常成年人白细胞为 $(4 \sim 10) \times 10^9/L$，白细胞总数 $>10 \times 10^9/L$ 称白细胞增高，常见于急性感染和白血病等；白细胞总数 $<4 \times 10^9/L$ 称白细胞减少。分类计数有助于疾病的病因诊断，中性粒细胞绝对值 $<1.5 \times 10^9/L$ 称粒细胞减少症，$<0.5 \times 10^9/L$ 称粒细胞缺乏症，常见于再生障碍性贫血、病毒感染等。

（二）骨髓细胞学检查

骨髓穿刺和活检对于血液系统疾病的临床诊断至关重要。通过骨髓涂片了解骨髓的增生程度，骨髓中各种细胞及其发育阶段细胞的比例，必要时可借助血细胞的化学染色进行鉴别诊断，如铁染色有助于缺铁性贫血的诊断。

（三）止血、凝血功能检查

常用的检查有束臂试验（毛细血管脆性试验），出、凝血时间测定，血小板计数等。

（四）其他检查

包括溶血试验、血清铁及铁蛋白，血液免疫学检查等，对于肝、脾、淋巴系统和骨骼系统的各种影像学检查，有利于各种血液病的临床诊断和病情监测。

模块二　血液系统疾病常见症状体征

血液系统疾病常见症状和体征有贫血、出血、发热，以及肝、脾和淋巴结大、骨关节疼痛等，本章主要介绍贫血、发热和出血的相关内容。

项目一　贫　血

贫血是血液系统疾病常见的临床症状之一，是指外周血液单位体积内血红蛋白（Hb）含量、红细胞数（RBC）和（或）血细胞比容（HCT）低于相同年龄、性别和地区的正常标准。

任务一　诊断标准

最常采用 Hb 作为诊断标准，一般认为在平原地区，成年男性 Hb < 120 g/L，成年女性 Hb < 110 g/L，妊娠女性 Hb < 100 g/L 可诊断为贫血。

任务二　分　类

贫血的分类方法很多，临床上可根据不同的需要进行分类。

（一）根据红细胞形态分类

有助于寻找贫血的病因和判断预后，主要根据平均红细胞容积（mean corpuscular volume，MCV）和平均红细胞血红蛋白浓度（mean corpuscular hemoglobin concentration，MCHC）进行分类（表6-2-1）。

表6-2-1　贫血按细胞形态分类

贫血类型	MCV (fL)	MCHC (%)	疾病
大细胞性贫血	>100	32~35	巨幼细胞贫血
正常细胞性贫血	80~100	32~35	再生障碍性贫血、溶血性贫血、急性失血性贫血
小细胞低色素性贫血	<80	<32	缺铁性贫血、地中海贫血、铁粒幼红细胞贫血

（二）根据血红蛋白浓度分类

有助于评估病情和指导临床治疗与护理（表6-2-2）。

表6-2-2　贫血程度的划分标准

贫血程度	Hb（g/L）	临床表现
轻度	>90	症状轻微
中度	60～90	头晕、耳鸣、疲乏无力、活动后心悸、气促
重度	30～59	静息状态下就感到心悸、气促
极重度	<30	除重度贫血表现外，常合并贫血性心脏病的表现

（三）根据贫血的病因和发病机制分类

临床上常采用这种办法分析贫血的病因和指导治疗。

1. 红细胞生成减少

（1）造血干细胞异常，如再生障碍性贫血、白血病。

（2）造血微环境异常，如骨髓纤维化、慢性病性贫血。

（3）造血原料不足或利用障碍，如巨幼细胞贫血、缺铁性贫血。

2. 红细胞破坏过多　见于各种原因导致的溶血性贫血。

（1）红细胞内在缺陷，如遗传性球形细胞增多症、阵发性睡眠性血红蛋白尿、葡萄糖-6-磷酸脱氢酶缺乏症、地中海贫血。

（2）外在因素，如免疫性、血管性和理化因素所致的溶血性贫血。

3. 失血性贫血　如急、慢性失血。

任务三　临床表现

贫血的临床表现与贫血进展的速度和机体的耐受力有关，贫血发生速度快，机体耐受力差的患者贫血症状重，体征也较明显。不同程度贫血的临床表现见表6-2-2。由于贫血患者红细胞数量下降，红细胞携氧减少，全身系统均有可能出现相应的临床表现。

一、一般表现

疲乏、困倦、软弱无力常为贫血最常见和出现最早的症状。皮肤黏膜苍白是贫血最突出的体征，溶血性贫血患者可出现黄疸。

二、呼吸、循环系统

轻度贫血对心肺功能影响不明显，仅在活动后出现呼吸加快、加深和心悸；重度贫血者平静状态下即可发生呼吸困难；长期贫血，会出现贫血性心脏病。

三、神经系统

头昏、耳鸣、嗜睡、注意力不集中等，是贫血缺氧导致神经组织损害的常见症状。

四、消化系统

由于贫血使消化腺分泌减少甚至腺体萎缩，导致消化不良，出现食欲缺乏、腹胀、大便规律及性状的改变、舌乳头萎缩、黄疸和脾大。

五、泌尿生殖内分泌系统

月经失调、性功能减退，重者可引起少尿、无尿甚至急性肾衰竭。

任务四 治疗要点

一、对因治疗

纠正贫血达到彻底治愈的关键环节。明确贫血病因后应积极治疗原发病因，如缺铁性贫血补充铁剂、巨幼细胞贫血补充叶酸和维生素 B_{12}、自身免疫性溶血性贫血采用糖皮质激素治疗或脾切除。

二、对症治疗

对于贫血病因不明或老年、已合并有心肺功能不全的患者，可考虑输注全血或选择红细胞成分输血。多次输血出现继发性血色病者应给予去铁治疗。

任务五 贫血患者的护理

一、护理评估

（一）病史

1. 患病经过 了解患者有无不良饮食习惯，如偏食或素食习惯；是否接触放射性物质和化学毒物，近期有无用药等；了解患者出现贫血的主要症状如头晕、耳鸣、疲乏无力、心悸、生活自理能力下降等情况；了解相关检查结果，用药情况及效果，病情是否有加重趋势。

2. 既往史和家族史 贫血是否由急、慢性失血导致，询问患者有无消化性溃疡、手术史、外伤史、痔疮等；家族中有无类似疾病和相关疾病。

3. 日常生活状况 包括饮食、睡眠、排便、体重和活动耐力，女性患者的月经情况。

4. 心理-社会状况 护理人员应正确评估患者的心理状态，给予有针对性的心理疏导，并了解其家庭成员对疾病的认识、态度和家庭经济状况等。

（二）身体评估

应注意评估贫血引起的全身各系统缺氧表现和原发病的体征。贫血患者常表现出皮肤黏膜苍白、呼吸加快，严重贫血会导致贫血性心脏病，患者出现心脏增大、心率加快，心尖区可闻及"吹风"样收缩期杂音，以上变化多在贫血纠正后消失。

（三）实验室及其他辅助检查

1. 血液检查　根据红细胞及血红蛋白计数确定贫血及严重程度；根据 MCV、MCHC 和外周血涂片了解贫血分类；网织红细胞计数有助于贫血的鉴别诊断及疗效的评价。

2. 骨髓检查　包括骨髓涂片和活检，是明确贫血病因的重要检查方法。

3. 其他病因相关的检查　各种造血原料水平测定、消化道内镜、妇科检查、染色体、免疫分型等。

二、常用护理诊断/问题

（一）活动无耐力

与贫血引起机体缺氧有关。

（二）营养失调

低于机体需要量，与各种原因导致造血物质摄入不足、吸收不良、消耗增加或丢失过多有关。

三、护理目标

（一）患者的缺氧症状得以减轻或消失，活动耐力恢复正常。

（二）患者营养状况恢复或接近正常。

四、护理措施

（一）活动无耐力

1. 休息　休息能减少机体耗氧，缓解缺氧症状，护士应根据患者贫血的程度和活动耐力制订相应的活动计划。轻度贫血患者可适当活动，如散步、生活自理，避免剧烈运动；中度贫血患者增加卧床休息时间，患者起床活动时给予协助，防止发生跌倒；重度及以上贫血患者应绝对卧床休息，保持病室安静及床单位舒适。

2. 病情观察　观察患者贫血的症状和体征、进展速度，监测血红蛋白、网织红细胞等实验室检查结果。

3. 用药护理　严格遵医嘱给药，注意观察药物疗效和不良反应。

4. 吸氧　严重贫血患者可给予吸氧，以改善组织缺氧症状。

5. 心理护理 对于轻度贫血的患者，应告之重视并积极治疗原发病，以免加重症状；对于恶性疾病致贫血和伴有慢性病者，应帮助其克服不良心理，树立战胜疾病的信心。

（二）营养失调

低于机体需要量。

1. 饮食护理 指导患者改变不良的饮食习惯，给予高热量、高蛋白、高维生素、营养丰富的食物。根据不同病因，增加富含造血原料的食物，如缺铁性贫血患者宜多食富含铁的食物，同时避免食用加重病情的食物，如葡萄糖－6－磷酸脱氢酶缺乏者应避免食用蚕豆。

2. 遵医嘱输全血或浓缩红细胞 对于老年人或有心血管疾病者应控制输血的速度和量；输血前注意仔细核对，输血时观察有无输血反应。

五、护理评价

1. 患者的缺氧症状是否得以减轻或消失，活动耐力是否恢复正常。
2. 患者是否改变了不良的饮食习惯；能否正确选择高蛋白、高维生素、富含铁并易消化的食物。

项目二 发 热

发热是继发感染最常见的症状。

任务一 继发感染的原因

继发感染的原因包括：①疾病使患者食欲下降导致营养不良；②白细胞质和量的异常；③机体免疫力降低。常见引起继发感染的血液系统疾病有白血病、再生障碍性贫血、淋巴瘤等。感染部位多见于口腔黏膜、咽及扁桃体、呼吸道、泌尿道及肛周皮肤，严重时可发生败血症。

任务二 发热的护理

一、护理评估

（一）病史

1. 起病和主要症状 了解有无感染的诱因，如过度疲劳、受凉、与感染性疾病患者的接触史、皮肤黏膜损伤、各种管道的放置（如留置针、导尿管）等；询问患者发热出现的急缓、程度和热型特点；了解伴随症状，如发热、寒战、咽痛、咳嗽、咳痰、尿路刺激征、肛周疼痛及女性患者外阴瘙痒等；了解患者使用抗生素及其他药物的情况。

2. 既往史 了解有无相关的疾病，如白血病、粒细胞缺乏等。

3. 心理－社会评估 护理人员应正确评估患者是否因反复出现病因不明的发热而焦虑，

或由于患有恶性疾病感到恐惧和绝望，给予患者有针对性的心理疏导，并了解其家庭成员对疾病的认识、态度和家庭经济状况等。

（二）身体评估

1. 生命体征　患者的生命体征有无改变，尤其是体温的变化规律。

2. 感染的部位及表现　口腔黏膜有无溃疡；咽和扁桃体有无充血、增大；肺部有无啰音；下腹部及输尿管有无压痛，肾区有无叩痛；肛周皮肤有无红肿；女患者阴道分泌物的性质等。

3. 其他　肝、脾及淋巴结大者多提示白血病。

（三）实验室及其他辅助检查

血常规、尿常规及 X 线检查有无异常，感染部位分泌物、渗出物、排泄物的细菌涂片或培养及药敏试验等结果，骨髓象检查有助于血液病病因诊断。

二、常用护理诊断/问题

体温过高与感染、肿瘤细胞高度增殖产生内源性致热源有关。

三、护理目标

体温逐渐降至正常范围。

四、护理措施

体温过高

1. 一般护理

（1）休息：保持病室环境清洁，经常通风换气，定期对空气、家具和地面消毒，向患者及家属讲解减少陪住、探视及戴口罩的重要性。对中性粒细胞绝对值 $< 0.5 \times 10^9$/L 者，给予保护性隔离，建议患者入住层流室。

（2）饮食护理：注意食品卫生，鼓励患者进食高蛋白、高热量、富含维生素及易消化的半流质或软食。指导患者摄取足够的水分防止脱水，每日至少 2000 mL 以上，必要时遵医嘱静脉补液。

2. 病情监测　监测患者体温变化和热型特点；观察皮肤黏膜、呼吸和泌尿系统有无感染征象；注意观察发热时有无寒战，警惕败血症的发生，必要时做血培养和药敏试验。

3. 对症护理

（1）降温：患者发热时先给予物理降温，物理降温无效时可给予药物降温。注意观察患者降温后的反应，避免发生虚脱，并监测体温和脉搏的变化。伴出血时禁用酒精擦浴，以防局部血管扩张加重出血。

（2）口腔护理：进餐前后及睡前用生理盐水漱口。患者口腔黏膜有溃疡时，漱口后局部用维生素 E 或溃疡膜涂敷。发生真菌感染，用 2.5% 制霉菌素或碳酸氢钠液含漱。若溃疡疼痛严重时，可加入 2% 利多卡因止痛。

（3）皮肤护理：保持皮肤清洁干燥，及时更换汗湿的衣物及床单；女性患者尤其应注意会阴部清洁，会阴部每日清洗 2 次，经期应增加清洗次数；加强各种导管的护理，定期更换贴膜，注意观察插管部位皮肤有无红肿和炎性渗出物，必要时拔管。

（4）肛周护理：每晚或排便后给予温水擦洗肛周皮肤并用 1：5000 高锰酸钾溶液坐浴，每次 20 min，预防肛周感染。发现肛周脓肿应及时协助医师切开引流，局部和全身应用抗生素治疗。

4. 用药护理　医护人员应严格无菌操作，避免医源性感染；遵医嘱使用退热药和抗生素，同时观察疗效和不良反应，必要时静脉滴注浓缩粒细胞悬液；长期使用广谱抗生素或免疫力极度低下者，应注意观察有无合并真菌感染的征象。

5. 心理护理　恶性肿瘤疾病患者使用退热药物后效果常不理想，应鼓励患者积极配合治疗，消除不良心理带来的影响。

五、护理评价

体温是否逐渐降至正常范围。

项目三　出血或出血倾向

出血或出血倾向多表现为自发出血或轻度受伤后出血不止。

任务一　原　因

血小板减少、血管壁异常及凝血、抗凝和纤维蛋白溶解系统异常均可引起出血。出血可累及全身，以皮肤、鼻腔、牙龈和眼底出血多见，此外关节腔出血、内脏出血如呕血、便血、血尿、阴道出血等也较常见，严重者可发生颅内出血，危及生命。

任务二　出血的护理

一、护理评估

（一）病史

1. 出血的经过　有无明显的原因或诱因，如皮肤、黏膜及关节出血者，应询问患者有无碰撞、擦伤、抓伤、锐器损伤等；询问出血发生的急缓、部位、范围、伴随的症状与体征；患者出血后的处理方法及效果。

2. 既往史、家族史和个人史　有无食物或药物过敏史；个人和家族中有无相关及类似病史；女性患者有无月经过多。

3. 心理-社会状况　患者是否因出血感到烦躁不安、紧张、恐惧；患者家属对于疾病的态度、认识和经济支持等。

（二）身体评估

1. 观察患者生命体征及意识状态　有无脉搏细速或扪不清、血压下降，意识是否清醒。

2. 观察患者出血征象　皮肤、黏膜有无出血点或瘀点、瘀斑，评估其出血的部位、范围、数目和时间；鼻腔黏膜、牙龈及眼底有无出血；血友病患者关节有无肿胀、畸形；内脏出血可出现呕血、黑粪和血尿等表现；若患者出现视野缺损或视力下降，提示眼底出血；若患者突然出现头痛、呼吸急促、喷射性呕吐、甚至昏迷，提示颅内出血的可能。

（三）实验室及其他辅助检查

血小板计数，凝血因子，出、凝血时间，束臂试验等有关检查。

二、护理诊断/问题

1. 有受伤的危险　出血，与血小板减少、凝血因子缺乏、血管壁异常有关。
2. 恐惧　与出血量大或反复出血有关。

三、护理目标

1. 患者出血停止或出血能被及时发现，并得到处理。
2. 患者自述恐惧程度减轻或消除。

四、护理措施

（一）有受伤的危险

出血。

1. 一般护理

（1）休息与活动：保持病室安静、整洁，嘱咐患者安静卧床休息，避免跌倒和碰撞。血小板计数 $< 50 \times 10^9 / L$，应减少活动，避免受伤；血小板计数 $< 20 \times 10^9 / L$，必须绝对卧床休息。

（2）饮食护理：给予患者进食富含营养、易消化、少渣或无渣饮食，避免过硬、带刺、过热及刺激性食物，以防损伤胃肠道黏膜。保持大便通畅，大便时不可过于用力，必要时用开塞露等协助排便，避免腹内压增高引起出血。

2. 病情观察　观察患者出血的征象，警惕颅内出血；监测心率、血压、意识状态等；监测血红蛋白、血小板计数，出、凝血时间，凝血因子、束臂试验的检查结果。

3. 对症护理

（1）皮肤出血的预防及护理：避免身体遭到碰撞；洗浴时避免水温过高；高热患者禁用酒精擦浴降温；需反复注射的患者可选用静脉留置针或中心静脉置管；静脉穿刺时，动作应轻柔，不要用力拍打及揉擦，尽量缩短扎压脉带的时间，拔针后穿刺部位按压时间宜适当延长。

（2）鼻出血的预防及护理：保持室内相对湿度在 50%~60%，以防鼻黏膜干燥；空气干燥时，可用棉签蘸少许液状石蜡轻轻涂擦，每日 3~4 次；勿用手挖鼻腔。一旦出血，冷敷患者前额或后颈部，同时指压双侧鼻翼 10~15 min，用棉球或 0.1% 肾上腺素棉球填塞；出血严重时，可用凡士林油纱条行后鼻腔填塞术，术后定时用无菌液状石蜡滴鼻，以保持黏膜湿润；鼻腔内的血痂可用生理盐水棉球湿润后让其自行脱落，不可强行剥去。

（3）牙龈出血的预防及护理：注意口腔清洁，每日进餐前后和睡前用漱口液漱口；嘱咐患者用软毛牙刷刷牙，忌用牙签剔牙。牙龈渗血时，可用 0.1% 肾上腺素棉球、吸收性明胶海绵片贴敷牙龈或局部压迫止血，并及时用生理盐水或 1% 过氧化氢清除口腔内陈旧血痂。

（4）关节腔出血或深部组织血肿的预防及护理：减少活动量，避免过度负重和易致创伤的运动。一旦出血，应立即停止活动，卧床休息，关节腔出血者应抬高患肢并固定于功能位；深部组织出血者应测量血肿范围，同时可采取局部压迫或冷敷止血。

（5）内脏出血的护理：消化道少量出血者，可进食温凉的流质饮食；大量出血应禁食，建立静脉输液通道，积极补充血容量和输血，并观察有无输血（液）反应。

（6）眼底及颅内出血的护理：若患者出现眼底出血，立即让患者卧床休息，不要揉擦眼睛，以免引起再出血。若患者突然出现颅内出血的表现，应及时协助医师处理：①患者去枕平卧、头偏向一侧。②保持呼吸道通畅，及时清除呕吐物或分泌物。③吸氧。④按医嘱快速静脉滴注或静脉注射 20% 甘露醇、50% 葡萄糖液、地塞米松、呋塞米等，以降低颅内压，同时给予输血或成分输血。⑤头部置冰帽或冰槽，以降低脑细胞的代谢，减少脑细胞的损害。⑥严密观察病情并记录患者的生命体征、意识状态、瞳孔大小和尿量等，做好床边交接。

4. 用药护理　避免使用抗血小板聚集和抗凝药物，以免加重出血；出血明显时，依据患者出血的不同原因，遵医嘱输入新鲜血浆、浓缩血小板悬液、凝血因子Ⅷ等，观察有无输血反应；按医嘱给予止血药，注意观察药物的效果和不良反应；甘露醇降低颅内压时，输入速度要快。

（二）恐惧

1. 心理护理

（1）加强与患者的沟通，及时了解并消除其不良情绪。

（2）增强患者对出血知识的了解。向患者讲解出血的常见病因，让患者认识到不良心理会引起或加重出血；教会患者自我监测出血的症状和体征，出现异常时及时通知医护人员。

（3）患者出血时，护士应保持冷静，迅速协助医师处理，及时清除一切血迹，避免其对患者产生的不良刺激，并给予必要的解释和安慰。

2. 社会支持　创造和谐的病房环境，鼓励患者积极与病友沟通交流，使其树立战胜疾病的信心；建立良好的护患关系，增强患者安全感；了解患者家属对疾病的认识和态度，取得他们对患者经济和精神上的支持。

五、护理评价

1. 患者出血是否停止或出血能否被及时发现，并得到处理。
2. 患者是否自述恐惧程度减轻或消除。

模块三　贫　血

项目一　缺铁性贫血

【临床案例分析题目】

患者，女，33 岁。主诉活动后头晕、乏力 3 年，加重 2 个月。3 年前经常感到头晕、乏力、心悸和气促，尤其在跑步、上楼时症状更加明显，夜间睡眠欠佳，曾在社区医院就诊，给予地西泮、维生素 C 等口服，未见改善。16 岁月经初潮，平素月经量多，每次常需卧床 2 ~ 3 d，无痛经史。体格检查：T 37.2 ℃，P 73 次/分，R 18 次/分，BP 120/78 mmHg，神志清楚，中度贫血貌，检查合作，皮肤黏膜无黄染、皮疹及出血点，浅表淋巴结未触及，心界不大，心率 73 次/分，律齐，心尖区可闻及柔和 Ⅱ 级收缩期杂音，腹平软，肝脾肋下未及，双下肢无水肿。血常规：WBC 5×10^9/L，N 0.70，Hb 63 g/L，PLT 120×10^9/L，红细胞形态偏小，染色较浅。

请思考：

1. 该患者的临床诊断可能是什么？为明确诊断，如何做进一步的检查？
2. 简述其治疗原则。
3. 该患者主要的护理诊断有哪些？
4. 铁剂治疗的具体护理措施有哪些？

缺铁性贫血（iron deficiency anemia，IDA）是最常见的一种贫血，是由于体内贮存铁缺乏，导致血红蛋白合成减少而引起的一种小细胞低色素性贫血。

IDA 发病遍及全球，占人口的 10% ~ 20%，为国内外常见病、多发病。在发达国家，儿童的发病率为 50%，育龄女性为 20%，孕妇为 40%，在多数发展中国家，约 2/3 的儿童和育龄女性缺铁，其中 1/3 患 IDA。

任务一　病因及发病机制

一、铁的代谢

（一）铁的总量和组成

人体内的铁总含量为 3.0 ~ 4.5 g，男性略高于女性。体内铁分为 2 个部分：其一为功能状态铁，包括血红蛋白铁（约占体内铁的67%）、肌红蛋白铁（约占体内铁15%）、其他（转铁蛋白铁、乳铁蛋白等）；其二为储存铁，包括铁蛋白和含铁血黄素。

（二）铁的摄入、吸收、转运及排泄

铁主要由食物供给，食物中的 Fe^{3+} 进入体内，在胃酸作用下还原为 Fe^{2+}，吸收入血的 Fe^{2+} 在十二指肠及空肠上段被吸收后再氧化成 Fe^{3+}，然后与血浆转铁蛋白结合后转运到组织或通过幼红细胞膜转铁蛋白受体胞饮入细胞内参与血红蛋白的合成，多余的铁贮存于肝、脾、骨髓等器官的单核巨噬细胞系统。铁主要经粪便排出，育龄女性主要通过月经、妊娠及哺乳途径丢失。

二、病因

（一）铁需要量增加而摄入量不足

多见于婴幼儿、青少年、妊娠期或哺乳期的女性，铁的需要量增多而补充不足易造成 IDA。

（二）铁吸收不良

铁主要是在十二指肠及空肠上段被吸收，胃大部切除术后，食物绕过铁的主要吸收部位（十二指肠）快速进入空肠，使铁吸收减少也可引起 IDA。此外，胃肠道功能紊乱（长期不明原因腹泻、慢性肠炎）和铁转运障碍（无转铁蛋白血症、肝病）可引起 IDA。

（三）铁丢失过多

慢性失血是成年人 IDA 最常见的病因，如消化性溃疡出血、肠道肿瘤、痔疮、钩虫病、女性月经过多等，由于丢失大量铁，导致体内贮存铁缺乏而引起贫血。

三、发病机制

（一）缺铁对铁代谢的影响

当体内贮存铁较少至不足以补偿功能铁时，可出现铁代谢指标的异常，如铁蛋白、含铁血黄素、血清铁和转铁蛋白饱和度减低，总铁结合力和未结合铁的转铁蛋白升高。转铁蛋白受体脱落进入血液，血清可溶性转铁蛋白受体升高。

（二）缺铁对造血系统的影响

缺铁时，血红素合成障碍，大量原卟啉不能与铁结合成为血红素，以游离原卟啉的形式积累在红细胞内或与锌原子结合成为锌原卟啉，血红蛋白生成减少，发生小细胞低色素性贫血；严重时粒细胞、血小板的生成也受影响。

（三）缺铁对组织细胞代谢的影响

组织缺铁，细胞中含铁酶和铁依赖酶的活性降低，进而影响患者的精神、行为、体力、免疫功能及患儿的生长发育和智力。此外，缺铁可引起黏膜组织病变和外胚叶组织营养障碍。

任务二　临床表现

IDA 大多起病隐匿，症状进展缓慢。患者常由于贫血发生的速度和程度、机体的耐受力及原发病的不同而表现出不同的症状和体征。

一、一般表现

患者常有乏力、易倦、头昏、头痛、耳鸣、心悸、气促、食欲缺乏等。

二、缺铁表现

常是 IDA 特有的表现，包括：口腔炎、舌炎、舌乳头萎缩、口角炎、缺铁性吞咽困难；毛发干枯、脱落；皮肤干燥、皱缩；指（趾）甲缺乏光泽、脆薄易裂，重者指（趾）甲变平，甚至呈勺状（匙状甲）；精神行为异常，如烦躁、易怒、注意力不集中、异食癖；儿童生长发育迟缓、智力低下。

三、原发病表现

如消化性溃疡、肿瘤或痔疮导致的黑粪、血尿或腹部不适；女性月经过多；肿瘤性疾病的消瘦等。

任务三　辅助检查

一、血常规

呈小细胞低色素性贫血。血红蛋白和红细胞数量减少，平均红细胞体积低于 80 fL，平均红细胞血红蛋白浓度 <32%。血涂片可见红细胞体积较正常小、中央淡染区扩大。网织红细胞计数多正常或轻度增高。白细胞和血小板计数正常或减少。

二、骨髓象

骨髓增生活跃或明显活跃，以红细胞系增多为主，其中以中、晚幼红细胞为主，表现为"核老浆幼"，即细胞体积小、核染色质致密，胞浆少，边缘不整齐，红细胞中心淡染区扩大。骨髓涂片染色示在骨髓小粒中无深蓝色的含铁血黄素颗粒；幼红细胞内铁小粒减少或消失，铁粒幼红细胞 <15%。粒细胞系、巨核细胞系无明显异常。

三、铁代谢的生化检查

血清铁 <8.95 μmol/L；总铁结合力 >64.44 μmol/L；转铁蛋白饱和度 <15%；血清铁

蛋白 <12 μg/L，血清铁蛋白是早期诊断贮存铁缺乏的常用指标。红细胞游离原卟啉增高，红细胞游离原卟啉/血红蛋白 >4.5 μg/g。

四、其他检查

为了寻找 IDA 的病因，还需做一些相关检查，如肝肾功能、出凝血检查、纤维胃镜、妇科 B 超等。

任务四 诊断要点

缺铁性贫血患者血红蛋白低于正常值低限，平均红细胞体积低于 80 fL，平均红细胞血红蛋白浓度 <32%，属于小细胞低色素性贫血。骨髓铁染色反映单核 - 吞噬细胞系统中的贮存铁，是诊断缺铁的金指标。铁代谢的生化检查有助于 IDA 的早期诊断。诊断 IDA 时应积极寻找引起 IDA 的原因。

任务五 治疗要点

一、病因治疗

根治 IDA 的关键，如婴幼儿、青少年和妊娠女性由于营养不良引起 IDA，应增加含铁丰富的食物或铁强化食物；慢性失血所致 IDA，应积极治疗原发疾病。

二、补铁治疗

首选口服铁剂，常用药物如琥珀酸亚铁（0.1 g，每天 3 次），为避免胃肠道反应，宜在餐后服用。铁剂治疗应在血红蛋白恢复正常后持续 4~6 个月。对于口服铁剂不能耐受、吸收障碍、病情要求迅速纠正贫血的患者，可肌内注射铁剂，如右旋糖酐铁，第一天给予 50 mg，如无不适，以后每日或隔日给予 100 mg，直至用完。注射用铁的总需量（mg）=（需达到的血红蛋白浓度 - 患者的血红蛋白浓度）×0.33×患者体重（kg）。

任务六 缺铁性贫血患者的护理

一、护理评估

（一）病史

1. 主要症状及特点 评估症状出现的时间和诱因；是否有食欲缺乏、吞咽困难、头晕眼花、疲倦乏力、心悸气促等；判断贫血程度。

2. 既往史和个人史 是否有溃疡病史、手术史、痔疮出血；有无偏食、饮浓茶的习惯；女性患者有无月经过多、是否处于妊娠期或哺乳期。

3. 心理 - 社会状况 了解患者是否因长期贫血导致活动耐力和工作能力下降而忧虑、烦躁，甚至自卑，或因无法有效根除原发病如消化道出血或月经过多等发生焦虑；了解患者的家庭成员对疾病的认识和经济支持。

（二）身体评估

有无皮肤黏膜苍白、皮肤干燥、毛发枯脱、口角皲裂、舌乳头萎缩、匙状指（趾）、感觉障碍等。

（三）实验室及其他辅助检查

包括血常规、骨髓象、铁的生化检查及针对原发疾病诊断的检查。

二、护理诊断/问题

（一）常用护理诊断/问题

1. 营养失调　低于机体需要量，与铁摄入不足、不能维持机体内铁的需要量有关。
2. 活动无耐力　与 IDA 导致组织缺氧有关。

（二）其他护理诊断/问题

1. 知识缺乏　缺乏关于缺铁的病因和防治方面的相关知识。
2. 口腔黏膜改变　与贫血引起口腔炎、舌炎有关。
3. 焦虑　与记忆力减退，导致学习、工作能力下降有关。

三、护理目标

1. 患者营养状况有所或已改善。
2. 患者自感活动耐力增高，并能采取适合自己的活动方式。

四、护理措施

（一）营养失调

低于机体需要量。

1. 饮食护理　指导患者选择高蛋白、高维生素、高热量、含铁丰富易消化饮食，强调食物多样性、均衡规律饮食的重要性。①给予高蛋白食物，以免影响血红蛋白的合成。②多食用富含维生素 C 的食物如新鲜的水果和蔬菜，有助于铁的吸收。③多食含铁丰富的食物包括动物肝脏、瘦肉、蛋黄、鱼、豆类、紫菜、海带及木耳等。由于动物性食品含铁量高，且较易吸收，故建议患者多食动物性含铁食品。

2. 病情观察　注意观察患者的临床表现，监测血红蛋白、网织红细胞计数检查结果，以判断患者贫血程度和铁剂治疗效果；对于严重贫血患者警惕贫血性心脏病，应密切观察心率和脉搏的变化。

3. 用药护理

（1）口服铁剂的护理：①为避免胃肠道反应，口服铁剂应在饭后或餐中服用，从小剂量开始。②应与维生素 C 和酸性药物或食物同时服用，以促进铁的吸收。③避免与牛奶、浓茶、咖啡和影响胃酸分泌的药物同时服用。因牛奶含磷较高，可影响铁的吸收；浓茶中鞣酸与铁结合成不易吸收物质；抗酸药及 H_2 受体拮抗药由于影响胃酸分泌可抑制铁的吸收。④口服液体铁剂应使用吸管，避免染黑牙齿。⑤服用铁剂后粪便会变成黑色，这是由铁剂与肠内硫化氢作用而生成黑色的硫化铁所致，应事先做好解释。⑥坚持按剂量和疗程服用。铁剂治疗后，血红蛋白恢复至正常，患者仍需继续服用铁剂 4~6 个月，以补足体内贮存铁。

（2）注射铁剂的护理：一般采用深部肌内注射。注射时应注意：①观察注射铁剂的不良反应。注射部位表现为局部肿痛、硬结形成，全身反应包括脸色潮红、头痛、肌肉关节痛和荨麻疹，重者发生过敏性休克。因此，首次使用需用 0.5 mL 进行试验性用药，同时备好肾上腺素。②经常更换注射部位，以促进吸收，避免硬结形成。③避免药液外溢。药液的溢出可引起皮肤染色，因此不要在皮肤暴露部位注射；抽取药液入空针后，更换一个新针头注射；可采用"Z"型注射法或留空气注射法，以免药液溢出。

（3）心理护理：帮助患者克服治疗过程中急于求成的急躁情绪，向其讲解 IDA 的相关知识，鼓励其树立信心，积极原发疾病；耐心讲解异食癖产生的原因，告之疾病治愈后症状会减轻或消除，不要过于紧张和自卑。

（二）活动无耐力

具体护理措施参见本篇模块二"贫血患者的护理"。

五、健康教育

（一）疾病预防指导

对 IDA 高危人群开展防治缺铁的知识教育。建议婴幼儿、生长发育期青少年、妊娠后期、哺乳期女性每日饮食中增加含铁丰富的食物，必要时给予小剂量铁剂预防缺铁；有慢性失血症状者应积极治疗各种引起失血的疾病。

（二）疾病知识指导

向 IDA 患者介绍疾病相关知识和自我护理方法。指导患者选择含铁丰富的食物，注意荤素搭配；鼓励患者循序渐进增加活动量，提高活动耐力；鼓励患者积极治疗原发疾病；指导患者正确服用铁剂，向其说明药物的不良反应及坚持治疗的意义，嘱其定期门诊随访观察疗效。

六、护理评价

1. 患者营养状况、口腔炎是否改善。

2. 患者活动耐力是否增高，能否采取适合自己的活动方式。

项目二　再生障碍性贫血

【临床案例分析题目】

患者，女，39 岁，主诉头晕、乏力伴牙龈出血 6 个月余，加重 2 周。患者 6 个月前无明显诱因出现面色苍白伴头晕、乏力，刷牙时出血，在当地医院服中药不见好转，2 周来加重，无鼻出血和黑粪，无酱油色尿，进食和睡眠好，大小便正常，体重无变化。既往体健，无放射线和毒物接触史，无药物过敏史。体格检查：T 37.1 ℃，BP 120/80 mmHg，P 100 次/分，心尖部可闻及 Ⅱ 级收缩期杂音，贫血貌，皮肤无黄染，浅表淋巴结不大，巩膜无黄染，口腔黏膜无血泡。实验室检查：WBC 2.6×10^9/L，N 0.3，Hb 50 g/L，PLT 45×10^9/L。

请思考：

1. 为进一步明确诊断，应做哪些检查？

2. 患者存在哪些护理问题？

3. 应采取哪些护理措施？

4. 针对该患者进行健康教育包括哪些内容？

再生障碍性贫血（aplastic anemia，AA）简称再障，是由多种原因引起骨髓造血功能衰竭的一类贫血，以骨髓造血功能低下和外周血中全血细胞减少为特征，临床表现为进行性贫血、皮肤黏膜和脏器出血及反复感染。AA 的发病率在欧美为 (4.7~13.7)/100 万，在我国为 7.4/100 万，各年龄组均可以发病，老年人发病率较高，男、女发病率无明显差别。

临床上根据患者的病情、血常规、骨髓象及预后将 AA 分为重型（SAA）和非重型（NSAA），从 SAA 中又分出极重型（VSAA）。

任务一　病因及发病机制

一、病因

多数患者找不到明确的病因，称为原发性 AA，能找到病因的称为继发性 AA，常见的病因包括化学、物理、生物和其他相关因素。

（一）化学因素

包括药物与化学物质。常见致 AA 药物有抗肿瘤药物、氯霉素、磺胺药等，以往以氯霉素最为多见，但近年来其使用有所减少。化学物品中以苯及其衍生物最为常见，如有机磷农药、油漆、塑料及皮革制品黏合剂等。药物引起 AA 常与剂量无关，而与个体敏感性有关；而化学物品对骨髓的抑制作用与其剂量有关，即接触时间越长、剂量越大其危害也就越大。

（二）物理因素

各种电离辐射如 X 射线、γ 射线及其他放射性物质等可致 AA。

（三）生物因素

各型肝炎病毒、EB病毒、流感病毒、微小病毒B19、风疹病毒均可引起AA。临床上将与肝炎病毒相关的AA称为病毒性肝炎相关性AA，主要与丙型和乙型肝炎有关。

（四）其他

有少数疾病可演变成AA，如阵发性睡眠性血红蛋白尿、慢性肾衰竭、系统性红斑狼疮等。

二、发病机制

造血干细胞在正常造血微环境下，受到各种调节因素影响，不断增殖和分化，成为成熟的各系血细胞，造血干细胞、造血微环境和调节因素中任何环节出现异常均有可能引起AA。目前AA的发病机制尚不清楚，近年来认为免疫调节异常是AA的主要发病机制，包括T细胞功能异常亢进，细胞毒性T细胞直接杀伤和淋巴因子介导的造血干细胞过度凋亡引起的骨髓衰竭。

任务二 临床表现及辅助检查

SAA和NSAA的临床表现和辅助检查见表6-3-1。

表6-3-1 SAA和NSAA的鉴别

	SAA	NSAA
起病和进展	起病急，进展快，病情重	起病和进展较缓慢，病情较轻
临床表现	贫血进行性加重；多数患者反复感染，体温常在39℃以上，多发生呼吸道感染，严重者发生败血症；可发生皮肤、黏膜和内脏出血	贫血、出血和感染的程度较SAA轻
血常规	中性粒细胞计数 $<0.5\times10^9/L$ 血小板计数 $<20\times10^9/L$ 网织红细胞绝对值 $<15\times10^9/L$	中性粒细胞 $>0.5\times10^9/L$ 血小板 $>20\times10^9/L$ 网织红细胞绝对值 $>15\times10^9/L$
骨髓象	多部位骨髓增生重度减低，粒、红系及巨核细胞明显减少，非造血细胞比例明显增高，骨髓小粒空虚，骨髓活检可见造血组织均匀减少	增生减低或活跃，局部可有增生灶
预后	不良，1/3的患者死于出血和感染	较好，多数可缓解甚至治愈，仅少数死亡

任务三 诊断要点

骨髓象是明确诊断的主要依据。AA的诊断要点包括：①患者出现进行性贫血、出血和感染，无肝、脾和淋巴结大；②全血细胞减少，网织红细胞绝对值 <0.01；③骨髓至少一个部位增生减低或极度减低，三系细胞减少，淋巴细胞及非造血细胞比例增高，骨髓小粒空虚，骨髓活检可见造血组织均匀减少；④一般抗贫血药物治疗无效；⑤除外其他引起全血细胞减少的疾病。初步诊断后应积极寻找引起 AA 的病因和诱因。

任务四 治疗要点

一、支持治疗

由于 AA 不易在短期内取得较好的疗效，因此应加强支持治疗。

（一）加强保护措施

1. 杜绝各类危险致病因素 如避免再接触周围环境中可能导致骨髓损害的因素，禁用对骨髓有损伤作用和抑制血小板功能的药物。

2. 预防感染和出血 注意饮食和环境卫生，当中性粒细胞 $<0.5 \times 10^9/L$ 时，宜住层流病房或消毒隔离病房；嘱患者注意安全，防止剧烈活动和外伤。

（二）对症治疗

1. 控制感染 对于 SAA，多主张早期、足量和联合使用抗生素治疗，早期可经验性使用广谱抗生素，待细菌培养和药敏试验结果出来后换用敏感的抗生素。长期使用广谱抗生素可继发二重感染或肠道菌群失调，如发生真菌感染可用两性霉素 B 等抗真菌药物。

2. 控制出血 可用一般的止血药控制出血；对于女性患者，可在月经来潮前 7～10 d 肌内注射丙酸睾酮或达那唑预防出血，如月经过多或阴道出血不止，可肌内注射三合激素；出血严重或内脏出血者可输新鲜血小板，效果不佳时可改静脉滴注 HLA 配型相配的血小板。

3. 纠正贫血 通常认为血红蛋白 <60 g/L，且患者对贫血耐受较差时可输注浓缩红细胞，但多次输血会增加其日后造血干细胞移植排斥的概率，所以应尽量减少输血次数。

二、针对不同发病机制的治疗

（一）免疫抑制药治疗

1. 抗胸腺细胞球蛋白（ATG）和抗淋巴细胞球蛋白（ALG） 能抑制患者 T 淋巴细胞或非特异性自身免疫反应，是目前治疗 SAA 的主要药物。

2. 环孢素（CYA） 可与 ATG 和 ALG 组成强化免疫抑制方案，选择性作用于 T 淋巴细胞。

3. 其他 临床上也常用大剂量甲泼尼龙、CD3 单克隆抗体、吗替麦考酚酯等治疗 SAA。

（二）促造血治疗

1. 雄激素 目前治疗 NSAA 的首选药。其作用机制可能是刺激肾脏产生更多的红细胞生成激素，并直接作用于骨髓刺激红细胞生成。常用药物是丙酸睾酮，50～100 mg 肌内注射，每天或隔天 1 次，疗程至少 4 个月；无效时可选用睾酮衍生物司坦唑醇（康力龙）或达那唑口服。

2. 造血生长因子　一般在免疫抑制药治疗 SAA 后使用，包括重组人粒细胞集落刺激因子（rhG-CSF）、粒 - 巨噬细胞集落刺激因子（GM-CSF）、红细胞生成激素（EPO），维持 3 个月以上为宜。

3. 中药　补肾中药与环孢素或雄激素同用可提高治疗的有效率，如复方皂矾丸等。

（三）造血干细胞移植

对于年龄不超过 40 岁，有合适供体的 SAA 患者，如无感染及其他并发症，可考虑造血干细胞移植。

任务五　再生障碍性贫血患者的护理

一、护理评估

（一）病史

1. 主要症状及特点　评估症状出现贫血、出血和感染出现的时间、诱因、主要表现、进展和伴随症状等；是否有食欲缺乏、吞咽困难、头晕眼花、疲倦乏力、心悸气促等；判断贫血程度。

2. 既往史和个人史　是否有病毒性肝炎等相关病史；生活和工作环境中有无接触引起 AA 的因素；女性患者有无月经过多等。

3. 心理 - 社会情况　SAA 患者病情重，进展迅速，患者常会出现恐惧和焦虑；NSAA 患者由于病程长，治疗效果不理想或药物的不良反应常会出现悲观、自卑或抑郁。护士应及时了解患者的不良情绪，询问患者家庭成员对于疾病的态度和经济支持等。

（二）身体评估

评估患者有无贫血、出血和感染的体征。具体内容参见本篇模块二"血液系统疾病常见症状和体征的护理"。

（三）实验室及其他辅助检查

协助医师做好血常规和骨髓象检查，及时了解检查结果。

二、护理诊断/问题

（一）常用护理诊断/问题

1. 活动无耐力　与贫血所致的机体组织缺氧有关。

2. 有感染的危险　与粒细胞减少有关。

3. 有受伤的危险　出血，与血小板减少有关。

4. 身体意象紊乱　与女性患者使用雄激素引起的不良反应有关。

（二）其他护理诊断/问题

1. 悲伤　与治疗效果差、反复住院有关。

2. 知识缺乏　缺乏疾病相关知识。

三、护理目标

1. 患者活动后乏力感减轻或消失。

2. 患者能说出预防感染的重要性，减少或避免感染的发生。

3. 患者能采取正确、有效的预防措施，减少或避免加重出血。

4. 女性患者能正确面对身体外形的变化，自觉坚持遵医嘱使用丙酸睾酮。

四、护理措施

（一）活动无耐力

具体护理措施参见本篇模块二中"贫血的护理"。

（二）有受伤的危险

出血。

具体护理措施参见本篇模块二中"出血的护理"。

（三）有感染的危险

本节着重讲述药物护理，其余内容参见本篇模块二中"发热的护理"。

1. ATG 和 ALG　ATG 和 ALG 属于异种蛋白，用药期间会出现超敏反应（寒战、发热、皮疹等）、出血加重、血清病（发热、皮疹、关节肌肉痛等）及继发感染等不良反应，首次用药前需做皮试，输注速度不宜过快，输注过程中严密观察药物的不良反应，如出现上述反应应马上告知医师并协助其处理。

2. 环孢素　环孢素有肝、肾毒性，还可引起牙龈增生、胃肠道反应、高血压等，用药时应注意定期检测血清中环孢素的浓度以调整用药剂量。

（四）身体意象紊乱

1. 用药护理　包括：①因为丙酸睾酮不易吸收可形成硬块，甚至发生无菌性坏死。所以使用丙酸睾酮时宜采用深部、缓慢、分层肌内注射，且注意轮换注射部位。②向女性患者说明服用雄激素后出现男性化的表现和处理。雄激素会引起女性患者毛发增多、痤疮、闭经等，嘱患者不要紧张和自卑，向其说明这些表现会随着病情缓解逐渐减药后消失；注意皮肤清洁，用温水洗脸，勿挤压面部痤疮。③鼓励患者坚持完成疗程。雄激素治疗一般3~6个月见效，嘱患者按医嘱坚持用药。④用药期间应定期监测肝功能和血常规。长期使用雄激素对肝脏造成损害，应配合医师监测肝功能和治疗效果。

2. 心理护理　与患者及其家属建立相互信任的良好关系，注意观察患者的情绪反应及行为表现，鼓励患者讲出自己所关注的问题并及时给予有效的心理疏导。帮助患者认识不良心理状态对疾病康复的不利影响。如病情允许，鼓励患者自我护理。适当进行户外活动，增强对外界的适应能力。同时鼓励患者与亲人、患友多交谈，减少孤独感，增强康复的信心，积极配合治疗。

五、健康教育

（一）疾病预防指导

去除病因和诱因，杜绝各种危险因素，如禁用对骨髓有抑制的药物，避免接触放射性物质和含苯及其衍生物的化学毒物，必须接触者应严格加强防护措施，定期体检。

（二）疾病知识指导

1. 指导患者注意饮食和适当运动。注意饮食卫生，饮食要清淡和富有营养；适当参加户外活动，如散步、打太极拳，避免受伤。

2. 向患者及其家属说明药物的不良反应和注意事项。嘱其不可擅自停药，坚持遵医嘱用药；对考虑进行造血干细胞移植的患者，向其讲解造血干细胞移植的相关知识。

3. 指导患者自我监测病情。向患者讲解贫血、出血和感染的表现，如果出现应该及时就医。定期监测血常规和骨髓象，以了解病情变化。

4. 指导患者学会自我调节，积极寻求各种社会支持。向患者讲述不良心理对疾病的康复不利，甚至会加重病情，应树立战胜疾病的信心，经常向家庭成员和朋友倾诉自己的担忧、紧张等感受，以取得他们支持。

六、护理评价

1. 患者活动后乏力感是否减轻或消失。
2. 患者能否说出预防感染的重要性，是否减少或避免感染的发生。
3. 患者能否采取正确、有效的预防措施，是否减少或避免加重出血。
4. 女性患者能否正确面对身体外形的变化，能否自觉坚持遵医嘱使用丙酸睾酮。

模块四　特发性血小板减少性紫癜

【临床案例分析题目】

患者，女，26岁，主诉双下肢瘀斑1周。患者2周前因感冒、咳嗽、咽喉痛服用阿莫西林（0.5 g，每日3次）、阿司匹林（0.5 mg，每日2次），3 d后发现双下肢出现散在瘀斑，不伴痒感，月经延长至 10 d，月经量超过 300 mL/d，患者既往月经规律，月经量适中，没有出血性疾病家族史。入院查血小板为 56×10^9/L。

请思考：

1. 该患者的临床诊断可能是什么？

2. 作为责任护士，您认为该患者目前主要有哪些护理问题？其相应的护理措施有哪些？

3. 预防出血的具体措施有哪些？

4. 治疗该患者的首选药物是什么？该药物主要的不良反应有哪些？如何进行用药护理？

特发性血小板减少性紫癜（idiopathic thrombocytopenic purpura，ITP）是一种由于外周血中血小板受到免疫性破坏，导致血小板减少的出血性疾病，是最常见的一种血小板减少性紫癜。临床特点为广泛皮肤黏膜及内脏出血，外周血血小板减少，血小板寿命缩短，骨髓巨核细胞增多，但发育成熟障碍。

ITP 的发病率为（5～10）/10 万。临床上分为急性型和慢性型，急性型多见于儿童，慢性型多见于成年人，以 40 岁以下女性常见。

任务一　病因及发病机制

一、病因

本病病因尚未完全明确，可能与以下因素有关。

（一）感染

急性型 ITP 患者在发病前 2 周左右常有上呼吸道感染，且慢性型 ITP 患者由于感染会致病情加重，因此考虑 ITP 的发病可能与细菌或病毒感染有关。近年来，研究发现幽门螺杆菌与 ITP 的发病有一定关系，但具体机制不清。

（二）免疫因素

部分 ITP 患者血浆和血小板表面可检测到血小板膜糖蛋白特异性自身抗体，近年来研究认为除了体液免疫，尚有 T 细胞介导的细胞免疫对血小板的直接破坏。

（三）肝、脾因素

发病期间血小板寿命明显缩短，肝、脾是血小板抗体产生的场所，也是血小板破坏的主要部位，部分 ITP 患者可出现脾大。

（四）其他因素

慢性 ITP 多见于女性，青春期后及绝经期前易发病，可能与女性雌激素水平有关。

二、发病机制

目前 ITP 的发病机制尚不明确。可能是由于感染改变了患者体内血小板的抗原性，或者患者自身免疫异常产生了针对血小板的抗体，而脾功能亢进和过多的雌激素，会增强单核巨噬细胞系统对与抗体结合的血小板的吞噬，雌激素可能还有抑制血小板生成的作用。

任务二　临床表现

急性型与慢性型ITP的临床表现见表6-4-1。

表6-4-1　急性型与慢性型ITP的鉴别

	急性型	慢性型
发患者群	多见于儿童	常见于40岁以下成年女性
起病	急骤，多数起病前1~2周有呼吸道感染史	隐匿或缓慢
出血症状	严重，常有皮肤、黏膜及内脏出血	相对较轻，主要表现为反复出现四肢皮肤散在瘀点、瘀斑，女性患者常有月经过多
血常规	血小板计数常 $< 20 \times 10^9/L$	血小板计数常为 $(30 \sim 80) \times 10^9/L$
骨髓象	幼稚巨核细胞比例增加，胞体大小不一	颗粒型巨核细胞比例增加，胞体大小不一
病程	自限性，常在数周内恢复	常反复发作，持续数周、数月或数年

任务三　辅助检查

1. 血常规与骨髓象　见表6-4-1。

2. 其他　血块收缩不良、血小板生存时间缩短、束臂试验阳性、出血时间延长。目前认为血小板膜糖蛋白特异性自身抗体阳性有助于ITP的诊断。

任务四　诊断要点

ITP的诊断要点包括：①广泛皮肤、黏膜及内脏出血症状；②血小板计数减少；③脾不大或轻度大；④骨髓巨核细胞增多或正常，有成熟障碍；⑤泼尼松或脾切除治疗有效；⑥排除其他继发性血小板减少症。

任务五　治疗要点

一、一般治疗

病情严重者应卧床休息，防止创伤；防止便秘，以免颅内压增高；可用一般止血药物如酚磺乙胺、氨甲苯酸等；避免应用降低血小板数量及抑制血小板功能的药物。

二、肾上腺糖皮质激素

为治疗ITP的首选药物，其作用机制如下：①减少血小板抗体生成，延长血小板寿命；②降低毛细血管脆性；③刺激骨髓造血。常用药物有泼尼松、地塞米松、甲基泼尼松龙等。

三、脾切除

对以下患者可考虑脾切除：糖皮质激素治疗 3 ～ 6 个月无效；激素治疗虽然有效但有依赖性，停药或减量后容易复发或需要大剂量维持（超过 30 g/d）；对激素使用有禁忌证者。

四、免疫抑制药

对糖皮质激素及脾切除有禁忌或复发者可采用免疫抑制药治疗，通常与糖皮质激素合用。考虑到免疫抑制药的不良反应，一般不作为首选。常用药物有长春新碱、环磷酰胺和硫唑嘌呤。

五、其他

大剂量丙种球蛋白用于急性型 ITP 出血严重、术前及准备分娩病例，可使血小板迅速上升而获得暂时疗效；达那唑主要治疗难治性 ITP，与糖皮质激素有协同作用；血浆置换用于新发病的急性型患者；对于抢救严重出血、脾切除或血小板 $<20 \times 10^9/L$ 者，可输注相同血型血小板。

任务六　特发性血小板减少性紫癜患者的护理

一、护理评估

（一）病史

1. 出血的起因和经过　出血前有无病毒感染如呼吸道感染病史；询问出血发生的急缓、部位、范围、伴随的症状与体征；有无内脏出血如呕血、黑粪和血尿等表现；出血后的处理方法及效果。

2. 既往史、家族史和个人史　个人和家族中有无相关及类似病史；女性患者有无月经过多。

3. 心理－社会情况　有无紧张、焦虑或恐惧等心理反应。糖皮质激素为本病的首选药物，患者需要长期大剂量服用，服药后会出现满月脸、水牛背、皮肤色素沉着、肥胖等不良反应，青年女性患者常会由于自我形象紊乱而害羞和自卑。护士应积极评估其不良心理，并了解其家庭成员对本病的态度和经济承受能力。

（二）身体评估

1. 观察患者出血征象　评估出血的部位、范围、数目和时间；有无鼻黏膜、牙龈及眼底出血；是否伴有内脏出血的体征；是否有肝脾大。

2. 监测患者生命体征及意识状态　有无脉搏细速或扪不清、血压下降，意识是否清醒。

（三）实验室及其他辅助检查

血小板计数是否下降，出、凝血时间、束臂试验等有关检查结果是否正常。

二、护理诊断/问题

（一）常用护理诊断/问题

1. 有受伤的危险　出血，与血小板减少有关。
2. 恐惧　与血小板过低，随时有出血的危险有关。
3. 焦虑　与慢性型 ITP 病程迁延有关。
4. 有感染的危险　与糖皮质激素和免疫抑制药治疗有关。

（二）其他护理诊断/问题

潜在并发症：颅内出血。

三、护理目标

1. 患者能够陈述有关预防出血的措施，患者不发生出血或出血能被及时发现，并得到及时而有效的处理。
2. 患者自述恐惧程度减轻。
3. 患者能够积极配合治疗，情绪稳定。
4. 患者能掌握预防感染的知识，未发生外源性感染。

四、护理措施

（一）有受伤的危险

出血。
具体护理措施参见本篇模块二"出血的护理"。

（二）恐惧

具体护理措施参见本篇模块二"出血的护理"。

（三）焦虑

心理护理：向患者及家属讲述本病为慢性病，具有反复发作的特点，应积极寻找诱发因素，以减少发作。另外，鼓励患者增强治疗的信心，取得家属的配合，给予患者更多物质和精神支持。

（四）有感染的危险

用药护理：患者服用大剂量糖皮质激素 5～6 周易出现库欣综合征、高血压、糖尿病、胃肠道出血、诱发感染等不良反应；长春新碱会引起骨髓抑制、末梢神经炎；环磷酰胺可致出血性膀胱炎。用药期间应向患者及其家属介绍药物的不良反应，说明在减药或停药后可以逐渐消失，以避免患者忧虑；需定期为患者检查血压、血糖、血常规等，嘱其注意观察相关的临床表现，如果发现异常应尽早报告医师。

五、健康教育

（一）疾病知识指导

教会患者避免引起出血的病因和诱因，包括：注意休息，避免外伤；注意保暖，预防感染；避免进食过硬和粗糙的食物；避免使用影响血小板功能的药物如雌激素、奎尼丁、氯霉素、磺胺类、解热镇痛药、抗甲状腺药、抗糖尿病药等；女性患者应避孕，妊娠期发病者应尽早就诊。

（二）病情监测指导

告诉患者及家属出血的征象，如皮肤黏膜的瘀斑、瘀点有无增加，有无血尿、解黑粪等异常，有无颅内出血的表现，如突然头痛、呼吸急促、喷射性呕吐等；服药期间注意观察药物的不良反应；定期监测血常规、血压和血糖，发现异常应及时就医。

（三）用药指导

服用糖皮质激素者，应告知患者必须遵医嘱、按时、按剂量、按疗程用药，不可自行减量或停药，以免加重病情。为减轻药物的不良反应，应饭后服药，必要时可加用胃黏膜保护药或制酸药。定期复查血常规，了解血小板数目的变化，以便判断疗效和调整方案。

六、护理评价

1. 患者能否陈述有关预防出血的措施，患者是否发生出血或出血能否被及时发现，并得到及时而有效的处理。
2. 患者是否自述恐惧程度减轻。
3. 患者能否积极配合治疗，情绪是否稳定。
4. 患者能否掌握预防感染的知识，是否发生外源性感染。

模块五　白血病

项目一　概述

白血病是一类造血干细胞恶性克隆性疾病。由于白血病细胞增殖失控、分化凋亡和凋亡受阻，在骨髓和其他造血组织中大量增生，使正常造血功能受到抑制，并浸润其他组织器官和组织。临床上常有贫血、发热、出血和肝、脾、淋巴结大等组织器官浸润表现。

我国白血病发病率为 2.76/10 万，男性略高于女性。虽然白血病在恶性肿瘤死亡率中，男性居第 6 位，女性居第 8 位，但在儿童及 35 岁以下的成年人中居第 1 位。

任务一 分 类

一、根据白血病细胞的成熟程度和自然病程分类

（一）急性白血病

起病急，发展迅速，病程短，细胞分化停滞在较早阶段，骨髓和外周血中多为原始细胞及幼稚细胞。

（二）慢性白血病

起病慢，发展缓慢，病程长，细胞分化停滞在较晚阶段，骨髓和外周血中多为成熟和较成熟的细胞。

二、根据主要受累的细胞系列分类

（一）急性白血病

目前国际上常用 FAB 分类法（法、美、英白血病协作组，简称 FAB）将急性白血病分为急性淋巴细胞白血病（简称急淋白血病）及急性髓细胞性白血病（简称急粒白血病）。

急性淋巴细胞白血病又分为 3 型。L_1 型：原始和幼淋巴细胞以小细胞（直径≤12 μm）为主，胞浆较少；L_2 型：原始和幼淋巴细胞以大细胞（直径 > 12 μm）为主；L_3 型：原始和幼淋巴细胞以大细胞为主，大小较一致，细胞内有明显空泡，胞浆嗜碱性。

急性髓细胞性白血病又分为 8 型。原粒细胞微分化型（Mo）；原粒细胞白血病未分化型（M_1）；原粒细胞白血病部分分化型（M_2）；颗粒增多的早幼粒细胞白血病（M_3）；粒 – 单核细胞白血病（M_4）；单核细胞白血病（M_5）；红白血病（M_6）；巨核细胞白血病（M_7）。

（二）慢性白血病

分为慢性粒细胞白血病（简称慢粒白血病）和慢性淋巴细胞白血病（简称慢淋白血病）及少见的毛细胞白血病、幼淋巴细胞白血病等。

三、MICM 分型

MICM 分型是通过形态学、免疫学、细胞遗传学和分子生物学方法协助白血病的诊断。该分型与患者临床特点结合，极大提高了诊断的准确性。

任务二　病因及发病机制

一、病因

白血病的病因尚不清楚，可能与以下因素有关。

（一）生物因素

病毒可直接或在某些理化因素诱发下导致白血病，现已证实人类 T 淋巴细胞病毒 – I（human T lymphocytotrophic virus-I，HTLV-I）能引起成年人 T 细胞白血病（ATL），HTLV-I 可通过哺乳、性生活及输血而传播。

（二）物理因素

电离辐射如 X 射线、γ 射线等有致白血病作用。日本广岛及长崎发生原子弹爆炸后，受严重辐射地区白血病的发病率是未受辐射地区的 17～30 倍。另外，强直性脊柱炎用放射治疗、真性红细胞增多症用^{32}P 治疗后白血病的发病率高于对照组。

（三）化学因素

如苯及其衍生物、氯霉素、保泰松、乙双吗啉、烷化剂、细胞毒性药物均可致白血病。

（四）遗传因素

家族性白血病约占白血病的千分之七。单卵孪生子如果其中一人发生白血病，另一人的发病率达20%，比双卵孪生子高 12 倍。某些遗传性疾病有较高的白血病发病率，如 Down（唐氏综合征）。

（五）其他血液病

如阵发性睡眠性血红蛋白尿、淋巴瘤、多发性骨髓瘤等血液病可发展成急性白血病。

二、发病机制

白血病的发病机制比较复杂。近年来认为遗传易感性个体免疫力低下时，受到各种理化因素影响引起某个细胞突变，然后病毒感染、染色体畸变等激活了癌基因，部分抑癌基因失活及凋亡基因过度表达，导致突变细胞大量恶性增殖、分化受抑和凋亡受阻，最终导致白血病的发生。

项目二　急性白血病

【临床案例分析题目】

患者，男，48 岁，于 2 个月前无明显诱因出现头晕、面色苍白，活动后心急，气促伴发热，体温常在 37.9 ~ 39 ℃，无明显咽痛、牙龈出血，但有明显的胸骨痛及四肢关节痛。体格检查：T 39.7 ℃，P 88 次/分，R 20 次/分，BP 122/74 mmHg；神志清楚，面色苍白，皮肤黏膜无明显出血点，胸骨压痛明显，心率 88 次/分，律齐，无病理性杂音，两肺呼吸音清，无啰音，腹软，肝脾淋巴结未触及，神经系统检查无异常。实验室及其他检查：WBC 2.3×10^9/L，Hb 85 g/L，PLT 60×10^9/L；骨髓象：原始粒细胞＋早幼粒细胞 55%，中幼粒细胞 6%，晚幼粒细胞 1%。

请思考：

1. 该患者的临床诊断可能是什么？其依据是什么？

2. 其治疗原则如何？

3. 该患者主要的护理诊断是什么？请制订一份护理计划。

4. 如果护士在巡视时，发现患者突然诉剧烈头痛，烦躁不安，视物模糊，应警惕患者发生了什么，应如何做出相应处理？

急性白血病是骨髓中异常的原始细胞及幼稚细胞大量增殖，抑制正常造血并浸润其他组织和器官。我国成年人以急性髓细胞性白血病多见，儿童以急性淋巴细胞白血病多见，急性髓细胞性白血病发病率高于急性淋巴细胞白血病。

任务一 临床表现

一、正常骨髓造血功能受到抑制表现

（一）发热

大多数患者常以发热为早期表现，可突然出现高热，体温达 39 ℃ 以上，常伴有畏寒、出汗等。高热常提示继发感染，以口腔炎、牙龈炎、咽峡炎最为常见、肺部感染、肛周炎、肛旁脓肿，严重时可致败血症。

（二）出血

多数患者因出现皮肤紫癜、月经过多或拔牙时出血不止而就医时被发现。出血可发生在全身各部位，以皮肤瘀点、瘀斑、鼻出血、牙龈出血、月经过多常见。眼底出血可致视物障碍，严重时发生颅内出血，常导致死亡。急性早幼粒白血病易并发 DIC 而出现全身广泛出血。

（三）贫血

半数患者就诊时已有重度贫血。

二、白血病细胞组织器官浸润表现

（一）淋巴结和肝、脾大

白血病患者可有轻到中度的肝、脾大，表面光滑，偶伴轻度触痛。淋巴结大以急淋白血

病多见，纵隔淋巴结大常见于 T 细胞急淋白血病。

（二）骨骼和关节

胸骨下端局部压痛较为常见，常有明显骨痛和四肢关节疼痛，尤以儿童多见。

（三）皮肤及黏膜浸润

白血病细胞浸润可使牙龈增生、肿胀，皮肤出现蓝灰色斑丘疹，局部皮肤出现较硬隆起的紫蓝色结节。

（四）中枢神经系统白血病（CNS-L）

常见表现为头痛、头晕，重者有呕吐、颈项强直，甚至抽搐、昏迷。主要是因为化学药物难以通过血 - 脑脊液屏障，隐藏在中枢神经系统的白血病细胞不能有效地被杀灭，因而引起 CNS-L。

（五）其他

眼部、睾丸、心、肺、消化道、泌尿生殖系统等部位均可以累及。

任务二　辅助检查

一、血常规

可分为白细胞增多性和不增多性白血病，前者患者白细胞 $> 10 \times 10^9/L$，血涂片分类检查可见相当数量的原始和幼稚细胞，一般占 30% ~ 90% 。患者有不同程度的正常细胞性贫血。半数患者血小板 $< 60 \times 10^9/L$。

二、骨髓象

确诊白血病及其类型的主要依据。原始细胞占骨髓有核细胞的 30% 以上为诊断急性白血病的标准。

三、细胞化学染色

主要用于急性淋巴细胞、急性髓细胞性及急性粒单核细胞白血病的诊断与鉴别诊断。常用方法有过氧化物酶染色、非特异性酯酶染色、中性粒细胞碱性磷酸酶测定及糖原染色等。

四、免疫学检查

根据白血病细胞表达的系列相关抗原确定其系列来源，从而对白血病进行分类诊断。

五、染色体和基因检测

可通过特异的染色体和基因改变协助白血病诊断。

六、其他

血液中尿酸浓度及尿液中尿酸排泄均增加，特别是在化疗期。急性粒－单核细胞白血病和急性单核细胞白血病血清和尿溶菌酶活性增高。CNS-L 时，脑脊液压力增高，白细胞计数增多，蛋白质增多，而葡萄糖定量减少，涂片可找到白血病细胞。

任务三　诊断要点

临床上根据患者临床表现、血常规和骨髓象特点可诊断白血病，但为了更加准确的指导治疗和判断预后，应该进行 MICM 方面的检查。

任务四　治疗要点

一、一般治疗

（一）防治感染

患者有发热而病因不明时先以足量的广谱抗生素治疗，同时需做细菌培养及药敏试验。伴有粒细胞缺乏症时，可输注浓缩粒细胞、粒细胞集落刺激因子（G-GSF）或粒细胞－单核细胞集落刺激因子（GM-CSF）。

（二）成分输血

纠正贫血和血小板减少的有效办法。严重贫血可输注浓缩红细胞，血小板计数过低而出血者，输注新鲜血小板悬液。

（三）处理高白细胞血症

当外周血液中白细胞数 $> 200 \times 10^9/L$，患者可表现为呼吸困难，低氧血症，呼吸窘迫，反应迟钝，言语不清，颅内出血等，称为白细胞淤滞症。当患者的白细胞数 $> 100 \times 10^9/L$ 时，应立即使用血细胞分离机，单采清除过高的白血病，同时给予化疗和水化。

（四）预防高尿酸性血症肾病

由于白血病细胞大量破坏，血清和尿中尿酸浓度增高，可发生高尿酸性血症肾病。因此，应鼓励患者多饮水并碱化尿液，并给予别嘌醇，每次 100 mg 口服，每日 3 次，以抑制尿酸合成。

二、抗白血病治疗

目前白血病最主要的治疗方法，分为诱导缓解和缓解后治疗 2 个阶段。

（一）诱导缓解

其目标是通过化疗迅速大量地杀灭白血病细胞，使机体造血功能达到完全缓解（CR），即患者的症状和体征消失，血常规和骨髓象基本恢复正常。目前多采用联合化疗（表6-7-1），可提高疗效及延缓耐药性的发生。临床常将全反式维A酸用于急性早幼粒白血病诱导缓解，联合化疗能提高诱导缓解率，降低"维A酸综合征"的发生率和死亡率。另外，砷剂可治疗高白细胞急性早幼粒白血病。

（二）缓解后治疗

目的是进一步巩固及强化治疗，彻底消灭残存的白血病细胞，对延长CR期和无病存活期、争取治愈起决定性作用。

1. 化疗药物及方案的选择　具体方案（表6-5-1）。急性早幼粒白血病获得完全缓解后采用化疗与全反式维A酸或砷剂交替维持治疗2~3年较妥。

表6-5-1　急性白血病常用的联合化疗方案

	急淋白血病	急粒白血病
诱导缓解	VP（长春新碱和泼尼松）	DA（柔红霉素和阿糖胞苷）
	DVLP（柔红霉素、长春新碱、门冬酰胺酶和泼尼松）	HOAP（高三尖杉酯碱、长春新碱、阿糖胞苷和泼尼松）
	DVLP基础上加上环磷酰胺或阿糖胞苷	HA（高三尖杉酯碱和阿糖胞苷）
缓解后治疗	强化巩固：HD Ara-C（高剂量阿糖胞苷）或HD MTX（高剂量甲氨蝶呤） 维持治疗：采用巯嘌呤和甲氨蝶呤联合长期口服	强化巩固：HD Ara-C（高剂量阿糖胞苷），可单用或联合使用柔红霉素、去甲氧柔红霉素等 维持治疗：联合化疗或行造血干细胞移植

2. CNSL的防治　临床常采用颅脊照射和腰穿鞘注预防CNSL。急淋白血病患者常在缓解后鞘内注射甲氨蝶呤或阿糖胞苷，同时加用地塞米松以减轻药物刺激引起的不良反应。

3. 造血干细胞移植　所有年龄在50岁以下的急性白血病患者应在第一次完全缓解时进行造血干细胞移植。

任务五　急性白血病患者的护理

一、护理评估

（一）病史

1. 主要症状　了解主要症状出现的时间、程度、伴随症状和进展等特点。有无贫血、出血、感染的表现，如有无面色苍白、疲乏无力、活动后心悸气短，有无头晕、头痛、咳嗽咳痰、咽喉疼痛、尿路刺激征及肛周疼痛，有无呕血、便血、月经过多等；有无白血病细胞浸润其他器官组织的表现，如有无肝、脾、淋巴结大和骨、关节疼痛等。

2. 既往史和家族史　工作和居住环境中是否长期接触放射性物质或化学毒物史，如X

线、苯及其衍生物、氯乙烯等；是否用过细胞毒性药物，如氯霉素、保泰松等；家族中是否有类似或相关疾病者等。

3. 诊治经过　对入院要求化疗者应了解患者是第几次化疗、以前的化疗方案、化疗过程中有无出现不良反应，如恶心、呕吐、脱发、口腔溃疡、过敏反应、出血和感染等及患者是否已达完全缓解。

4. 一般情况　了解患者饮食、睡眠、精神、大小便及体重等情况。

5. 心理－社会情况　白血病的诊断，对患者及其家属都是一个严重的打击。急性白血病起病急、病情重、治疗效果差和死亡率高，面对死亡及昂贵的治疗费用，患者常常感到恐惧、焦虑、悲观甚至绝望。护理人员应主动与患者沟通，及时发现患者的不良情绪，并同时评估其家庭成员对疾病的认识、家庭经济情况和患者有无医疗保障等。

（二）身体状况

1. 全身状况　观察患者生命体征，有无发热、脉搏和呼吸增快；评估营养状况，短期内有无体重减轻；注意患者的意识状态，若有头痛、呕吐伴意识改变多为颅内出血或 CNS-L 表现。

2. 皮肤和黏膜　皮肤有无出血点或瘀点、瘀斑，有无鼻腔和牙龈出血；口唇、甲床是否苍白；有无口腔溃疡及白斑、咽部充血、扁桃体大、肛周脓肿等。

3. 心、肺及肝、脾、淋巴结检查　患者的心率有无增快，心界是否扩大，有无心包摩擦音；肺部叩诊和听诊呼吸音有无改变，有无啰音等；肝脾大小、质地、表面是否光滑、有无压痛；浅表淋巴结有无增大及部位、大小、数量、有无压痛等。

（三）实验室及其他辅助检查

血常规中红细胞数、血红蛋白、白细胞、血小板数是否在正常范围，有无大量幼稚细胞；骨髓象是否增生活跃，原始和幼稚细胞的比例等；了解有无肝肾功能异常。

二、护理诊断/问题

（一）常用护理诊断/问题

1. 活动无耐力　与白血病引起贫血，代谢率增高，化疗药物不良反应有关。
2. 有受伤的危险　出血，与血小板减少、白血病细胞浸润等有关。
3. 有感染的危险　与正常粒细胞减少、化疗有关。
4. 潜在并发症　化疗药物的不良反应。
5. 悲伤　与急性白血病治疗效果差、死亡率高有关。

（二）其他护理诊断/问题

1. 体温过高　与感染和（或）肿瘤细胞代谢亢进有关。
2. 营养失调　低于机体需要量，与白血病代谢增加、高热、化疗导致消化道反应及口腔炎有关。

3. 自我形象紊乱　与化疗药物引起脱发有关。

4. 疼痛　与白血病细胞浸润骨骼和四肢肌肉、关节有关。

5. 知识缺乏　缺乏白血病治疗，预防感染、出血等方面的知识。

三、护理目标

1. 活动耐力逐渐改善或恢复正常。

2. 能采取正确、有效的预防措施，减少或避免出血。

3. 能说出预防感染的重要性，减少或避免感染的发生。

4. 能说出化疗可出现的不良反应，并能积极应对。

5. 能正确对待疾病，悲观情绪减轻或消除。

四、护理措施

（一）活动无耐力

具体护理措施参见本篇模块二"贫血的护理"。

（二）有受伤的危险

出血。

具体护理措施参见本篇模块二"出血的护理"。

（三）有感染的危险

具体护理措施参见本篇模块二"发热的护理"。

（四）潜在并发症

化疗药物的不良反应。

1. 静脉炎及组织坏死的预防及处理

（1）静脉炎及组织坏死的预防。①合理使用静脉：首选中心静脉置管，如果应用外周浅表静脉，应由远端至近端选择静脉，注意更换注射部位。若药物刺激性强、剂量大时，宜选用大血管注射；②减轻对血管的刺激：输注前后用生理盐水冲洗血管，静注化疗药必须小心仔细，确定针头在血管内时方可推药，推药速度要慢。③防止药物外渗：药物渗漏会引起局部疼痛、红肿及组织坏死。如有外渗，应立即停止滴注，不要拔针，在原部位回抽 3 ~ 5 mL 血液，以吸除部分药液，局部滴入生理盐水或滴入解药如 8.4% 碳酸氢钠 5 mL 后拔出针头，外渗局部冷敷后再用 50% 硫酸镁湿敷，亦可用 0.5% 普鲁卡因局部封闭。

（2）静脉炎的处理。发生静脉炎时，注射的血管会出现条索状红斑，局部温度较高，并且还有硬结或压痛，处理同药液外渗，也可用紫外线灯照射。

2. 骨髓抑制的护理　多数化疗药物抑制骨髓至最低点的时间为 7 ~ 14 d，因此从化疗开始到化疗结束后 2 周应加强护理，预防出血和感染；化疗中必须每天复查血常规，化疗结束后需复查骨髓象，了解化疗的效果和骨髓抑制程度。

3. 消化道反应的护理　大多数化疗药物可使患者出现消化道反应，如恶心、呕吐和食欲缺乏等，因此化疗期间为患者提供安静的进餐环境，饮食应清淡、易消化，以半流质为主；避免食用产气、刺激性和高脂食物。遵医嘱在治疗前给予止吐药物。

4. 肝肾功能损害　巯嘌呤、甲氨蝶呤、门冬酰胺酶对肝功能有损害，用药期间注意观察患者有无黄疸，定期监测肝功能。环磷酰胺还可引起出血性膀胱炎，患者可出现尿频、尿急、尿痛或血尿，化疗期间应鼓励患者多饮水，保证输液量，注意观察不良反应，如出现应立即停止用药，并监测肾功能。

5. 尿酸性肾病的预防和护理　具体护理措施参见"慢性粒细胞白血病患者的护理"。

6. 鞘内注射化疗药物的护理　鞘内注射时，化疗药物浓度不宜过大，药液量不宜过多，应缓慢推入，注毕去枕平卧 4 ~ 6 h，注意观察有无头痛、发热等反应。

7. 其他不良反应　长春新碱可造成口唇和手足发麻等末梢神经炎表现，停药后逐渐消失；高三尖杉酯碱、柔红霉素、阿霉素可致心脏毒性，用药时速度 <40 滴/分，注意观察患者有无心悸，监测心率、心律和血压变化；环磷酰胺、顺铂等可引起脱发，可在用药前戴冰帽以减轻脱发；甲氨蝶呤可引起口腔溃疡，应加强口腔护理。

（五）悲伤

心理护理。护理人员应向患者及家属介绍本病的相关知识及治疗成功的病例，鼓励患者能够乐观对待疾病，消除不利心理对疾病的影响，同时鼓励患者多与家属和患友沟通，建立良好的社会支持系统。

五、健康教育

（一）疾病知识指导

1. 去除病因和诱因　积极病毒感染性疾病；避免接触放射线；避免使用对骨髓造血系统有损害的药物和含苯的物质。

2. 预防感染和出血　注意个人卫生，少去人群拥挤的地方；注意保暖，避免受凉；经常观察口腔、咽部有无感染；避免创伤，勿用牙签剔牙、用手挖鼻孔。

（二）教会患者自我监测病情

注意观察白血病的临床表现；定期复查血常规和骨髓象。

（三）生活指导

饮食应清淡和富含营养，避免辛辣和刺激性食物；应保证充足的休息时间，适当进行体育活动，如散步、慢跑、太极拳等；指导家属关心患者，鼓励其树立信心，争取早日恢复健康。

六、护理评价

1. 活动耐力是否逐渐改善或恢复正常。
2. 能否采取正确、有效的预防措施，减少或避免出血。
3. 能否说出预防感染的重要性，减少或避免感染的发生。
4. 能否说出化疗可出现的不良反应，能否积极应对不良反应。
5. 能否正确对待疾病，悲观情绪是否减轻或消除。

项目三　慢性白血病

【临床案例分析题目】

患者，男，45 岁，因反复发热 1 个月余而入院。患者 1 年来逐渐出现乏力、消瘦、低热、多汗，并有头晕，但未去医院诊治。最近 1 个月来，出现发热、咳嗽、鼻塞等症状，体温最高达 39.5 ℃。曾在当地社区医院诊断为"上呼吸道感染"，给予青霉素治疗，体温下降后又回升，最高达 41.0 ℃，伴乏力、食欲缺乏。体格检查：T 39.6 ℃，P 100 次/分，R 24 次/分，BP 120/75 mmHg，精神萎靡，皮肤黏膜无明显出血点，全身浅表淋巴结无增大，肝肋下 2 cm，质中，脾肋下 5 cm 质中，有明显压痛。实验室检查：外周血 WBC 44.6×10^9/L，可见幼稚白细胞（以中幼粒及晚幼粒为主）。

请思考：

1. 患者的临床诊断可能是什么？其依据是什么？
2. 为明确诊断，需做什么检查？
3. 该患者主要的护理诊断是什么？请制订一份护理计划。
4. 如果患者突感脾区疼痛，发热、多汗，脾区有明显触痛，应考虑病情发生了什么变化，如何处理？

我国慢性白血病以慢性粒细胞白血病多见，慢性淋巴细胞疾病较少见，慢性单核细胞白血病罕见。

任务一　临床表现

一、慢性粒细胞白血病

病情发展包括慢性期、加速期和急变期。

（一）慢性期

一般持续 1~4 年。早期患者仅有代谢亢进表现，如乏力、低热、盗汗或多汗，体重下降等。脾大为最突出体征，坚实、平滑、无压痛，可达脐至盆腔，脾梗死时，压痛明显，并伴有摩擦音。肝脏可轻度或中度增大。部分患者有胸骨中下段压痛。白细胞大量增加可导致

"白细胞淤滞症"，如头痛、语言不清、呼吸窘迫、颅内出血等。

（二）加速期

常有发热、乏力、消瘦、骨骼疼痛加剧，逐渐出现贫血和出血。脾持续或进行性增大。

（三）急变期

临床表现与急性白血病类似。

二、慢性淋巴细胞性白血病

60%~70% 的患者有淋巴结增大，多见于颈部、锁骨上、腋窝、腹股沟处，无压痛，坚实、可移动。患者常伴有感染和自身免疫性溶血性贫血。

任务二　辅助检查

一、慢性粒细胞性白血病

（一）慢性期

血常规中白细胞数增高明显，常 $>20\times10^9/L$，可达到 $100\times10^9/L$，粒细胞增加显著，以中幼、晚幼、杆状核粒细胞居多，原始细胞 $<10\%$。嗜酸、嗜碱性粒细胞增加。骨髓象示骨髓增生明显至极度活跃，以粒细胞为主，其中中性中幼粒、晚幼粒、杆状核细胞明显增加，原始细胞 $<10\%$。95% 以上 CML 中出现 Ph 染色体，显带分析为 t（9；22）（q34；q11）。血液生化检查示血清及尿中尿酸增加。

（二）加速期

血常规和骨髓象原始细胞数超过 10%。除 Ph 染色体外又出现其他染色体异常。

（三）急变期

血常规和骨髓象原始细胞数超过 30%，出现髓外原始细胞浸润。

二、慢性淋巴细胞性白血病

（一）血常规

淋巴细胞持续增多，白细胞 $>10\times10^9/L$，淋巴细胞 $>50\%$，以小淋巴细胞为主。多数患者外周血涂片中可见破损细胞增多，为 CLL 的血常规特征。

（二）骨髓象

骨髓增生明显或极度活跃，淋巴细胞≥40%，以成熟淋巴细胞为主。红系、粒系及巨核系细胞均减少。

任务三　治疗要点

一、慢性粒细胞性白血病

目前异基因造血干细胞移植被认为是根治 CML 的理想治疗方法。对于不具备条件的患者，可采用化疗。化疗首选药物为羟基脲，其他包括白消安、靛玉红、砷剂、干扰素等。近年来由于伊马替尼（格列卫）可明显提高患者诱导缓解率，目前在临床上被较多应用。

二、慢性淋巴细胞性白血病

利妥昔单抗联合氟达拉滨能达到至今为止较好的治疗反应。其他治疗还包括苯丁酸氮芥，阿来组单抗和自体造血干细胞移植。

任务四　慢性白血病患者的护理

一、护理评估

（一）病史

1. 主要症状　了解患者有无代谢亢进的表现，如发热、乏力和体重下降等；有无贫血、出血和感染的表现；有无骨骼疼痛及其他器官浸润的表现。
2. 既往史和家族史　了解患者有无接触损害骨髓功能的危险因素；是否患过相关疾病；家族中是否有类似或相关疾病者等。
3. 诊治经过　了解患者诊治的过程；对于要求化疗的患者了解化疗的次数和缓解情况。
4. 一般情况　了解患者饮食、睡眠、精神、大小便及体重等情况。
5. 心理-社会情况　慢性白血病病程长，有急变的可能，宜在慢性期待血常规和体征控制后尽早进行造血干细胞移植，但多数患者在短期内找不到合适的供体，由于考虑手术的难度和费用，常会感到悲观和绝望。护士应多与患者交谈，了解其不良情绪，并同时评估其家庭成员对疾病的认识、是否准备接受移植手术、家庭经济情况和患者有无医疗保障等。

（二）身体状况

1. 全身状况　观察患者生命体征、意识状态、营养状况、体力和体重情况。
2. 肝、脾、淋巴结检查　检查肝脾有无增大、质地、有无压痛、表面是否光滑；全身浅表淋巴结有无增大及部位、大小、数量、有无压痛等。
3. 其他　有无出血、贫血和感染的体征。

（三）实验室及其他辅助检查

外周血常规和骨髓象检查结果是否在正常范围。

二、护理诊断/问题

(一) 常用护理诊断/问题

1. 疼痛　脾胀痛，与脾大、脾梗死有关。
2. 潜在并发症　尿酸性肾病、化疗药物不良反应。

(二) 其他护理诊断/问题

1. 营养失调　低于机体需要量，与代谢亢进、高热、食欲缺乏有关。
2. 活动无耐力　与虚弱或贫血有关。
3. 体温过高　与感染和（或）肿瘤细胞代谢亢进有关。
4. 有感染的危险　与正常粒细胞减少、化疗有关。
5. 有受伤的危险　与晚期血小板减少有关。

三、护理目标

1. 患者疼痛减轻或消失。
2. 能陈述尿酸性肾病的形成原因，能协助医师积极预防和处理。
3. 能说出化疗可出现的不良反应，并能积极应对。

四、护理措施

(一) 疼痛

脾胀痛，与脾大、脾梗死有关。

1. 一般护理

（1）休息：尽量卧床休息，脾大患者宜采取左侧卧位，尽量避免弯腰和碰撞腹部，以免脾破裂。

（2）饮食护理：少量多餐，以减轻腹胀，必要时采用静脉营养。

2. 病情观察　巨脾患者应每天测量并记录脾的大小和质地；警惕脾栓塞或脾破裂的发生。如果患者突然出现脾区疼痛，发热、多汗以致休克，脾区拒按，有明显触痛，脾呈进行性增大并可闻及摩擦音等脾栓塞或脾破裂的表现，应立即通知医师进行处理。

(二) 潜在并发症

1. 尿酸性肾病

（1）保证供给充足的水分：化疗期间鼓励患者多饮水，每日饮水量在 3000 mL 以上；24 h 持续静脉补液，使每小时尿量 > 150 mL。

（2）病情监测：观察患者有无血尿或腰痛表现；记录 24 h 出入量；定期检查白细胞计数、血和尿中尿酸含量，必要时检查肾功能。

（3）用药护理：碳酸氢钠能碱化尿液，别嘌醇能抑制尿酸的合成，利尿药能及时稀释并排泄降解的药物，遵医嘱给予以上药物，并观察用药后患者有无不适。

2. 化疗药物不良反应

（1）羟基脲：不良反应少，耐受性好，使用时应经常检查血常规，以便调节药物剂量。

（2）伊马替尼：常见不良反应有水肿、肌痉挛、腹泻、恶心、皮疹等，也常引起贫血、粒细胞缺乏和血小板减少，应注意观察不良反应，并遵医嘱给予造血生长因子，定期复查血常规，严重者可减量或暂时停药。

（3）α-干扰素：常见的不良反应有畏寒、发热、疲劳、恶心、头痛、肌肉及骨骼酸痛、骨髓抑制及肝肾功能异常等，应定期检查肝、肾功能及血常规。

（4）其他：利妥昔单抗不良反应主要为过敏反应，用药时注意观察。氟达拉滨和苯丁酸氮芥对骨髓有抑制作用，用药期间需每周检查血常规，调整药物剂量。

五、健康教育

（一）疾病知识指导

向患者讲述疾病的相关知识，教会患者注意观察贫血、出血和感染的临床表现，注意避免腹部受到碰撞引起脾破裂；坚持按医嘱用药，了解药物的不良反应，定期复查血常规和骨髓象；积极预防感染和出血。

（二）日常生活指导

患者慢性期由于代谢亢进常消瘦、乏力，应注意加强营养，经常给予高热量、高蛋白、高维生素、易消化的食物，并保证充足的睡眠和休息，病情稳定后逐渐增加活动量。

六、护理评价

1. 患者疼痛是否减轻或消失。

2. 患者能否陈述尿酸性肾病的形成原因，能否协助医师积极预防和处理。

3. 能否说出化疗可出现的不良反应，能否积极应对。

项目四　造血干细胞移植的护理

造血干细胞移植（hematopoietic stem cell transplantation，HSCT）是将正常供体或自体的造血干细胞输注给患者，使之重建正常的造血和免疫功能。HSCT通常在对患者进行放疗、化疗和免疫抑制药处理后进行。HSCT按造血干细胞来源分为自体HSCT和异体HSCT，按照造血干细胞采集的部位分为骨髓移植、外周血干细胞移植和脐血移植，目前外周血干细胞移植为目前临床上最常用的方法之一，用于血液系统恶性疾病如白血病和某些先天性疾病的治疗，本节着重讲述外周血干细胞移植的护理。

一、移植前准备

(一)供者的选择和准备

自体 HSCT 供体是患者自己，异体 HSCT 供体为与患者白细胞分化抗原配型相合的健康人。为保证移植时有足够的新鲜血液输注给供者，应在移植前 2 周进行循环采血。外周血造血干细胞移植通常在多次使用造血生长因子后，采集外周血并通过血细胞分离机分离得到足够的造血干细胞。

(二)无菌层流室的准备

使用前室内严格消毒、灭菌处理，并行空气细菌学监测，合格后方可允许患者进入。

(三)患者的准备

1. 心理准备　向患者介绍 HSCT 的有关知识、无菌层流室的基本环境和规章制度；评估患者及其家属对于移植手术的了解程度和不良心理；评估患者的经济状况等。

2. 身体准备　①移植前对患者进行全面身体检查，彻底治疗已有的感染病灶，如痔疮、龋齿、疖肿、肺部感染等。②入室前 3 d 开始服用肠道不易吸收的抗生素。③入室前 1 d 剪指（趾）甲、剃毛发（头发、腋毛、阴毛）、洁脐。④入室当天清洁灌肠，沐浴后用 0.05% 氯己定药浴 30 ~ 40 min，再行眼、外耳道、口腔和脐部清洁后，穿无菌衣裤、鞋袜进入层流室，并对患者皮肤多个部位进行细菌培养。⑤移植前 1 d 行外周穿刺中心静脉导管术。

3. 预处理　不仅能清除患者外周血和骨髓中的白血病细胞，还能杀灭免疫细胞从而允许供体造血干细胞的植入。常用方案有大剂量化疗和放疗或同时使用免疫抑制药。

二、造血干细胞输注的护理

(一)自体外周血干细胞移植

为避免过敏反应，输注前遵医嘱给予抗过敏药物，用恒温水迅速复温冷冻的造血干细胞；输注时，用无滤网输液器从静脉导管输入，同时经另一静脉通路同步输入等量的鱼精蛋白中和肝素。输注过程中，密切观察有无肺水肿、溶血现象及栓塞。

(二)异体外周血干细胞移植

输注前先将造血干细胞 50 ~ 100 mL 加生理盐水稀释到 200 mL，其他同自体外周血干细胞移植。

三、移植后并发症的预防和护理

（一）感染

为造血干细胞移植最常见的并发症之一，决定移植的成败。应积极预防感染：①护理人员应保持无菌环境：尽量减少入室次数，入室前穿无菌衣裤，戴帽子、口罩，消毒双手，穿无菌外套、换无菌拖鞋、穿无菌隔离衣、戴无菌手套；每日消毒层流室桌面、墙壁、地面和所有物品；定期进行细菌监测；严格执行无菌操作。②患者的护理：提供无菌饮食，加强口腔护理，嘱患者进食前后用 0.05% 氯己定、3% 的碳酸氢钠交替漱口，每天用 0.05% 氯己定全身擦浴 1 次，女性患者每天冲洗会阴 1 次；注意观察有无感染的征象，移植后每天监测血常规，如果发现异常应立即告知医师并协助处理。

（二）出血

密切观察有无出血的表现，每天监测血小板计数，必要时输注经 25Gy 照射或白细胞过滤器过滤后的单采血小板。

（三）移植物抗宿主病

异基因 HSCT 最严重的并发症，表现为突发广泛性斑丘疹、持续性厌食、腹泻、黄疸、局限性或全身性硬皮病等。目前最常用预防移植物抗宿主病的方法是单用或联合应用免疫抑制药和消除淋巴细胞。护理中应注意：①密切观察患者的病情变化，如生命体征、皮肤黏膜、大小便及饮食情况等，发现异常应马上报告医师。②按医嘱给药，注意观察药物的不良反应。③输注各种药品和血液制品时，应严格无菌操作，血液制品必须在常规照射等处理后使用。

（四）肝静脉闭塞性病

由于移植前化疗药物的大量使用引起，常表现为腹胀、体重增加和黄疸等。通常在移植后的 7～12 d 出现，因此应在移植后 1 周注意观察患者有无上述症状，并注意监测肝功能和凝血功能。

项目五　骨髓穿刺术的护理

骨髓穿刺术是一种常用的诊疗手段，其作用包括以下几个方面：①协助疾病的诊断和鉴别诊断。通过采取骨髓液可检查骨髓细胞学、原虫和细菌学等几个方面检查，协助血液病、传染病和寄生虫的诊断与鉴别诊断。②用于观察疗效和判断预后。化疗和造血干细胞移植后常通过骨髓象判断治疗的效果和预后。③骨髓移植常采用骨髓穿刺采集骨髓液。

一、方法

（一）选择穿刺部位

穿刺部位有髂前上棘穿刺点、髂后上棘穿刺点、胸骨穿刺点、腰椎棘突穿刺点，可根据患者情况选择，必要时采用多部位穿刺。

（二）体位

胸骨、髂前上棘穿刺者取仰卧位；髂后上棘穿刺者取侧卧位或俯卧位；腰椎棘突穿刺者需取坐位，尽量弯腰，头俯屈于胸前。

（三）麻醉

局部皮肤常规消毒，操作者戴无菌手套，铺无菌洞巾，用2%利多卡因局部浸润麻醉达骨膜。

（四）穿刺

将骨髓穿刺针固定器固定在一定长度，左手固定局部皮肤，右手持穿刺针与骨面垂直刺入，接触到骨质后，左右旋转式缓慢刺入，达骨髓腔时突然感到穿刺阻力消失。

（五）抽取骨髓液

取出针芯，接10 mL干燥注射器，缓缓用力抽吸，当血液一出现于针管时立即停止抽吸，此时抽得的骨髓量约0.2 mL，过多则混进血稀释，若行骨髓培养，则需抽取5~10 mL。

（六）涂片

迅速将骨髓液滴到载玻片上，立即做有核细胞计数和制备数张骨髓液涂片。

（七）加压固定

重新插入针芯，左手取无菌纱布置于穿刺处，右手将穿刺针拔出，并将无菌纱布敷于针孔处，压迫1~2 min，以胶布固定。

二、护理

（一）术前准备

1. 术前向患者详细说明骨髓穿刺的目的和方法，以消除其思想顾虑和紧张。
2. 按医嘱给患者做血小板和出、凝血时间测定。
3. 若用普鲁卡因做局部麻醉，应术前24 h做过敏试验。
4. 准备用物。包括①常规消毒治疗盘。②骨髓穿刺包，内含骨髓穿刺针、5 mL和

10 mL 注射器、7 号针头、孔巾、纱布等。③其他用物：无菌手套、2% 普鲁卡因、载玻片 6~8 张、推玻片 1 张，根据需要准备细菌培养管、酒精灯、火柴、胶布等。

（二）术中配合

1. 协助患者采取适宜穿刺的体位。
2. 严格无菌操作技术。
3. 注意观察患者术中的反应。如发现患者精神紧张、大汗淋漓、脉搏快等休克症状时，应立即停止穿刺，并协助医师处理。

（三）术后护理

1. 清理用物，将制成的骨髓片和骨髓培养标本及时送验。
2. 术后观察穿刺局部有无出血，如有渗血，应立即更换无菌纱布并压迫止血。
3. 嘱患者平卧休息 4 h，无任何不适可照常活动。术后当日不要沐浴，3 d 内保持穿刺部位干燥，防止感染。

模块六 弥散性血管内凝血

【临床案例分析题目】

患者，男，36 岁，主诉咽痛 2 周，发热伴出血倾向 1 周。2 周前无明显诱因出现咽痛，服用阿莫西林后稍好转，1 周前又加重，发热 39.4 ℃，伴鼻出血和皮肤出血点，咳嗽，痰中带血丝。查体：T 37.9 ℃，P 88 次/分，R 19 次/分，BP 120/80 mmHg，皮肤散在出血点和瘀斑，咽充血，扁桃体 I 度增大，无分泌物，胸骨有轻压痛，心界不大，HR 88 次/分，律齐，无杂音，右下肺可闻及少量湿啰音，腹平软，肝脾未触及。实验室检查，血常规：Hb 90 g/L，WBC 2.6×10^9/L，血小板 30×10^9/L；骨髓象：骨髓增生极度活跃，早幼粒细胞 91%，红系细胞 1.5%；凝血功能检查：PT 19.9 s，对照 15.3 s，纤维蛋白原 1.5 g/L，FDP 180 μg/mL（对照 5 μg/mL），3P 试验阳性。临床诊断：急性早幼粒细胞白血病。

请思考：

1. 该患者凝血功能检查结果是否正常，如果异常，考虑患者病情出现了什么变化？
2. 该患者目前主要的护理问题是什么？其相应的护理措施有哪些？
3. 该患者如果突然出现胸痛、呼吸困难和咯血，应考虑出现了什么病情变化，如何处理？
4. 针对该患者如何进行健康教育？

弥散性血管内凝血（disseminated intravascular coagulation，DIC）是由各种致病因素激活凝血及纤溶系统，导致全身微血栓形成，由于消耗大量凝血因子和血小板，并继发纤溶亢进，引起全身出血、栓塞及微循环衰竭的临床综合征。DIC 不是一个独立的疾病，而是多种疾病在发展过程中的病理状态。

任务一 病因及发病机制

一、病因

（一）感染性疾病

最多见。常见有败血症、斑疹伤寒、流行性出血热、内毒素血症、重症肝炎、休克型肺炎、中毒性菌痢、流脑、麻疹和脑型疟疾等。

（二）恶性肿瘤

常见急性白血病、淋巴瘤、前列腺癌、胰腺癌、肝癌、绒毛膜上皮癌、肾癌、肺癌及脑肿瘤等。

（三）组织损伤

如大面积烧伤、严重创伤、毒蛇咬伤、广泛性手术（如脑、前列腺、胰腺、子宫及胎盘等富含组织因子器官的手术）。

（四）病理产科

如胎盘早剥、羊水栓塞、感染性流产、死胎滞留、重症妊娠高血压等。

（五）全身各系统疾病

如肺心病、恶性高血压、急性胰腺炎、中暑、移植物抗宿主病等。

二、发病机制

DIC 的发展过程分为高凝血期、消耗性低凝血期、继发性纤溶亢进期 3 期。

（一）高凝血期

各种病因可使血管内皮释放组织因子进入血液循环，激活外源性凝血系统；血管内皮损伤及革兰阳性细菌内毒素可激活内源性凝血系统。

（二）消耗性低凝血期

内外源性凝血系统激活后，产生大量凝血酶，使血液呈高凝状态，形成广泛的微血栓，又消耗了大量血小板和凝血因子，使血液处于消耗性低凝状态。

（三）继发性纤溶亢进期

纤溶酶激活，导致继发性纤溶亢进。

任务二　临床表现

DIC 常见的临床表现有出血、栓塞、微循环衰竭、溶血和原发病的表现，可因原发病及 DIC 病期不同而有较大差异。

一、出血

DIC 最常见的早期症状之一。出血多突然发生，为广泛的自发性出血，部位可遍及全身，以皮肤黏膜多见，呈大片状融合性瘀斑，伤口及注射部位持续渗血。严重者可有内脏出血，如呕血、便血、咯血、阴道出血及血尿，甚至颅内出血。

二、栓塞

微循环栓塞可使受损部位缺血、缺氧和功能障碍，长时间的栓塞可出现器官功能衰竭，甚至出现组织坏死。内脏栓塞常见于肺、脑、肝、肾和胃肠等，出现相应的症状或体征。如肺栓塞表现为突发胸痛、呼吸困难、咯血；脑栓塞引起头痛、偏瘫、抽搐、昏迷等；肾栓塞引起腰痛、血尿、少尿或无尿，甚至急性肾衰竭；皮肤栓塞可出现手指、足趾、耳部发绀等。

三、微循环衰竭

为一过性或持续性血压下降，常表现为皮肤湿冷、发绀、少尿、呼吸困难及神志改变等症状。顽固性休克常是 DIC 预后不良的征兆。

四、微血管病性溶血

溶血一般较轻微，可表现为进行性贫血，贫血程度与出血量不成比例，偶见皮肤和巩膜黄染。

任务三　诊断要点

一、存在 DIC 的基础疾病

二、有下列 2 项以上的临床表现

1. 多发性出血倾向。
2. 难以用原发病解释的微循环衰竭或休克。
3. 多发性微血管栓塞症状、体征，如皮肤、皮下、黏膜栓塞、坏死及早期出现的肾、脑、肺等脏器功能不全。
4. 抗凝治疗有效。

三、实验室检查同时有 3 项以上异常

1. 血小板 $<100 \times 10^9/L$ 或进行性下降。

2. 血浆纤维蛋白原含量 <1.5 g/L 或进行性下降，或 >4.0 g/L。

3. 3P 试验阳性或血浆 FDP >20 mg/L。

4. 凝血酶原时间缩短或延长 3 s 以上或呈动态变化，或 KPTT 缩短或延长 10 s 以上。

5. 纤溶酶原含量及活性降低。

6. AT-Ⅲ 含量及活性降低。

7. 血浆 FⅧ：C 活性 <50%。

8. 血浆 β-TG 或 TXB$_2$ 升高。

9. 血浆纤维蛋白肽 A 升高。

任务四　治疗要点

一、治疗基础疾病及去除诱因

控制 DIC 最根本的措施，如积极控制感染性疾病，治疗肿瘤、处理产科及外伤、防治休克、纠正酸中毒及电解质紊乱等。

二、抗凝疗法

终止 DIC 病理过程、减轻器官功能损伤、重建凝血 – 抗凝血功能平衡的重要措施。应在有效治疗基础疾病的前提下，与补充凝血因子同时进行。

（一）肝素

与普通肝素相比，低分子量肝素由于出血并发症较少、半衰期较长、用药安全方便，成为目前临床上 DIC 首选的抗凝药物。

（二）其他抗凝及抗血小板聚集药物

如复方丹参注射、AT-Ⅲ、双嘧达莫、阿司匹林、低分子右旋糖酐和噻氯匹定等药物有辅助治疗价值。

（三）补充凝血因子和血小板

适用于血小板及凝血因子减少，且已进行基础疾病及抗凝治疗，但 DIC 仍未能有效控制者。通常选用新鲜血浆、纤维蛋白原、因子Ⅷ浓缩剂、凝血酶原复合物、血小板悬液。

（四）抗纤溶治疗

仅适用于继发性纤溶亢进为主的 DIC 晚期。常用药有 6 – 氨基己酸，氨甲苯酸等。

（五）溶栓治疗

仅在纤溶不足而有广泛栓塞时应用。常用尿激酶或 t-PA。

（六）糖皮质激素治疗

不做常规应用。

任务五　弥散性血管内凝血患者的护理

一、护理评估

（一）病史

1. **主要表现**　评估症状出现的时间和诱因；主要症状如出血、栓塞、微循环衰竭或溶血的特点；原发疾病的表现。

2. **既往史**　患者是否患有引起 DIC 的常见疾病，如感染性疾病、肿瘤或病理产科等。

3. **心理 – 社会情况**　由于 DIC 患者病情复杂危重，患者容易产生紧张和恐惧，应及时了解患者心理；针对恶性肿瘤引起 DIC 者，除了及时了解患者的不良情绪，还要积极了解其家属对于疾病的态度、经济支持和疾病照护情况等。

（二）身体评估

评估患者生命体征、意识状态、皮肤温度和颜色、24 h 出入量；评估患者有无出血、出血的部位和范围、有无内脏出血（如消化道出血、颅内出血等）；评估患者有无内脏栓塞的体征；评估患者有无贫血、贫血的程度。

（三）实验室及其他辅助检查

可为 DIC 临床诊断、病情分析、指导治疗和判断预后提供依据，包括血常规检查及凝血、抗凝和纤维蛋白溶解系统功能的检查。

二、护理诊断/问题

（一）常用护理诊断/问题

1. **有受伤的危险**　出血，与 DIC 所致的凝血因子被消耗、继发性纤溶亢进、肝素的应用有关。

2. **潜在并发症**　休克、多发性微循环栓塞。

（二）其他护理诊断/问题

1. **气体交换受损**　与肺栓塞有关。

2. **潜在并发症**　呼吸衰竭、急性肾衰竭、多器官功能衰竭。

三、护理目标

1. 患者能叙述 DIC 常见的病因和诱因，并能积极治疗原发病和消除诱因。

2. 患者了解出血、栓塞、微循环衰竭和溶血的临床表现和处理办法，并能积极预防出血。

四、护理措施

（一）有受伤的危险

出血。

1. 出血的对症护理　具体护理措施参见本篇模块二"出血的护理"。

2. 病情观察

（1）观察出血的临床表现：注意出血的部位、范围及其严重度的观察，如出现持续、多部位的出血或渗血，应高度警惕 DIC。如患者出现剧烈头痛、呕吐、血压升高等脑出血症状时，应立即报告医师，抬高床头 15°～30°，遵医嘱给脱水降颅压、止血等药物。

（2）监测实验室检查结果：是救治 DIC 的重要环节。护士应及时采集各类标本并送检，协助医师做好诊治。

3. 用药护理

（1）迅速建立 2 条静脉通路，遵医嘱给予肝素抗凝和预防低血压的药物。

（2）使用抗凝药物时注意观察有无出血倾向，使用抗纤溶药物时静脉给药速度不宜过快，以免加重缺血坏死。

（3）监测凝血时间或凝血酶原时间（PT）或部分凝血活酶时间（APTT）。目前最常用为 APTT，较正常时间延长 60%～100% 为最佳剂量。若肝素过量甚至伴以明显出血时，应立即静注鱼精蛋白硫酸盐对抗，鱼精蛋白 1 mg 可中和肝素 1 mg。

4. 心理护理　护士应针对患者的不良心理进行积极沟通和疏导，通过列举成功抢救的病例使患者增强战胜疾病的信心，同时应征得家属的全力配合，共同挽救患者的生命。

（二）潜在并发症

休克、多发性微循环栓塞。

1. 一般护理

（1）休息：患者以绝对卧床休息为主，如患者发生休克取仰卧中凹位，呼吸困难者取半坐卧位；病室定期消毒，预防交叉感染；注意保暖，必要时给予吸氧。

（2）饮食：给予营养丰富易消化的流质或半流质饮食。有消化道出血者应酌情进冷流质饮食或禁食。不能进食者予以鼻饲或静脉营养。

2. 病情监测　严密监测患者生命体征、意识状态、尿量变化，记录 24 h 出入量，及时发现休克或重要脏器功能衰竭；及时发现皮肤黏膜和内脏栓塞（如肺、脑、肝、肾和胃肠等）相应的症状或体征，马上通知医师给予处理。

3. 成分输血的护理　密切观察各种输血反应，如高热、寒战、溶血等；为预防过敏反应，可使用抗组胺药物，必要时注射肾上腺素；输血前严格配型，仔细核对。

五、健康教育

(一) 疾病知识指导

告诉患者与家属必须彻底治疗诱发 DIC 的疾病，并有效去除诱发因素如感染、酸中毒、缺氧和休克等；教会患者识别出血、栓塞、微循环衰竭的临床表现；介绍预防出血的相关知识。

(二) 生活指导

患者病情缓解后应指导其进食营养丰富、易于消化的流质或半流质饮食，避免生、冷、油炸及具有刺激性的食物。协助患者循序渐进地进行康复锻炼，加强机体抵抗力。

六、护理评价

1. 患者是否能叙述 DIC 常见的病因和诱因，并积极治疗原发病和消除诱因。
2. 患者是否了解出血、栓塞、微循环衰竭和溶血的临床表现和处理办法，能否叙述如何预防出血。

第七篇 内分泌系统疾病患者的护理

 学习目标

知识目标

1. 掌握皮质醇增多症、糖尿病、甲状腺功能亢进症、身体外形改变、性功能异常、肥胖、进食异常、排泄功能异常及骨质疏松患者的临床表现、护理评估重点、常见护理诊断及护理措施。

2. 熟悉糖尿病的概念、病因、诱因；熟悉低血糖及糖尿病酮症酸中毒的诱发因素。

3. 了解身体外形改变、性功能异常、肥胖、进食异常、排泄功能异常及骨质疏松的概念、常见病因及诱因；库欣综合征的辅助检查、治疗要点。

能力目标

1. 运用所学知识，结合病情及病史对糖尿病患者进行护理评估，制订护理计划。

2. 能运用护理程序为身体外形改变、性功能异常、肥胖、进食异常、排泄功能异常及骨质疏松患者提供整理护理。

3. 具有向个体和家庭提供身体外形改变、性功能异常、肥胖、进食异常、排泄功能异常及骨质疏松相关健康教育的能力。

4. 运用所学知识，结合病情及病史对甲状腺功能亢进症患者进行护理评估，制订护理计划。

5. 具有向个体、家庭提供甲状腺亢进症健康教育的能力。

素质目标

能够体会肥胖症患者、甲状腺功能亢进症、库欣综合征、身体外形改变、性功能异常、肥胖、进食异常、排泄功能异常及骨质疏松患者的疾苦，并在以后的临床实践中体谅、关爱患者。

模块一 总 论

内分泌系统对人体的生长发育、新陈代谢等功能起到重要作用，它与神经系统、免疫系统紧密联系、相互作用，一起维持机体内环境稳定。内分泌系统由内分泌腺和分布于其他器官的内分泌细胞组成。它们的分泌物称激素，可通过血液传递（内分泌），也可通过细胞外液局部或邻近传递（旁分泌），乃至所分泌的物质直接作用于自身细胞（自分泌），更有细胞内的化学物直接作用在自身细胞称为胞内分泌。内分泌系统辅助神经系统将体液信息物质传递到全身各靶细胞，发挥其对细胞的生物作用。

任务一　内分泌系统解剖和生理功能

一、解剖结构

以合成和分泌激素为主要功能的器官称为内分泌腺体，人体主要的内分泌腺有下丘脑、垂体、甲状腺、甲状旁腺、肾上腺、性腺、胰岛等；具有内分泌功能的组织和器官有心脏、肾脏、胃肠道等。

二、生理功能

（一）下丘脑

内分泌系统的指挥中心，促进垂体前叶（又称腺垂体）相应促激素的合成和释放，间接调节各有关靶腺的功能活动。主要分泌的激素如促甲状腺激素释放激素（thyrotropin releasing hormone，TRH）、促肾上腺皮质激素释放激素（corticotropin releasing hormone，CRH）、促性腺激素释放激素（gonadotropin releasing hormone，GnRH）、催乳素分泌抑制因子（prolactin inhibiting factor，PIF）等。

（二）垂体

椭圆形小体，重量不足 1 g，位于颅底蝶鞍内，分腺垂体和神经垂体（垂体后叶）。腺垂体分泌激素如生长激素（growth hormone，GH）、促甲状腺激素（thyroid stimulating hormone，TSH）、促肾上腺皮质激素（adrenocorticotrophic hormone，ACTH）、促卵泡生成素（follicle stimulating hormone，FSH）。神经垂体贮存由下丘脑视上核和室旁核分泌的抗利尿激素（antidiuretic hormone，ADH）和催产素，刺激相应靶腺合成和释放激素，促进和维持相应靶腺的功能。

（三）甲状腺

人体最大的内分泌腺体，位于气管上端、甲状腺软骨两侧，主要分泌甲状腺素，其功能是维持基础代谢率、神经系统兴奋，促进生长发育。

（四）肾上腺

其功能是参与物质代谢、水盐代谢，并有抑制免疫、抗过敏、抗感染、抗休克等作用。主要分泌的激素为糖皮质激素、盐皮质激素和少量性激素。

（五）胰岛

调节糖代谢。其 β 细胞分泌的主要激素有胰岛素，α 细胞分泌胰高血糖素和分泌少量的生长抑素。

任务二　激素的分类与生化

一、激素分类

（一）肽类激素

由多肽组成，此类激素主要有胰岛素、生长激素、促肾上腺皮质激素、降钙素等。

（二）氨基酸类激素

主要有甲状腺素（T_4）和三碘甲状腺原氨酸（T_3）。

（三）类固醇类激素

由胆固醇衍化而来，主要有糖皮质激素、盐皮质激素、雌激素、雄激素、孕激素和活性维生素 D_3 等。

（四）胺类激素

由氨基酸合成转化而来，主要有肾上腺素、去甲肾上腺素等。

二、激素的分泌与转运

激素分泌呈生物节律性，方式有内分泌、旁分泌、自分泌、胞内分泌和神经分泌等，主要通过血液、淋巴液、细胞外液转运至靶细胞发挥作用，经肝、肾和靶细胞代谢降解灭活。

水溶性激素进行的转运无须转运载体，非水溶性激素转运需载体，载体多为蛋白质。激素到达靶组织后，结合型激素与转运载体分离，以游离的形式发挥其生物学效应。

三、激素的作用机制

激素要发挥作用，必须转变为具有活性的激素，并与其特异性的受体结合。受体的主要功能：识别微量激素，与之结合后将信息在细胞内转变为具有生物活性的作用。根据受体所在部位作用将激素分为以下两类。

（一）细胞膜受体

肽类、胺类、细胞因子、前列腺素等多类激素。

（二）细胞内受体

类固醇激素、甲状腺激素、维生素 D、维生素 A 酸等激素。

四、内分泌系统的调节

（一）神经系统与内分泌系统的相互调节

下丘脑是联系神经系统和内分泌系统的枢纽，下丘脑直接调控内分泌系统，其含有重要的神经核，具有神经分泌细胞的功能，可合成、释放激素和抑制激素，通过垂体门静脉进入腺垂体，调节各种分泌细胞合成和分泌激素。下丘脑与垂体之间构成神经内分泌轴，调控周围内分泌腺和靶组织。

（二）内分泌系统的反馈调节

下丘脑、垂体和靶腺之间存在反馈调节。反馈调节是内分泌系统的主要调节机制，使体内腺体之间相互联系，彼此配合，保持机体内环境的稳定，应对各种病理状态。包括了正反馈和负反馈调节，正反馈指反馈信息不是制约控制部分的活动，而是促进与加强控制部分的活动；负反馈是通过先兴奋后抑制达到相互制约保持平衡的机制。

（三）免疫系统和内分泌功能

内分泌、神经和免疫3个系统之间可通过相同肽类激素和共有的受体相互作用，形成一个完整的调节环路。免疫系统在接受神经内分泌系统调节的同时，也有反向调节作用。内分泌系统不但调控正常的免疫反应，在自身免疫反应中也发挥作用。常见的自身免疫系统疾病有1型糖尿病、Graves病、桥本甲状腺炎、Addison病等。

任务三　内分泌系统的疾病

各种病因引起内分泌腺的病变，以病理生理分类，可表现为功能亢进、功能减退或功能正常；根据其病变发生部位在下丘脑、垂体或周围靶腺，可分为原发性和继发性；内分泌腺或靶组织对激素的敏感性或应答反应降低也可导致疾病，非内分泌组织恶性肿瘤如异常地产生过多激素，或治疗过程应用激素和某些药物，也可导致内分泌疾病。内分泌疾病防治原则：一般功能亢进者采用药物治疗、手术治疗、放射治疗。功能减退者主要采用激素替代治疗或补充治疗、内分泌腺组织移植。

一、功能减低型

（一）内分泌腺的破坏

可因自身免疫病（如1型糖尿病、桥本甲状腺炎、Addison病等）、肿瘤、出血、梗死、炎症、坏死、放射损伤、手术切除等引起。

（二）内分泌腺激素合成缺陷

如生长激素释放激素基因缺失或突变等。

（三）内分泌腺以外的疾病

如肾实质破坏性疾病，不能将 25 – 羟维生素 D_3 转变为具有活性的 1，25 $(OH)_2D_3$，导致促红细胞生成与合成减少。

二、功能亢进型

（一）内分泌腺肿瘤

如垂体各种肿瘤、甲状腺瘤、胰岛素瘤、嗜铬细胞瘤等。

（二）多内分泌腺瘤

1 型、2A 型、2B 型。

（三）异位内分泌综合征

由非内分泌组织肿瘤分泌过多激素或类激素所致。

（四）激素代谢异常

如严重肝病患者血中雌激素水平增加，雄烯二酮在周围组织转变为雌二醇增多。

（五）医源性内分泌紊乱

如长期应用糖皮质激素引起 Cushing 综合征。

三、激素敏感性缺陷型

表现为对激素发生抵抗，主要有受体和（或）受体后缺陷，使激素不能发挥正常作用。临床上大多表现为功能减退或正常，但血中激素水平异常升高。

任务四 营养及代谢

一、营养及代谢的生理

（一）营养物质的供应和摄取

人体所需要的营养物质包括水、矿物质、糖类、脂肪、蛋白质和维生素 6 大类。营养物质主要来自食物，少数可在体内合成。食物营养价值高低是指其所含营养素的种类是否齐全、数量多少、各种营养素之间比例是否合适，是否容易被消化吸收。必需营养物质每天膳食供给量是指在正常情况下，为维持机体正常身高和体重、组织结构与生理功能所需的最少量。要维持人体营养状况的稳定，能量的供给和消耗必须平衡，在人类社会中，进食行为受神经、内分泌等生命活动所控制，其中下丘脑起重要作用。此外，进食还受文化、家庭、个人经历、宗教信仰、经济及市场供应等因素和条件的影响。

（二）营养物质的消化、吸收、代谢和排泄

食物在胃肠道经消化液、酶、激素等作用转变为氨基酸、单糖、短链和中链脂肪酸、甘油，与水、盐、维生素等一起被吸收入血，中性脂肪和多数长链脂肪酸则经淋巴入血，到达肝脏和周围组织被利用，以合成或提供能量。糖、脂肪、蛋白质、水和无机元素等中间代谢一系列复杂的生化反应受基因控制，从酶、激素和神经内分泌 3 个方面进行调节。同时受代谢底物的质和量、辅因子、体液组成、离子浓度等反应环境及中间和最终产物的质和量等因素的调节，中间代谢所产生的物质，除被机体储存或重新利用外，最后以水、二氧化碳、含氮物质或其他代谢产物的形式，经肺、肾、肠、皮肤黏膜等排出体外。

二、营养病及代谢病

（一）营养病

机体对各种营养物质有一定的需要量、允许量和耐受量。营养病可因一种或多种营养物质不足、过多或比例不当而引起，一般按某一营养物质的不足或过多分类，再根据发病的原因分为原发性和继发性两大类。

1. 原发性营养失调　由于摄取营养物质不足、过多或比例不当引起。如摄取蛋白质不足可引起蛋白质缺乏症；摄取能量超过机体消耗可引起单纯性肥胖症。

2. 继发性营养失调　由器质性或功能性疾病所致的营养失调。常见原因有进食障碍、消化吸收障碍、物质合成障碍、机体需要营养物质增加而供应不足、排泄异常等。

（二）代谢病

指由中间代谢某个环节障碍为主所致的疾病，由原发器官疾病为主所致的代谢障碍则归入该器官疾病的范围。代谢病一般按中间代谢的主要途径和先天性代谢缺陷与环境因素的主次进行分类。在导致中间代谢某个环节障碍的诸因素中，大致可分为先天性代谢缺陷和环境因素两大类。

1. 先天性代谢缺陷和遗传因素　多由细胞内酶系缺陷或膜转运异常所致，具有遗传倾向。酶系缺陷可使代谢途径流向改变和（或）合成途径的反馈调节紊乱，导致代谢产物缺失或过多，中间产物堆积，或转变为毒性代谢物，产生相应的病理改变和临床表现。

2. 环境因素　不合适的食物、药物、理化因素、感染、创伤、器官疾病、精神疾病等，是造成代谢障碍的常见原因。如大手术后负氮平衡，慢性肾衰竭时的钙磷代谢障碍，以及常见的水、电解质和酸碱平衡紊乱等。

（三）营养病和代谢病的临床特点

1. 营养病多与饮食习惯、营养物质的供给、生活方式、环境因素、消化功能、生理或病理因素等有关。先天性代谢病常与家族史、环境诱发因素、发病年龄及性别有关。

2. 可累及多个器官、系统，常先有生化、生理改变，后出现病理解剖改变。

3. 长期可影响个体的生长、发育、成熟、衰老等过程，甚至影响下一代。

4. 早期治疗，病理改变可逆转。

（四）营养病和代谢病的防治原则

1. 病因和诱因防治。

2. 临床前期和早期治疗，早期诊断，及早治疗，可避免不可逆的形态和功能改变，阻止病情恶化，或终身不出现症状。

3. 针对发病机制的对症治疗。

（1）避开和限制环境因素。

（2）补充或替代治疗。

（3）调整治疗。

4. 遗传咨询和生育指导。

任务五 护理评估

一、病史

（一）患病及治疗经过

1. 患病经过 详细了解患者患病的起始时间，有无诱因，发病的缓急，主要症状及其特点。评估患者有无进食或营养异常，有无排泄功能异常和体力减退；甲状腺功能亢进症患者可出现食欲亢进和体重减轻、怕热多汗、排便次数增多等；腰背部疼痛多见于骨质疏松症患者；全身受累关节红肿热痛见于痛风急性期患者等。此外，还要评估患者有无失眠、嗜睡、记忆力下降、注意力不集中，有无畏寒、手足抽搐、四肢感觉异常或麻痹等。

2. 既往检查、治疗经过及效果 评估患者既往检查情况，是否遵从医嘱治疗，用药及治疗效果。目前使用药物的种类、剂量、用法、疗程。

3. 目前状况 目前的主要不适及病情变化。一般情况如体重、饮食方式、营养状况、睡眠、大小便等有无改变。

4. 相关病史 询问患者有无与内分泌与代谢性疾病相关的疾病，如冠心病、高血压等，是否已进行积极的治疗。

（二）生活史及家族史

1. 个人史与家族史 评估患者的居住环境、职业、工作条件及经济状况。许多内分泌与代谢性疾病有家族倾向性，如甲状腺疾病、糖尿病、肥胖症等，应询问患者家族中有无类似疾病的发生。

2. 生活史 了解患者的出生地及生活环境，如单纯性甲状腺肿常与居住地缺碘有关。评估婚姻状况及生育情况，了解患者是否有性功能异常等问题；日常生活是否规律，有无烟酒嗜好、特殊的饮食喜好或禁忌。

3. 饮食、运动方式　了解患者有无摄入高脂肪、高热量、高胆固醇、高糖食物习惯，是否经常暴饮暴食，是否久坐不运动，或运动时间及运动量少。这些因素往往是某些内分泌疾病的危险因素或诱发因素。

（三）心理－社会情况

1. 性格特征　糖尿病和甲状腺功能亢进症是内分泌与代谢性疾病中最常见的病种，两种疾病的发生均与心理社会因素有密切关系，属心身疾病。疾病本身常伴有精神兴奋、情绪不稳定、易激怒或情绪淡漠、抑郁、失眠等。

2. 心理状态　慢性病程和长期治疗又常可引起焦虑、性格改变、应对能力下降、工作和家庭中人际关系紧张、社交障碍、自我概念紊乱等心理社会功能失调。护士应注意评估患者患病后的精神、心理变化，患病对日常生活、学习或工作、家庭的影响，是否适应患者角色转变；患者对疾病的性质、发展过程、预后及防治知识的认知程度。

3. 社会支持系统　如家庭成员组成、家庭经济状况、文化和教育情况，对疾病的认识和对患者的照顾情况；患者的医疗费用来源和支付方式等；社区卫生保健系统是否健全，能否满足患者出院后的医疗需求等，以便有针对性地给予心理疏导和支持。

二、身体状况

（一）一般状态

患者的精神、意识状态、生命体征、身高、体重、体型、营养状态等有无异常。

1. 甲状腺功能亢进症患者常有烦躁、易激动、脉搏增快，而甲状腺功能减退的患者常有精神淡漠、脉搏减慢；糖尿病酮症酸中毒、高渗性昏迷时常有意识改变。

2. 血压增高见于 Cushing 综合征、糖尿病；血压降低见于肾上腺皮质功能减退。

3. 体型高大多见于巨人症；侏儒症表现为体型矮小；Cushing 综合征可出现向心性肥胖；呆小症患儿身高不能随年龄而正常长高，上半身与下半身的比例失调等。

4. 肥胖症患者可出现体内大量脂肪堆积，体重增加；神经性厌食症和甲亢患者皮下脂肪减小，表现为消瘦、体重减轻等。

（二）皮肤黏膜

有无皮肤黏膜色素沉着、干燥、粗糙、潮热、多汗、水肿、感染、溃疡；有无毛发稀疏、脱落、多毛、痤疮等。如肾上腺皮质功能减退患者可表现为皮肤、黏膜色素沉着，尤以摩擦处、掌纹、乳晕、瘢痕处明显；腺垂体功能减退症患者可出现皮肤干燥、粗糙、毛发脱落，重者出现黏液性水肿；Cushing 综合征患者可出现痤疮、多毛。

（三）头颈部检查

有无头颅及面容改变、突眼、眼球运动障碍、视力或视野异常、甲状腺大等改变。肢端肥大症表现为头颅耳鼻增大、眉弓隆起；甲状腺功能亢进症可有突眼、眼球运动障碍、甲状腺大；垂体瘤可出现头痛伴视力减退或视野缺损等。

（四）胸腹部检查

有无乳房溢乳、腹部皮肤紫纹。如垂体瘤患者常有闭经溢乳；Cushing 综合征患者可有腹部皮肤紫纹。

（五）四肢、脊柱、骨关节检查

有无疼痛、畸形，肌力、腱反射有无异常。骨质疏松症可导致脊柱、骨关节疼痛、变形，甚至驼背；痛风可引起急性关节疼痛；肌无力可见于 Cushing 综合征。

（六）外生殖器检查

腺垂体疾病可导致外生殖器发育异常。

三、实验室及其他辅助检查

（一）实验室检查

主要用于内分泌腺的功能诊断和定位诊断。

1. 血液和尿生化测定　某些激素与血清某些电解质和其他物质之间（如血清钠、钾与醛固酮和糖皮质激素；钙、磷、镁与甲状旁腺激素；血糖与胰岛素和胰高血糖素等）有相互调节作用，测定血清电解质可间接了解相关激素的分泌功能。

2. 激素及其代谢产物测定　测定尿中的激素代谢产物可推断激素在血中的水平。

（1）激素分泌动态试验：此类试验可进一步探讨内分泌功能状态及病变的性质。在临床上，当某一内分泌功能减退时，可选用兴奋试验，相反则选用抑制试验或阻滞试验来明确诊断。

（2）静脉插管分段采血测定激素水平：当临床症状提示有某种激素分泌增多，而以上定位检查又不能精确定位时可考虑用此方法相鉴别。

（二）影像学检查

1. CT 和 MRI 检查　CT 和 MRI 对某些内分泌疾病有定位价值。

2. 同位素检查　甲状腺能浓集碘，甲状腺摄 ^{131}I 率可用于评价甲状腺功能。

3. 选择性动脉造影　对于病灶直径较小，不能用 CT 和 MRI 等方法做出定位时，可采用此方法。

4. B 超检查　可用于甲状腺、甲状旁腺、肾上腺、胰腺和性腺肿瘤的定位。

（三）病因检查

自身抗体监测、组织病理学检查及细胞染色体鉴定等。如血清 TSH 受体抗体、抗甲状腺球蛋白抗体测定，分别有助于 Graves 病和桥本甲状腺炎的病因分析。

模块二　内分泌系统疾病常见症状体征

项目一　身体外形改变

任务一　概　念

指容貌、外形、身高的异常变化，以及毛发改变、皮肤黏膜色素沉着、特殊体态等身体外形异常的一组临床征，可影响患者生理和心理状态。

任务二　病　因

多数与内分泌代谢性疾病有关，甲状腺功能亢进时因眼肌挛缩引起眼裂增宽、眼球突出表情惊愕的"甲状腺功能亢进面容"；甲状腺功能减退可引起黏液性水肿面容，面颊及眼睑虚肿、表情淡漠，呈"假面具"样；甲状腺发育不全或功能低下造成幼儿发育障碍引起呆小症；Cushing 综合征脂肪代谢紊乱致重新分布，引起满月脸、水牛背、向心性肥胖；糖尿病由于血糖紊乱导致机体蛋白质代谢紊乱而引起消瘦；生长激素分泌不足引起侏儒症，生长激素分泌过多时可出现巨人症。

任务三　临床表现

一、突眼

（一）单纯性突眼

与甲状腺毒症所致的交感神经兴奋性增高有关，表现为轻度突眼，瞬目减少，睑裂增宽，上睑痉挛，上睑不能随眼球下落，前额皮肤不能皱起，眼球辐辏不良。

（二）浸润性眼征

与眶周组织的自身免疫炎症反应有关，较少见，症状重，常有眼睑肿胀肥厚，结合膜充血水肿，眼球突出显著，活动受限。严重者眼球固定，眼睑闭合不全，角膜外露可形成溃疡或全眼球炎，甚至失明。

二、肥胖或消瘦

（一）肥胖

Cushing 综合征由于脂代谢障碍，导致脂肪堆积在面部、背部、腹部等地方，引起满月脸、水牛背、向心性肥胖等。

（二）消瘦

甲状腺功能亢进症的患者由于基础代谢率的增加，易引起消瘦；糖尿病患者由于血糖升高，机体蛋白质代谢紊乱，引起消瘦。

三、皮肤紫纹

皮肤出现紫红色、条梭状、大小不一的皮纹，常分布于臀外侧、大腿内外侧、腋下，多为高皮质醇血症伴发的特征性改变。

任务四　身体外形改变患者的护理

一、护理评估

（一）病史

1. 评估引起身体外形改变的原因、时间及特征，是否曾到医院就诊，相关的诊断、用药及护理情况。
2. 询问生活、饮食情况，既往有无内分泌代谢性疾病，有无肿瘤、肝炎、糖尿病等病史，有无家族史。
3. 评估患者对身体外形变化的接受程度，有无焦虑、自卑、抑郁等心理变化。
4. 了解患者及家属对治疗、护理的需求，以及其经济、社会支持系统。

（二）身体评估

1. 体型有无异常　过高、过矮、肥胖、消瘦、向心性肥胖、水牛背。
2. 毛发有无改变　有无多毛、毛发稀疏或脱落、分布异常、质地改变。
3. 面貌有无异常　满月脸、脸部增长、下颌增大、颧骨凸出、嘴唇增厚、耳鼻长大等；甲状腺功能减退者是否存在黏液性水肿面容，面颊及眼睑虚肿、表情淡漠，呈"假面具"样；甲亢患者是否存在眼球突出、眼睑增宽、表情惊愕的"甲状腺功能亢进面容"。
4. 皮肤色素沉着　慢性肾上腺皮质功能减退者可出现皮肤、黏膜色素沉着。

（三）实验室及其他辅助检查

检测垂体、甲状腺、甲状旁腺和肾上腺皮质等功能。

二、常用护理诊断/问题

自我意象紊乱，与疾病引起身体外形改变有关。

三、护理目标

1. 正确认识身体外形改变与疾病的关系，积极配合治疗。

2. 患者身体外形逐渐恢复正常。

四、护理措施

自我意象紊乱。

1. 环境与休息　为患者提供安静、舒适、私密的休息环境。

2. 饮食护理　根据患者病情合理安排饮食，制定饮食、运动方案。

3. 心理支持　护理时，充分考虑患者因体型变化导致的不良心理。尊重、关心患者，鼓励患者表达由形体改变所致的心理感受。

4. 病情观察　观察患者生命体征、水电解质、酸碱平衡指标；监测患者体重、皮肤颜色的变化；患者神志、精神状态、疾病病情变化。

5. 治疗护理　向患者讲解疾病相关知识，说明身体外形变化是疾病发生、发展的表现，经过治疗部分可恢复正常，树立患者战胜疾病的信心，提高患者的依从性。

五、护理评价

1. 患者能否正确认识并适应身体外形的改变，积极配合治疗。

2. 患者身体外形改变是否逐步恢复，外观得到改善。

项目二　性功能异常

任务一　概　念

内分泌疾病可导致性功能异常，如腺垂体病变、甲状腺功能异常、糖尿病、肥胖症等引起生殖器官发育迟缓、发育过早、性欲减退或丧失，第二性征缺如等。

任务二　病　因

由于创伤、肿瘤等引起垂体功能异常，导致垂体分泌的黄体生成素、促卵泡激素、催乳素等促性腺激素分泌异常或未分泌，促激素不能有效作用于靶腺细胞或靶器官，导致相应器官未发育或停止发育，青春期患者第二性征缺如。或垂体以外的靶腺细胞或器官病变，对促激素的刺激无应答，从而引起性功能异常。

任务三　临床表现

一、成年人型

性欲减退或丧失；女性可表现为月经紊乱、月经量减少或闭经、非哺乳期女性泌乳、不孕；男性可表现为勃起功能障碍，也可出现乳房发育。

二、儿童型

儿童期腺垂体生长激素缺乏或性激素分泌不足，可导致患者青春期性器官不发育，第二性征缺如，与幼儿相似；若激素分泌过早，可表现为性早熟。

任务四　性功能异常患者的护理

一、护理评估

（一）病史

1. 评估疾病发生的时间、过程、症状、体征，是否就诊，就诊的诊断、用药、护理情况。

2. 询问生活、饮食情况，既往有无内分泌病史。女性月经史、生育史，有无不育、早产、流产、死胎等；男性有无勃起障碍、阳痿、早泄等。

3. 评估患者心理情况变化，了解患者及其家属对治疗护理的需求，家属的关心程度。

（二）身体评估

与疾病相关的体征，有无皮肤粗糙、干燥，毛发质地、分布，有无脱发等情况。女性有无闭经溢乳、男性化征象；男性有无乳房发育、肌肉松弛。外生殖器是否发育正常，有无畸形。

（三）实验室及其他辅助检查

监测性激素水平及垂体、甲状腺、甲状旁腺和肾上腺皮质等功能。

二、常用护理诊断/问题

性功能障碍，与第二性征发育不全或缺如有关。

三、护理目标

患者能正确看待性问题，认识性功能异常与疾病之间的关系，积极配合治疗，第二性征发育。

四、护理措施

性功能障碍。

1. **休息与环境**　为患者提供私密、安静、舒适的医疗环境，鼓励患者以开放的态度讨论性问题。取得夫妻的理解，以尊重、关心的态度与患者交谈，鼓励患者表达内心的真实想法；或为患者夫妻间提供安静、私密的环境，鼓励他们互相交谈，交换各自的看法。

2. **病情观察**　观察患者生命体征、水电解质、酸碱平衡指标，患者神志、精神状态、疾病病情变化。

3. **治疗护理**　向患者讲解疾病相关知识，让患者了解治疗方法的特点、效果及病情转归，说明性功能异常是疾病发生、发展的过程表现，经过有效治疗，性功能障碍可恢复正常或改善，取得患者配合。

五、护理评价

患者是否了解性功能障碍与所患疾病有关，能否正确看待性问题，并积极配合治疗，青春期患者第二性征是否发育。

项目三 肥 胖

任务一 概 念

肥胖是指体内脂肪堆积过多或分布异常。肥胖常伴随着血脂异常、高血压、糖尿病、痛风等疾病，是某些内分泌代谢性疾病，如下丘脑、垂体病变、Cushing 综合征等引起的临床表现。

任务二 病 因

一、遗传因素

肥胖症呈家族聚集性。父母一方或双方肥胖者，其子女发生肥胖的概率分别增至 50% 和 80% 。肥胖症发病是多基因的结果，与肥胖基因（ob 基因）的功能和肥胖相关基因的变异有关。

二、环境因素

生活水平提高，过度营养，饮食结构、生活习惯发生改变等。肥胖症又使人们活动日趋缓慢、慵懒，进一步减少热量的消耗，导致恶性循环。

三、疾病因素

垂体病变，导致患者摄食量增加，运动量减少。棕色脂肪组织异常、生长激素等都可使脂肪细胞数量增多、体积增大。

任务三 临床表现

主要表现为脂肪堆积，男性肥胖患者脂肪分布在腰部以上，以颈部、腹腔和腰部为主，出现"苹果"型肥胖。女性肥胖患者脂肪分布在腰部以下，以腹部、臀部、大腿部为主，出现"梨"型肥胖。

任务四　肥胖患者的护理

一、护理评估

（一）病史

1. 肥胖发生的年龄；是否存在摄食过多、运动量减少等不良的生活习惯；有无家族史；有无内分泌代谢疾病；是否就诊，就诊时的诊断、治疗和护理情况。

2. 患者的心理变化，学习、工作、社交状况有无受到影响。

（二）身体评估

脂肪组织分布情况；皮肤黏膜情况，有无紫纹；面部有无痤疮、多血质外貌；有无腰背痛、关节痛；腰围、臀围、体重指数情况。

（三）实验室及其他辅助检查

内分泌功能检查有助于继发性肥胖的病因诊断。

二、常用护理诊断/问题

营养失调：高于机体需要量，与遗传、体内激素调节紊乱，不良饮食习惯，活动量减少，代谢需要量降低等因素有关。

三、护理目标

建立合理的膳食习惯，适量运动，体重得到有效控制或恢复正常。

四、护理措施

1. 饮食护理
（1）制定饮食方案，合理分配 3 大营养物质，以低热量、低脂肪、低糖类、适量优质蛋白、丰富的新鲜蔬菜（400～500 g/d）和水果（100～200 g/d）为宜。
（2）避免暴饮暴食，久坐不运动，避免油煎炸食物、快餐、方便食品、零食、巧克力等。
2. 运动指导　在饮食基础上，鼓励患者积极运动。运动时选择有氧运动，如游泳、慢跑、骑车等每周 3～4 次，每次 40～60 min，避免运动量过量及无氧运动，如俯卧撑、仰卧起坐、举重等。运动应循序渐进、长期坚持。
3. 心理指导　根据患者的病情、年龄、性别、肥胖程度和情绪状况与患者进行交谈，疏导患者的不良情绪，使患者正确对待存在的问题，积极配合检查和治疗。

五、护理评价

患者能否建立合理的膳食习惯和坚持适量运动。体重是否得到有效控制，是否逐渐恢复至正常范围。

项目四　进食异常

任务一　概　念

多种内分泌疾病可引起进食异常，如腺垂体功能异常、甲状腺功能异常，表现为多食、饥饿或厌食、呕吐，烦渴多饮等。

任务二　病　因

下丘脑病变，摄食中枢和饮食中枢功能失调，前者功能亢进，可引起多食或饥饿。甲状腺功能亢进，代谢率增加，引起饥饿；甲状腺功能减退等可引起厌食、呕吐。

任务三　临床表现

一、多食与善饥

腺垂体功能亢进，生长激素分泌过多，机体代谢率增加，各种营养物质消耗加速引起善饥多食，易导致肥胖。

二、厌食与呕吐

腺垂体功能减退症、肾上腺皮质功能减退症等，引起摄食中枢和厌食中枢功能失调，出现厌食呕吐，易导致营养不良、消瘦。

任务四　进食异常患者的护理

一、护理评估

（一）病史

1. 进食异常发生的年龄；是否存在摄食过多或过少、运动量变化等的生活习惯；有无家族史；有无内分泌代谢疾病；是否就诊，就诊时的诊断、治疗和护理情况。
2. 患者心理的变化，学习、工作、生活、社交状况有无受到影响。

（二）身体评估

进食情况，进食量，腰围、臀围、体重指数情况。

（三）实验室及其他辅助检查

内分泌功能检查有助于进食异常的病因诊断。

二、常用护理诊断/问题

营养失调：高于或低于机体需要量，与遗传、体内激素调节紊乱，代谢需要量增加或降低等因素有关。

三、护理目标

建立合理的膳食习惯，适量运动，体重得到有效控制或恢复正常。

四、护理措施

1. 饮食、运动指导　高于机体需要量患者的护理可参照肥胖症患者的护理。当低于机体需要量时，根据患者的目前体重、标准体重、职业等制定合理的饮食方案和运动方案。在进餐前，保持环境清洁、干净、无异味，播放优美、放松的歌曲，使患者保持心情愉悦，饭菜颜色丰富、搭配合理，增进食欲。

2. 病因治疗　积极治疗原发疾病。腺垂体功能亢进症患者，完善检查，找出病因，行手术治疗或放射治疗；腺垂体功能减退者，找出病因，采用激素替代治疗。对于神经性多食或厌食的患者，积极给予心理治疗。

3. 心理指导　根据患者的病情、年龄、性别、肥胖或消瘦程度和情绪状况与患者进行交谈，疏导患者的不良情绪，使患者正确对待存在的问题，积极配合检查和治疗。鼓励患者多与人交谈，帮助其重建家庭、社会支持系统。

五、护理评价

1. 肥胖患者能否建立合理的膳食习惯和坚持适量运动。
2. 肥胖患者体重是否得到有效控制，是否逐渐恢复至正常范围。
3. 营养不良、消瘦患者进食量是否增加和适量运动。
4. 消瘦患者营养不良是否得到改善，体重是否增加，恢复正常。

项目五　排泄功能异常

任务一　概　念

机体将代谢产生的废物和未消化的产物排出体外的过程，包括呼吸、排汗、排尿和排便。排泄对维持机体的体液、水、电解质和营养的平衡至关重要。

任务二　病　因

腺垂体功能亢进症或腺垂体功能减弱症、甲状腺功能亢进症或甲状腺功能减退症会引起排泄功能异常。糖尿病并发神经病变时，会引起排汗异常，表现为上半身出汗多，下半身无汗，甚至皮肤皲裂；还会引起肠道功能异常，便秘腹泻交替进行。

任务三　临床表现

尿崩症典型的临床表现是多尿、低比重尿；甲状腺功能亢进症患者可出现多汗、排便次数增多、排松散稀便；甲状腺功能减退患者多出现便秘；干燥综合征患者皮肤干燥、分泌汗液减少。

任务四　排泄功能异常患者的护理

一、护理评估

（一）病史

1. 评估疾病发生的时间、过程、症状、体征；是否就诊，就诊的诊断、用药、护理情况；有无内分泌代谢性疾病。
2. 排汗异常者，询问出汗时间、部位；排便异常者，询问大小便的颜色、性状、量，以及便秘和（或）腹泻出现的时间、次数，患者食物种类和量。

（二）身体评估

与疾病相关的体征，常出汗的部位，皮肤有无潮湿、皱褶处有无红肿、是否保持清洁干燥；干燥处皮肤是否完整、有无皲裂；排便形态紊乱的患者，会阴部是否清洁、干燥，有无红肿、溃烂，有无细菌、真菌感染等。

（三）实验室及其他辅助检查

1. 监测垂体、甲状腺、甲状旁腺和肾上腺皮质等激素水平。
2. 糖尿病自主神经病变测定。

二、常用护理诊断/问题

1. 有皮肤完整性受损的危险　与分泌汗液增加、皮肤干燥皲裂、腹泻有关。
2. 体液不足　与腹泻、尿量增加排出大量体液有关。
3. 排便形态紊乱　与内分泌代谢性疾病如糖尿病自主神经功能紊乱引起的便秘有关。

三、护理目标

1. 排汗多的皮肤保持清洁干燥，皮肤未发生红肿。
2. 无排汗、干燥处的皮肤涂护肤霜，保持皮肤滋润，未发生皮肤皲裂。
3. 腹泻患者保持肛周皮肤清洁、干燥，未发生皮肤红肿或皲裂。
4. 腹泻患者及时补充水和电解质，未发生脱水和（或）电解质紊乱。
5. 便秘患者症状减轻，能有效排便。

四、护理措施

(一) 有皮肤完整性受损的危险

1. **休息与环境**　病室温度控制 18～22 ℃，湿度控制在 50%～60%，保持病室环境安静。

2. **皮肤护理**　潮湿皮肤的患者，保持皮肤清洁干燥，特别是皮肤皱褶处，皮肤干燥的患者使用护肤乳，保持皮肤的滋润，清洗皮肤时用温水擦洗，避免用力摩擦和使用刺激性沐浴乳。干燥皮肤，勿用力抓挠，检查患者指甲，避免过长，抓伤皮肤，特别是昏迷的患者。腹泻的患者大便后要及时清理肛周皮肤，保持皮肤清洁、干燥，可用 0.05% 高锰酸钾温水坐浴，温度 40～50 ℃，每天 2～3 次，每次 20～30 min。大便干燥的患者，可在每次大便前，温水坐浴，帮助排便。

(二) 体液不足

1. **病情观察**　观察患者生命体征、水电解质、酸碱平衡指标，患者神志、精神状态、疾病病情变化。

2. **饮食护理**　排汗多、腹泻的患者及时补充水分，避免大量水分丢失，导致脱水发生；补液前后复查血电解质，根据检验结果，补充电解质，防止电解质紊乱。腹泻患者减少粗纤维的摄入，防止大便次数、量增多，减少消化液、粪便对肛周皮肤的刺激。

3. **药物治疗**　尿崩症患者可长期口服醋酸去氨加压素；能口服补液、补充电解质的患者，可口服用药，每日饮水量需达 1000～1500 mL；昏迷患者，或不能口服补充电解质的患者，静脉补充水、电解质。

(三) 排便形态紊乱

1. **饮食护理**　便秘患者多食用粗纤维食物，促肠蠕动，保持大便通畅。嘱患者多饮水，软化大便，帮助排便。

2. **运动护理**　为便秘患者制定合理、适量促进肠蠕动的运动，如适量、缓慢的仰卧起坐，按摩腹部等。

3. **药物治疗**　必要时使用抗便秘药物。肠道促动力药，如莫沙必利、伊托必利有促胃肠动力作用；渗透性泻药，如乳果糖、山梨醇、聚乙二醇；肠道润滑性泻药，如开塞露、矿物油或液状石蜡等，能润滑肠壁，软化大便，使粪便易于排出，使用方便。

4. **心理治疗**　患者随着便秘时间的增长会出现焦虑不安、易怒等不良的精神反应，针对此类患者，护理人员为患者讲解便秘发生的原因，以及相应的措施，以配合治疗，同时疏导患者正确、有效的发泄不满情绪。告知患者养成定时排便的习惯，如每天定时蹲厕 15～20 min，逐渐养成排便习惯。

五、护理评价

1. 患者是否了解排泄功能障碍与所患疾病有关，能否理解排泄功能异常与疾病有关问题，并积极配合治疗。

2. 患者皮肤是否完整，有无皮肤红肿、皲裂。

3. 排汗量大、腹泻、尿崩症的患者水、电解质是否正常。

4. 便秘患者症状是否得到有效缓解，大便是否排出。

项目六　骨畸形与骨折

任务一　概　念

骨质疏松是骨量减少，骨头外层的皮质变薄，内层松质骨的骨小梁变细、断裂、孔隙增多，质地致密而坚实的骨头变得疏松，而容易引起骨畸形、骨折等。护理时动作轻柔，尽量减少对患者的操作。

任务二　病　因

一、原发性

绝经期女性由于雌激素水平下降，导致骨量减少，骨结构异常，引起骨质疏松。老年人由于全身激素水平含量降低，导致退行性骨质疏松症。

二、继发性

1. 继发于内分泌疾病，如皮质醇增多症、甲状旁腺功能亢进症、糖尿病等。

2. 妊娠、哺乳。

3. 营养不良，蛋白质缺乏、维生素 C、维生素 D 缺乏、低钙饮食等。

4. 遗传性，成骨不全、染色体异常。

5. 长期使用皮质类固醇、抗癫痫药、抗肿瘤药等。

6. 其他，风湿性关节炎、骨肿瘤等。

任务三　临床表现

一、疼痛

最常见症状，以腰背痛多见。若压迫相应的脊神经，可引起四肢放射痛、双下肢感觉运动障碍、肋间神经痛、胸骨后疼痛类似心绞痛。若压迫脊髓、马尾神经还可影响膀胱、直肠功能。

二、身长缩短、驼背

多在疼痛后出现，尤其第 11、第 12 胸椎及第 3 腰椎明显。随着骨质疏松加重，椎体压缩，每段椎体缩短 2 mm 左右，身长平均缩短 3~6 cm。

三、骨折

退行性骨质疏松症最常见和最严重的并发症。多发生于肋骨、股骨、肱骨、桡骨、尺骨等长骨，腰椎可以出现压缩性骨折。

四、呼吸功能下降

胸、腰椎压缩性骨折，脊椎后弯，胸廓畸形，可使肺活量和最大换气量显著减少，患者往往可出现胸闷、气短、呼吸困难等症状。

任务四 骨质疏松、骨畸形与骨折患者的护理

一、护理评估

（一）病史

1. 骨质疏松发生的时间、年龄；有无内分泌代谢性疾病；有无家族史；是否长期服用糖皮质激素等影响骨代谢的药物；女性患者是否绝经；是否就诊，就诊时的诊断、治疗和护理情况。

2. 患者学习、工作、生活、社交状况有无受到影响。

（二）身体评估

身高变化；骨痛程度、部位；全身关节畸形。

（三）实验室及其他辅助检查

1. 实验室检查　测定血、尿的矿物质有助于判断骨代谢状态及骨更新率的快慢，对骨质疏松症的鉴别诊断有重要意义。

2. 双能 X 线吸收法（DXA）　目前国际学术界公认的诊断骨质疏松的金标准。临床上常用的推荐测量部位是腰椎 1~4 和股骨颈。世界卫生组织（WHO）的诊断标准，通常用 T 值表示，即 $T \geqslant -1.0$ 为正常，$-2.5 < T < -1.0$ 为骨量减少，$T \leqslant -2.5$ 为骨质疏松。

二、护理诊断/问题

1. 舒适度的改变　与骨量减少有关，骨萎缩压迫神经引起的疼痛有关。
2. 有骨折的危险　与骨含量减少、骨结构异常有关。

三、护理目标

1. 患者疼痛得到有效缓解。
2. 患者未发生骨折。

四、护理措施

(一) 舒适度的改变

1. **药物治疗**　给予患者降钙素；绝经期女性可用妊马雌酮、醋酸甲羟孕酮等激素进行替代治疗，同时给予钙剂的补充，必要时给予止痛药。

2. **心理护理**　向患者讲解骨质疏松相关知识，骨痛的性状。鼓励患者正确、有效的发泄心中的情绪；告知患者多想愉悦的事情，听优美的歌曲，转移注意力，保持心情舒畅。

(二) 有骨折的危险

1. 遵医嘱给予患者降钙素类、双膦酸盐类、选择性雌激素受体调节药、雌激素类、活性维生素 D 等药物，减少骨量流失。

2. 未发生骨折的患者，少到人群聚集、道路不平坦的地方，减少剧烈运动，注意保护骨骼受到外力冲撞。

3. 保持体重稳定，适当控制饮食，营养丰富，减少高脂肪、高胆固醇食物的摄入，注意血脂变化；糖尿病患者积极有效降糖、降压、调控血脂。

4. 患者治疗期间必须戒烟、戒酒。

5. 骨折患者尽量扶双拐行走，减轻髋臼与股骨头之间的压力，减轻或避免股骨头的塌陷。

6. 积极预防骨质疏松，防止骨折，进食富含钙的合理均衡食物。提供骨形成的物质保证。如牛奶、鸡蛋、膳食中摄取钙的不足部分可由钙剂补充。适当户外锻炼，日光下皮肤合成维生素 D 增加，有利于钙质的吸收；适当的户外活动可促进肌肉对骨骼的牵拉刺激，这样有利于骨小梁的发育和骨量的增加。

五、护理评价

1. 骨质疏松患者疼痛能否得到有效缓解。
2. 骨质疏松患者是否发生骨折。

模块三　甲状腺功能亢进症

【临床案例分析题目】

患者，女，48 岁，6 个月前，无明显诱因感到心悸、手抖、多食、多汗、怕热、气短。近 3 周家属发现其双眼球突出，且易怒，失眠，视物正常。每日排大便 2～3 次，不成形。自测脉搏最快达 108 次/分，发病以来体重下降 6 kg。血糖正常，尿常规正常。发病以来无发热，无药物过敏史，月经不规律，家族史无特殊。查体：T 36.7 ℃，P 120 次/分，R 22 次/分，BP 130/60 mmHg；患者一般情况尚可，发育良好，消瘦，皮肤潮湿，浅表淋巴结无明显增大；双眼球突出，瞬目减少，伸舌有细颤。

请思考：

1. 该患者的临床诊断是什么？

2. 哪些因素可诱发该疾病？

3. 该患者为确诊还应完善什么检查？

4. 作为责任护士，您认为该患者目前主要有哪些护理问题？其相应的护理措施有哪些？

甲状腺功能亢进症（简称甲亢）是指甲状腺体本身产生甲状腺激素过多而引起的甲状腺毒症。甲状腺毒症是指血循环中甲状腺激素过多，引起以神经、循环、消化等系统兴奋性增高和代谢亢进为主要表现的一组临床综合征。根据甲状腺的功能状态，甲状腺毒症可分类为甲状腺功能亢进类型和非甲状腺功能亢进类型（表7-3-1）。在各种病因所致甲状腺功能亢进中，以 Graves 病最多见。

表7-3-1 甲状腺毒症的常见原因

甲状腺功能亢进原因	非甲状腺功能亢进原因
1. 弥漫性毒性甲状腺肿（Graves 病）	1. 亚急性甲状腺炎
2. 多结节性毒性甲状腺肿	2. 无症状性甲状腺炎
3. 甲状腺自主高功能腺瘤（Plummer 病）	3. 桥本甲状腺炎（包括萎缩性甲状腺炎）
4. 碘致甲状腺功能亢进症（碘甲亢，IIH）	4. 产后甲状腺炎（PPT）
5. 桥本甲状腺毒症	5. 外源甲状腺激素替代
6. 新生儿甲状腺功能亢进症	6. 异位甲状腺激素产生（卵巢甲状腺肿等）
7. 滤泡状甲状腺癌	
8. 妊娠一过性甲状腺毒症（GTT）	
9. 垂体 TSH 腺瘤	

任务一　Graves 病的病因

Graves 病（Graves disease，GD）也称毒性弥漫性甲状腺肿或 Basedow 病、Parry 病。GD 是甲状腺功能亢进症的最常见病因，我国人群患病率约为 1.2% ，约占所有甲状腺功能亢进的 50%~80% 。女性高发［女：男 = (4：1)~(6：1)］，高发年龄为 20~50 岁。

一、基本病因

（一）遗传因素

大量的流行病学证据表明遗传因素在 GD 的发病中起重要作用，GD 的发生呈明显的家族聚集性。来自母系的遗传性比父系更常见，而且有家族史的患者发病年龄小。但是 GD 并不遵循典型的孟德尔式遗传，其遗传易感性可能由多个外显率不同的基因所决定，但遗传学基因至今尚未明确。

（二）环境因素

环境因素主要指食物中的碘、吸烟、精神刺激及感染、药物作用、辐射暴露等。环境因素是比遗传更重要的自身免疫性甲状腺疾病发展为 Graves 眼病（GD）的易感因素。

（三）自身免疫

国内外研究证明，GD 是由遗传因素控制的自身免疫机制失常所诱发的。其自身免疫发病机制尚未明确。目前认为主要的甲状腺自身抗原有甲状腺球蛋（TG）、促甲状腺素受体（TSH-R）、TPO，主要的自身抗体 TGAb，TRAb，TPOAb。这些抗原和抗体在细胞毒性 T 淋巴细胞相关抗原（CTL）-4、白介素（L）、肿瘤坏死因子（TNF）-α、趋化因子及黏附分子等参与下发生自身免疫反应。

二、诱因

（一）情志刺激

本病发病与情志因素关系密切，人生活方式干预和心理疏导在治疗中起重要作用。

（二）饮食因素

含碘饮食是诱发本病的重要因素，而吸烟则是本病相关眼病的重要危险因素。

（三）其他

细菌感染、性激素、应激也可能参与 GD 的发生，对本病的发生和发展有影响。

任务二　Graves 病的临床表现

本病多起病缓慢，临床表现为累及包括甲状腺在内的多系统综合征，典型表现包括高代谢症群、甲状腺肿和眼征等。老年和儿童患病表现常不典型。

一、甲状腺毒症表现

（一）症状

1. **高代谢综合征**　甲状腺激素分泌增多导致交感神经兴奋增高和新陈代谢加速，患者常有疲乏无力、怕热多汗、多食善饥、消瘦等。可有低热，发生危象时可出现高热。

2. **精神神经系统**　易激动、多猜疑、多言好动、焦虑易怒、失眠紧张、注意力不集中、记忆力减退，手和眼睑震颤，腱反射活跃，反射时间缩短等。

3. **心血管系统**　心悸气短、心动过速、第一心音亢进，心律失常（以房颤多见）、心脏增大和心力衰竭等。收缩压升高、舒张压降低，脉压增大，可出现周围血管征。

4. **消化系统**　食欲亢进、多食消瘦、排便次数增多、稀便。重者可出现肝大、肝功能异常。

5. **肌肉骨骼系统**　主要是甲状腺毒血症性周期性瘫痪（thyrotoxic periodic paralysis，TPP）。TPP 好发于中青年男性，常在剧烈运动、高糖类饮食、注射胰岛素等情况下诱发，主要累及下肢，有低钾血症。TPP 病程呈自限性，甲状腺功能亢进控制后可以自愈。部分患者有甲状腺功能亢进性肌病，肩胛和盆骨带肌群无力，严重时伴发重症肌无力。

6. **造血系统**　可有外周血白细胞总数减低，淋巴细胞比例增高，单核细胞数增多。血小板寿命时间短，可伴发血小板减少性紫癜。

7. **生殖系统**　女性月经减少或闭经。男性阳痿，偶有乳腺发育。

（二）体征

1. 双手平伸可见细微震颤。

2. 常在安静状况下出现心率增快，表现为窦性心动过速。心电图异常率显著高于正常人群，且心电图常以各型心律失常、ST-T 改变、左心室高电压、各型传导阻滞为主，各型心律失常中又以窦性心动过速和心房纤颤为主。常规十二导联心电图检查能较好地发现心电图异常。

二、甲状腺大

多数患者有不同程度的甲状腺大，常为弥漫性、对称性，质地不等，无压痛，随吞咽动作上下移动。甲状腺上下极可触及震颤，闻及血管杂音，为本病重要的体征。

三、眼征

部分患者伴有眼征，其中突眼为特异的体征之一。按病变程度可分为 2 类：一类为单纯性突眼，与甲状腺毒症所致的交感神经兴奋性增高有关；另一类为浸润性眼征，与眶周组织的自身免疫炎症反应有关。

（一）单纯性眼征

1. 轻度突眼　突眼度不超过 18 mm。
2. Stellwag 征　瞬目减少，炯炯发亮。
3. 上睑痉挛　睑裂增宽。
4. von Graefe 征　双眼向下看时，由于上眼睑不能随眼球下落，显现白色巩膜。
5. Joffroy 征　眼球向上看时，前额皮肤不能皱起。
6. Mobius 征　双眼看近物时，眼球辐辏不良。

（二）浸润性眼征

又称恶性突眼，约占 5%，但症状较重，除上述眼征外，常有眼睑肿胀肥厚，结膜充血水肿。眼球突度超过 18 mm，伴眼球活动受限。患者诉视力下降及视野缩小、眼内异物感、畏光、复视、斜视、眼部胀痛、刺痛、流泪。严重者眼球固定，眼睑闭合不全，角膜外露可形成溃疡或全眼球炎，甚至失明。

四、特殊临床表现

（一）甲状腺危象

甲状腺危象又称甲状腺功能亢进危象，是甲状腺毒症恶化的严重表现，病死率在20%以上。多发生于甲状腺毒症治疗不恰当的患者，与甲状腺激素水平增高有关。常见诱因有感染、手术、创伤、精神刺激等。临床表现：原有甲状腺毒症症状加重，并出现高热（体温>39 ℃）、大汗、心动过速（心率>140次/分）、恶心、呕吐、腹泻，烦躁、焦虑不安、谵妄、心功能不全、休克及昏迷等。甲状腺危象的诊断主要靠临床综合判断。临床高度疑似本症及有危象前兆者应立即按甲状腺危象处理。

（二）甲状腺毒症型心脏病

表现为心脏增大、心律失常或心力衰竭。本症心力衰竭分为2种类型。一类是心动过速和心排出量增加导致的心力衰竭，多发生在年轻患者，心功能常随甲状腺毒症的控制而恢复。另一类是诱发和加重原有的或潜在的缺血性心脏病发生的心力衰竭，是心脏泵衰竭，多发生在老年患者。

（三）淡漠型甲状腺功能亢进

多见于老年患者。起病隐匿，无明显高代谢综合征、甲状腺大和眼征等临床表现，表现为神志淡漠、乏力、嗜睡、反应迟钝、消瘦明显等，常被误诊或漏诊，导致甲状腺危象。

（四）T_3型甲状腺毒症

由于的T_3和T_4比例失调，T_3显著多于T_4。碘缺乏的地区和老年人多见。

（五）亚临床甲状腺功能亢进

临床症状轻，不伴或伴有轻微的甲状腺功能亢进症状，血清T_3、T_4在正常范围，仅有TSH水平低于正常。

（六）妊娠期甲状腺功能亢进症

妊娠期由于绒毛膜促性腺激素（HCG）升高，大量的HCG刺激TSH受体出现甲状腺功能亢进。

（七）胫前黏液性水肿

又称浸润性皮肤病变，属于自身免疫病。多发生在胫骨前下1/3部位，也见于足背、踝关节、肩部、手背或手术瘢痕处，偶见于面部，皮损呈对称性。

（八）Graves 眼病（GO）

本病多见男性，患者有眼内异物感、胀痛、畏光、流泪、复视、视力下降等症状。美国甲状腺学会等联合提出的判断 GO 活动评分方法（clinical activity score，CAS）。

1. 自发性球后疼痛。
2. 眼球运动时疼痛。
3. 结膜充血。
4. 结膜水肿。
5. 泪阜肿胀。
6. 眼睑水肿。
7. 眼睑红斑。

以上表现各 1 分，CAS 积分达 3 分判断为疾病活动。

任务三　实验室及其他辅助检查

一、血清甲状腺激素测定

（一）血清总甲状腺素（TT_4）

诊断甲状腺功能亢进症的主要指标，受血清 TBG 的量和结合力变化的影响。

（二）血清总三碘甲状腺原氨酸（TT_3）

血清中 99.6% 的 T_3 以与蛋白结合的形式存在，TT_3 测定的是结合于蛋白的激素，受 TBG 的影响，GD 时 TT_3 增高。如疑有 TBG 异常，须同时测定游离 T_3、T_4。

（三）血清游离甲状腺素（FT_4）、游离三碘甲状腺原氨酸（FT_3）

游离甲状腺激素是甲状腺激素生物效应的主要部分，是诊断临床甲状腺功能亢进的首选指标。GD 时血中 FT_4、FT_3 均升高。

二、促甲状腺激素测定

血清促甲状腺激素测定（TSH）是反映下丘脑－垂体－甲状腺轴功能最敏感的指标。目前采用敏感 TSH（s-TSH）和超敏 TSH 测定方法，成年人正常参考值为 0.3 ~ 4.8 mU/L。GD 时 TSH 通常小于 0.1 mU/L。

三、甲状腺[131]I 摄取率

GD 时甲状腺[131]I 摄取率增加，高峰前移。主要用于鉴别不同病因的甲状腺毒症：甲状腺功能亢进的甲状腺毒症[131]I 摄取率增高；非甲状腺功能亢进类型的甲状腺毒症[131]I 摄取率减低。此外[131]I 摄取率用于计算 I 治疗甲状腺功能亢进时需要的活度。

四、TSH 受体抗体（TRAb）

鉴别甲状腺功能亢进病因、诊断 GD 的指标之一。TRAb 包括刺激性（TSAb）和抑制性（TSBAb）两种抗体。TRAb 检测还可以作为 GD 临床治疗停药的重要指标。

五、影像学检测

彩色 B 超、放射性核素扫描、CT、MRI 等影像学检查，有助于甲状腺大、异位甲状腺、自主高功能腺瘤和突眼病因的判断及眼外肌受累情况的评估。

任务四 诊断要点

根据患者病史、临床表现及实验室检测结果，典型病例的诊断一般并不困难。①高代谢症状和体征；②甲状腺大；③血清 TT_4、FT_4 增高，TSH 减低。具备以上 3 项诊断即可成立。轻症患者或儿童和老年病例的临床表现常不典型，必须结合甲状腺功能检查和其他必要的特殊检查才能诊断。应注意的是，淡漠型甲状腺功能亢进的高代谢症状不明显，仅表现为明显消瘦或心房颤动，尤其老年患者；少数患者无甲状腺大；T_3 型甲状腺功能亢进仅有血清 T_3 增高。

任务五 治疗要点

目前不能对 GD 进行病因治疗。针对甲状腺功能亢进治疗方案有抗甲状腺药物（antithyroid drug，ATD）、^{131}I 和手术治疗。

一、抗甲状腺药物治疗

ATD 治疗是甲状腺功能亢进的基础治疗，也用于手术和 ^{131}I 治疗前的准备阶段。

（一）适应证

1. 症状较轻，甲状腺轻、中度增大的患者。
2. 20 岁以下的青少年、儿童患者。
3. 孕妇、高龄或由于其他严重疾病不适宜手术的患者。
4. 手术治疗准备。
5. 甲状腺次全切除后复发又不适合 ^{131}I 治疗者。
6. ^{131}I 治疗前后的辅助治疗。

（二）常用药物

硫脲类和咪唑类。常用药物有丙硫氧嘧啶（propylthiouracil，PTU）、甲巯咪唑（methimazole，MMI）和卡比马唑等。PTU 可在外周组织抑制 T_4 转换为 T_3，发挥作用迅速，控制甲状腺功能亢进症状快，可用于甲状腺功能亢进危象的抢救；因该药不容易通过胎盘屏障，妊娠期甲状腺功能亢进时首选 PTU。

（三）疗程与剂量

以 PTU 为例，如用 MMI 则剂量为 PTU 的 1/10。

1. 初治期　300~450 mg/d，分 3 次口服，当患者症状显著减轻，高代谢症状消失，体重逐渐恢复，血清甲状腺激素及 TSH 接近正常时可根据病情开始减药。持续 4~8 周不等。

2. 减量期　药量的递减应根据症状体征及实验室检查的结果及时相应调整，一般为每 2~4 周减量 1 次，每次减量 50~100 mg/d，3~4 个月减至维持量。

3. 维持期　多数患者只需治疗剂量的 1/3 或更少就能维持正常的甲状腺功能。50~100 mg/d，维持治疗 1~1.5 年或更长时间。除非有严重的并发症，一般不宜中断治疗，遵医嘱复诊。

（四）药物的不良反应

其本质与过敏有关，ATD 引发的不良反应主要以下几点。

1. 粒细胞减少　发生率约为 5%，主要发生在治疗开始后的 2~3 个月，严重者可发生粒细胞缺乏症。外周血白细胞 $< 3 \times 10^9/L$ 或中性粒细胞 $< 1.5 \times 10^9/L$ 时应当停药。甲状腺功能亢进症本身也可引起白细胞减少，故治疗前后应定期检查白细胞。

2. 药疹　多为轻型，发生率为 2%~3%，极少出现严重的剥脱性皮炎。一般的药疹可加用抗组胺药物，药疹严重时应立即停药并积极抗过敏治疗。

3. 药物性肝炎　PTU 引起肝损害发生率为 16.3%~27.8%，多发生在用药初始阶段。MMI 引起肝损害的发生率为 37.7%。部分患者可表现为转氨酶升高或胆汁淤积性黄疸，轻者加用保肝药物，在严密观察下减量用药或换用其他 ATD。转氨酶显著上升或出现黄疸时应停药，以免导致肝衰竭。

（五）停药指标

主要依据临床症状、体征和实验室检查结果。高代谢症候群消失，甲状腺明显缩小，TSAb（或 TRAb）转为阴性，可以停药。疗程一般为 18~24 个月。

二、^{131}I 治疗

其机制是 ^{131}I 被甲状腺摄取后释放出 β 射线，破坏甲状腺组织细胞，使甲状腺激素分泌减少。疗效可达 90% 以上，目前是欧美国家治疗成年人甲状腺功能亢进的首选方法。

（一）适应证

根据《中国甲状腺疾病诊治指南》（2007 年版）。

1. 成年人 Graves 甲亢伴甲状腺大 II 度以上。

2. ATD 治疗失败或过敏。

3. 甲亢手术后复发。

4. 伴心、肝、肾、糖尿病等疾病不宜或不愿手术者。

5. 毒性多结节性甲状腺大、自主功能性甲状腺结节合并甲亢。

（二）禁忌证

1. 妊娠和哺乳期女性。
2. 重症浸润性突眼患者。
3. 甲状腺危象。
4. 青少年应尽量避免使用。

（三）并发症

1. 性甲状腺功能减退，分永久性和暂时性。
2. 放射性甲状腺炎。
3. 个别患者可诱发甲状腺危象。
4. 有时可加重浸润性突眼。

三、手术治疗

甲状腺次全切除的治愈率可达 80% 以上，复发率为 1%~10%。

（一）适应证

1. 长期服药无效，停药后复发或不能坚持服药者。
2. 甲状腺显著增大，有压迫症状者。
3. 胸骨后甲状腺肿伴甲状腺功能亢进者。
4. 伴有甲状腺结节不能排除恶性病变者。

（二）禁忌证

1. 伴重症浸润性突眼患者。
2. 伴严重心、肝、肾疾病，不能耐受手术者。
3. 妊娠初期 3 个月和第 6 个月以后。

（三）手术治疗的并发症

发生率与术前准备是否得当和手术熟练程度有关，常见的并发症有术后出血、甲状旁腺功能减退和喉返神经损伤。

四、其他药物治疗

（一）碘剂

复方碘化钠溶液仅用于术前准备和甲状腺危象的抢救。

（二）β受体阻断药

主要在 ATD 初治期使用，β_1 受体阻断药可以迅速阻断儿茶酚胺的作用，阻断外周组织中 T_4 向 T_3 转化，改善甲状腺功能亢进症患者的心悸、烦躁、多汗、手震颤等交感神经兴奋的症状。有支气管哮喘、严重心力衰竭及低血糖倾向者禁用。

五、甲状腺危象的防治

（一）抑制甲状腺激素合成

首选 PTU 500~1000 mg 口服或经胃管内注入，每 4 h 给予 PTU 250 mg，症状缓解后减至一般治疗剂量。

（二）抑制甲状腺激素释放

使用 PTU 后 1 h 加用复方碘口服溶液 5 滴，以后每 6 h 1 次，使用 3~7 d。

（三）β受体阻滞药

普萘洛尔、艾司洛尔，拮抗甲状腺激素的外周作用，抑制外周组织中的 T_4 向 T_3 转化。

（四）糖皮质激素

氢化可的松、地塞米松，纠正肾上腺功能相对不足，阻断 T_4 向 T_3 的转化。

（五）腹膜透析、血液透析或血浆置换等

目的是降低血浆甲状腺激素浓度。

（六）其他治疗

包括诱因治疗、降温、支持和对症处理。

六、甲状腺毒症性心脏病的治疗

应尽快控制甲状腺毒症，限制钠盐、使用利尿药和洋地黄等。密切监护病情，对症处理各种并发症，控制甲状腺功能亢进可采用抗甲状腺药物和 ^{131}I 治疗联合。

七、妊娠期甲状腺功能亢进的治疗

（一）ATD 治疗

小剂量使用，预防胎儿甲状腺功能减退，首选 PTU。

（二）手术治疗

经 PTU 治疗控制后，可在妊娠 4~6 个月行甲状腺次全切除术。

八、Graves 眼病（GO）的治疗

（一）轻度 GO 的患者

病程一般呈自限性。

（二）中度和重度 GO 的患者

1. 糖皮质激素即泼尼松40~80 mg/d，口服，持续2~4周，然后减量维持，持续3~12个月。
2. 放射治疗，采用直线加速器球后放射治疗，伴有高血压和糖尿病视网膜病变者禁忌。
3. 眶减压术，切除眶壁和（或）球后纤维脂肪组织，增加眶容积。手术切除范围扩大者，易引起复视或加重复视。

任务六　Graves 病患者的护理

对 Graves 病患者进行护理评估，并应用护理程序实施整体护理。

一、护理评估

（一）病史

1. 评估患者有无精神创伤、感染、劳累或手术等应激因素存在。
2. 评估患者有无乏力、多食、消瘦、怕热、多汗、急躁、易怒及排便次数增多、月经量减少等异常改变。有无睡眠、饮食、休息、运动及活动耐力改变等。
3. 评估患者有无精神紧张、焦虑、恐惧、疑心等心理改变。是否有幻觉、狂躁等精神异常现象。是否出现社交障碍，注意患者及其家属对本病的认识及相关知识了解情况，患者家庭经济和所在社区医疗保健服务情况。

（二）身体评估

1. 评估患者生命体征变化，如呼吸状况、脉搏快慢、节律、体温和血压的变化特点。
2. 评估患者意识与营养状态有无变化。
3. 观察患者甲状腺增大情况和其他器官功能异常变化情况。

（三）实验室及其他辅助检查

按要求正确采集标本，了解患者进行的各项检查结果及其意义。

二、护理诊断/问题

（一）常用护理诊断/问题

1. 营养失调　低于机体需要量，与机体高代谢状况和消化吸收不良有关。

2. 活动无耐力　与蛋白质分解增加、甲状腺功能亢进性心脏病、甲亢性肌病等有关。

3. 自我形象紊乱　与突眼、甲状腺大和消瘦导致身体外观改变有关。

4. 潜在并发症　甲状腺危象。

（二）其他护理诊断/问题

1. 应对无效　与精神神经系统功能异常导致性格、情绪变化有关。

2. 睡眠形态紊乱　与甲状腺激素过多导致交感神经兴奋性增高有关。

3. 组织完整性受损　与浸润性突眼、黏液性水肿有关。

三、护理目标

1. 理解合理摄取食物能够满足机体需要，体重增加。

2. 逐步增加活动量，活动时无明显不适。

3. 正确认识自我，注意修饰，保持良好的形象，正常进行人际交往。

4. 能主动避免诱发甲状腺危象的因素，发生甲状腺危象能及时得到救治。

四、护理措施

（一）营养失调

低于机体需要量。

1. 饮食护理　给予高蛋白、高热量、富含维生素饮食，补充足量的水分。避免进食含碘丰富的食物，如海带、紫菜等。避免进食刺激性的食物和饮料，如浓茶、咖啡等。减少粗纤维食物的摄入，以减少排便次数。每周测量体重，评估体重改善情况。

2. 用药护理　ATD 治疗是基础治疗措施，坚持长期服药，定期门诊复诊，及时调整药物剂量，不能随便中断治疗或自行增减药物剂量。并注意有无出现白细胞减少、药物性皮疹、皮肤瘙痒等不良反应，一旦发生应及时就诊，以免发生严重不良后果。

3. 病情观察　应注意观察患者神经精神状态、生命体征、甲状腺大、突眼等病情变化，是否存在感染、手术、创伤、精神刺激等危象诱因。对老年患者应注意观察有无嗜睡、反应迟钝、明显消瘦及器官衰竭的表现，并做好相应的护理。

4. 心理护理　指导患者自我调节，采取自我催眠、放松训练、自我暗示等方法来缓解紧张的心理，恢复身心平衡调节能力。必要时可遵医嘱给予镇静、安眠药物。

（二）活动无耐力

1. 根据心功能制订护理计划

（1）Ⅰ级心功能的患者病情相对较轻，症状不明显。入院后安排在安静、舒适的病房内，注意观察病情变化。鼓励患者适当活动。

（2）Ⅱ级心功能的患者应保持病室环境安静，患者适当休息，下床活动时动作缓慢，鼓励患者在家属的陪同下在病区内活动。

（3）Ⅲ级心功能的患者在Ⅱ级心功能的患者护理基础上，给予氧气吸入，卧床休息为主，严密监测病情，注重患者的心理护理。

（4）Ⅳ级心功能患者予以半卧位或坐位休息，吸氧及严密监测病情变化，进食易消化软食或流质食物。准确记录出入液量，加强心理护理。

2. 进行营养状况评估，给予低盐、高维生素、容易消化的软食。

3. 根据自理能力改变给予患者相应的生活补偿。

4. 进行防跌倒风险评估，给予患者相关知识指导。

（三）自我形象紊乱

1. 对患者进行心理疏导，指导患者采取适当的方法进行修饰。

2. 加强眼部保护措施，避免眼睛受到刺激和伤害。

3. 眼部局部护理措施。

（1）佩戴有色眼镜，以防光线刺激和灰尘、异物的侵害；复视者戴单侧眼罩。

（2）经常以眼药水湿润眼睛，避免过度干燥，睡前涂抗生素眼膏，用无菌生理盐水纱布覆盖双眼。

（3）睡觉或休息时，抬高头部，使眶内液回流减少，减轻球后水肿。

（4）指导患者在眼睛有异物感、刺痛或流泪时，勿用手直接揉眼睛。

（5）发生角膜溃疡或全眼球炎时，应按医嘱给予治疗和护理。

（四）潜在并发症

甲状腺危象。

1. 严密观察病情变化，监测生命体征，评估意识状态的变化等。

2. 安置患者于安静、室温偏低的环境中，绝对卧床休息，避免一切不良刺激。烦躁不安者，按医嘱给适量镇静药。

3. 呼吸困难、发绀者给予持续低流量（2~4 L/min）氧气吸入。体温过高者，迅速进行物理降温，给予冰敷或酒精擦浴，必要时采用人工冬眠。

4. 建立静脉通路，按医嘱及时准确使用药物。备好各种抢救药品和器械。

5. 给予高热量、高蛋白、高维生素饮食和足够的液体入量。对严重呕吐、腹泻和大量出汗者应通过口服或静脉及时补充足量的液体。昏迷者给予鼻饲。注意水电解质平衡。

6. 对谵妄、躁动不安者注意安全护理，使用床挡防止坠床。

7. 指导患者加强自我心理调整，避免感染、严重精神刺激及创伤等诱发因素。

五、健康教育

（一）疾病知识教育

提供有关 Graves 病的知识，避免过度劳累和精神刺激。教会患者自我监护和自我护理的方法，如上衣领宜宽松，避免压迫增大的甲状腺，严禁用手挤压甲状腺以免甲状腺激素分泌过多而加重病情等。

（二）用药指导

指导患者按时按量服用药物，不随意减量和停药。并定期到医院复诊，调整 ATD 的剂量，定期复查周围血常规及甲状腺功能，以防发生白细胞减低和甲状腺功能减退。如出现发热、咽痛等应警惕粒细胞缺乏症发生，应立即就医。

（三）131I 治疗的护理指导

1. 131I 治疗前应停用抗甲状腺药物 1 周。
2. 服 131I 后避免用手按压甲状腺。
3. 服药后 2 h 内不吃固体食物，以免引起呕吐而造成 131I 的丢失；服药后 24 h 内避免咳嗽、咳痰以免减少 131I 的丢失；服药后 2~3 d 要鼓励患者多饮水，每日 2000~3000 mL。
4. 患者的排泄物、衣服、被褥、用具等须单独存放，待放射作用消失后再做清洁处理。
5. 密切观察病情，如有发热、心动过速、大量出汗、神经过度兴奋等，做好抢救准备。

（四）自我监测指导

教会患者每日清晨起床前自测脉搏，定期测量体重，脉搏减慢、体重增加是治疗有效的标志。若出现高热、恶心、呕吐、腹泻、突眼加重等，应警惕甲状腺危象的可能，应立即就医。

六、护理评价

1. 患者高代谢状态有无缓解，摄取的营养能否满足机体的需要，体重是否恢复至正常范围并保持稳定。
2. 患者活动耐力有无增加，能否耐受日常生活活动和逐步增加活动量，活动时有无不适感。
3. 患者能否对身体外观改变有正确的认识，能否掌握修饰技巧，人际交往有无心理障碍。
4. 患者能否主动避免诱发甲状腺危象的因素，发生甲状腺危象是否及时得到救治。

模块四　糖尿病

【临床案例分析题目】

患者，男，45 岁，身高 170 cm，体重 70 kg。1 个月前，无明显诱因出现烦渴、多饮，每天饮水量约 2000 mL，无多尿、多食、消瘦，体重无明显变化。近 1 个月空腹血糖波动在 8.8~13.8 mmol/L。病程中无视物模糊，无飞蚊症，活动后无胸痛、胸闷、心累、气促，无下肢麻木、肌肉痛。入院后测空腹血糖 8.2 mmol/L，餐后 2 h 血糖 >11.1 mmol/L。患者有吸烟饮酒嗜好，饮食重油、重咸，喜好甜食。查体：T 36.5 ℃，P 78 次/分，R 20 次/分，BP 130/90 mmHg。患者既往无糖尿病史，家中父亲、母亲和一位哥哥均患有糖尿病。

请思考：

1. 该患者的临床诊断是什么？
2. 患者是什么类型糖尿病？
3. 患者有无合并糖尿病的并发症？
4. 作为责任护士，您认为患者目前主要有哪些护理问题？其相应的护理措施有哪些？

糖尿病（diabetes mellitus，DM）是一组由于胰岛素分泌和（或）作用缺陷所引起的以慢性血葡萄糖水平增高为特征的代谢性疾病。长期糖类及脂肪、蛋白质代谢紊乱可引起多系统损害，导致心脏、肾、眼、神经、血管等组织器官的慢性进行性病变、功能缺陷及衰竭。病情严重或应激时可发生酮症酸中毒、高渗性昏迷等急性严重代谢紊乱。

糖尿病是世界性常见病、多发病，患者数正随着人们生活水平的提高、生活方式的改变、人口老龄化而迅速增加，成为包括心血管疾病和肿瘤在内的 3 大慢性非传染性疾病，它可使患者生活质量下降，病死率增高，寿命缩短，是严重威胁人类健康的世界性公共卫生问题。据世界卫生组织估计，目前全世界有糖尿病患者数为 3.82 亿。根据国际糖尿病联盟估计，中国 2013 年糖尿病患者数为 9840 万，居世界首位。到 2035 年，中国糖尿病患者数将达 1.43 亿，仍居世界首位。为此卫生部早于 1995 年制定了《糖尿病防治纲要》以指导全国的糖尿病防治工作，并与 2003 年 11 月启动了《中国糖尿病指南》的推广工作。

任务一　分　类

目前国际上通用 WHO 糖尿病专家委员会发布的病因学分类标准（1999）。

一、1 型糖尿病（T1DM）

由于胰岛 β 细胞破坏导致胰岛素绝对缺乏所引起的糖尿病，T1DM 又分为自身免疫性和特发性两类。

二、2 型糖尿病（T2DM）

从以胰岛素抵抗为主伴胰岛素进行性分泌不足和以胰岛素分泌不足为主伴胰岛素抵抗所致的各种原因的糖尿病。

三、其他特殊类型糖尿病

（一）胰岛 β 细胞功能基因变异

1. 青年发病的成年型糖尿病。
2. 线粒体基因突变糖尿病。
3. 其他。

（二）胰岛素作用基因异常

1. A 型胰岛素抵抗。

2. 妖精貌综合征。

3. Rabson-Mendenhall 综合征，亦称为 C 型胰岛素抵抗。

4. 脂肪萎缩性糖尿病。

（三）胰腺外分泌疾病

胰腺炎、创伤/胰腺切除术、肿瘤、囊性纤维化病、血色病、纤维钙化性胰腺病等。

（四）内分泌疾病

如肢端肥大症、库欣综合征、胰高血糖素瘤、嗜铬细胞瘤、甲状腺功能亢进症、生长抑素瘤、醛固酮瘤等均可引发糖尿病，称为继发性糖尿病。

（五）药物或化学品所致糖尿病

很多药物可致胰岛素分泌功能受损，如吡甲硝苯脲、喷他脒、烟酸、糖皮质激素、甲状腺激素、二氮嗪、β 肾上腺素受体激动药、噻嗪类利尿药、苯妥英钠、干扰素等。吡甲硝苯脲和静脉应用喷他脒可永久性破坏 β 细胞。

（六）感染

先天性风疹、巨细胞病毒感染等。某些病毒感染在有遗传易感基因的个体可致胰岛 β 细胞破坏而发生糖尿病，可能参与了免疫介导性 T1DM 的发生。

（七）不常见的免疫介导糖尿病

僵人综合征、抗胰岛素受体抗体（B 型胰岛素抵抗）、胰岛素自身免疫综合征等。

（八）其他

可能与糖尿病相关的遗传性综合征。

四、妊娠糖尿病

妊娠糖尿病（gestational diabetes mellitus，GDM）妊娠过程中初次发现的任何程度的糖耐量异常，均可认为是 GDM，已知有糖尿病又合并妊娠者不包括在内。

任务二　病因及发病机制

糖尿病的病因和发病机制非常复杂，至今尚未完全阐明。不同类型糖尿病的病因和发病机制不同，即使在同一类型中也存在异质性。总的来说，遗传因素及环境因素共同参与了发病过程。在糖尿病的自然过程中，无论病因如何，都会经历 3 个阶段，即患者已存在糖尿病相关的病理生理改变、糖调节受损（IGR）、糖尿病。

一、1 型糖尿病的病因

（一）基本病因

遗传在 T1DM 的发病中有重要作用。对 T1DM 同卵双胎长期追踪，发生糖尿病的双生子中同病率达 30%~40%。多个遗传基因具有 T1DM 遗传易感性，包括 HLA 基因和非 HLA 基因。

（二）诱因

1. 环境因素

（1）病毒感染：已知与 T1DM 发病有关的病毒有柯萨奇 B4 病毒、腮腺炎病毒、风疹病毒、巨细胞病毒、脑炎心肌炎病毒及传染性单核细胞增多症病毒等。病毒可直接损伤、破坏胰岛 β 细胞，使其数量逐渐减少；受损的 β 细胞暴露了抗原成分，启动了自身免疫反应，从而进一步损伤 β 细胞。

（2）化学毒物和饮食因素：对胰岛 β 细胞有毒性的化学物质或药物侵入胰岛 β 细胞后，会导致 β 细胞的破坏，如果 β 细胞表面有 T1DM 的易感基因，就可能诱发自身免疫反应。据报道过早接触牛奶或谷类蛋白喂养的婴儿以后发生 T1DM 的风险性高，可能与肠道免疫失衡有关。

2. 自身免疫因素　绝大多数 T1DM 为自身免疫性。

（1）体液免疫：约 90% 新发病的患者循环血中有多种胰岛 β 细胞自身抗体，目前发现至少有 10 种，其中重要的有胰岛细胞自身抗体（ICA）、胰岛素自身抗体（IAA）、谷氨酸脱羧酶自身抗体及酪氨酸磷酸酶自身抗体等。这些抗体均为胰岛 β 细胞自身免疫和损伤的标志，并可协助糖尿病分型及指导治疗。

（2）细胞免疫：在 T1DM 发病中其作用比体液免疫更为重要。目前认为 T1DM 是一种由淋巴细胞介导的、以免疫性胰岛炎和选择性胰岛 β 细胞损伤为特征的自身免疫性疾病。

3. 自然史 T1DM 的发生发展经历以下阶段

（1）个体具有遗传易感性，在其生命的早期阶段并无任何异常。

（2）某些触发事件如病毒感染引起少量胰岛 β 细胞破坏并启动自身免疫过程。

（3）出现免疫异常，可检测出各种胰岛细胞抗体。

（4）胰岛 β 细胞数目开始减少，但仍能维持糖耐量正常。

（5）胰岛 β 细胞持续损伤达到一定程度时（通常只残存 10%~20% β 细胞），胰岛素分泌不足，糖耐量降低或出现临床糖尿病，需用胰岛素治疗。

（6）胰岛 β 细胞几乎完全消失，需依赖胰岛素维持生命。

二、2 型糖尿病病因

遗传和环境因素共同作用而形成的多基因遗传性疾病。

（一）基本病因

1. 遗传因素　大多数 T2DM 是多个基因及多种环境因素共同参与的复杂疾病。T2DM 的遗传特点如下。

（1）参与发病的基因很多，分别影响了糖代谢有关过程中的某个环节，而对血糖值无直接影响。

（2）每个基因参与发病的程度不等，可能有个别为主效基因。

（3）每个基因只是赋予个体某种程度的易感性，并不足以致病，也不一定是致病所必需。

（4）多基因异常的总效应形成遗传易感性。与白种人及亚洲人比较，2 型糖尿病更容易在土著美洲人、西班牙人群中发生。

2. 胰岛素抵抗和 β 细胞功能缺陷　胰岛素抵抗是指胰岛素作用的靶器官（主要是肝脏、肌肉和脂肪组织）对胰岛素作用的敏感性降低。β 细胞功能缺陷主要表现如下。

（1）胰岛素分泌量的缺陷。

（2）胰岛素分泌模式异常：口服葡萄糖耐量试验（OGTT）中早期胰岛素分泌延迟、减弱或消失等。胰岛素抵抗和胰岛素分泌缺陷是 T2DM 发病机制的 2 个要素。

3. 葡萄糖毒性和脂毒性　在糖尿病发生发展过程中所出现的高血糖和脂代谢紊乱可进一步降低胰岛素敏感性和降低胰岛素 β 细胞功能，分别称为"葡萄糖毒性"和"脂毒性"，是糖尿病发病机制中最重要的获得性因素。

4. 自然史

（1）有糖尿病遗传易感性的个体，早期即存在胰岛素抵抗。

（2）受不利环境因素的影响，疾病本身的演进，胰岛素抵抗逐渐加重。β 细胞代偿性分泌胰岛素增多，出现高胰岛素血症。

（3）α 细胞分泌能力不足以代偿胰岛素抵抗时，出现餐后高血糖。

（4）胰岛素抵抗进一步加重，β 细胞因代偿过度而衰竭，血糖进一步升高，终致糖尿病。

（二）诱因

1. 环境因素　流行病学研究表明，肥胖（尤其是中央型肥胖）、高热量饮食、体力活动不足、人口老龄化等因素是主要的环境因素；高血压、血脂异常等因素也会增加患病风险。

2. 年龄因素　大多数 2 型糖尿病于 30 岁以后发病。在半数新诊断的 2 型糖尿病患者中，发病时年龄为 55 岁以上。

3. 生活方式　摄入高热量及结构不合理（高脂肪、高蛋白、低糖类）膳食会导致肥胖，随着体重的增加及缺乏体育运动，胰岛素抵抗会进行性加重，进而导致胰岛素分泌缺陷和 2 型糖尿病的发生。

任务三　临床表现

一、基本临床表现

(一) 代谢紊乱综合征

高血糖状态，因渗透性利尿导致多尿，每日尿量可达 3 ~ 5 L，甚至 10 L 以上。因多尿而体内水分丢失，患者口渴，引起多饮。由于胰岛素不足，肝糖原和肌糖原储存减少，细胞摄取和利用葡萄糖不足，大部分葡萄糖随尿排出，体内缺乏能源，患者常感饥饿、多食。因葡萄糖利用障碍，脂肪和蛋白质消耗增多，引起乏力和体重减轻。此为糖尿病的典型"三多一少"症状，即多尿、多饮、多食和体重减轻。

(二) 其他症状

有头昏、乏力、四肢酸痛、麻木等。由于高血糖和周围神经病变导致皮肤干燥、瘙痒。女性患者还可因尿糖刺激局部皮肤而引起阴部瘙痒。血糖升高较快时可使眼房水、晶体渗透压改变而引起屈光改变致视物模糊。

二、急性并发症

(一) 糖尿病酮症酸中毒 (diabetes ketoacidosis, DKA)

多发生于 T1DM 和 T2DM 的严重阶段。T1DM 有自发倾向，T2DM 常有诱发因素。

1. 诱因　胰岛素治疗不适当减量或突然中断、饮食不当、合并感染、外伤、麻醉、手术、妊娠、心肌梗死、严重精神刺激引起应激状态等。

2. 发病机制　由于胰岛素严重不足或不能发挥作用，糖代谢紊乱加重，脂肪分解加速，大量脂肪酸在肝脏氧化产生大量酮体 (乙酰乙酸、丙酮、β-羟丁酸)，当酮体在体内堆积，超出机体调节能力时，形成代谢性酸中毒，称糖尿病酮症酸中毒。

3. 临床表现　早期代偿阶段：多尿、口渴、多饮、乏力、疲劳等原有糖尿病症状加重或首次出现；失代偿后，出现食欲减退、恶心、呕吐或有腹痛、极度口渴、尿量显著增多等症状，常伴有头痛、烦躁、嗜睡、呼吸深快有烂苹果味、面颊潮红、口唇樱红。后期：患者严重失水、尿量减少、皮肤黏膜干燥、弹性差、眼球松软、下陷、眼压降低、声音嘶哑、脉搏细速、血压下降、四肢厥冷，并发休克或心、肾功能不全。晚期：各种反射迟钝甚至消失，终至昏迷。

(二) 高渗性非酮症糖尿病昏迷 (hyperosmolar nonketotic diabetic coma，简称高渗性昏迷)

多见于老年患者，好发年龄为 50 ~ 70 岁，约 2/3 病例在发病前无糖尿病病史或仅有轻度症状。

1. **诱因** 感染，不合理限水、口服某些药物如糖皮质激素、免疫抑制药、噻嗪类利尿等、合并其他严重疾病如脑血管意外、严重肾疾病、血液和腹膜透析、急性胰腺炎、严重呕吐、腹泻等。有时在病程早期因误诊而输入葡萄糖，服用大量饮料、糖水等而诱发或促使病情恶化，病死率高，需及早抢救。

2. **临床表现** 早期：多尿、多饮，但多食不明显。后期：逐渐出现精神症状，如迟钝、嗜睡、谵妄、抽搐，重者昏迷。

三、慢性并发症

（一）大血管病变

动脉粥样硬化的患病率较高，发病年龄较轻，病情进展较快，多发生于脑动脉、冠状动脉、下肢动脉病变。

（二）微血管病变

指微小动脉和微小静脉之间、管腔直径在 100 μm 以下的毛细血管及微血管网的微循环障碍、微血管瘤形成和微血管基底膜增厚是微血管病变的典型改变。

1. **糖尿病肾病** 高血糖状态下，引起肾小球硬化。早期糖尿病肾病的特征是尿中白蛋白排泄轻度增加（微量白蛋白尿），逐步进展至大量白蛋白尿和血清肌酐上升，最终发生肾衰竭，需要透析或肾移植。

2. **糖尿病视网膜病变** 发病率随年龄与病程的增加而增高。是成年人失明的重要原因。

3. **其他** 糖尿病性心肌病，可诱发心律失常、心力衰竭、心源性休克和猝死。

四、糖尿病神经病变

病程 5 年以上的糖尿病患者其糖尿病神经病变发病率高达 70%~90%，呈对称性复发神经病变、单神经病变。以周围神经病变最为常见，下肢较上肢严重。表现为肢端感觉异常，出现隐痛、刺痛或烧灼样疼痛，夜间及寒冷季节加重，患者踝反射减弱或消失，手足感觉麻木，可出现蚁行感，手足部有手套或短袜感，走路有踏棉垫感，随着病情的发展可出现温度觉、痛觉消失。自主神经病变（植物神经病变）主要表现为胃肠、心血管、泌尿生殖系统功能紊乱。临床表现为排汗异常、胃轻瘫、持续心动过速、尿失禁、尿潴留等。

五、糖尿病足

糖尿病足（diabetic foot，DF）是指与下肢远端神经异常和不同程度的周微血管病变相关的足部（踝关节或踝关节以下）感染、溃疡和（或）深层组织破坏，是导致截肢、致残的主要原因。临床表现为皮肤瘙痒、肢体发凉、水肿或干枯、色变暗及色素斑、汗毛脱落、间歇性跛行，下蹲起立困难，肢端营养不良，常见跖骨头下陷，跖趾关节弯曲形成弓形足、鸡爪趾、肢端动脉搏动减弱或消失、皮温改变，肢端皮肤干燥或水疱、糜烂、溃疡坏疽或坏死。

六、感染

皮肤真菌感染最常见。女性患者易患膀胱炎和肾盂肾炎。患者常发生疖、痈等皮肤化脓性感染而引发败血症。

七、其他

糖尿病还可引起白内障、青光眼、屈光改变等眼病。

任务四　实验室及其他辅助检查

一、血糖测定

血糖升高是诊断糖尿病的主要依据，也是判断糖尿病病情和评价糖尿病控制状况的主要指标，常用指标有空腹血糖（FPG）和餐后 2 h 血糖（2 hPG）。可用血浆、血清或全血，如血细胞比容正常，血浆、血清血糖比全血血糖可升高 15%。诊断糖尿病时必须用静脉血浆测定血糖，治疗过程中随访血糖控制程度时可用便携式血糖仪（毛细血管全血测定）和 24 h 动态血糖监测。24 h 动态血糖监测是指通过葡萄糖感应器测定皮下组织间液的葡萄糖浓度而反映血糖水平的监测技术，可提供全面、连续、可靠的全天血糖信息。

二、口服葡萄糖耐量试验（OGTT）

当血糖高于正常范围而又未达到诊断糖尿病标准时，须进行 OGTT。试验前禁食至少 8 h，清晨空腹进行。成年人口服 75 g 无水葡萄糖（WHO 建议），溶于 250～300 mL 水中，5～10 min 饮完，空腹及开始饮葡萄糖水后 2 h 测静脉血浆葡萄糖。

三、糖化血红蛋白（HbA_1c）和糖化血浆蛋白测定

HbA_1c 可反映取血前 8～12 周血糖的总水平，是糖尿病控制情况的监测指标之一；糖化血浆蛋白反映患者 2～3 周平均血糖水平，正常值为 1.7～2.8 mmol/L，为近期病情监测的指标。

四、胰岛 β 细胞功能检查

胰岛素释放试验和 C 肽释放试验，反映基础和葡萄糖介导的胰岛素释放功能，有助于了解 β 细胞功能（包括储备功能）和指导治疗。前者测定受血清中胰岛素抗体和外源性胰岛素干扰。后者不受干扰。

五、其他检查

自身抗体测定；胰岛素敏感性检查；基因分析等，有助于区分糖尿病类型。

任务五　诊断要点

包括：①糖尿病症状（多尿、多饮、多食、体重下降、皮肤瘙痒、视物模糊等急性代谢紊乱表现）加上随机血糖≥11.1 mmol/L。②空腹血糖（FPG）≥7.0 mmol/L。③OGTT试验2 h血糖≥11.1 mmol/L。满足以上任一条件者，均可诊断为糖尿病，症状不典型者，需改日重复上述检查。

任务六　治疗要点

糖尿病的病因和发病机制尚未完全阐明，因此治疗措施主要包括"五架马车"即饮食控制、适当运动、药物治疗、血糖监测和糖尿病知识及技能的健康教育。

一、饮食治疗

饮食治疗是糖尿病的治疗基础，食物交换份法是糖尿病患者饮食治疗最常用的方式。根据患者的身高计算患者的标准体重，再根据患者的劳动强度计算全天所需热量，并分配到三餐。饮食治疗的原则：实行总热量控制，不得随意加量；终身控制饮食；限制高脂肪、高胆固醇和高糖食物，增加食物纤维摄入。

二、运动治疗

运动治疗同样是糖尿病治疗的基础，患者要根据年龄、性别、体力、病情选择合适的运动，并长期坚持。运动前要仔细检查有无糖尿病并发症，特别是血管闭塞性疾病，在医务人员的指导下制定运动方案。运动治疗的原则：安全性、科学性、有效性和个体化。患者应在运动前后监测血糖，根据运动前血糖制定运动量大小。指导患者选择有氧运动为主，每周至少3次，每次30~40 min为宜。

三、自我监测

定期监测血糖，如1周内定期安排1 d测定全天7个点血糖值：三餐前，三餐后，晚上10点，必要时可以监测凌晨3点血糖。对于血糖波动大者，可以每周监测2~3 d血糖；每3个月定期复查HbA_1c，了解血糖波动水平；每半年定期复查血脂；每年定期筛查糖尿病并发症。

四、药物治疗

（一）口服药物治疗

1. 磺脲类（sulfonylureas，SUs）　刺激胰岛素分泌，依赖于尚存的相当数量胰岛β细胞组织，增加靶组织细胞对胰岛素的敏感性。常用药物有格列苯脲、格列吡嗪、格列齐特、格列喹酮、格列美脲等。

2. 格列奈类　胰岛素促泌药，降糖作用快而短，主要用于控制餐后血糖。其特点是

"进餐服药，不进餐不服药。"与餐前或进餐时口服。常用药物有瑞格列奈。

3. 双胍类　抑制肝葡萄糖输出，改善外周组织对胰岛素的敏感性、增加对葡萄糖的摄取和利用。可作为肥胖和超重的 T2DM 患者的 1 线药。常用的药物有盐酸二甲双胍、格华止等。

4. 噻唑烷二酮类　胰岛素增敏药。存在胰岛素抵抗患者常用，可以明显减少胰岛素抵抗。常用的药物有吡格列酮、罗格列酮等。

5. α-葡萄糖苷酶抑制药（AGI）　延缓肠道对葡萄糖的吸收，降低餐后高血糖。常用药物有阿卡波糖、伏格列波糖等。

（二）胰岛素治疗

主要用于 T1DM、糖尿病急性并发症或严重慢性并发症、严重合并症、手术、妊娠和分娩及 T2DM 经饮食和口服降糖药物治疗未获得良好控制者（表 7-4-1）。

表 7-4-1　各类胰岛素制剂皮下注射作用时间表

作用类别	制剂类型	皮下注射作用时间		
		起效	高峰持续	作用时间
速效	门冬胰岛素	10~15 min	1~2 h	4~6 h
短效	胰岛素（RI）	15~60 min	2~4 h	5~8 h
中效	中性低精蛋白锌胰岛素（NPH） 慢胰岛素锌混悬液	2.5~3 h	5~7 h	13~16 h
长效	鱼精蛋白锌胰岛素（PZI） 极慢胰岛素锌混悬液	3~4 h	8~10 h	20 h
预混	优泌林 30R，诺和灵 30，50R	0.5 h	2~12 h	14~24 h
	优泌乐 25，50	10~15 min	1~1.5 h	4~5 h
	诺和锐 30	10~20 min	1~4 h	14~24 h

注：因胰岛素剂量、吸收、降解等多种因素影响，且个体差异大，作用时间仅供参考。

（三）GLP-1 受体激动药和 DPP-Ⅳ 抑制药

目前国内常用的药物有艾塞那肽和利那鲁肽，通过激动 GLP-1 受体而发挥降糖作用。而 DPP-Ⅳ抑制药是通过抑制 DPP-Ⅳ活性而减少 GLP-1 的失活发挥降糖作用，临床常用的药物有西格列汀、沙格列汀和维格列汀。

五、手术治疗糖尿病

临床资料证实减重手术可以明显改善肥胖 T2DM 患者的血糖控制，术后 2~5 年缓解率为 60%~80%，我国已经开展该方面的治疗，为避免手术扩大化和降低手术长、短期并发症的风险，应加强手术前后的管理。

六、胰腺与胰岛细胞移植

治疗对象主要为 T1DM 患者。成功的移植可纠正代谢异常，可望防止微血管病变的发生发展。但移植技术还不成熟，尚处于临床试验阶段。

七、健康教育

健康教育是治疗糖尿病治疗措施之一。良好的健康教育能够调动患者的积极性，取得患者的配合，有利于疾病控制达标，防治和延缓各种并发症的发生，降低有关的费用，使患者及家庭、社会、国家均受益。

八、糖尿病酮症酸中毒的治疗

（一）立即补液

首要、关键的措施。纠正失水，恢复有效循环血量，改善心、脑、肾等重要器官的血流灌注，便于胰岛素充分发挥生物效应；其次，可以加速酮体排泄，降低血糖水平。补液总量一般按患者体重（kg）的 10% 估算，一般开始 2 h 输入 1000~2000 mL，第 1 个 24 h 输入总量 4000~6000 mL 或更多。

（二）小剂量胰岛素治疗

每小时每千克体重 0.1U 胰岛素加生理盐水静脉泵入，尿酮体消失后，根据病情调节胰岛素剂量或改为胰岛素皮下注射。当血糖降至 14 mmol/L 时，将生理盐水改为 5% 葡萄糖液 500 mL 加入普通胰岛素 4~6 IU，补充能量。

（三）纠正电解质及酸碱平衡失调

1. 胰岛素治疗及补液治疗开始后，会加重钾丢失，当尿量正常，血钾 <5.5 mmol/L 时，可静脉补液，防止低血糖发生。

2. 严重低血钾时，胰岛素治疗的同时，注意补充氯化钾，防止低血钾发生。24 h 补钾总量为 3~6 g，补钾过程中注意观察尿量。

3. 轻、中度 DKA 患者经补液、补钾治疗后，酸中毒随代谢紊乱的纠正而恢复。当血 pH >7.10 时，可不给予补碱；当血 pH <7.10 时，给予 5% 碳酸氢钠溶液静脉滴注，纠正代谢性酸中毒。

（四）处理诱因和并发症

1. 积极预防诱因 指导患者认识和识别酮症酸中毒的诱因，保持心情愉悦，避免精神刺激。

2. 并发症处理

（1）休克：休克严重且经快速补液后仍不能纠正者，考虑合并感染性休克或急性心肌梗死的可能，寻找病因并给以相应的处理。

（2）脑水肿：DKA 最严重的并发症，死亡率高，可能与脑缺氧、补碱过早、过多、过快、血糖下降过快、补液过多等有关。补液、补碱、胰岛素治疗严格按照 DKA 治疗方案进行。当发生脑水肿时，可用脱水药、呋塞米、地塞米松等排水、利尿治疗。

九、糖尿病非酮症性高渗性昏迷的治疗

治疗基本同 DKA。患者有严重失水时，24 h 补液量可达到 6000 ~ 10 000 mL。神志清醒的患者可以口服温开水，每 1 ~ 2 h 1 次；昏迷患者可行胃管置入进行补水，每次 100 ~ 200 mL。当血糖下降至 16.7 mmol/L 时，改用 5% 葡萄糖溶液加入普通胰岛素控制血糖。积极控制诱发因素和各种并发症，病情稳定后根据患者血糖及进食情况给予皮下胰岛素注射，转为常规治疗。

任务七　糖尿病患者的护理

对糖尿病进行护理评估，并应用护理程序实施整体护理。

一、护理评估

（一）病史

1. 询问患者　有无烦渴多饮、多食、多尿、体重减轻、皮肤瘙痒、乏力、伤口愈合不良、感染等；有无家族史。

2. 病程发展经过　询问起病时间，患病后的检查和治疗经过，有无加重，目前的用药情况、自我监测情况等。

3. 心理－社会状况　详细询问患者的生活习惯、饮食内容、运动方式、对疾病知识的了解程度，患病后有无焦虑、恐惧等心理变化，是否有良好的家庭及经济支持基础，有无医疗保险等。

（二）身体评估

1. 一般状态

（1）生命体征：如瞳孔大小及对光反射、体温、血压、心率及节律有无异常，呼吸频率和节律，呼气有无异味。

（2）意识与精神状况。

（3）营养：有无肥胖或消瘦。

2. 皮肤　皮肤有无瘙痒，是否存在色素沉着，局部皮肤有无水疱、破损及溃疡，趾端皮温，能否扪及动脉搏动，足部有无老茧、胼胝，有无皮肤颜色发绀等。

3. 眼睛　有无青光眼、白内障、失明等。

4. 神经系统　皮肤有无感觉异常，是否出现腹泻、便秘交替进行；心率及节律是否正常；有无胃轻瘫、失眠等。

（三）实验室及其他辅助检查

注意血糖、HbA_1c、胰岛 β 细胞功能检查及其他检查结果。

二、护理诊断/问题

（一）常用护理诊断/问题

1. 营养失调　高于机体需要量或低于机体需要量，与胰岛素分泌绝对或相对不足，导致糖、脂肪、蛋白质代谢紊乱有关。
2. 活动无耐力　与营养失调，周围神经病变所致乏力有关。
3. 知识缺乏　缺乏糖尿病疾病相关知识、饮食治疗、运动治疗等相关知识。
4. 潜在并发症　糖尿病足。
5. 潜在并发症　酮症酸中毒、高渗性非酮症糖尿病昏迷。

（二）其他护理诊断/问题

1. 焦虑　与病情反复，经济负担重有关。
2. 有感染的危险　与营养不良及微循环障碍有关。
3. 舒适度改变　与痛性神经病变有关。

三、护理目标

1. 掌握饮食、运动治疗方法，保持血糖、HbA_1c、体重控制在正常水平。
2. 并发周围神经病变乏力的患者，症状得到缓解，活动量增加。
3. 掌握疾病的相关知识，患者定期到门诊随访，复查血糖、HbA_1c、血脂等。
4. 患者未发生糖尿病急性并发症，如 DKA、高渗性非酮症糖尿病昏迷，未发生糖尿病足或发生时能及时处理。

四、护理措施

（一）营养失调

根据患者实际情况合理控制每日摄入的总热量，平衡膳食，帮助患者均衡摄取各种营养食物，进餐定时定量，少量多餐。

1. 计算总热量，根据患者年龄、性别、标准体重、实际体重、有无合并症及体力活动情况而定。标准体重（kg）＝身高（cm）－105。
2. 确定体重是否为标准体重，肥胖度（或消瘦度）＝（实际体重－标准体重）/标准体重×100%。实际体重超过标准体重的 10% 为超重，超过 20% 为肥胖，超过 40% 为重度肥胖；实际体重低于标准体重 10% 为体重不足，低于 20% 为消瘦。
3. 根据自己的活动量选择合适的热量（表 7-4-2）。

表7-4-2　糖尿病患者每日每千克体重所需热量（kcal）

体型	卧床	轻体力劳动	中体力劳动	重体力劳动
肥胖	15	20~25	30	35
正常	15~20	30	35	40
消瘦	20~25	35	40	40~45

4. 营养素的热量分配，常见的3大营养物质包括糖类（55%~65%）、蛋白质（15%~20%）、脂肪（30%），帮助患者合理分配3大营养物质，同时严格控制糖类的摄入，忌食蔗糖、葡萄糖、蜜糖及其制品，如各种糖果、甜糕点、冰激凌及含糖饮料等。提倡患者多食蔬菜、粗粮，每日饮食所提供的粗纤维素不低于40g等。

5. 特殊需要及其他，糖尿病患者禁吸烟、饮酒，食盐每日摄入量<7 g，高血压患者<3 g，肾病患者<6 g；肾病患者不应摄入植物蛋白，尽量摄取动物蛋白。

（二）活动无耐力

1. 帮助患者制定合理的运动方式　提倡有氧运动，如步行、慢跑、骑自行车、打乒乓球、健身操、太极拳、游泳、跳交谊舞等。

2. 运动时间和运动量　以早餐或晚餐后0.5~1 h后运动最佳。一般认为运动中的心率保持在（220 - 年龄）×（60%~85%）的范围之内为宜。运动时间自30 min左右，逐步延长至1 h或更久。

3. 运动注意事项

（1）若空腹血糖≥14 mmol/L，且出现酮体，应避免运动。

（2）血糖>16.7 mmol/L，虽未出现酮体，也应谨慎。

（3）如运动前血糖<6.0 mmol/L，应摄入额外的糖类后运动。

（4）收缩压>180 mmHg，也要避免运动。

（三）知识缺乏

1. 疾病知识　开展糖尿病知识讲座，社区糖尿病知识讲座，为患者及其家属提供糖尿病及其并发症的相关知识。

2. 口服降糖药护理　熟悉每种降糖药物的作用机制，了解药物作用时间，指导患者各类降糖药服药时间及方法，掌握每种药物的不良反应，观察患者服药之后，有无不良反应。

3. 胰岛素治疗的护理

（1）给药途径及方式：胰岛素最常用的给药途径是皮下给药，也可静脉给药，唯一可经静脉补药的胰岛素是普通（短效）胰岛素。胰岛素的注射部位主要有腹部、双上臂外侧下三分之一、臀部、大腿下三分之一外侧部位。腹部注射吸收最快，其次分别是上臂、大腿和臀部。胰岛素的注射方式有笔式胰岛素注射、胰岛素抽吸注射和胰岛素泵持续皮下输注。

（2）胰岛素制剂保存：胰岛素应存放在阴凉处，温度不宜过高或过低，一般不宜>30 ℃或<2 ℃，且避免剧烈震荡。已开封的胰岛素通常保存于室温25~30 ℃，有效期28~

30 d。未开封的胰岛素保存于 2 ~ 8 ℃冰箱内，有效期根据药物说明书而定。

（3）胰岛素疗效观察：通过定期监测空腹和（或）餐后 2 h 血糖，观察血糖控制情况。对采用强化治疗的 T2DM 患者，应监测三餐前、三餐后、晚 22：00、凌晨 3：00 及 6：00 的血糖，警惕低血糖和早餐空腹高血糖，注意"苏木杰（Somogyi）现象"，即表现为夜间低血糖，早餐前高血糖现象。它主要是由于降糖药物使用过量而导致夜间低血糖反应后，机体为了自身保护，通过负反馈调节机制，使具有升高血糖作用的激素（如胰高糖素、生长激素、皮质醇等）分泌增加，血糖出现反跳性升高。此外，糖尿病患者在胰岛素治疗的过程中会出现"黎明现象"，即患者在夜间血糖控制尚可且平稳，在无低血糖的情况下，于黎明时分（清晨 3 ~ 9 时）由各种激素间不平衡分泌所引起的一种清晨高血糖状态。患者有乏力、心悸、饥饿和出汗等低血糖症状。

（4）胰岛素的不良反应。①低血糖及处理：主要不良反应。与剂量、饮食和运动有关。当血糖低于 3.9 mmol/L 时，患者可出现强烈饥饿感、心慌、头晕、大汗、面色苍白、疲乏，如果此时没有及时补充糖分，血糖继续下降，可出现精神症状、意识障碍甚至昏迷、死亡，老年糖尿病患者应特别注意观察夜间低血糖症状的发生。急救措施包括尽快给予含糖的食物或饮料 150 ~ 200 mL；或立即静脉注射 50% 葡萄糖 20 ~ 60 mL，并每 15 min 监测血糖变化，直至血糖升高，临床症状改善；②脂肪营养不良的预防：胰岛素注射方式不正确时，容易出现注射部位皮下脂肪增生。经常更换注射部位，两次注射部位相距 1.5 cm 以上，每次注射前，避开有硬结的部位；③过敏反应：注射部位可出现红肿、瘙痒、荨麻疹，伴有恶心、呕吐、腹泻等胃肠道症状。严重过敏（过敏性休克、血清病等）罕见。主要处理包括更换胰岛素制剂，使用抗组胺药物、脱敏疗法等。随着胰岛素制剂的改进，已经很少发生胰岛素过敏反应；④潜在并发症：糖尿病足、酮症酸中毒、高渗性非酮症糖尿病昏迷。

4. 糖尿病足的护理

（1）评估危险因素：评估患者有无足溃疡史、神经病变、缺血性血管病变症状、血糖情况、足畸形等，评估患者是否选择合适的鞋袜。

（2）足部检查：每日 1 次，了解足部有无感觉减退、麻木、刺痛；观察皮肤颜色、温度及足背动脉搏动情况；注意检查趾甲、趾间、足底部有无胼胝、鸡眼、甲沟炎、甲癣。是否发生红肿、青紫、水疱、溃疡、坏死等损伤。定期做足部感觉测试，主要检测下肢的位置觉、振动觉、痛觉、温度觉、触觉和压力觉。

（3）保持足部清洁：每日清洗足部，若足部皮肤干燥，清洁后可涂用羊脂。

（4）预防外伤：忌赤脚走路，以防刺伤，避免踢伤，每日检查确保鞋内无异物，里衬是否平整。有视物障碍的患者，修剪指甲避免修剪太短；正确处理鸡眼或胼胝。使用热水袋、电热毯或烤灯时谨防烫伤，同时注意预防冻伤。

（5）促进肢体血液循环：做有益于加强腿部运动的活动。

（6）戒烟：足溃疡的预防教育应从早期指导患者控制和监测血糖开始，同时要说服患者戒烟，防止因吸烟导致局部血管收缩而恶化。

（7）有破溃、感染及时处理：难以愈合的溃疡可用生物制剂、生长因子等；血管病变者用活血化瘀、扩血管治疗，改善血液循环；有水肿、溃疡不易愈合，可用利尿药、

ACEI 等。

5. 酮症酸中毒、高渗性非酮症糖尿病昏迷

（1）定期监测血糖，合理用药，使用中的胰岛素不能随意减量或停药，保证充分的水分摄入；告知患者及家属起病的诱因和早期症状，及早发现，避免其发展。严密观察胰岛素的低血糖表现等不良反应。

（2）如果已发生，迅速建立 2 条静脉通路，严密监测病情，记录患者生命体征、神志、24 h 出入液量，保证足够的水分补充，纠正失水。

（3）患者绝对卧床休息、吸氧、预防继发感染。

（4）加强生活护理，特别是皮肤和口腔护理。

（5）昏迷者按昏迷常规护理。

五、健康指导

（一）糖尿病基础知识

了解糖尿病、胰岛素，熟悉糖尿病的临床表现，掌握糖尿病相应的急慢性并发症。

（二）糖尿病治疗

告知患者"五架马车"的治疗原则；各种药物的作用及其不良反应。

（三）糖尿病的自我监测

教会患者自我监测血糖、血脂、血压计体重等，指导胰岛素注射的患者规范注射胰岛素。

（四）自我防范意识

加强患者预防低血糖、急性并发症发生等自我防范意识，外出一定要携带糖类食物，随身携带身份标识卡。

（五）生活方式指导

强调生活规律，戒烟戒酒，学会心理调适；定期随访血糖及全身情况，预防感染。

六、护理评价

1. 患者是否掌握饮食、运动治疗方案，血糖是否控制良好，体重是否达到或接近正常水平，详见表 7-4-3。

表 7-4-3 糖尿病控制目标 （2013）

项目	单位	备注	目标值
血浆葡萄糖	mmol/L	空腹	4.4~7.0
		非空服	10.0

续表

项目	单位	备注	目标值
HbA$_1$c	%		<7.0
血压	mmHg		<140/80
体重指数	kg/m^2		<24.0
总胆固醇	mmol/L		<4.5
三酰甘油	mmol/L		<1.7
HDL-c	mmoL/L	男	>1.0
		女	>1.3
LDL-c	mmol/L	合并冠心病	<1.8
		未合并冠心病	<2.6
尿蛋白排泄率	μg/min		<20.0

2. 乏力症状是否减轻,活动量是否增加。

3. 患者是否掌握糖尿病相关知识,患者是否有健康意识,正确对待自己的健康问题,定期门诊复查血糖、血压、HbA$_1$c、血脂、肝肾功能等,体重有无变化。

4. 患者是否发生急、慢性并发症,如酮症酸中毒、糖尿病足等。

模块五　皮质醇增多症

【临床案例分析题目】

患者,女,43 岁,1 年前无明显诱因出现乏力,近 3 个月来发现体重增加约 10 kg,呈向心性肥胖、后颈及背部脂肪垫增厚、面部圆而出现痤疮,伴有胡须、双上肢根部、双下肢大腿根部及下腹部出现紫纹。近 1 个月来自测血压升高,波动在 140 ~ 150 mmHg/85 ~ 110 mmHg,未予以降压治疗。患者既往有 10$^+$ 年乙肝病史,4 年前 CT 提示右侧肾上腺肿块(约 29 mm×25 mm),已行右侧肾上腺切除术,家族史无特殊。查:T 36.9 ℃,P 94 次/分,R 20 次/分,BP 152/107 mmHg,体重 77 kg,身高 157 cm。患者发育正常,营养状况良好。

请思考:

1. 该患者的临床诊断是什么?

2. 哪些因素可诱发该疾病?

3. 该患者为确诊还应完善什么检查?

4. 作为责任护士,您认为该患者目前主要有哪些护理问题? 其相应的护理措施有哪些?

皮质醇增多症又称库欣综合征(Cushing syndrome, CS),是由多种病因引起的以高皮质醇血症为特征的临床综合征,患者主要表现为满月脸、多血质外貌、向心性肥胖、痤疮、紫纹、高血压、继发性糖尿病、骨质疏松等。库欣综合征可发生于任何年龄阶段,成年人多于儿童，女性多于男性，好发年龄为 20~45 岁，男女比例 1：（3~8）。

任务一　病　因

一、基本病因

（一）ACTH 依赖型 Cushing 综合征

1. 垂体性库欣综合征　又称库欣病，最常见，尤其是女性。由于垂体分泌 ACTH 过多，导致双侧肾上腺增生而分泌大量的氢化可的松。

2. 异位 ACTH 综合征　由垂体以外的肿瘤分泌大量的 ACTH，伴肾上腺皮质增生，分泌过量的氢化可的松。常见肺癌，其次是胸腺癌、胰腺癌等。

（二）不依赖 ACTH 的 Cushing 综合征

1. 原发性肾上腺皮质肿瘤，肿瘤分泌大量氢化可的松，反馈抑制垂体 ACTH 的释放，肿瘤外同侧及对侧肾上腺皮质萎缩。

2. 不依赖 ACTH 的双侧肾上腺小结节性增生或大结节性增生，皮质醇分泌过多，引起代谢障碍和对感染抵抗力降低所致。

3. 医源性皮质醇增多症。

二、诱因

（一）ACTH 依赖型 Cushing 综合征

1. 垂体肿瘤。
2. 肺癌、胸腺癌、胰腺癌、甲状腺髓样癌。

（二）不依赖 ACTH 的 Cushing 综合征

1. 肾上腺皮质腺瘤。
2. 双侧肾上腺小结节或大结节性增生。

（三）医源性皮质醇增多症

与长期应用大剂量糖皮质激素治疗有关。

任务二　临床表现

一、症状

（一）电解质紊乱

表现腹胀、下肢软弱无力等低血钾表现，可引起肾脏浓缩功能障碍导致尿量增加；高血

· 409 ·

钠可引起轻度水肿。

（二）性功能异常

女性月经稀少、不规则或闭经，多伴不孕；男性性欲减退、阳痿，背部及四肢体毛增多等。

（三）神经精神症状

情绪不稳定，烦躁，失明，严重者精神变态可发生偏执狂。

（四）感染

抵抗力下降，易感染化脓性细菌、真菌和病毒性疾病，炎症反应不明显。

二、体征

（一）向心性肥胖

表现为四肢脂肪减少，躯干及肩背部脂肪分布增多，而出现满月脸、水牛背、悬垂腹、锁骨上窝脂肪垫及四肢瘦小。

（二）负氮平衡状态

四肢肌肉萎缩无力，皮肤变薄，皮下毛细血管清晰可见宽大紫纹。

（三）心血管病变

高血压并发左心室肥大。

（四）皮肤色素沉着

任务三　实验室及其他辅助检查

一、糖皮质激素分泌异常的检查

1. 血皮质醇增高与皮质醇昼夜节律消失。
2. 24 h 尿 17 - 羟皮质类固醇增多。
3. 小剂量地塞米松抑制试验，尿 17 - 羟皮质类固醇不能被抑制到对照值的 50% 以下。

二、病因诊断检查

（一）大剂量地塞米松试验

试验结果能被抑制到对照值的 50% 以下者，病变多为垂体性；不能被抑制者，可能为原发性肾上腺皮质肿瘤或异位 ACTH 综合征。

（二）ACTH 兴奋或抑制试验

垂体性和异位 ACTH 综合征者 ACTH 兴奋或抑制试验高于正常；原发性肾上腺皮质肿瘤 ACTH 兴奋或抑制试验大多数无反应。

三、影像学检查

双侧肾上腺超声检查、蝶鞍区断层摄片、CT、MRI 等。

任务四　诊断要点

有典型临床症状、体征者，根据外观即可诊断。症状不典型者，需根据实验室检查结果，配合影像学检查结果做出病因诊断。注意与单纯性肥胖、2 型糖尿病等疾病进行鉴别。

任务五　治疗要点

一、Cushing 病

Cushing 综合征的治疗原则：去除病因，降低机体皮质醇水平，纠正各种物质代谢紊乱，改善患者生活质量。经蝶窦行垂体微腺瘤切除治疗是本病的首选方法。也可行一侧肾上腺瘤全切除术，另一侧肾上腺大部分或全切除术，术后做垂体直线加速器放射治疗。

二、异位 ACTH 综合征

应进行原发肿瘤治疗，根据病情进行手术治疗、放疗或化疗。如不能根治，则需要进行肾上腺皮质激素合成阻滞药治疗，如米托坦、美替拉酮、氨鲁米特等。

三、其他

肾上腺瘤经检查明确腺瘤部位后，手术切除可以根治。不依赖 ACTH 小结节性或大结节性双侧肾上腺增生可行双侧肾上腺切除术，术后激素替代治疗。

任务六　Cushing 综合证患者的护理

对 Cushing 综合征的患者进行护理评估，并应用护理程序实施整体护理。

一、护理评估

（一）病史

1. Cushing 综合征的病因和诱因　详细询问患者是否存在肿瘤，或者长期服用糖皮质类药物，导致疾病的发生。

2. 患者是否存在血糖增高　是否出现腹胀、双下肢软弱无力的表现，是否有高血压、水肿表现。女患者是否存在月经稀少、不规则或闭经，不孕；男性患者是否有性欲减退、阳痿，背部及四肢体毛增多等。患者是否存在抵抗力下降的表现。

3. 心理社会状况　患者是否存在焦虑不安、内疚、绝望等心理情绪改变。

（二）身体评估

1. 一般状态，患者生命体征是否平稳，是否存在高血压。
2. 患者是否有满月脸、水牛背、悬垂腹和锁骨上窝脂肪垫。
3. 患者是否存在负氮平衡状态，肌肉萎缩无力，皮肤变薄，皮下毛细血管清晰可见宽大紫纹。患者是否存在皮肤色素沉着。

（三）实验室及其他辅助检查

1. 糖皮质激素分泌异常的检查、大剂量地塞米松试验、ACTH 兴奋或抑制试验　具体内容见本模块"任务三　实验室及其他辅助检查"。
2. 其他　肾上腺超声检查、蝶鞍区断层摄片、CT、MRI 等有无异常形态学改变。

二、护理诊断/问题

（一）常用护理诊断/问题

1. 体液过多　与皮质醇增多引起的水钠潴留有关。
2. 有感染的危险　与机体免疫力下降有关。
3. 有受伤的危险　与血压增高所致头昏和代谢异常致骨质疏松有关。

（二）其他护理诊断/问题

1. 自我形象紊乱　与 Cushing 综合引起的身体外形改变有关。
2. 焦虑　与 ACTH 增加引起患者情绪不稳定、烦躁有关。
3. 活动无耐力　与蛋白质代谢障碍引起的肌肉萎缩有关。
4. 无效性生活形态　与体内激素水平变化有关。
5. 有皮肤完整性受损的危险　与皮肤菲薄、干燥、水肿有关。
6. 潜在并发症　心力衰竭、脑卒中、类固醇糖尿病。

三、护理目标

1. 患者未发生水肿，已发生者症状得到有效缓解。
2. 无感染发生。
3. 患者未发生跌倒。

四、护理措施

(一) 体液过多

1. 休息 提供安全、舒适的环境，保证患者睡眠。
2. 体位 取平卧位，抬高双下肢，以利静脉回流。
3. 饮食 给予高蛋白、高钾、高钙、低钠、低热量、低糖类饮食，鼓励患者食用柑橘、枇杷、香蕉、南瓜等含钾高的食物。并发糖尿病者，给予糖尿病饮食。避免刺激性食物，禁烟酒、浓茶和咖啡等饮料。
4. 病情监测 监测心律、心率、血压变化。伴有左心室肥大的患者，一旦发现有左心衰竭的表现，应立即给以半卧位，氧气吸入，按医嘱进行抗心衰的处理。观察水肿情况，每次测体重变化，记录 24 h 出入液量。
5. 用药 遵医嘱准确使用利尿药，可使用保钾排钠利尿药，并做好尿量记录。

(二) 有感染的危险

1. 保持病室内环境及床单位的整洁，室内温湿度适宜，定期消毒，减少感染源。
2. 对患者及家属进行日常卫生指导，如保持皮肤、会阴部、衣着、用具等清洁卫生，减少感染机会。
3. 医务人员严格无菌操作，避免交叉感染，尽量减少侵入性操作。
4. 观察体温变化，定期检查血常规，早期发现感染灶。
5. 一旦发生感染积极、早期治疗，以免扩散。

(三) 有受伤的危险

1. 对有广泛骨质疏松和骨痛的患者，应嘱其注意休息，避免过度劳累。
2. 保持安全的环境，移除不必要的家具摆设，浴室铺上防滑垫，防止因碰撞或跌倒引起外伤或骨折。
3. 避免剧烈运动，防止摔伤，变换体位时要轻柔，防止发生病理性骨折。给患者进行护理操作时，动作轻稳，避免碰撞或擦拭皮肤，引起皮下出血。
4. 遵医嘱使用降压药，避免直立性低血压发生和头昏引起体位失衡。

五、健康指导

(一) 疾病知识指导

为患者及家属讲解本病的症状、体征，诱发因素及各种治疗护理措施的依据及其重要性，使患者能够选择正确的饮食、活动、自我保护和治疗等。

(二) 治疗相关知识指导

向患者讲解各种药物的作用及不良反应，学会观察不良反应。同时监测血压变化，避免感染、骨折，保持心情愉快，避免压力过大，发生肾上腺危象。告知患者用药时，须在医师指导根据病情调节药物剂量，不能自行增减药物剂量。

（三）心理指导

告知患者及家属正确对待外貌、体征的改变。教会患者自我心理调节，保持愉快的心情。指导患者独立完成力所能及的活动，增强其自信心和自尊感。

六、护理评价

1. 患者是否发生水肿，已发生的患者症状是否得到有效缓解。
2. 患者是否有感染发生。
3. 患者是否发生跌倒。

第八篇　风湿性疾病患者的护理

 学习目标

知识目标

1. 掌握风湿性疾病、系统性红斑狼疮、风湿性关节炎、强直性脊柱炎、特发性炎症性肌病、系统性硬化病患者常见症状和体征（如关节疼痛与肿胀、关节僵硬与活动受限、皮肤受损）的临床表现，护理诊断和护理措施。

2. 熟悉风湿性疾病患者常见症状和体征（如关节疼痛与肿胀、关节僵硬与活动受限、皮肤受损）的护理评估。

3. 了解风湿性疾病患者常见症状和体征（如关节疼痛与肿胀、关节僵硬与活动受限、皮肤受损）的常见病因，护理目标及护理评价。

能力目标

1. 运用所学知识，结合病情及病史对风湿性疾病、系统性红斑狼疮病、类风湿关节炎、强直性脊柱炎、特发性炎症性肌病、系统性硬化病患者进行护理评估，制订护理计划。

2. 具有向个体及家庭提供风湿性疾病、系统性红斑狼疮病、类风湿关节炎、强直性脊柱炎、特发性炎症性肌病、系统性硬化病健康指导的能力。

素质目标

1. 能够体会风湿性疾病患者的疾苦，并在以后的临床实践中体谅、关爱患者。

2. 具备向个体及家庭提供强直性脊柱炎健康教育的能力。

模块一　总　论

风湿性疾病（rheumatic diseases，简称风湿病）是泛指病变累及骨、关节及其周围软组织，如肌肉、肌腱、滑膜、韧带、神经等的一组疾病。临床以骨、关节、肌肉疼痛为主要表现，病程迁延，发作与缓解交替出现，部分患者可引起脏器功能损害，严重者可导致其功能衰竭。风湿性疾病种类繁多，病因复杂，主要与感染、免疫、代谢、内分泌、环境、遗传、肿瘤等多种因素有关。包括各种原因所致的关节炎在内的弥漫性结缔组织病（简称结缔组织病，CTD），是风湿病的重要组成部分，但风湿病不只限于弥漫性结缔组织病。

任务一　分　类

风湿性疾病根据其发病机制、病例及临床特点被分为 10 大类近 200 种疾病，表 8-1-1 是对这一分类的简单归纳。

表 8-1-1　风湿性疾病的范畴和分类

1. 弥漫性结缔组织病	类风湿关节炎、红斑狼疮、硬皮病、多肌炎、重叠综合征、血管炎病等
2. 脊柱关节病	强直性脊柱炎、Reiter 综合征、银屑病关节炎、未分化脊柱关节病等
3. 退行性变	骨关节炎（原发性、继发性）
4. 与代谢和内分泌相关的风湿病	痛风、假性痛风、马方综合征、免疫缺陷病等
5. 感染相关的风湿病	反应性关节炎、风湿热等
6. 肿瘤相关的风湿病	A. 原发性（滑膜瘤、滑膜肉瘤） B. 继发性（多发性骨髓瘤、转移瘤等）
7. 神经血管疾病	神经性关节病、压迫性神经病变（周围神经受压、神经根受压等）、雷诺病等
8. 骨与软骨病变	骨质疏松、骨软化、肥大性骨关节病、弥漫性原发性骨肥厚、骨炎等
9. 非关节症状的疾病	关节周围病变、椎间盘病变、特发性腰痛、其他痛综合征（如精神性风湿病）等
10. 其他有关症状的疾病	周期性风湿病、间歇性关节积液、药物相关的风湿综合征、慢性活动性肝炎等

总体来讲，风湿性疾病是一类常见病，但其中有些疾病相对少见。据我国不同地区流行病学的调查：类风湿关节炎（RA）患病率为 0.32% ~ 0.36%，强直性脊柱炎（AS）约为 0.25%，系统性红斑狼疮（SLE）约为 0.07%，原发性干燥综合征（PSS）约为 0.3%，骨关节炎（OA）在 50 岁以上者可达 50%，这说明风湿性疾病谱也随时代不同而改变。

任务二　临床特点

（一）多呈慢性和进行性

风湿病多呈发作与缓解交替的慢性病程，逐渐累积多个器官和系统。如系统性红斑狼疮（SLE）、类风湿关节炎（RA）等病程漫长，反复发作，时好时坏，多呈进行性发展。

（二）预后差异较大

同一疾病的患者临床表现和预后差异较大。如 SLE，部分患者以皮肤损害为主，如出现典型的面部蝶形红斑；部分患者无皮肤损害，却出现狼疮性肾炎，甚至肾衰竭。

（三）常有免疫学改变或血生化异常

如 RA 的类风湿因子（RF）多呈阳性，SLE 抗 Sm 抗体阳性等。

（四）治疗效果个体差异大

不同患者患相同的风湿性疾病，虽使用相同的抗风湿药，其耐受剂量、疗效及不良反应等差异较大。

任务三　护理评估

一、病史

（一）患病及诊治经过

1. 患病经过　针对风湿病病程长、反复发作的特点，应询问患者起病时间，病情缓解，有无诱因，主要症状及其特点。尤其是关节病患者应询问关节肿胀、疼痛的始发时间、起病特点，疼痛部位、性质、程度、持续时间、诱因、与日常活动的关系，有无伴随症状和并发症等。

2. 治疗经过　了解患者患病后是否遵从医嘱正规治疗，效果如何；做过哪些检查，结果如何；目前用药情况（包括用药的种类、剂量、用法）及有无不良反应等。

3. 目前状况　了解目前的主要不适及病情变化，如关节肿胀、疼痛、活动障碍、晨僵持续时间，是否呈进行性加重；一般情况如体重、精神状态、营养状况、睡眠及大小便有无异常等。

（二）心理 - 社会情况

1. 评估患者日常生活及工作是否受到影响　如 RA 常因疾病反复发作，进行性加重，导致受累关节疼痛、畸形、功能障碍而丧失生活自理能力和工作能力。

2. 评估患者对疾病的知晓程度　是否知晓疾病的性质、发展过程、疾病预后及防治等知识。

3. 评估患者的心理状态　如有无敏感、多疑、易激动、悲观、忧虑、抑郁、孤独，对生活失去信心等不良情绪；有无对医护人员和家属照顾产生依赖的角色强化心理等。

4. 评估社会支持系统　了解患者家庭结构，文化程度，家庭经济，教育背景，对患者的关心和支持程度，对患者所患疾病的认识程度。医疗费用来源及支付方式，出院后的社区能提供的医疗服务等。

（三）生活史与家族史

1. 生活史　询问患者的出生地、居住条件、年龄、劳动环境和工种，这些因素与风湿病的发生有较密切关系，如长期生活和工作在阴暗、寒冷、潮湿环境中，RA 的患病率较高。

2. 家族史　了解患者直系亲属中有无类似发病。

二、身体评估

（一）全身状况

观察患者的精神状态，营养状况，有无消瘦、乏力、发热等全身情况。

（二）皮肤黏膜

查看患者皮肤有无红斑、皮疹或破损，其分布、颜色、大小、形状如何，有无皮下结节、雷诺现象和口腔、鼻腔黏膜溃疡等。

（三）肌肉、关节

检查有无肌肉萎缩、肌力减退，有无关节红肿、压痛、畸形、活动受限等。

（四）其他

检查心律和心率有无变化，是否有发音困难、眼部疾病，是否有肝、脾、淋巴结大等。

三、实验室及其他辅助检查

（一）一般性检查

一般性检查对风湿病的诊断很有帮助，包括血常规、尿常规、肝功能、肾功能等。

（二）特异性检查

1. 自身抗体检测　对风湿病的诊断和鉴别诊断，特别是结缔组织病的早期诊断尤为重要。常用项目如下。

（1）抗核抗体（ANA）：对 SLE 的诊断有较高特异性。

（2）类风湿因子（RF）：RF 阳性主要见于 RA，其滴度与 RA 活动性和严重性成正比。但其特异性较差，对 RA 的诊断有局限性。

（3）抗中性粒细胞胞浆抗体（ANCA）：对血管炎尤其是 Wegener 肉芽肿的诊断和活动性判断有意义。

（4）抗磷脂抗体（APL）：可见于 SLE、干燥综合征、混合性结缔组织病等。

2. 关节镜和关节液检查　关节镜可通过直视观察关节腔表层结构的变化，多用于检查膝关节。关节液的检查主要用于鉴别炎症性与非炎症性的关节病变及引起炎症性反应的可能原因。进行关节液检查时，应注意标本及时送检，以防晶体溶解和细胞自溶，影响检查结果。

3. 补体　测定血清总补体（CH50）C3、C4，有助于 SLE、血管炎等辅助诊断、活动性及疗效判断。

4. 病理学检查　活组织检查如皮肤狼疮带试验、皮下结节活检、肌肉活检、肾活检等对诊断有决定性意义，并且可指导治疗。

四、影像学检查

影像学检查是诊断风湿病的一个重要辅助检查。最常用的是 X 线片检查，其他还有关节电子计算机体层成像（CT）、磁共振成像（MRI）及血管造影等检查。

模块二　风湿性疾病常见症状体征

项目一　关节疼痛与肿胀

关节疼痛是风湿性疾病最早、最常见的症状，也是风湿病患者就诊的主要原因。

任务一　病　因

几乎所有的风湿性疾病均可引起关节疼痛，如类风湿关节炎、系统性红斑狼疮、系统性硬化病、强直性脊柱炎、风湿热、痛风等。疼痛特点因病而异，疼痛的关节可有肿胀和压痛。

任务二　关节疼痛与肿胀患者的护理

一、护理评估

（一）病史

1. 患病及诊治经过　疼痛关节的起始时间、起病特点、患病年龄，发作的情况是缓慢发生还是急骤发作。疼痛关节的情况，如疼痛部位呈游走性还是部位固定，疼痛性质呈间歇性还是持续性，是否可逆，疼痛与活动的关系。疼痛是否影响肌腱、韧带、滑囊等关节附属结构，有无功能障碍和关节畸形。有无晨僵，晨僵的持续时间，缓解方式等。是否伴随其他症状，如长期低热、乏力、食欲下降、皮肤对日光过敏、皮疹、蛋白尿、少尿、血尿、心血管或呼吸系统症状、口眼干燥等。了解患者的诊疗情况，效果如何等。了解患者目前的主要不适及病情变化。了解患者的一般情况，如体重、饮食方式、营养状况、睡眠、大小便等有无改变。

2. 心理状况　评估疾病对患者日常生活及工作的影响，是否丧失生活自理能力和工作能力；评估患者是否知晓疾病的性质、发展过程、疾病预后及防治等知识；评估患者的精神状态，对控制疼痛的期望和信心，有无悲观、忧虑、抑郁、对生活失去信心等不良情绪；有无对医护人员和家属照顾产生依赖的角色强化心理等。

3. 社会支持系统　患者家属对其关心和支持程度，对患者所患疾病的认识程度。医疗费用来源及支付方式，出院后社区能提供的医疗服务等。

4. 病因及诱因　了解患者既往有无诱发或加重狼疮的药物摄入史，如普鲁卡因胺、异烟肼、氯丙嗪、甲基多巴等；了解是否存在与 RA 的发生密切相关的因素，如患者是否长期生活和工作在阴暗、寒冷、潮湿环境中，有无病毒感染，外伤，精神创伤等。了解患者直系亲属中有无类似发病。

5. 身体评估　评估患者四肢关节和脊柱有无压痛、触痛、肿胀，局部发热及活动受限的程度，关节畸形等情况。不同疾病关节疼痛的部位和性质有所区别，如类风湿关节炎多影响腕、掌指、近端指间关节等小关节，呈多个对称性分布，持续性疼痛；系统性红斑狼疮多侵犯四肢关节，以指、腕、肘、膝关节常见，呈对称性、多发性、间歇性；强直性脊柱炎以骶髂关节、髋、膝、踝关节受累最常见，多为不对称性，呈持续性疼痛；类风湿关节炎关节痛多为游走性；痛风多累及单侧第一跖趾关节，疼痛固定剧烈等。疼痛的关节均可有肿胀和压痛，多由关节腔积液或滑膜肥厚所致，是滑膜炎或周围组织炎的体征。注意患者的全身情况，如生命体征、营养状况等有无异常。

（二）实验室及其他辅助检查

自身抗体测定、肌活检、关节滑液检查及关节 X 线检查，可明确导致关节疼痛的原因。

二、常用护理诊断/问题

1. 疼痛　慢性关节疼痛，与关节炎性反应有关。
2. 焦虑　与疼痛反复发作、病情迁延不愈有关。

三、护理目标

1. 患者学会运用减轻疼痛的技术和方法，关节疼痛减轻或消失。
2. 焦虑程度减轻，生理和心理上舒适度增加。

四、护理措施

（一）疼痛

关节慢性疼痛。

1. 休息与体位

（1）在炎症急性期，关节肿胀伴体温升高，取舒适体位卧床休息。病变关节制动，取功能位，必要时给予石膏托、小夹板固定，避免关节变形，或用支架支起床上盖被，避免疼痛部位受压。病变肢体肌肉被动活动，非病变肢体及关节自主活动。

（2）缓解期可适当活动，动静结合，病情完全稳定后，可参加文娱活动或轻工作，避免劳累和诱发因素。

2. 减轻疼痛

（1）非药物止痛：如松弛术、皮肤刺激疗法（冷敷、加压、震动等）、分散注意力。根据病情使用蜡疗、热疗、磁疗、超短波、红外线等，也可按摩肌肉，活动关节。有利于防止受累关节废用和肌肉萎缩。

（2）药物止痛：遵医嘱用药，如塞来昔布、美洛昔康、布洛芬、萘普生、阿司匹林等。此类药物最主要的不良反应是胃黏膜损伤，指导患者饭后服用并观察用药疗效。

3. 创造适宜的环境　如环境既不能过于杂乱、吵闹，也不能过于清静，以避免患者感觉超负荷或被剥夺感，对疼痛产生不良影响。

4. 生活护理　协助患者完成进食、排便、洗漱、翻身等日常活动。

5. 心理护理　关心、体贴患者，鼓励患者树立战胜疾病的信心，以减少患者焦虑情绪对疼痛的不良影响。

（二）焦虑

1. 评估心理状态　通过观察和交谈，了解患者的心理状态。

2. 提供心理支持　鼓励患者说出自身感受并理解、同情患者；耐心听取患者诉说，针对患者提出的疑问提供积极有效的信息；劝导家属对患者多关心、理解和心理支持；介绍治疗成功的同类病例，增强患者战胜疾病的信心；告知患者焦虑对身体康复的不良影响；创造整洁、安静、舒适的病室环境，避免声光等不良刺激。

3. 应用放松技术　教会患者使用放松术，如缓慢深呼吸、音乐疗法、香水疗法、按摩等方法，减轻疼痛及焦虑。

五、护理评价

1. 患者能否正确运用减轻疼痛的技术和方法，疼痛是否减轻或消失。

2. 患者是否能认识到焦虑所引起的不良影响，是否会运用应对技术减轻焦虑程度，舒适度是否增加。

项目二　关节僵硬与活动受限

关节僵硬是指经过一段时间的休息或静止后，患者再度活动关节时，感到局部不适、难以达到日常关节活动范围的征象。由于多在晨起时最明显，又称晨僵。

任务一　临床特点

晨僵提示滑膜关节炎症处于活动期，其持续时间与关节炎症的严重程度成正比。轻度的关节僵硬在活动后可减轻或消失，重者需一小时至数小时才能缓解。

任务二　关节僵硬与活动受限患者的护理

一、护理评估

（一）病史

1. 患病及诊治经过　了解受累关节僵硬与活动受限开始出现的时间、部位、持续时间、缓解方式，患者关节僵硬与日常活动的关系，对患者生活质量的影响，活动受限是突发的或渐进的。了解患病以来诊疗经过，采取减轻僵硬的措施及效果。了解患者目前的主要不适及病情变化。了解患者一般情况，如体重、饮食方式、营养状况、睡眠、大小便等有无改变。

2. 心理状况　评估患者的生活自理能力、活动受限的程度及活动的安全性，是否丧失生活自理能力和工作能力；评估患者是否知晓疾病的性质、发展过程、疾病预后及防治等知识；评估患者的精神状态，有无因活动受限或担心因病残丧失自理能力和工作能力而成为家庭和社会的负担，产生悲观、忧虑、抑郁等不良心理反应；有无对医护人员和家属照顾产生依赖的角色强化心理等。

3. 社会支持系统　评估患者家属对其关心和支持程度，对患者所患疾病的认识程度。评估医疗费用来源及支付方式，出院后社区能提供的医疗服务情况等。

4. 病因及诱因　了解患者是否长期生活和工作在阴暗、寒冷、潮湿环境中，有无病毒感染、外伤、精神创伤等诱因。了解患者直系亲属中有无类似发病。

（二）身体评估

患者的全身情况，如发热、体重、疲乏、神志、生命体征等。僵硬关节的分布，活动受限的程度，有无畸形和功能障碍。评估患者的肌力情况，是否伴有肌萎缩。皮肤完整性，检查耳郭、肩胛、肘、骶骨等骨突处有无发红、缺血、溃烂等。有无血栓性静脉炎、腓肠肌痛、肢体红肿、局部温度升高等。

（三）实验室及其他辅助检查

必要时做关节影像学和关节镜检查，了解关节损害程度，自身抗体测定、肌活检等有助于病因诊断。

二、常用护理诊断/问题

躯体移动障碍，与关节疼痛、僵硬、功能障碍等有关。

三、护理目标

1. 患者掌握保护和促进关节功能的方法。
2. 患者关节疼痛、僵硬程度减轻，关节活动受限得到改善。
3. 患者能完成穿衣、进食、如厕等日常活动或参加工作。

四、护理措施

（一）一般护理

1. 协助患者满足生活所需　根据患者活动受限的程度，协助患者洗漱、进食、排便、翻身及个人卫生等日常活动。帮助患者合理安排生活，如将经常使用的物品放在患者健侧手容易触及的地方，鼓励患者使用健侧手臂从事自我照顾的活动，帮助患者恢复生活自理能力。

2. 饮食指导　教会患者合理调节饮食，多进食高蛋白、富含维生素的食物，促进疾病恢复。

（二）保护或促进关节功能

1. 急性期护理　夜间睡眠注意病变关节保暖，预防晨僵。关节肿痛时，限制活动，保持患者功能位。

2. 缓解期护理　患者病情缓解后，尽早指导患者下床或做床上主动或被动锻炼，逐步从被动全关节活动过渡到主动全关节活动锻炼，以恢复关节功能，增强肌力和耐力。活动程度以患者能忍受为度，如活动后出现疼痛或不适持续 2 h 以上者，应减少活动量。活动锻炼前热敷、按摩等理疗，可促进局部血液循环，松弛肌肉而轻度止痛，以利锻炼。

（三）训练患者自理

评估患者日常生活能力及疾病对其生活的影响，制订合适的训练计划。给予必要的帮助或提供适当的辅助工具，如拐杖、扶行器、轮椅、假肢等，指导患者及家属正确使用辅助性器材，教给患者个人安全方面的注意事项，如练习跌倒和怎样从移动或行走时的跌倒状态中重新站立起来等。使患者既能避免长时间不活动而致关节僵硬，影响功能，又能在活动时掌握安全预防措施，避免不必要的损伤。

（四）病情监测及预防并发症

1. 严密观察患肢情况，防止肌肉萎缩。
2. 卧床患者应鼓励其有效咳嗽和深呼吸，防止肺部感染。
3. 患者活动初期应有人陪护，防止受伤。
4. 保持肢体功能位，防止关节费用。
5. 协助患者定时翻身，适当使用防压具，以预防压疮。
6. 保持充分的液体摄入，多摄入富含纤维素的食物，必要时给予缓泻药等以预防便秘。
7. 监测出入量和营养状况，注意有无摄入量不足或负氮平衡。

（五）心理护理

1. 鼓励患者表达自己的感受，并注意疏导、理解、支持和关心患者。
2. 帮助患者接受活动受限的事实，鼓励患者以自己的速度完成工作。

五、护理评价

1. 患者是否掌握保护和促进关节功能的方法。
2. 患者关节疼痛、僵硬程度是否减轻，关节活动受限是否得到改善。
3. 患者能否完成穿衣、进食、如厕等日常活动或参加工作。

项目三　皮肤受损

风湿性疾病常见的皮肤受损有皮疹、红斑、水肿、溃疡等，多由血管炎性反应引起。

任务一　临床表现

系统性红斑狼疮（SLE）患者皮肤损害表现多种多样，包括面颊部蝶形红斑、丘疹，盘状红斑，指掌部或甲周红斑，指端缺血，面部及躯干皮疹、紫癜或紫斑、水疱和大疱等，以面颊部蝶形红斑为其最具特征性表现；口腔、鼻黏膜受损可表现为溃疡或糜烂。类风湿关节炎血管性病变发生在皮肤，可见到棕色皮疹，甲床有瘀点或瘀斑，发生在眼部可引起巩膜炎、虹膜炎和视网膜炎；类风湿结节是类风湿关节炎较特异的皮肤表现，多位于前臂伸面、鹰嘴附近、枕、跟腱等处，结节呈对称性分布，质硬无压痛，大小不一，直径数毫米至数厘米不等。皮肌炎皮肤损害为对称性眼睑、眼眶周围等紫红色斑疹及实质性水肿。风湿性疾病皮肤损害还应注意有无雷诺现象等。

任务二　皮肤受损患者的护理

一、护理评估

（一）病史

1. 患病及诊治经过　了解皮肤损害的起病情况、开始时间、演变特点，有无日光过敏、口眼干燥、胸痛等症状。了解患者患病以来的诊疗情况，如做过哪些检查，结果如何，经过哪些治疗，效果如何等。了解患者目前的主要不适及病情变化。了解患者的一般情况，如体重、饮食方式、营养状况、睡眠、大小便等有无改变。

2. 心理状况　评估患者有无因关节疼痛影响生活自理能力，有无因面部蝶形红斑或长期使用激素影响外形，引起情境性自尊低下的心理反应，如敏感、多疑、焦虑、抑郁、偏执和悲观等；评估患者的精神状态，患者及家属对皮肤受损及疾病的认识程度；有无对医护人员和家属照顾产生依赖的角色强化心理等。

3. 社会支持系统　评估患者的家庭成员组成，家庭经济、文化、教育背景，对患者的关心和支持程度，对患者所患疾病的认识。医疗费用来源及支付方式，出院后的就医条件等。

4. 有关病因及诱因　了解有无病毒感染、日光过敏、妊娠、分娩、药物、外伤、精神创伤等诱因。了解患者直系亲属中有无类似发病。

（二）身体评估

评估生命体征，记录皮损的部位、面积大小，有无口腔、鼻、会阴部黏膜溃疡，手、足皮肤颜色和温度。评估患者的活动能力及对皮肤受压的感知情况，能否自主变换体位。

（三）辅助检查

可做皮肤狼疮带试验、肌肉活检、肾活检等，以协助诊断。

二、常用护理诊断/问题

1. 皮肤完整性受损　与血管炎性反应及应用免疫抑制药等因素有关。
2. 外周血管灌注量改变　与肢端血管痉挛、血管舒缩功能调节障碍有关。

三、护理目标

1. 患者能说出皮肤防护及避免血管收缩的方法，皮肤受损面积缩小并渐愈合，未出现新的皮肤损伤。
2. 末梢血液循环良好，手指和足趾颜色正常、温暖，雷诺现象发作频率降低。

四、护理措施

（一）皮肤完整性受损

1. **皮肤护理**　①避光：有皮疹、红斑或光敏感者，指导患者避免阳光直射裸露皮肤，夏季避免上午10点到下午4点外出，尽量安排在早晚出行，外出时采取遮阳措施，如穿浅色长衣长裤，戴墨镜、太阳帽或撑伞等，忌日光浴，皮疹或红斑处如有感染可遵医嘱使用抗生素治疗及清创换药。②避免接触刺激性物品，如染（烫）发剂、定型发胶、农药、碱性肥皂、劣质化妆品等。③避免服用诱发本系统疾病的药物，如普鲁卡因胺，肼屈嗪等。④避免寒冷刺激，加重末梢循环障碍，冬季外出应注意保暖，如戴帽子、口罩、围巾。⑤做好压疮防范的常规护理，长期卧床者，应教会患者及家属正确使用便器和减压设备，如气垫、水垫、海绵垫等，协助定时翻身。

2. **饮食护理**　鼓励摄入足够的营养和水分，给予足量的蛋白质、维生素等，以维持正氮平衡，满足组织修复的需要。避免摄入某些含补骨脂素（如芹菜、无花果等）食物或含联胺基团（如烟熏食物、蘑菇等）食物。

3. **用药护理**　为缓解皮肤损害等表现，遵医嘱使用药物治疗，同时观察药效及不良反应。①非甾体抗炎药（NSAIDs）：常用的抗风湿药物，具有解热、镇痛、抗感染作用，能迅速缓解症状。包括塞来昔布、美洛昔康、布洛芬、萘普生、阿司匹林等，临床常见胃肠道不良反应，如消化不良、上腹疼痛、恶心、呕吐等，还可诱发消化性溃疡或溃疡出血，因此宜饭后服用，或加用胃黏膜保护药、H_2受体拮抗药等防范；神经系统不良反应有头痛、头晕、精神错乱等；此外还要观察是否出现肝肾毒性、抗凝作用及皮疹等。②糖皮质激素：具有较强的抗感染和免疫抑制作用。长期服用可致满月脸、水牛背、血压升高、血糖升高、电解质紊乱、加重或引起消化性溃疡、骨质疏松、加重或引起继发感染、诱发精神失常等，也可出现机会感染、无菌性骨坏死等。服药期间应给予低盐、高蛋白、含钾和钙丰富的食物；补充钙剂和维生素D；定期测量血压、血糖、尿糖变化；做好皮肤和口腔护理；注意患者情绪变化；不能自行停药或减量过快。③免疫抑制药：此类药物通过不同途径产生免疫抑制作用，不良反应主要是白细胞减少、胃肠道反应、出血性膀胱炎、脱发、畸胎等。应鼓励患者多饮水，观察尿液颜色，及早发现膀胱出血情况；育龄女性服药期间应避孕；有脱发者，鼓励患者戴假发，以增强其自尊。

（二）外周血管灌注量改变

1. 避免引起血管收缩的因素

（1）在寒冷的天气，减少户外活动或工作，外出注意保暖。指导患者戴帽子、围巾、口罩、手套、穿保暖袜等。

（2）平时注意肢体末梢保暖，日常清洗（如洗衣、洗菜等）宜用温水，勿用冷水洗手洗脚。

（3）戒烟、避免饮用咖啡，以免导致交感神经兴奋，受累小血管痉挛，加重组织缺血缺氧。

（4）保持良好的心态，避免情绪激动诱发血管痉挛。

2. 病情观察　观察雷诺现象发生的频率、持续时间及诱发因素。肢体末梢有无发冷、感觉异常，皮肤有无苍白、发绀等。

3. 用药护理　针对小血管痉挛导致的微循环障碍，可遵医嘱给予血管扩张药和抑制血小板聚集的药物，以改善肢端微循环，如硝苯地平、前列腺素、山莨菪碱或低分子右旋糖酐等。肢端血管痉挛引起皮肤苍白、疼痛时可局部涂硝酸甘油膏，以扩张血管，改善血液循环，缓解症状。

五、护理评价

1. 患者能否说出皮肤防护及避免血管收缩的方法，皮肤受损面积是否缩小并逐渐愈合，是否出现新的皮肤损伤。

2. 末梢血液循环是否良好，手指和足趾皮肤是否红润、温暖，雷诺现象发作频率是否降低。

模块三　系统性红斑狼疮

【临床案例分析题目】

患者，女，33岁，已婚，育有一子一女。因"右手中指关节红肿、疼痛1月余，加重伴发热、全身红色皮疹和脱发6d"入院。1个多月前患者无明显诱因出现右手中指关节红肿、疼痛，不伴晨僵、功能障碍。6d前，因受凉后出现发热，体温最高达39.5℃，不伴咳嗽、咯痰；右手中指关节红肿、疼痛加重；全身可见红色皮疹，压之褪色，无瘙痒、疼痛；毛发脱落严重。入院后护理体检：T 38.5℃，P 98次/分，R 22次/分，BP 115/76 mmHg，疼痛评分3分；面部潮红，蝶形红斑，全身可见红色皮疹，压之褪色；右手中指近端指间关节红肿、压痛；左侧大阴唇内可见3.5 cm×1.5 cm大小溃疡；口腔黏膜无破损，牙龈无充血，全身淋巴结不大。右肺下野叩诊浊音，语颤减弱，呼吸音低。患者既往有胃溃疡出血病史，有产后大出血及输血史，有慢性乙型病毒性肝炎（小三阳）史，肝功正常，无过敏史。神清，神萎，食欲缺乏，营养中等，自动体位，自理能力部分下降，家庭及社会支持系统完善。

主要阳性检查结果：自身抗体谱：抗核抗体 ANA（＋）（1∶1000 颗粒型），抗 SSA 抗体（＋），抗 RO-52 抗体（＋），抗 SSB 抗体（＋），抗 ds-DNA 抗体（＋）（1∶32），抗核糖体 P 蛋白抗体（＋）；血常规：白细胞总数 1.07×10^9/L，红细胞计数 3.21×10^{12}/L，血红蛋白 85.0 g/L，血小板 79×10^9/L；血沉：58 mm/h、C 反应蛋白 60.4 mg/L。双肺 X 线片：双肺下段可见条索状影，右肋膈角变钝。

请思考：

1. 该案例的临床诊断最有可能是什么？

2. 哪些因素可诱发或加重该病？

3. 您认为患者目前主要存在哪些护理问题？请为其制定相应的护理措施。

4. 请为患者制订一套健康指导计划。

系统性红斑狼疮（systemic lupus erythematosus，SLE）是一种表现有多系统损害的慢性、系统性、自身免疫性疾病，其血清具有以抗核抗体为代表的多种自身抗体。本病病程以病情缓解和急性发作交替为特点，有内脏（肾、中枢神经）损害者预后较差。在我国发病率为（0.7~1）/1000，高于西方国家报道的 1/2000。SLE 以女性多见，尤其是 20~40 岁的育龄女性。通过早期诊断及综合型治疗，本病的预后较前明显改善。

任务一　病因及发病机制

一、病因

（一）遗传因素

1. 家族史　流行病学及家系调查资料表明 SLE 第一代亲属中 SLE 患病率为无 SLE 家庭的 8 倍。

2. 同卵孪生　单卵孪生的患病率高达 14%~57%，为异卵孪生的 5~10 倍。

3. 易感基因　研究表明，SLE 是多基因相关疾病。有 HLA-Ⅲ类的 C2 或 C4 的缺损，HLA-Ⅱ类的 DR_2、DR_3 频率异常等。

（二）环境因素

1. 阳光　40% 对阳光过敏，紫外线照射可诱发皮损或使原有皮损加剧。

2. 感染　近年来反转录病毒是引起 SLE 的可能原因。

3. 食物　含补骨脂素的食物，如芹菜、无花果、香菜等可能增加对紫外线的敏感性。含联胺基团的食物，如烟熏食物、蘑菇等可诱发 SLE。

4. 药物　部分患者在使用普鲁卡因胺、磺胺嘧啶、β受体阻滞药、异烟肼、卡托普利、青霉胺、抗甲状腺药物、异丙嗪、甲基多巴等药物后或用药过程中，出现狼疮样症状，停药后可消失。

（三）雌激素

育龄期女性患者明显高于男性，男女之比为 1:8~1:9，儿童及老年人患者中男女之比为 1:2~1:3；女性在非性腺活动期（<13 岁，>55 岁），SLE 的发生率较低；妊娠可诱发本病或使病情加重。

二、发病机制

SLE 的发病机制尚不明确。可能是具有遗传素质的人，在外来抗原（如病原体、药物等）的作用下，引起人体 B 细胞活化。易感者因免疫耐受性减弱，B 细胞通过交叉反应与模拟外来抗原的自身抗原相结合，并将抗原呈递给 T 细胞，使之活化，在 T 细胞活化刺激下，B 细胞产生大量不同类型的自身抗体，引起大量组织损伤。SLE 是一个免疫复合物病，免疫复合物由相应抗原与自身抗体相结合而成，沉积在组织造成组织损伤。SLE 的 T 细胞和 NK 细胞功能失调，导致新抗原不断产生，使自身免疫持续存在。

三、病理

本病的主要病理变化是炎症反应和血管异常，它可以发生在身体任何器官。中小血管因免疫复合物的沉积或抗体直接的侵袭而出现管壁炎症和坏死，继发血栓使管腔变窄，导致局部组织缺血和功能障碍。受损器官的特征性改变如下。

（一）狼疮小体（苏木紫小体）

本病的特征性依据，为均质型球形物质，其成分为 DNA、免疫球蛋白等，苏木精染色呈蓝紫色，可见于皮肤、心、肾、肺、脾、淋巴结等，是由于细胞核受抗体作用变性为嗜酸性团块。

（二）"洋葱皮"样病变

小动脉周围有显著向心性纤维增生，尤以脾脏中央动脉最为明显（称为"洋葱脾"）。心包、心肌、肺、神经系统等也可出现上述病变。心瓣膜的结缔组织反复发生纤维蛋白样变性，而形成赘生物。

（三）狼疮性肾炎

如做免疫荧光及电镜检查，SLE 几乎都可见肾病变，WHO 将狼疮分为以下 6 型：①系膜轻微病变型（Ⅰ型）；②系膜增殖型（Ⅱ型）；③局灶增殖型（Ⅲ型）；④弥漫增殖型（Ⅳ型）；⑤膜性病变型（Ⅴ型）；⑥肾小球硬化型（Ⅵ型）。

任务二　临床表现

由于多个器官或系统同时或先后受累，故 SLE 临床表现多样，不同患者间临床表现差异较大。早期症状往往不典型。

一、全身症状

全身症状多见于活动期。约 90% 的患者在病程中有各种热型的发热，多为低、中度热。此外，亦可出现疲倦、乏力、体重减轻等。

二、皮肤与黏膜

80% 的患者有皮肤损害，表现多种多样，包括面颊部蝶形红斑、丘疹，盘状红斑，指掌部或甲周红斑，指端缺血，面部及躯干皮疹，紫癜或紫斑、水疱和大疱等。最具特征者为颊部蝶形红斑。40% 的患者在日光或其他来源的紫外线照射后有光过敏现象。有的甚至诱发 SLE 急性发作；浅表皮肤血管炎可表现为网状青斑；40% 的患者有脱发，不仅发生于头发，也可发生于身体其他部位的毛发；30% 的患者可出现口腔溃疡；30% 的患者出现雷诺现象。

三、关节与肌肉

关节痛是常见的症状之一，近端指间关节、腕、膝和掌指关节是常受累的关节，一般不引起关节畸形，肩、肘、踝及髋关节较少累及。部分患者可有肌痛，5%～10% 出现肌炎。

四、内脏器官受损

（一）肾

几乎所有病例均有肾组织的病理变化，仅 75% 的患者出现临床表现，如蛋白尿、血尿、管型尿、肾性高血压、肾功能不全等。狼疮性肾炎临床以急慢性肾炎、肾病综合征、远端肾小管酸中毒和尿毒症等多见。尿毒症是 SLE 常见的死亡原因之一。

（二）心血管

约 30% 的患者有心血管表现，其中以心包炎最为常见。10% 的患者可有心肌损害，10% 的患者有周围血管病变，如血栓性静脉炎等。

（三）肺与胸膜

常累及肺和胸膜，出现胸膜炎、胸腔积液。约 10% 患者发生急性狼疮性肺炎，表现为发热、咳嗽、胸痛及呼吸困难等。

（四）消化系统

约 30% 的患者以食欲缺乏、腹痛、呕吐、腹泻、腹腔积液等为首发症状。少数以急腹症发作，如急性腹膜炎、胰腺炎、胃肠炎等。肠壁或肠系膜血管炎可引起胃肠道出血、坏死、穿孔或梗阻。

（五）神经系统

有 25% 的患者有中枢神经系统损伤，脑损害最多见，故称为神经精神性狼疮（neuro-psychiatric SLE，NPSLE）。可表现为头痛、呕吐、偏瘫、癫痫发作、意识障碍；或为幻觉、妄想、猜疑等。脑损害症状提示 SLE 病情活动，往往预后不佳。此外亦可出现颅神经与外周神经的病变。

（六）血液系统

约 60% 活动性 SLE 有慢性贫血表现，10% 为溶血性贫血（Coombs' 试验阳性），部分患者还出现白细胞、淋巴细胞及血小板减少，轻、中度淋巴结大，脾大等。

（七）眼

15% 的患者有眼底病变，如出血、乳头水肿、视网膜渗出物等。重者可在数日内致盲。早期治疗，多数可逆转。

任务三 实验室及其他辅助检查

一、一般检查

血、尿常规异常，提示血液系统和肾损害。红细胞沉降率增快表示疾病控制尚不满意。

二、免疫学检查

（一）自身抗体

SLE 血清中可以查到多种自身抗体。其临床意义主要是 SLE 诊断的标记、疾病活动性的指标及可能出现的临床亚型。最常见而有用的自身抗体依次为抗核抗体谱、抗磷脂抗体和抗组织细胞抗体。①抗核抗体（ANA）对 SLE 的敏感性为 95%，是目前最佳的 SLE 筛选试验，但其特异性较低。②抗 ds-DNA 抗体：诊断 SLE 的标记抗体之一，诊断特异性较高。③抗 Sm 抗体：特异性达 99%，但敏感性仅 25%，可作为回顾性诊断的重要依据。④还可有抗 RNP 抗体，抗 SSA 抗体、抗 SSB 抗体、抗心磷脂抗体、抗红细胞抗体、抗血小板相关抗体等。

（二）补体

免疫复合物增加及补体 C3、C4、CH50（总补体）降低有助于 SLE 诊断，并提示狼疮活动。

（三）免疫病理学

免疫病理学的主要检查方法有肾穿刺活组织检查和皮肤狼疮带试验。

三、其他检查

CT、X 线及超声心动图检查分别用于早期发现出血性脑病、肺部浸润及心血管病变。

任务四　诊断要点

一、系统性红斑狼疮的诊断

目前普遍采用美国风湿病学会 1997 年推荐的 SLE 分类标准（表 8-3-1）。诊断要点 11 条标准中符合 4 条或 4 条以上者，在排除感染、肿瘤和其他结缔组织病后，可诊断 SLE。

表 8-3-1　美国风湿病学会 1997 年推荐的 SLE 分类标准

序号	诊断要点	特点
1	颊部红斑	固定红斑，扁平或高起，在两颊突出部位
2	盘状红斑	片状高起于皮肤的红斑，黏附有角质脱屑和毛囊栓；陈旧病变可发生萎缩性瘢痕
3	光过敏	对日光有明显的反应，引起皮疹，从病史中得知或医师观察到
4	口腔溃疡	经医师观察到的口腔或鼻咽部溃疡，一般为无痛性
5	关节炎	非侵蚀性关节炎，累及 2 个或更多的外周关节，有压痛，肿胀或积液
6	浆膜炎	胸膜炎或心包炎
7	肾炎	尿蛋白 >0.5 g/d 或（+++），或管型（红细胞、血红蛋白、颗粒或混合管型）
8	神经精神症状	癫痫发作或精神病，除外药物或已知的代谢紊乱
9	血液学疾病	溶血性贫血，或白细胞减少，或淋巴细胞减少，或血小板减少
10	免疫学异常	抗 ds-DNA 抗体阳性，或抗 Sm 抗体阳性，或抗磷脂抗体阳性（包括心磷脂抗体或狼疮抗凝物或至少持续 6 个月的梅毒血清试验假阳性三者中具备一项阳性）
11	抗核抗体阳性	在任何时候和未用药物诱发"药物性狼疮"的情况下，抗核抗体滴度异常

二、SLE 病情活动性和病情轻重程度的评估

（一）SLE 病情活动性表现

各种 SLE 的临床症状，尤其是新近出现的症状，均可提示疾病的活动。与 SLE 相关的

多数实验室指标，也与疾病的活动有关。

（二）SLE病情轻重程度的评估

①轻型SLE指诊断明确或高度怀疑者，病情稳定，呈非致命性，SLE可累及靶器官（如肾、肺、心、消化系统、血液系统、中枢神经系统、皮肤、关节等），但功能正常或稳定，无明显药物治疗的不良反应。②重型SLE是指重要脏器受累并影响其功能。③狼疮危象是指急性的危及生命的重型SLE，包括急进性狼疮性肾炎、严重的中枢神经系统损害、严重的溶血性贫血、血小板减少性紫癜、粒细胞缺乏症、严重心脏损害、严重狼疮性肺炎/肺出血、严重狼疮性肝炎、严重狼疮性血管炎等。

任务五　治疗要点

SLE目前虽无根治方法，但合理的治疗可有效控制病情活动，维持临床缓解。故宜早期诊断，早期治疗。治疗原则是抗感染治疗和免疫调节药物纠正病理过程。病情活动期及危重者给予强有力的药物控制，病情缓解后予以维持治疗。

一、非甾体抗炎药（NSAIDs）

主要用于控制皮疹、发热或关节炎的轻症病例。常用的NSAIDs药物有塞来昔布、美洛昔康、阿司匹林、布洛芬、萘普生等。其主要不良反应：消化性溃疡、出血、肝肾功能损害。

二、糖皮质激素

具有强大的抗感染作用和免疫抑制作用，是治疗SLE的基础药物。重型狼疮可采用大剂量泼尼松或泼尼松龙 $1\ mg/(kg\cdot d)$，晨起顿服，病情缓解后缓慢减量，每 $1\sim 2$ 周减 10%，减至维持剂量小于 $10\ mg/d$。若有中枢神经系统受损，常用泼尼松、甲泼尼龙等，鞘内注射时用地塞米松。对于急性爆发性危重SLE，如急性肾衰竭、严重溶血性贫血等，可采用激素冲击疗法，甲泼尼龙可用至 $500\sim 1000\ mg$，加入5%葡萄糖注射液静脉滴注，每天1次，连续3 d，疗程间隔期 $15\sim 30$ d，间隔期需每日口服泼尼松 $0.5\sim 1\ mg/kg$。由于用药量大，应严密观察有无感染发生。SLE疗程漫长，应注意除感染外的其他不良反应，如高血压、高血糖、低钾血症、骨质疏松、缺血性骨坏死、白内障等。

三、免疫抑制药

活动程度较严重的SLE，应同时给予大剂量激素和免疫抑制药。加用免疫抑制药有利于更好地控制SLE，减少SLE暴发，减少激素的需要量。常用的药物有环磷酰胺、硫唑嘌呤、环孢素、雷公藤总苷等。

四、其他疗法

静脉注射大剂量丙种球蛋白（IVIG）是一种强有力的辅助治疗措施，适用于病情严重而体质极度虚弱者或（和）并发全身严重感染者。此外还可以使用血浆置换法、造血干细胞移植、透析、中医中药等疗法。

任务六　系统性红斑狼疮患者的护理

一、护理评估

（一）病史

1. 患病及诊治经过　患者起病的时间、病程和病情变化等情况。重点询问患者皮疹出现的时间及演变情况。有无面颊部蝶形红斑、盘状红斑、皮肤斑丘疹、口腔黏膜溃疡；关节、肌肉疼痛的部位、性质及特点，有无关节畸形等。了解患者以前诊疗情况，目前的主要不适及病情变化。了解患者的一般情况，如体重、饮食方式、营养状况、睡眠、大小便等有无改变。

2. 心理状况　评估患者有无因关节疼痛影响生活自理能力；有无因面部蝶形红斑或长期使用激素影响外形，引起情境性自尊低下的心理反应，如敏感、多疑、焦虑、抑郁、偏执和悲观等；评估患者的精神状态，患者及家属对皮肤受损及疾病的认识程度；有无对医护人员和家属照顾产生依赖的角色强化心理等。

3. 社会支持系统　包括患者的家庭成员组成，家庭经济、文化、教育背景，对患者的关心和支持程度，对患者所患疾病的认识。医疗费用来源及支付方式、出院后的就医条件等。

4. 病因及诱因　了解有无病毒感染、光过敏、妊娠、分娩、药物、外伤、精神创伤、应激状态等诱因；女患者有无月经紊乱、胎儿发育异常、流产史等。了解患者直系亲属中有无类似发病。

（二）身体评估

1. 全身情况　如皮疹、发热、体重、疲乏、神志、生命体征等。

2. 皮损的部位、面积大小　有无口腔、鼻、会阴部溃疡，手、足皮肤颜色和温度；患者有无关节疼痛，疼痛的部位及性质，活动能力及对皮肤受压的感知情况，能否自主变换体位等。

3. 有无其他系统的损害　是否有呼吸系统（如有无干咳、胸痛、气促等）、循环系统（如有无心前区不适、水肿、高血压、心律失常等）、消化系统（如有无食欲减退、吞咽困难、恶心呕吐、腹痛、腹泻、便血等）、神经系统（如有无头痛、意识障碍、精神错乱、癫痫样发作等）、泌尿系统（尿中是否有白细胞、红细胞、蛋白、管型等，有无尿量的改变等）功能受损的表现。

（三）辅助检查

红细胞沉降率是否增快，全血细胞有无减少等。抗核抗体、抗 Sm 抗体和抗双链 DNA

抗体及其他自身抗体是否阳性。血补体如 CH50、C3 含量有无降低等。可做狼疮带试验、肌肉活检、肾活检等，以协助诊断。

二、护理诊断/问题

（一）常用护理诊断/问题

1. 皮肤完整性受损　与狼疮导致的血管炎性反应有关。
2. 慢性疼痛　关节、肌肉疼痛，与自身免疫反应有关。
3. 口腔黏膜、会阴黏膜完整性受损　与自身免疫反应、长期使用激素等因素有关。
4. 有处理治疗方案不当或无效的危险　与知识缺乏（缺乏疾病特点、治疗、预后的知识）和担心因病影响外形（蝶形红斑、长胖、柯兴面容）、经济、性、生育、工作等有关。
5. 潜在并发症　肾功能改变与狼疮引起肾炎有关。

（二）其他护理诊断/问题

1. 潜在并发症　狼疮脑病、多系统器官功能衰竭。
2. 有感染的危险　与免疫功能缺陷引起机体抵抗力低下有关。

三、护理目标

1. 患者受损皮肤面积逐渐减轻或修复。
2. 患者关节、肌肉疼痛减轻或消失。
3. 患者口腔、会阴黏膜完整或溃疡逐渐愈合。
4. 患者了解所患疾病的特点、治疗方法及预后，接受医师制定的治疗方案，能打消外形、经济、性、生育、工作方面的顾虑。
5. 患者学会避免加重肾损害的自我护理方法。

四、护理措施

（一）皮肤完整性受损

具体措施见本篇模块二中项目三"皮肤完整性受损"的护理。

（二）慢性疼痛

关节、肌肉疼痛。
具体措施见本篇模块二中项目一"疼痛：关节慢性疼痛"的护理。

（三）口腔黏膜、会阴黏膜完整性受损

1. 观察口腔、会阴黏膜的完整情况。
2. 保持口腔卫生，指导患者每日晨起、睡前、进食后刷牙，如果发生口腔溃疡及时用冰硼散、西瓜霜喷雾剂等涂抹或喷洒创面，如有真菌感染采用碳酸氢钠液漱口或用制霉菌素涂抹口腔溃疡处。

3. 保持会阴部清洁，勤换内裤，穿质地柔软的内裤，减少摩擦等。对于会阴部溃疡可以采用中药五味消毒饮煎剂湿敷患处。

（四）有处理治疗方案不当或无效的危险

1. 介绍疾病相关知识

（1）SLE 的特点：慢性系统性自身免疫疾病，目前虽无根治办法，但恰当的治疗可以使大多数患者达到病情完全缓解。早期诊断治疗，可避免或延缓不可逆的组织脏器的病理损害。

（2）SLE 的治疗：糖皮质激素是治疗 SLE 的基础药物，其疗程较漫长。重型狼疮治疗分为诱导缓解和维持治疗 2 个阶段，在诱导缓解阶段糖皮质激素用药剂量较大，维持治疗阶段则用最小剂量（泼尼松 5 ~ 10 mg/d）防止疾病复发，尽可能使患者维持在"无病状态"，期间需要的长期随访，在医师的指导下逐渐缓慢减量，这是治疗成功和改善预后的关键。

（3）SLE 的预后：较以前有显著提高，1 年存活率为 96%，5 年存活率为 85%，10 年存活率超过 75%。急性期患者死因主要是 SLE 多脏器严重损害和感染，尤其是严重神经精神性狼疮、急进性狼疮性肾炎者；慢性肾功能不全、冠状动脉粥样硬化性心脏病和药物（长期使用大剂量激素）的不良反应，是 SLE 远期死亡的主要原因。

2. 消除顾虑

（1）鼓励患者说出自身的感受和心理需求：如担心疾病或治疗对外形、性、生育、工作的影响，希望治疗的最低成本等，讨论其配偶接受这些变化可能存在的困难。鼓励患者珍视宝贵的生命，自我接纳，坚强面对。

（2）指导自我修饰：蝶形红斑是疾病所引起的，随着治疗会逐渐消退。脱发和肥胖、柯兴面容是治疗的不良反应，可做适当修饰增加心理舒适和美感，以增强其自尊。关于脱发，建议剪成短发，或用头巾、帽子、假发等方法遮盖脱发；关于肥胖，使用激素治疗的患者食欲较好，需要合理膳食控制体重，限制糖类、油脂类食物过量摄入，以进食高蛋白、低盐、低脂、低糖、丰富钙质和纤维素饮食为宜；关于柯兴面容，可以通过对头发的修饰来美化面容。

（3）指导性与生育：多数 SLE 患者在疾病控制后，可以安全地妊娠生育。对于年轻女性，医师会避免选择对性腺影响大的药物，如环磷酰胺、雷公藤多甙等。一般来说，病情稳定 1 年或 1 年以上，细胞毒免疫抑制药（环磷酰胺、甲氨蝶呤）停药半年，激素小剂量维持时怀孕，多数能安全妊娠和生育。SLE 患者妊娠后需接受产科和风湿科医师双方共同随访。非缓解期的 SLE 妊娠生育，存在流产、早产、死胎、诱发母体 SLE 病情恶化的危险。因此，不推荐病情不稳定的情况下怀孕，应做好避孕工作，但不宜采用口服避孕药避孕。

（4）关于工作与经济：恰当的治疗可以使大多数患者达到病情完全缓解，患者承担的经济费用较少，可以从事强度不大的工作。若病情控制不好在失掉健康的同时将会花费更多的医疗费用。因此患者应权衡利弊，以积极的心态面对疾病，接受治疗，提高生命质量。

（五）潜在并发症

肾功能改变。

1. 休息　急性活动期应卧床休息，以减少消耗，保护脏器功能，预防并发症的发生。

2. 营养支持　肾功能不全者，应给予低盐、优质低蛋白质饮食，限制水钠摄入。意识障碍者，鼻饲流质饮食。必要时遵医嘱给予静脉补充足够的营养。

3. 病情监测　定时测量生命体征、体重，观察水肿的程度、尿量、尿色、尿液检查结果的变化，检测血清电解质、血肌酐、血尿素氮的改变。

4. 预防　避免使用对肾功能有损害的药物。

五、健康指导

（一）SLE 疾病相关知识

1. 宣讲什么是系统性红斑狼疮　本病的可能病因、发病的症状和体征，有关特殊性的检查等知识。鼓励患者树立战胜疾病的信心，保持心情舒畅。鼓励患者家属全程参与治疗计划、健康教育全过程，为患者出院后创造一个有利于康复的家庭氛围。

2. 避免诱因　指导患者要避免一切可能诱发本病的因素，如日晒、感染、妊娠、分娩、药物、外伤、精神创伤、应激状态等。平时避免日晒和紫外线照射，夏季外出尽量安排在早晚，避免上午 10 点到下午 4 点阳光强烈时外出，外出时采取遮光措施，如撑遮阳伞或戴宽边帽，穿浅色长袖长裤，戴遮阳镜等。冬季外出应注意保暖，如戴帽子、口罩、围巾，尽量少到公共场所去，避免受凉而患感染性疾病；育龄女性应避孕（不宜采用口服避孕药避孕），有生育需求的患者应在医师指导下怀孕，病情活动伴有心、肺、肾功能不全者禁忌妊娠；避免服用诱发本系统疾病的药物，如普鲁卡因胺、异烟肼、氯丙嗪、甲基多巴、含雌激素的药物、预防接种药品等；病情稳定的慢性患者可适当工作，但要注意起居有常，劳逸适度，睡眠充足，适量运动，心情平和，乐观豁达。

3. 坚持随访　患者长期随访，是治疗成功的关键。争取病情完全缓解，维持在"无病状态"。

（二）皮肤护理指导

1. 避免阳光直接照射皮肤，禁止日光浴。避免日晒和寒冷刺激的方法同上。

2. 禁用碱性强的肥皂清洁皮肤，宜用偏酸或中性的肥皂，最好用温水洗脸。勿用化妆品，可用中性乳液（不含雌激素）滋润皮肤。

3. 剪指甲不要过短，防止损伤指甲周围皮肤。切忌挤压皮肤斑丘疹，预防皮损和感染。血小板低者易发生出血，应避免外伤。刷牙时用软毛牙刷，勿用手挖鼻腔。

（三）饮食指导

鼓励合理膳食控制体重，进食高蛋白、低盐、低脂、低糖、丰富钙质等饮食；为减轻消化系统的负担鼓励进质软的饮食，少食多餐，戒烟，禁饮浓茶和咖啡，忌食生冷食品和饮料，忌食腐败变质的食物等；为防止诱发本病避免摄入某些含补骨脂素（如芹菜、无花果等）食物或含联胺基团（如烟熏食物、蘑菇等）食物。

（四）用药指导

1. 向患者详细介绍所有药物的名称、剂量、给药时间和方法等，严格按医嘱按时按量服用，不能自行改变剂量、减量过快或突然停药等。

2. 避免服用诱发本系统疾病的药物，如青霉胺、普鲁卡因胺，异烟肼、氯丙嗪、甲基多巴等，避免应用对肾脏有损害的药物，女性避免服用避孕药、含有雌激素的药物等。

3. 教会患者观察药物不良反应及预防方法

具体护理措施参见本篇模块二中项目三"用药护理"。

（五）预防感染指导

因服用大剂量激素及免疫抑制药，造成全身抵抗力下降。注意个人卫生，保持口腔、会阴部的清洁；尽量少到公共场所去，预防感冒；一旦发现皮肤感染灶如疖肿应立即积极治疗；禁止各种预防接种。

（六）自我修饰指导

脱发、肥胖和柯兴面容是治疗的不良反应，可做适当修饰增加心理舒适和美感，以增强其自尊。关于脱发，建议剪成短发，或用头巾、帽子、假发等方法遮盖脱发；关于肥胖，使用激素治疗的患者食欲较好，需要合理膳食控制体重，限制糖类、油脂类食物过量摄入；关于柯兴面容，可以通过对头发的修饰来美化面容。蝶形红斑是疾病所引起的，随着治疗会逐渐消退。

六、护理评价

1. 患者受损皮肤面积是否逐渐减轻或修复。

2. 患者关节、肌肉疼痛是否减轻或消失。

3. 患者口腔、会阴黏膜是否完整，溃疡是否逐渐愈合。

4. 患者是否了解所患疾病的特点、治疗方法及预后，是否接受医师制定的治疗方案，能否消除对外形、经济、性、生育、工作方面的顾虑。

5. 患者是否学会避免加重肾损害的自我护理方法。

模块四　类风湿关节炎

【临床案例分析题目】

患者，女，50岁，已婚。因"反复全身多关节游走性疼痛10余年，加重7 d"入院。10余年前患者无明显诱因出现肘关节、肩关节、腕关节游走性疼痛，持续2～3 d可自行缓解，未经治疗。之后反复出现关节疼痛，逐渐累及双腕关节、双手掌指关节、双手近端指间关节、双膝关节，并伴晨僵、关节活动不利，双手关节畸形。8 年前于外院诊断为 RA，予以相关治疗暂控病情，病情好转后自行停服抗风湿药。1 年前因关节肿胀于我院行抗风湿抗感染等治疗好转出院，院外自行服药。10 d 前患者受凉后再次出现双腕关节、双手掌指关节、双肩关节肿胀疼痛伴晨僵，双肩、双膝关节活动不利，右手中指、无名指近端指间关节可见梭形肿胀，轻微压痛，收入我科。患者病情逐渐加重，疼痛呈持续性，指关节及腕关节变形及活动受限，脾气暴躁。护理体检：T 36.8 ℃，P 88 次/分，R 20 次/分，BP 125/76 mmHg。双膝、双腕、双肩、双手掌指关节压痛，疼痛评分 3 分，双肩、双膝关节活动受限，右手中指、无名指近端指间关节可见梭形肿胀，跌倒 Morse 评分 45 分，自理能力部分缺陷。食欲缺乏，营养中等，表情抑郁，自动体位，呼吸稍促，肝脾肋下未触及。有慢性乙型病毒性肝炎（小三阳），肝功能正常。

相关阳性检查结果：血常规血红蛋白 100 g/L，白细胞 9.0×10^9/L；阳性指标红细胞沉降率 85 mm/h，C 反应蛋白 17.7 mg/L，类风湿因子（+++）；尿常规尿蛋白 P（+），白细胞 47 个/微升，细菌 1272 个/微升。双手 X 线片：手指及腕关节骨质疏松、关节间隙变窄，右手中指及无名指可见骨质破坏、骨性融合改变；胸片：双下肺可见纤维条索影。

请思考：

1. 该案例的临床诊断最有可能是什么？

2. 哪些因素可诱发或加重该病？

3. 作为责任护士，您认为患者目前主要存在哪些护理问题？请为其制定相应的护理措施。

4. 请为患者制订一套健康指导计划。

类风湿关节炎（rheumatoid arthritis，RA）是以对称性多关节炎为主要临床表现的异质性、系统性、自身免疫性疾病。异质性是指患者遗传背景不同，病因可能也非单一，因而发病机制不尽相同。临床可有不同亚型，表现为病程、轻重、预后、结局都会有差异。本病是慢性、进行性、侵蚀性疾病，如未适当治疗，病情逐渐加重发展。因此早期诊断、早期治疗至关重要。

RA 呈全球性分布，是造成人类丧失劳动力和致残的主要原因之一。我国 RA 的患病率为 0.32% ~ 0.36%。如果不进行治疗，大多数的关节损害在 10 ~ 20 年发展至残疾。RA 具有较高的死亡率，生存期普遍缩短 3 ~ 18 年，每经历一个 10 年的跨度，死亡率的总体发生率就会升高 1.3 ~ 2 倍。

任务一　病因及发病机制

一、病因

病因尚不清楚，可能与以下因素有关。

（一）环境因素

未证实有导致本病的直接感染因子，但目前认为一些感染因素（可能有细菌、支原体和病毒等）可能通过某些途径影响 RA 的发病和病情进展，其机制如下：①活化 T 细胞和巨噬细胞并释放细胞因子；②活化 B 细胞产生 RA 抗体，滑膜中的 B 细胞可能分泌致炎因子如 TNF-α，B 细胞可以作为抗原呈递细胞，提供 CD4$^+$ 细胞克隆增殖和效应所需要的刺激信号；③感染因子的某些成分和人体自身抗原通过分子模拟而导致自身免疫性的产生。与 RA 有关的病毒还有巨细胞病毒、肝炎病毒等。

（二）遗传因素

流行病学调查显示，RA 的发病与遗传因素密切相关。家系调查发现 RA 患者一级亲属发生 RA 的概率为 11%。对孪生子的调查结果显示，同卵双生子同患 RA 的概率为 12%~30%，而双卵孪生子同患 RA 的概率只有 4%。说明本病有一定的遗传倾向。许多地区和国家进行研究发现 HLA-DR$_4$ 单倍型与 RA 的发病相关。

（三）免疫紊乱

免疫紊乱被认为是 RA 主要的发病机制，是以活化的 CD4$^+$T 细胞和 MHC-Ⅱ型阳性的抗原呈递细胞浸润滑膜关节为特点。滑膜关节组织的某些成分或体内产生的内源性物质也可能作为自身抗原被 APC 呈递活化 CD4$^+$T 细胞，启动特异性免疫应答，导致相应的关节炎症状。

（四）其他因素

寒冷、潮湿、疲劳、外伤、吸烟及精神刺激均可诱导易感个体发生 RA。
可见 RA 是遗传易感因素、环境因素及免疫系统失调等各种因素综合作用的结果。

二、发病机制

尽管 RA 的病因尚不清楚，目前一般认为 RA 是一种自身免疫性疾病，其发生及病程迁延是病原体和遗传基因相互作用的结果。进入人体后的抗原首先被巨噬细胞或巨噬细胞样细胞所吞噬，与其细胞膜的 HLA-DR 分子结合成复合物，活化 T 淋巴细胞，并通过其分泌的各种因子和递质，不仅使 B 淋巴细胞激活分化浆细胞，分泌大量免疫球蛋白，其中有类风湿因子和其他抗体，同时使关节出现炎症反应和破坏。免疫球蛋白和 RF 形成的免疫复合物，经补体激活后可诱发炎症，RA 滑膜组织中有大量 CD$_4^+$T 细胞浸润，在 RA 的发病中起重要作用。滑膜的巨噬细胞也因抗原而活化，其产生的细胞因子如 TNF-α、IL-1、IL-6、IL-8 等促使滑膜处于慢性炎症状态，TNF-α 进一步破坏关节软骨和骨，造成关节畸形。IL-1 是引起 RA 全身性症状如低热、乏力、急性期蛋白合成增多而造成 C 反应蛋白和红细胞沉降率升高的主要因素。

三、病理

类风湿关节炎的基本病理改变是滑膜炎。急性期滑膜表现为渗出性和炎症细胞浸润性。滑膜下层有小血管扩张，内皮细胞肿胀、细胞间隙增大，间质有水肿和中性粒细胞浸润。慢性期滑膜变得肥厚，形成许多绒毛样突起，突向关节腔内或侵入到软骨或软骨下的骨质。绒毛又名血管翳，有很强的破坏性，是造成关节破坏、畸形和功能障碍的病理基础。滑膜下有大量淋巴细胞，如同淋巴滤泡。另外尚出现新生血管和大量被激活的纤维母样细胞及随后形成的纤维组织。

血管炎可发生在 RA 患者关节外的任何组织。它累及中、小动脉和（或）静脉，管壁有淋巴细胞浸润、纤维素沉着，内膜有增生，导致管腔狭窄或堵塞。类风湿结节是血管炎的一种表现，常见于关节伸侧受压部位的皮下组织，也可发生于任何内脏器官。结节中心为纤维素样坏死组织，周围有上皮样细胞浸润，排列成环状，外有肉芽组织。肉芽组织间有大量的淋巴细胞和浆细胞。

任务二 临床表现

RA 的临床表现多样，从主要的关节症状到关节外多系统受累表现。RA 多以缓慢而隐匿的方式起病，在出现明显的关节症状前可有发热、乏力、食欲缺乏、全身不适、体重下降等全身症状。少数则起病较急剧，在数日内出现多关节的症状。

一、关节表现

典型患者表现为对称性、多发性关节炎。主要侵犯小关节，以近端指间关节、腕关节、掌指关节及足趾关节最常见，其次为膝、踝、肘、髋、肩等关节。其表现如下。

（一）晨僵

95% 以上的患者可有晨僵，表现为早晨起床后病变关节感觉僵硬，疼痛，活动后减轻（夜间或日间静止不动后出现），如胶黏着的感觉，持续时间在 1 h 以上意义较大。晨僵可分为三度：①轻度晨僵，起床活动 1 h 内晨僵缓解或消失；②中度晨僵，起床后活动 1~6 h 晨僵缓解或消失；③重度晨僵，起床后 6 h 以上，晨僵缓解或消失，或终日晨僵。晨僵持续时间与关节炎症程度成正比，是观察本病活动性的指标之一。其他病因的关节炎也会出现晨僵，但不如本病明显而持久。

（二）疼痛与压痛

关节疼痛往往是最早的关节症状，多呈对称性、持续性疼痛（病初可呈游走性），但时轻时重，常伴有压痛。最常出现的部位为近端指间关节、掌指关节、腕关节，其次为足趾、膝、踝、肘、肩等关节。

（三）关节肿胀

凡受累关节均可肿胀，多因关节腔内积液或关节周围软组织炎症引起，表现为关节周围均匀性增大，手指近端指间关节梭形肿胀（图8-4-1）是类风湿关节炎患者的典型症状之一。

（四）关节畸形

晚期患者可出现关节滑膜、软骨破坏和畸形，关节周围肌肉萎缩痉挛、韧带牵拉引起关节半脱位或脱位。最常见的关节畸形为腕关节/肘关节强直、掌指关节半脱位、手指向尺（桡）侧偏斜（图8-4-2）、"天鹅颈"样畸形（图8-4-3）或"纽扣花"样表现。

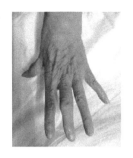

图8-4-1　指间关节梭形肿胀

（五）关节功能障碍

关节肿痛、结构破坏和畸形都会引起关节的活动障碍。重症患者关节呈纤维性或骨性强直失去关节功能，导致生活不能自理。美国风湿病学院根据本病影响生活的程度将功能障碍分为四级。Ⅰ级：能进行日常生活和各项工作。Ⅱ级：可进行一般的日常生活和某种职业工作，但参与其他项目活动受限。Ⅲ级：可进行一般的日常生活，但参与某种职业工作或与其他项目活动受限。Ⅳ级：日常生活自理和参与工作的能力均受限。

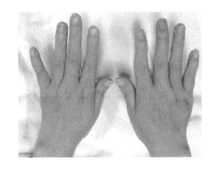

图8-4-2　桡侧偏斜

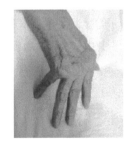

图8-4-3　"天鹅颈"样畸形

（六）特殊关节受累

主要表现为颈椎的可动小关节及周围腱鞘受累出现颈痛、活动受限；肩关节受累可出现局部痛和活动受限；髋关节受累可出现局部肿胀，臀部以下及腰部痛；颞颌关节受累，早期表现为讲话、咀嚼时疼痛加重，严重者张口受限。

二、关节外表现

（一）类风湿结节

本病较特异的表现，出现在20%～30%的患者。浅表结节多位于肘、鹰嘴突附近、枕部、跟腱、坐骨结节和膝关节等关节隆突部及受压部位的皮下。结节呈对称性分布，质硬无压痛，大小不一，直径数毫米至数厘米不等，其出现提示病情活动。深部结节可出现在肺、心脏、肠道及硬脑（脊）膜，肺部结节可发生液化，咳出后形成空洞。结节破溃后可并发感染，否则一般不引起不适症状。

（二）类风湿血管炎

关节外损害的基础，主要累及病变组织的动脉，可出现在患者的任何脏器，如皮肤、肌肉、眼、肺、心、肾、神经等器官组织。多见于甲床或指端小血管炎，部分可致局部组织缺血性坏死。

（三）其他

1. 肺　侵犯肺部可出现胸膜炎、肺间质性病变和结节样变。
2. 心　心脏受累后常见的是心包炎，冠状动脉炎可引起心肌梗死。
3. 神经系统　受损后可出现脊髓受压、周围神经炎的表现。
4. 血液系统　部分 RA 患者出现小细胞低色素贫血，贫血因病变本身所致或因服用非甾体抗炎药造成胃肠道长期少量出血所致。弗尔蒂（Felty）综合征是指类风湿关节炎者伴有脾大、中性粒细胞减少，有的甚至贫血和血小板减少。
5. 干燥综合征　可出现于 30%～40% 的 RA 患者中。口干、眼干的症状多不明显，必须通过各项检验方证实有干燥角结膜炎和口干燥症。
6. 肾　本病的血管炎很少累及肾，长期类风湿关节炎可并发肾淀粉样变性。
7. 胃肠道　很少由类风湿关节炎本身引起胃肠道症状，若出现常与服用抗风湿药物有关。

任务三　实验室及其他辅助检查

一、血液检查

（一）自身抗体

1. 类风湿因子（rheumatoid factor，RF）　一种自身抗体，可分为 IgM、IgG、IgA 及 IgE 四型，是类风湿关节炎血清中针对 IgG Fc 片段抗原表位的一类自身抗体，RF 阳性的患者较多伴有关节外表现，如皮下结节及血管炎等。IgM 型 RF 阳性率为 60%～78%。
2. 其他自身抗体　包括抗环瓜氨酸肽抗体（CCP）、抗角蛋白抗体（AKA）、抗 Sa 抗体、抗核周因子（APF）等。抗环瓜氨酸肽抗体（CCP）是目前最常用的早期诊断指标。

（二）急性期炎性标志物或急性期反应物

1. C 反应蛋白（C-reactive protein，CRP）　与病情活动指数、晨僵时间、握力、关节疼痛及肿胀指数、红细胞沉降率和血红蛋白水平等密切相关。病情缓解时 CRP 下降。
2. 红细胞沉降率（erythrocyte sedimentation rate，ESR）　反映病情的指标之一。病情缓解时可恢复正常。但约 5% 的类风湿关节炎患者在病情活动时红细胞沉降率并不增快。

（三）血液学改变

有轻至中度贫血。活动期血小板增多，白细胞及分类多正常。

二、关节滑液检查

类风湿关节炎患者的关节滑液多呈炎性特点，滑液量常超过 3.5 mL，在滑液中白细胞明显增多，可达到（2000~75000）×10^6/L，中性粒细胞占优势。滑液内可测出 RF、免疫复合物等。

三、关节 X 线检查

（一）X 线片检查

本项检查对 RA 的诊断、关节病变的分期、监测病变的演变均很重要，临床以手指和腕关节的 X 线片应用最多。X 线片中可见关节周围软组织的肿胀阴影，关节端的骨质疏松（Ⅰ期）；关节间隙因软骨的破坏变得狭窄（Ⅱ期）；关节面出现"虫凿"样破坏性改变（Ⅲ期）；晚期可见关节半脱位和关节破坏后的纤维性和骨性强直（Ⅳ期）。

（二）CT 检查

CT 对关节间隙的分辨较 MRI 好，可用于椎体的 RA 检查。

（三）MRI 检查

MRI 可很好地分辨关节软骨、滑液、软骨下骨组织，对早期发现关节破坏很有帮助。

任务四　诊断要点

本病主要依据病史及临床表现，结合血清学及影像学检查来进行诊断。2009 年，美国风湿性学会（ACR）和欧洲抗风湿病联盟（EULAR）提出了新的 RA 分类标准和评分系统，见表 8-4-1，即至少一个关节肿痛，并有滑膜炎的证据（临床或超声或 MRI）；同时排除其他疾病而引起的关节炎，具有典型常规放射学 RA 骨破坏的改变，可诊断为 RA。另外，该标准对受累关节情况、血清学指标、滑膜炎持续时间和急性时相反应物 4 个部分进行评分，总得分 6 分以上也可以诊断 RA。

表 8-4-1　ACR/EULAR2009 年 RA 分类标准和评分系统

项目		总分
受累关节情况		得分（0~5分）
受累关节数	受累关节情况	
1 个	中大关节	0

续表

项目		总分
2~10 个	中大关节	1
1~3 个	小关节	2
4~10 个	小关节	3
>10 个	至少 1 个为小关节	5
	血清学	得分（0~3 分）
RF 或抗 CCP 抗体均阴性		0
RF 或抗 CCP 抗体至少 1 项低滴度阳性		2
RF 或抗 CCP 抗体至少 1 项高滴度（＞正常上限 3 倍）阳性		3
	滑膜炎持续时间	得分（0~1 分）
<6 周		0
>6 周		1
	急性时相反应物	得分（0~1 分）
CPR 或 ESR 均正常		0
CPR 或 ESR 增高		1

本病还需要与骨关节炎、反应性关节炎、强直性脊柱炎、银屑病关节炎、系统性红斑狼疮等相鉴别。

任务五　治疗要点

RA 的治疗至今尚无特效方法。治疗目的：①减轻或消除关节肿痛和关节外症状。②控制疾病进展，防止或减少关节破坏，保持受累关节功能。③促进受累关节修复，改善功能，最大限度提高患者生活质量。治疗原则：早期治疗、联合用药、治疗方案个体化、功能锻炼。治疗措施包括一般治疗、药物治疗、外科手术治疗等，其中以药物治疗最为重要。

一、一般治疗

即非药物治疗，包括休息、急性期关节制动、恢复期关节功能锻炼、物理疗法、合理营养、患者教育和心理治疗等。卧床休息仅适合于急性期、发热及内脏受损的患者。

二、药物治疗

（一）非甾体抗炎药（nonsteroidal antiinflammatory drugs，NSAIDs）

又称一线抗风湿药。NSAIDs 类药物是通过抑制环氧化合酶活性（cyclooxygenase，COX），减少前列腺素合成而具有抗感染镇痛作用。可缓解关节肿痛、晨僵和发热等症状，是改善关节症状的常用药物，但不能阻止疾病进程，须与改善病情的抗风湿药联用。常用的

NSAIDs 药物：吲哚类（吲哚美辛）、丙酸衍生物（布洛芬、萘普生）、丙酰酸衍生物（双氯芬酸）、吡喃羧酸类（依托度酸）、非酸类（萘丁美酮）、昔康类（美洛昔康：7.5～15 mg/d，分 1～2 次服用）、昔布类（塞来昔布：0.2～0.4 g/d，分 1～2 次服用，磺胺过敏者禁用）等。

（二）改善病情抗风湿药（disease modifying antirheumatic drugs，DMARDs）

该类药物起效慢，临床症状明显改善需 1～6 个月，但可以缓解或阻止关节的侵蚀与破坏，从而具有改善和延缓病情发展的作用。常首选甲氨蝶呤（MTX），并将它作为联合治疗的基本药物。用于类风湿关节炎的其他 DMARDs：来氟米特、柳氮磺吡啶、抗疟药、金制剂、环孢素 A 等。

（三）糖皮质激素

具有强大的抗感染和免疫抑制作用，能迅速减轻关节疼痛、肿胀。常用于以下情况。
1. “桥”治疗　重症类风湿关节炎患者，非甾体抗炎药及改善病情的抗风湿药尚未起效前，可使用小剂量激素缓解病情。泼尼松 10 mg/d。
2. 重症　心、肺、眼和神经系统等器官受累的重症患者。泼尼松 30～40 mg/d。
3. 关节腔注射　复方倍他米松 1 mL 关节腔内注射，每年 <3 次。

（四）植物药

目前，已有多种植物药用于 RA 的治疗，如雷公藤多甙、白芍总苷及正清风痛宁等。雷公藤多甙有抑制淋巴细胞、单核细胞的作用，抑制免疫球蛋白合成及抗感染作用，近期疗效肯定，可明显改善关节功能，尤其对活动期患者效果更佳。

（五）生物治疗

目前通过美国 FDA 认证的用于 RA 治疗的 TNF-α 抑制药（infliximab 英夫利昔单抗、etanercept 依那西普及 adalimumab 阿达木单抗）、IL-1 抑制药。

（六）99Tc-MDP（云克）治疗

99Tc-MDP 是稳定性较强的核素，能明显抑制巨噬细胞产生白介素 1（IL-1），具有抗感染抗风湿作用；云克中的亚甲基二膦酸（MDP）通过螯合金属离子降低胶原酶对关节滑膜组织的破坏作用；云克中的微量元素锝可以清除人体内自由基，调节人体自身免疫；抑制前列腺素合成，具有明显镇痛作用。云克对骨关节靶向性强，故用药量少，且安全高效。它不但能控制病情发展，防止骨关节结构进一步破坏，也可复原已受损的关节功能，使病情部分逆转。

三、外科治疗

类风湿关节炎患者经过内科积极正规的药物治疗，病情仍不能控制者，为防止关节破坏，纠正畸形，改善生活质量可考虑手术治疗。但手术并不能根治类风湿关节炎，故术后仍需内科药物治疗。常用的手术有滑膜切除术、关节形成术、软组织松解或修复术、关节融合术等。

四、免疫清除与重建

免疫清除与重建包括血浆置换、免疫吸附和造血干细胞移植等治疗方法。

任务六　类风湿关节炎患者的护理

一、护理评估

（一）病史

1. 患病及诊治经过　应询问关节肿胀、疼痛的始发时间、起病特点，疼痛部位、性质、程度、持续时间、诱因或缓解因素、与日常活动的关系、有无伴随症状和并发症等。了解患者的诊疗情况，效果如何等。了解患者目前的主要不适及病情变化，如关节肿胀、疼痛、活动障碍、晨僵持续时间，是否呈进行性加重；了解患者的一般情况，如体重、精神状态、营养状况、睡眠及大小便有无异常等。

2. 心理状况　评估患者日常生活及工作是否受到影响，是否丧失生活自理能力和工作能力；评估患者是否知晓 RA 的性质、发展过程、疾病预后及防治等知识；评估患者有无敏感、多疑、易激动、悲观、忧虑、抑郁、孤独、对生活失去信心等不良情绪；有无对医护人员和家属照顾产生依赖的角色强化心理等。

3. 社会支持系统　患者家属对其关心和支持程度，对患者所患疾病的认识程度。医疗费用来源及支付方式，出院后社区能提供的医疗服务等。

4. 病因及诱因　了解患者是否长期生活和工作在阴暗、寒冷、潮湿环境中，有无病毒感染、外伤、精神创伤等。了解患者直系亲属中有无类似发病。

（二）身体评估

观察患者的精神状态、营养状况，有无消瘦、乏力、发热等全身情况。检查患者有无类风湿结节；有无晨僵、关节肿胀、压痛、畸形、功能障碍等；有无心、肺、眼及神经系统损害的相应体征，如心包摩擦音、胸膜摩擦音、胸腔积液、肺部啰音、视力改变、肢体感觉异常、肌力减退等。

（三）实验室及其他辅助检查

具体内容详见前述相关内容。

二、护理诊断/问题

（一）常用护理诊断/问题

1. 疼痛　慢性关节疼痛，与关节炎性反应有关。

2. 躯体移动障碍　床上活动障碍、行走障碍、借助轮椅活动障碍、轮椅转移障碍等与疼痛和关节活动受限有关。

3. 自理能力缺陷　与关节不能活动、肌无力、疼痛、僵硬或疲乏有关。

4. 有废用综合征的危险　与关节炎反复发作、疼痛和关节骨质破坏有关。

5. 舒适的改变　口、眼、皮肤干燥，与 RA 引起干燥综合征样表现有关。

6. 有处理治疗方案不当或无效的危险　与治疗时间太长、费用高、不良反应多、功能缺失需要调整等有关。

（二）其他护理诊断/问题

悲伤与疾病久治不愈、关节可能致残、影响生活质量有关。

三、护理目标

1. 患者疼痛减轻或消失。

2. 患者学会或在护理人员协助下完成床上活动、行走、借助轮椅活动、轮椅转移活动等。

3. 患者学会部分或全部自我护理方法，或在护理人员帮助下完成进食、沐浴、穿衣、如厕、使用器具等自理活动、日常生活活动或胜任工作。

4. 患者能维持关节肌肉功能，关节活动度增加，晨僵减轻，或减缓关节肌肉功能障碍的发生，未发生压疮、便秘、肺部感染、泌尿系感染等并发症，能以平常心态面对疾病。

5. 患者掌握自我护理口、眼、皮肤的方法，舒适度增加。

6. 接受治疗的依从性增加，学会自我护理和调整功能缺失的方法。

四、护理措施

（一）疼痛

慢性关节疼痛。

1. 休息、体位及冷热疗法　充足的休息，适当的体位，合理使用冷、热疗法等对疼痛的治疗至关重要。冷热疗法可减轻僵硬、疼痛和肌肉痉挛，在进行冷、热疗法时应避免直接与皮肤接触而造成皮肤损伤。冷疗主要使用于急性炎症期，应注意避免冻伤。为减轻疾病晚期发生的晨僵和疼痛，护理人员鼓励患者早晨起床后行温水浴，或用热水浸泡僵硬的关节，而后活动关节。

2. 适当休息　规律地安排患者休息有利于减轻患者疲乏和疼痛。休息时间的长短可根据疾病的严重程度及患者的个体差异而调整。畸形活动期应注意休息，保护关节功能，保持关节功能位。为了预防僵硬和不能移动，一般不必绝对卧床休息。

3. **晨僵护理** 鼓励患者晨起后行温水浴，或用热水浸泡僵硬关节，而后活动关节；或起床前先活动关节再下床活动。夜间睡眠戴弹力手套、保暖，可减轻晨僵程度。

4. **教会患者及家人自我观察病情变化** 让患者及其家人参与疾病的自我观察、自我管理，书写自我观察日志，观察和记录病情、用药及药物不良反应等情况。

（二）躯体移动障碍

1. **床上活动训练** 卧床休息时，病变肢体保持功能位。足穿丁字鞋，防止足下垂；手和腕部可使用夹板固定病变关节，防止畸形。避免长时间以同样的姿势坐或躺，教会或协助患者每 2~4 h 翻身，预防压疮。鼓励患者床上健肢或非病变关节活动，将常用的物品放在随手可取的地方。

2. **行走训练** 帮助患者从床上慢慢坐起，站立之前，在床沿自由摆动双腿，如不能行走可以搀扶下床或坐轮椅或椅子等；第一次下床时间不超过 5 min，每天 3 次，鼓励循序渐进增加行走的长度。

3. **使用器具的训练** 教会患者使用拐杖、轮椅（上下轮椅、轮椅出入厕所、轮椅上下坡、轮椅绕过障碍物、床－椅转移、轮椅－轿车转移等）、假肢、助行器等。穿合脚的、结实的鞋；能认识到可能造成危险的因素，如湿地板、果皮等。

4. **保障患者安全的训练** 训练跌倒；训练怎样从跌倒状态（行走或移动时）中重新起来；指导坐轮椅的患者，每隔 15 min 抬起一侧屁股，减轻压力预防压疮；如果操纵轮椅通过斜坡，指导患者绕过路边的石头或障碍等。

（三）生活自理缺陷

1. **鼓励患者表达内心的想法** 因为关节疼痛与僵硬害怕活动、不能自我完成如厕、沐浴、穿鞋袜、承担家庭角色等，由此而苦恼。护士需鼓励患者表达内心想法，并采取疏导、解释、安慰、鼓励等方法做好心理护理。

2. **评估患者日常活动独立完成情况** 通过反复的训练，尽可能达到独立自理的目的，对确实无法自理的部分提供帮助。鼓励患者用大肌群及大关节，以替代小关节的功能。在患者完成自理活动前，通过服用镇痛药、理疗等方法缓解疼痛。

3. **指导患者进食自理** 提供喜欢的食物、安静温馨的进餐环境、饭前饭后漱口或刷牙的用具、方便进食的进餐设施如长柄餐具等；帮助打开容器、餐巾、在面包上涂奶油等。

4. **指导患者沐浴自理** 提供温暖、私密、安全的沐浴环境及方便使用的沐浴设施（沐浴器下放置椅子或凳子、长把的海绵擦、把手、防滑垫、手拿的淋浴喷头等）。

5. **指导患者穿衣自理** 保证充足的时间和私密的环境来穿脱衣服；选择宽松（袖子、裤腿、袜子要宽大）的衣物，从前面系扣（粘贴扣或松紧裤）；提供辅助器具（如穿衣棒、开关门棒、拉链、扣钩、长柄鞋拔等）。

6. **指导如厕自理** 保证充足的时间和私密的环境来穿脱衣服；确保如厕通道的安全畅

通；提供必要的、适当的器具（如坐便器、防溅出的尿壶、可抓握的扶手等）。

7. 指导患者使用器具　如备餐、清洁、清洗衣物、理财等相关器具。对不能行走者，教会熟练使用轮椅，确保其能借助轮椅活动自如；适当调整厨房设施高度，教会取用餐具，使用燃气灶、微波炉、洗衣机、吸尘器等工具；训练运用轮椅乘车及简单购物，训练网上银行理财等。

（四）有废用综合征的危险

1. 预防关节功能废用　让患者认识休息和治疗性锻炼的重要性，鼓励患者自理，养成良好的生活方式和习惯，每日有计划地锻炼，增强机体抗病能力，保护关节功能，防止废用。

（1）急性活动期，卧床休息：受累关节限制活动、保持功能位、被动活动（如按摩等），健肢行自主全关节活动，以保护关节功能，防止畸形。常见关节功能位如下，①肩关节功能位：上臂外展45°~75°，前屈30°~45°，外旋15°~20°（图8-4-4）；②肘关节功能位：屈肘90°，其最有效的活动范围在60°~120°；③腕关节功能位：背屈20°~30°，略向尺侧偏斜（图8-4-5）；④手指的功能位：拇指外展、对掌，将食指尖和拇指尖做一圆圈对合握拳，所在的位置就是它们的功能位；⑤髋关节功能位：屈髋25°左右，外展外旋5°~10°；⑥膝关节功能位：屈膝5°~10°（图8-4-6）；⑦踝关节功能位：它的中立位，不背伸或跖屈，不外翻或内翻，足底平面不向任何方向偏斜（图8-4-7）。

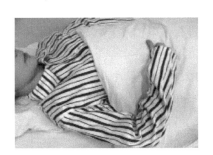

图8-4-4　肩关节功能位

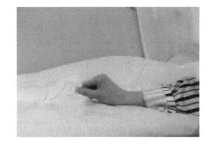

图8-4-5　腕关节功能位

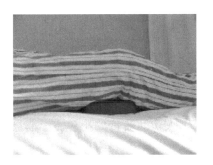

图8-4-6　膝关节功能位

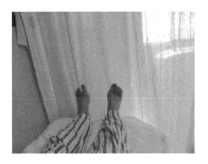

图8-4-7　踝关节功能位

（2）恢复期或缓解期，制订详细全面的康复训练计划，鼓励患者及早活动。包括，①运动前自我按摩、热敷或理疗等，以增加局部血液循环，松弛肌肉，舒缓关节，减轻锻炼时的疼痛；②制订关节功能锻炼计划：全关节活动锻炼，包括指、腕、肘、肩、足、踝、膝、髋、腰、颈等关节；肌力的康复锻炼，包括等长运动、等张运动、非抗阻力运动和抗阻力运动等。每日早、中、晚各练 1 次，每次自 5~10 拍开始，以 5 拍递增；③实施训练：从被动到主动，循序渐进，认真做好记录；④日常生活训练：如 RA 累及手指的患者进行抓、捏、握等训练；RA 累及髋、膝、踝等关节导致行走困难者，让患者学会使用拐杖、轮椅等辅助工具。

2. 预防久卧的其他并发症　①预防压疮：鼓励或协助患者每 2~4 h 变换身体姿势 1 次；②预防深静脉血栓形成：鼓励床上做踝泵运动，预防下肢深静脉血栓的形成；③预防呼吸系统感染：鼓励每小时做 5 次深呼吸和咳嗽训练；④预防便秘：鼓励多饮水、多进食粗纤维食物，定时排便；⑤预防泌尿系统感染：每日摄水量在 2000 mL 以上，清洁会阴部，勤换内裤；⑥预防不良心理反应：鼓励患者与他人交流身体不能活动的感受，预防恐惧、抑郁等心理。可采用 Zung 自评抑郁量表，焦虑自评量表进行情绪测评，加强与患者沟通交流，鼓励其坚持治疗和功能锻炼，增强战胜疾病的信心，必要时寻求专科医师进行治疗。

（五）舒适的改变：口干、眼干、皮肤干

1. 口腔护理　①评估口腔黏膜形态，注意有无口腔感染、龋齿及牙齿脱落发生。②保持口腔清洁，每日用 3% 碳酸氢钠溶液口腔护理 2 次，饭前、饭后漱口；发生口腔感染者，选用有效的漱口液；有龋齿者，与口腔医师联系，进行有效治疗。③忌烟酒及避免使用引起口干的药物如阿托品等。

2. 眼部护理　注意眼部卫生，勿用手揉眼，白天用温热软毛巾湿敷眼部 1 次/h；室内光线宜暗淡，避免阳光直接照射眼部；勿长时间看书和电视，以防眼睛疲劳。

3. 皮肤护理　观察皮肤有无出汗、皮疹。皮肤干燥时可涂抹润肤油，嘱患者勿用手抓皮肤，以免抓伤引起感染。有皮肤溃疡者，局部给予无菌换药处理。

（六）有处理治疗方案不当或无效的危险

1. 建立良好的护患关系，取得患者充分信任。

2. 透彻解释治疗方案，并与患者展开讨论。

（1）解释早期诊断、早期治疗、不间断治疗对于延缓残疾发生，提高生命质量至关重要。讨论在执行治疗方案过程中的有利和不利因素，解释疾病早诊断、早治疗、规范治疗的有利性，疾病本身、中断治疗、非正规治疗对健康的危害性。鼓励依靠坚强的意志力坚持治疗方案的长期执行，克服不利的干扰因素（如听信别人坊间流传的小单方、非循证的广告药等）。

（2）出院前让患者学会观察药物的疗效及不良反应，具体内容同健康指导中"用药指导"。

（3）指导患者出院后办理类风湿关节炎医保慢病，减轻治疗经济负担。

3. 需改变的生活方式或家庭环境　戒烟限酒、保证充足的睡眠；家中通道要方便轮椅出入，家庭成员积极参与患者的治疗康复过程，使该患者得到心理上的支持鼓励。

4. 告之随访时间及离家最近的随访地点。

五、健康指导

（一）类风湿关节炎疾病相关知识

1. 宣讲什么是类风湿关节炎　本病的可能病因、发病的症状和体征，有关特殊检查等知识。鼓励患者树立战胜疾病的信心，保持心情舒畅。鼓励患者家属全程参与治疗计划、健康教育，为患者出院后创造一个利于康复的家庭氛围。

2. 避免感染　寒冷、潮湿、过劳、营养不良、外伤、精神创伤等诱因，注意保暖。

3. 坚持随访　患者坚持长期随访，是治疗成功的关键，可预防或延缓残疾的发生。

（二）康复锻炼指导

同本节"有废用综合征的危险"的护理措施。

（三）饮食指导

给予足量的蛋白质、高维生素、营养丰富的饮食，有贫血者增加含铁食物。类风湿关节炎患者可补充以下食物：富含亚麻酸的多不饱和脂肪酸食物（鲑鱼、金枪鱼中含量丰富）、鱼油胶囊（患者接受抗凝血疗法时禁用）及抗氧化维生素 A、维生素 C、维生素 E 等。新鲜蔬菜和水果含有多种天然抗氧化营养素和非营养素的植物化学物质，有利于防御自由基的损害。少食牛奶、羊奶等奶类和花生、巧克力、小米、干酪、奶糖等含酪氨酸、苯丙氨酸和色氨酸的食物，因其能产生致关节炎的递质前列腺素、白三烯、酪氨酸激酶自身抗体及抗牛奶 IgE 抗体等易致过敏而引起关节炎加重、复发或恶化等。饮食宜清淡、易消化，忌辛辣等刺激性食物，戒烟、限酒、少饮咖啡、茶等饮料，少食甜食、肥肉、高动物脂肪和高胆固醇食物。

（四）用药治疗指导

药物治疗是 RA 患者主要的治疗措施，提高服药治疗的依从性十分重要。指导患者长期坚持遵医嘱服药，不随意停药、换药或增减剂量等；让患者知晓药物的治疗作用及不良反应，并进行自我观察；定期随访，监测血尿常规、肝肾功能等以便全面评估疗效及不良反应。

常用药物使用注意事项及不良反应参见本篇模块二中项目三"用药护理"。

（五）自我观察病情

观察有无贫血、血小板减少等血液损害的表现，有无心累、气促、心包积液等心脏损害的表现，有无胸腔积液、胸膜炎、呼吸困难等肺损害的表现，有无蛋白尿、顽固性高血压、肾衰竭等肾损害的表现。

六、护理评价

1. 患者疼痛是否减轻或消失。

2. 患者是否在护理人员协助下部分或独立完成床上活动、行走、借助轮椅活动、轮椅转移活动等。

3. 患者是否在护理人员帮助下部分或独立完成沐浴、穿衣、如厕、使用工具等自理活动、日常活动或胜任工作。

4. 患者能否维持关节肌肉功能，关节活动度是否增加，晨僵是否减轻，或是否减缓关节肌肉功能障碍的发生，是否发生压疮、便秘、肺部感染、泌尿系感染等并发症，能否以平常心态面对疾病。

5. 患者是否掌握自我护理口、眼、皮肤的方法，舒适度是否增加。

6. 患者接受治疗的依从性是否增加，是否学会自我护理和调整功能缺失的方法。

第九篇 传染性疾病患者的护理

 学习目标

知识目标

1. 掌握霍乱、伤寒、细菌性痢疾及食物中毒、病毒性肝炎、艾滋病、狂犬病、埃博拉出血热、发热的程度、常用的物理降温措施及降温的注意事项；病毒性肝炎、艾滋病、狂犬病、埃博拉出血热的流行病学、临床表现、常见护理诊断、护理措施、健康指导及预防的相关知识；皮疹患者的皮肤护理措施。

2. 熟悉霍乱、伤寒、细菌性痢疾及食物中毒、病毒性肝炎、艾滋病、狂犬病、埃博拉出血热的概念、病原学及发病机制。

3. 了解霍乱、伤寒、细菌性痢疾及食物中毒、病毒性肝炎、艾滋病、狂犬病、埃博拉出血热的辅助检查、诊断要点及治疗要点。

能力目标

1. 识别霍乱、伤寒、细菌性痢疾及食物中毒、病毒性肝炎、艾滋病、狂犬病、埃博拉出血热、各种热型进行护理评估，制订护理计划。

2. 识别霍乱、伤寒、细菌性痢疾及食物中毒、病毒性肝炎、艾滋病、狂犬病、埃博拉出血热、皮疹的分类，进行初步应急处理和配合医师抢救的能力。

3. 具有向个体及家庭提供霍乱、伤寒、细菌性痢疾及食物中毒、病毒性肝炎、艾滋病、狂犬病、埃博拉出血热、各种热型的健康指导的能力。

素质目标

能够体会霍乱、伤寒、细菌性痢疾及食物中毒、病毒性肝炎、艾滋病、狂犬病、埃博拉出血热患者的疾苦及家属的焦虑，并在以后的临床实践中体谅、关爱患者及家属。

模块一 总 论

传染病是由病原体感染人体后产生的有传染性、在一定条件下可流行的疾病。病原体是指感染后可导致疾病的微生物和寄生虫，常见的有：朊毒体、病毒、细菌、衣原体、立克次体、支原体、螺旋体、真菌和寄生虫，如原虫、蠕虫、医学昆虫等。感染性疾病是指由病原体感染所致的疾病，包括传染病和非传染性感染性疾病。

传染病曾对人类造成很大的灾难。新中国成立前，鼠疫、霍乱、天花、疟疾等广泛流行，广大群众贫病交加。1949 年，新中国成立后，我国消灭了天花。随着我国科学技术和经济水平的提高，许多传染病也得到了控制，但有些传染病，如病毒性肝炎、结核病、感染性腹泻和狂犬病等仍然广泛存在，而且一些已被消灭的传染病有死灰复燃的可能，如血吸虫病等地方性传染病的防治面临新的挑战；国内外新发传染病，如军团病、艾滋病、疯牛病、传染性非典型肺炎、人禽流行性感冒、埃博拉出血热等又造成了新的危害。因此，传染病的防治工作仍不能放松。

任务一　感染与免疫

一、感染的概念

感染是病原体和人体之间相互作用，相互斗争的过程。此过程与病原体的作用和人体的免疫应答作用有关。病原体进入人体后引起相互之间的作用，由于其适应程度不同，双方相互斗争的结果也各异，因而产生了感染过程的不同表现。出现明显临床表现的感染只占全部感染中的一部分，大部分病原体感染都以隐性感染为主，如甲型肝炎病毒、乙型脑炎病毒、结核分枝杆菌等；有些病原体感染则以显性感染为主，如汉坦病毒、麻疹病毒、水痘病毒和流行性腮腺炎病毒。

二、感染过程的表现

病原体通过各种途径进入人体后就开始了感染的过程。但由于病原体的致病能力和机体的免疫功能不同，同时存在来自外界的干预等因素，如受凉、劳累、药物或放射治疗，从而决定病原体能否被清除或定植下来，进而引起组织损伤、炎症过程和各种病理改变。其表现如下。

（一）清除病原体

病原体进入人体后，人体通过非特异性免疫屏障或已经存在于体内的特异性体液免疫与细胞免疫物质将病原体消灭或排除，在此过程中不产生病理变化，也不引起任何临床症状。

（二）隐性感染

又称亚临床感染或不显性感染，指病原体侵入人体后，仅引起机体产生特异性免疫应答，可见轻微的病理变化，临床上不显出任何症状、体征，仅可通过免疫学检查才可发现。大多数传染病中，隐性感染最为常见。隐性感染过程结束以后，多数人可获得不同程度的特异性免疫，同时病原体可被清除。而少数人可转变为病原携带状态，病原体持续存在于体内，成为无症状携带者，如伤寒杆菌、志贺杆菌和乙型肝炎病毒感染等。

（三）显性感染

又称临床感染，指病原体侵入人体后，不仅引起机体发生免疫应答，而且通过病原体本身的作用或机体的变态反应，导致组织损伤，引起病理改变和临床表现。大多数传染病中，只有部分受感染者表现为显性感染，但少数传染病，如麻疹、水痘则以显性感染居多。显性感染后，病原体被清除，感染者可获得特异性免疫力，如麻疹、甲型病毒性肝炎和伤寒等，不容易再次被感染。但有些传染病病后获得的免疫力并不牢固，可以再受感染而发病，如细菌性痢疾、阿米巴痢疾等。小部分显性感染者可成为慢性病原携带者，如乙型肝炎病毒感染等。

（四）病原携带状态

指病原体侵入人体后，在人体内生长繁殖，并不断排出体外，成为重要的传染源，而人体不出现任何疾病表现的状态。按病原体种类不同，可分为带病毒者、带菌者或带虫者等。按其发生和持续时间的长短可分为潜伏期携带者、恢复期携带者或慢性携带者。一般情况下，携带病原体的时间少于 3 个月，称为急性携带者；大于 3 个月，为慢性携带者。但对于乙型肝炎病毒感染，需超过 6 个月才算慢性携带者。所有病原携带者都有一个共同的特点，即均携带病原体而无明显临床症状。

（五）潜伏性感染

病原体感染人体后，寄生于体内，由于机体的免疫功能足以使病原体局限化而不引起显性感染，但又不能将病原体完全清除，病原体便长期潜伏在体内，待机体免疫功能下降时，则引起显性感染。常见的潜伏性感染有单纯性疱疹病毒、水痘病毒、疟原虫和结核分枝杆菌等。与病原携带状态有所不同之处是潜伏性感染期间，病原体一般不排出体外，因此不会成为传染源。

上述 5 种感染的表现形式在一定的条件下可相互转化，除清除病原体外，上述感染的 4 种表现形式在不同传染病中各有侧重点。一般来说，隐性感染最为常见，病原携带状态次之，显性感染比例最少。

三、感染过程中病原体的致病作用

病原体的致病能力和机体的免疫功能决定了病原体侵入人体后是否引起疾病。病原体的致病能力包括以下几个方面。

（一）侵袭力

指病原体侵入机体并在体内生长、繁殖的能力。有些病原体可直接侵入机体，如钩端螺旋体、钩虫丝状蚴和血吸虫尾蚴等。有些病原体则需经过呼吸道或消化道进入人体，黏附于支气管或肠黏膜表面，进一步侵入组织细胞，产生毒素，引起病变，如志贺杆菌、结核分枝杆菌等。病毒性病原体常通过与细胞表面的受体结合再进入细胞内。有些病原体的侵袭力较弱，需经伤口进入人体，如破伤风杆菌、狂犬病病毒等。

（二）毒力

毒力包括毒素和其他毒力因子。毒素包括内毒素和外毒素。内毒素通过激活单核 – 吞噬细胞、释放细胞因子而起作用，以伤寒杆菌、细菌性痢疾杆菌为代表。而外毒素则是通过与靶细胞的受体结合进入细胞内而起作用，以白喉杆菌、破伤风杆菌、细菌性痢疾杆菌为代表。许多细菌都能分泌抑制其他细菌生长的细菌素以利自身生长繁殖。

（三）数量

在同一种传染病中，入侵的病原体数量通常与其致病的能力成正比。但在不同的传染病中，能引起疾病的最低病原体数量可有较大差异，如伤寒杆菌需要 10 万个菌体，而细菌性痢疾仅需 10 个菌体即可致病。

（四）变异性

病原体可因环境、药物或遗传等因素而发生变异。一般来说，经人工培养多次传代后可使病原体的致病力减弱，如卡介苗；而在宿主之间反复传播可使其致病力增强，如肺鼠疫。一些病原体通过自身的抗原变异，可逃避机体的特异性免疫，从而引起疾病或使疾病慢性化，如流行性感冒病毒、人免疫缺陷病毒等。

四、感染过程中机体免疫应答的作用

机体的免疫应答是决定病原体侵入人体后是否致病的重要因素之一，同时对感染过程的表现和转归起着重要作用。免疫应答包括非特异性免疫应答和特异性免疫应答。免疫应答既可以是有利于机体免受病原体入侵和破坏的保护性免疫应答，也可以是促进病理过程及组织损伤的变态反应。

（一）非特异性免疫

又称天然免疫，是机体对侵入病原体的一种清除机制，通过遗传获得，无抗原特异性。

1. 天然屏障　包括外部屏障和内部屏障，前者如皮肤黏膜及其分泌物；后者如血脑屏障和胎盘屏障等。

2. 吞噬作用　单核吞噬细胞系统具有非特异性吞噬功能，可清除机体内的病原体。该系统包括单核细胞，肝、脾、淋巴结、中性粒细胞等。

3. 体液因子　包括补体、溶菌酶和各种细胞因子等，可直接或通过免疫调节作用清除病原体。细胞因子主要是由单核 – 吞噬细胞和淋巴细胞被激活后释放的一类有生物活性的肽类物质，包括白细胞介素、α – 肿瘤坏死因子、γ – 干扰素等。

（二）特异性免疫

通过对抗原特异性识别后产生的针对该抗原的特异性免疫应答，是后天获得的一种主动免疫，包括 B 淋巴细胞介导的体液免疫和 T 淋巴细胞介导的细胞免疫。

任务二　传染病的流行过程和影响因素

一、流行过程的基本条件

传染病的流行过程就是传染病在人群中发生、发展和转归的过程。构成流行过程的 3 个基本条件：传染源、传播途径和人群易感性。流行过程本身又受社会因素和自然因素的影响。

（一）传染源

指病原体已在体内生长、繁殖并能将其排出体外的人和动物。传染源包括下列 4 个方面。

1. 患者　患者可通过咳嗽、呕吐、腹泻等促进病原体的播散。不同临床类型的患者作为传染源的流行病学意义各异。其中轻型患者数量多，症状不典型而不容易被发现；慢性患者可长期排出病原体。

2. 隐性感染者　隐性感染者由于没有任何症状和体征而不易被发现。在某些传染病中，如流行性脑脊髓膜炎、脊髓灰质炎等，隐性感染者是重要的传染源。

3. 病原携带者　病原携带者无明显临床症状而长期排出病原体，成为重要的传染源，有重要流行病学意义。

4. 受感染的动物　某些传染病是由动物排出病原体而导致人类发病，如狂犬病、鼠疫等。受感染的动物是重要的传染源。

（二）传播途径

指病原体离开传染源，到达另一个易感者的途径。传播途径由外界环境中一种或多种因素组成，各种传染病有其各自的传播途径。主要分为以下 5 种。

1. 呼吸道传播　病原体存在于空气中的飞沫或气溶胶中，易感者吸入时获得感染，如麻疹、结核病、白喉、禽流感、流行性脑脊髓膜炎等。

2. 消化道传播　易感者摄入被病原体污染的食物、水或使用被病原体污染的餐具后获得的感染，如甲型病毒性肝炎、伤寒、细菌性痢疾和霍乱等。

3. 接触传播　易感者接触被病原体污染的水或土壤时获得的感染，如钩端螺旋体、血吸虫病和钩虫病等。伤口被污染，有可能感染破伤风杆菌。日常密切接触也有可能获得感染，如麻疹、白喉和流行性感冒等。

4. 虫媒传播　被病原体感染的吸血节肢动物（蚊子、人虱、鼠蚤、白蛉、恙虫）在叮咬人时，把病原体传给易感者，可分别引起疟疾、流行性斑疹伤寒、地方性斑疹伤寒、黑热病、莱姆病和恙虫病等。

5. 血液、体液传播　病原体存在于患者或携带者的血液或体液中，通过应用血制品、分娩、性交或不洁的医疗用品等传播，如疟疾、乙型病毒性肝炎、丙型病毒性感染和艾滋病等。

有些传染病只有一种传播途径，如伤寒；有些传染病则有多种传播途径，如艾滋病。母婴传播属于垂直传播，其他途径传播统称为水平传播。婴儿在出生前已从父亲或母亲获得的感染称为先天性感染，如梅毒、艾滋病、弓形虫等。

（三）人群易感性

人群作为一个整体对传染病的易感程度称为人群易感性。人群易感性的高低取决于该人群中易感者所占的比例。易感者是指对某种传染病缺乏特异性免疫力的人。当易感者在某一特定人群中的比例达到一定水平，又有传染源和合适的传播途径时，则很容易发生该传染病流行。通过人工自动免疫提高人们对传染病的抵抗力，可有效降低人群易感性，防止传染病流行。

二、影响流行过程的因素

（一）自然因素

自然环境中的各种因素，包括地理、气象和生态环境等，通过作用于传染病的 3 个环节对传染病的发生、发展和转归都有重要影响。寄生虫和虫媒传染病受自然因素的影响最为明显。传染病的地区性和季节性与自然因素有密切关系，如我国北方有黑热病地方性流行区，南方有血吸虫病地方性流行区，疟疾在秋夏季发病率较高。由于自然因素可直接影响病原体在外环境中的生存能力，因此干旱地区少见钩虫病。自然因素也可通过降低机体的非特异性免疫力而促进流行过程的发展，寒冷可减弱呼吸道抵抗力，故秋冬季节多发呼吸道传染病；夏季使人体胃酸分泌减少，故多发消化道传染病。某些自然生态环境为传染病在野生动物之间的传播创造了良好的条件，人类进入这些地区时亦可受感染，称为自然疫源性传染病或人畜共患病。

（二）社会因素

包括社会制度、经济状况、文化水平、生产与生活条件、风俗习惯、宗教信仰等，对传染病的流行过程有重要影响，其中社会制度起主导作用。新中国成立以后，我国贯彻执行"预防为主，防治结合"的卫生工作方针，全面开展卫生防疫工作，实行计划免疫，许多传染病的发病率已明显下降或接近灭绝。但改革开放以后，人口流动增强，生活方式、饮食习惯的改变和环境污染都有可能使某些传染病的发病率升高，如艾滋病、结核病等。

任务三　传染病的基本特征和临床特点

一、基本特征

传染病和其他疾病的主要区别在于具有以下 4 个基本特征。

（一）有病原体

每种传染病都因特异性病原体所致，病原体可以是微生物或寄生虫。如艾滋病的病原体是人免疫缺陷病毒；破伤风的病原体是破伤风杆菌，疟疾的病原体是疟原虫等，以病毒和细菌感染最常见。随着研究水平的不断提高和深入，对各种传染病病原体的认识也逐渐加深，临床上检出病原体对明确诊断有重要意义。

（二）有传染性

这是传染病与其他感染性疾病的主要区别。如耳源性脑膜炎和流行性脑脊髓膜炎，其临床表现都为化脓性脑膜炎，但前者无传染性，无须隔离，后者有传染性，必须隔离。病原体由宿主体内排出，经一定途径传染给另一个宿主，这种特征称为传染性。所有传染病都具有一定的传染性，但不同传染病的传染性强弱不等，即使同一种传染病，处于不同病期，其传染性亦各不相同。传染患者有传染性的时期称为传染期，该时期相对固定，因此可作为隔离患者的依据之一。

（三）有流行病学特征

1. 流行性 在一定条件下，传染病能在人群中广泛传播蔓延的特征成为流行性。按其发病的强度可分为①散发：指某传染病在某地的发病率仍处于常年水平。②流行：指某传染病的发病率显著高于近年来的一般水平。③大流行：指某传染病的流行范围甚广，超出国界或洲界。④暴发流行：指传染病病例发病时间的分布高度集中于一个短时间之内者，并且这些病例多由同一传染源或共同的传播途径所引起。

2. 季节性 某些传染病的发生和流行受季节的影响，在每年一定季节出现发病率升高的现象称为季节性。如春秋季节多发呼吸道传染病；夏季多发消化道传染病；虫媒传染病与媒介节肢动物活跃季节相一致。

3. 地方性 指由于受地理气候等自然因素和人们生活习惯等社会因素的影响，某些传染病仅局限在一定地区内发生，这种传染病成地方性传染病。如我国北方有黑热病地方性流行区，南方有血吸虫病地方性流行区。自然疫源性传染病（如鼠疫、钩端螺旋体病）也属于地方性传染。

此外，传染病在不同人群（年龄、性别、职业）中的分布，也属于流行病学特征。

（四）感染后免疫

人体感染某种病原体后，无论显性或隐性感染，都能产生针对该病原体及其产物（毒素）的特异性免疫。感染后获得的免疫力和疫苗接种一样都属于主动免疫。通过注射或从母体获得抗体的免疫力都属于被动免疫。被不同病原体感染后所获得免疫持续时间的长短和强弱都不相同。一些传染病（麻疹、脊髓灰质炎、乙型脑炎等）感染后免疫力持续时间较长，往往可保持终身；但一些传染病（流行性感冒、细菌性痢疾、阿米巴病等）感染后免疫力持续时间较短。蠕虫感染后一般不产生保护性免疫，因此往往发生重复感染。

二、临床特点

（一）病程发展的阶段性

传染病的发生、发展和转归，一般分为潜伏期、前驱期、症状明显期和恢复期4个阶段，尤以急性传染病最明显。

1. 潜伏期　从病原体侵入人体到开始出现临床症状为止的时期，成为潜伏期。各类传染病的潜伏期长短不一，同种传染病的潜伏期都有一个相对固定的范围（最短、最长），并呈常态分布。潜伏期是检疫工作观察、留验接触者的重要依据。潜伏期相当于病原体在体内定位、繁殖和转移、引起组织损伤和功能改变导致临床症状出现之前的整个过程。

2. 前驱期　从起病到该病出现明显症状为止的一段时间称为前驱期。期间可出现的临床表现通常是非特异性的，如发热、头痛、疲乏、肌肉酸痛和食欲下降等，为许多传染病所共有的，一般持续 1~3 d。起病急骤者，可无前驱期。

3. 症状明显期　某些传染病度过前驱期后，大多数转入症状明显期，病情逐渐加重，达到顶峰，此时该传染病所特有临床症状和体征充分表现，如具有特征性的皮疹、黄疸、肝脾大、脑膜刺激征、特殊的热型等。本期又可分为上升期、极期和缓解期。本期传染性较强，且易发生并发症。

4. 恢复期　机体免疫力增长到一定程度，体内病理生理过程基本终止，患者的症状和体征基本消失，自觉症状逐渐好转，血清中抗体效价亦逐渐上升至最高水平，临床上称恢复期。此期患者由于体内还有残余病理变化或生化改变，病原体未能完全清除，因此患者的传染性仍可持续一段时间。

有些传染病在病程中可出现再燃和复发。再燃指当传染病的临床症状和体征逐渐减轻，体温却未完全稳定恢复正常，又再次出现发热的情形。复发指当患者进入恢复期后，已稳定退热一段时间，由于体内残存的病原体再次生长繁殖到一定程度，使该病的临床表现再度出现的情形。

后遗症指恢复期结束以后，机体仍长期未能恢复正常的情形。多见于以中枢神经系统病变为主的传染病，如乙型脑炎等。

（二）临床类型

根据传染病临床过程的长短可分为急性、亚急性和慢性；根据病情的轻重可分为轻型、中型、重型和暴发型；根据临床特征可分为典型及非典型。典型相当于中型或普通型，非典型则可轻可重。临床分型对治疗、隔离、护理等具有指导意义。

任务四　传染病的预防

传染病预防是传染病工作者在工作中的一项重要任务。传染病的预防应针对传染病流行过程的 3 个环节进行，根据各种传染病的特点，采取相应的措施。

一、管理传染源

（一）对患者的管理

对患者尽量做到五早：早发现、早诊断、早报告、早隔离、早治疗。同时，建立健全的医疗卫生防疫机构，大力开展传染病卫生宣传教育，在"预防为主，防治结合"的卫生工作方针指导下，提高人民对传染病的识别能力及防范能力，对早期发现、早期诊断有重要意义。

传染病报告制度是早期发现、控制传染病的重要措施，必须严格遵守。根据《中华人民共和国传染病防治法》，将法定传染病，分为甲类、乙类和丙类。

1. 甲类 包括鼠疫和霍乱。为强制管理传染病，城镇要求发现后 2 h 内上报，农村不超过 6 h。

2. 乙类 包括传染性非典型肺炎（严重急性呼吸综合征）、艾滋病、病毒性肝炎、脊髓灰质炎、人感染高致病性禽流感、麻疹、流行性出血热、狂犬病、流行性乙型脑炎、登革热、炭疽、细菌性和阿米巴性痢疾、肺结核、伤寒和副伤寒、流行性脑脊髓膜炎、百日咳、白喉、新生儿破伤风、猩红热、布鲁氏菌病、淋病、梅毒、钩端螺旋体病、血吸虫、疟疾、人感染猪链球菌病。为严格管理传染病，城镇要求发现后 6 h 内上报，农村不超过 12 h。对乙类传染病中传染性非典型肺炎、炭疽中的肺炭疽、脊髓灰质炎、人感染高致病性禽流感，必须采取甲类传染病的报告和控制措施。

3. 丙类 包括流行性感冒、流行性腮腺炎、风疹、急性出血性结膜炎、麻风病、流行性和地方性斑疹伤寒、黑热病、包虫病（棘球蚴病）、丝虫病、手足口病、感染性腹泻病（除伤寒和副伤寒，以及霍乱、细菌性和阿米巴性痢疾）。为监测管理传染病，要求发现后 24 h 内上报。

（二）对接触者的管理

接触者是指曾经接触过传染源的人可能受到感染而处于疾病的潜伏期，有可能是传染源。对接触者采取的措施称为检疫。检疫期限从最后接触之日算起，至该病最长潜伏期。对传染病的接触者，应分别根据具体情况严格按检疫期限采取医学观察、留验和卫生处理，也可根据具体情况进行紧急免疫接种或药物预防。

（三）对病原携带者的管理

应尽早发现。定期检查传染病接触者，有传染病史者，流行区的居民及服务人员，应定期普查，尽早检出病原携带者，并对其做好登记、管理、健康教育及随访观察，必要时应对其进行调整工作岗位，隔离治疗。

（四）对动物传染源的管理

根据动物的病种和经济价值进行隔离、治疗或者杀灭。对于既有经济价值又属于非烈性传染病的动物而言，应尽早隔离、治疗，必要时宰杀后严格消毒；对于无经济价值或病种危害性大的动物而言，如鼠类、狂犬应予以杀灭或焚烧。对于流行地区的家禽、牲畜应进行预防接种，降低发病率。

二、切断传播途径

对于各种不同的传染病，切断传播途径通常是起主导作用的预防措施。如消化道传染病，应着重加强个人饮食卫生习惯及粪便管理，保护水源，消灭苍蝇蚊虫和老鼠等；对于呼吸道传染病，应着重进行空气消毒，提倡外出戴口罩，流行期间，尽量不去公共场合，并且教育群众不随地吐痰，公共场合打喷嚏、咳嗽时尽量用手捂住口鼻遮掩；对于虫媒传染病，应大力开展爱国卫生活动，定期消灭蚊虫苍蝇；针对血液传播的传染病，应加强血源和血制品的管理，防治医源性传播。以下是切断传播途径的 2 大措施。

（一）隔离

指把处于传染期的传染病患者、病原携带者安置于指定地点，与健康人和非传染患者分开，防止病原体扩散和传播。隔离是预防和管理传染病的重要措施。

1. 隔离的原则和方法

（1）单独隔离传染源：避免患者与周围健康人群或非传染性的病原携带者不必要的接触，必要接触时应做好防护措施。严格执行陪伴和探视制度。

（2）根据不同的传播途径，采取相应的隔离措施。

（3）隔离的传染患者或疑似传染患者产生的医疗废物、分泌物、排泄物和餐具应严格执行消毒制度和医疗废物管理条例，防治病原体扩散和传播。

（4）解除隔离原则：已满隔离期的患者，连续多次病原检测阴性者，确定被隔离者不再排出病原体，即可解除隔离。

2. 隔离的种类及措施要求

（1）接触隔离：适用于经接触传播的疾病如肠道感染、皮肤感染、多重耐药菌感染等，在标准预防的基础上，还应采用接触传播的隔离与预防。患者的隔离措施：①限制活动范围。②减少转运，如需转运时，应减少对其他患者、医务人员和环境表面的污染。医务人员的防护措施：①接触隔离患者的血液、体液、分泌物等物质时，应戴手套；离开隔离病室和接触污染物品后，应摘除手套、洗手和（或）手消毒。手上有伤口时应戴双层手套。②进入隔离病室应穿隔离衣；离开时，脱下隔离衣并按要求悬挂，每天更换清洗与消毒；若为一次性隔离衣，使用后按医疗废物管理要求进行处置。

（2）飞沫隔离：适用于经飞沫传播的疾病，如百日咳、白喉、流行性感冒、病毒性腮腺炎、流行性脑脊髓膜炎等，在标准预防的基础上，还应采用飞沫传播的隔离预防。患者的隔离措施：①在隔离的基础上，限制患者的活动范围，如需转运，应加强防护。②病情允许时佩戴外壳口罩并定期更换。③患者之间、患者与探视者之间相隔距离应保持 1 m 以上，探视者应戴外科口罩。④病房加强通风或空气消毒。医务人员的防护措施：①应严格按照区域流程，在不同区域穿戴不同防护用品，离开时按要求摘脱，并正确处置。②与患者近距离接触（1 m 以内），应戴帽子、医用防护口罩；进行可能产生喷溅的诊疗操作，应戴护目镜或防护面罩，穿防护服；接触患者的血液、体液、分泌物时应戴手套。

（3）空气隔离：适用于经空气传播的疾病，如肺结核，水痘等，在标准预防的基础上，还应采用空气传播的隔离与预防。患者的隔离措施：①尽快转送至有条件收治呼吸道传染病的医疗机构，医务人员在转运过程中注意防护。②病情允许时，应佩戴并定期更换外科口罩，限制活动范围。③严格进行空气消毒。医务人员的防护措施：①应严格按照区域流程，在不同区域穿戴不同防护用品，离开时按要求摘脱，并正确处置。②进入确诊或可疑传染病房时，应戴帽子、医用口罩；进行可能产生喷溅的操作时，应戴防护目镜或防护面罩，穿防护服；接触患者的血液、体液、分泌物时应戴手套。

（二）消毒

指通过物理、化学或生物学方法，消除或杀灭环境中病原微生物的一系列方法，是切断传播途径，阻止病原体传播，控制传染病发生、蔓延的重要措施。

1. 消毒的种类

（1）疫源地消毒：指对目前或曾经存在感染源的地区进行消毒。其目的是杀灭由传染源排到外界环境中的病原体。疫源地消毒包括①终末消毒：指患者痊愈或者死亡后对其原居地进行的最后一次彻底消毒包括对患者所处环境，所接触物品和排泄物的全面消毒，还包括患者出院前的自身消毒或死亡后对尸体的消毒处理；②随时消毒：指对传染源的排泄物、分泌物及其污染物品进行随时消毒。

（2）预防性消毒：指在未发生传染的情况下，对可能受病原体污染的场所、物品和人体所进行的消毒，其目的是预防传染病的发生。如饮用水消毒、餐具消毒、空气消毒、手术室和医护人员的手消毒等。

（3）消毒的方法：各种物理化学消毒方法可分为灭菌、高效、中效、低效消毒法，因而具有不同消毒效果的化学消毒剂也可分为高效、中效和低效消毒剂。常用的消毒法包括：①物理消毒法，热力灭菌法：煮沸消毒、高压蒸汽灭菌、预真空型压力蒸汽灭菌、火烧消毒、巴氏消毒法；辐射消毒法：非电离辐射、电离辐射。医院最常用高压蒸汽灭菌法，同时常用辐射消毒法，如紫外线、微波、γ射线等。②化学消毒法（高效、中效、低效），常用消毒剂有：含氯消毒剂、过氧化物类消毒剂、醛类消毒剂、杂环类气体消毒剂、碘类消毒剂、醇类消毒剂及其他消毒剂。

2. 消毒效果的监测　评价消毒效果是否可靠的手段，主要方法包括物理测试法、化学指示剂测试法、生物指示剂测试法、自然菌采样测定法和无菌检查法，是消毒工作重要环节。

三、保护易感人群

保护易感人群的措施包括增强人群特异性免疫力和非特异性免疫力2个方面。非特异性保护易感人群的措施包括改善营养、锻炼身体、提高生活水平、养成良好卫生生活习惯、改善居住条件、协调人际关系、保持心情愉快等，可提高机体的非特异性免疫力。但关键还是通过预防接种提高人群的主动或被动特异性免疫力。接种蛋白疫苗后，可使机体产生特异性主动免疫力，注射特异性免疫球蛋白后可使机体获得特异性被动免疫。

（一）计划免疫

根据规定的免疫程序，对易感人群有计划地进行有关生物制品的预防接种，以提高人群的免疫水平。目前，我国已纳入儿童计划免疫的疫苗有卡介苗、脊髓灰质炎疫苗、百白破联合疫苗（百日咳、白喉、破伤风）、麻疹疫苗和乙肝疫苗5类，可预防相应的7种传染病，使儿童获得恒定的免疫，实现了基本消灭脊髓灰质炎、白喉、百日咳，把结核病、麻疹、破伤风、乙型肝炎的发病率控制在最低水平的目标。此外，某些重点人群，如免疫水平低、人口稠密、流动性大和发病率高的地区，以及由于职业关系受感染的人群，均可按需作为预防接种的重点。

1. 预防接种的实施

（1）准备工作：接种前须制订计划，确定接种对象、人数和时间，准备好必要的物资器械，做好宣传工作，以取得群众的密切配合。生物制品应仔细检查，注意有无破损、变质、过期及摇不散的凝块或异物等情况，并登记批号。

（2）接种对象：须根据各类生物制品所确定的接种对象进行接种。在接种前应对接种对象做详细体检，严格掌握禁忌证。凡发热和急性传染病，肝肾疾病、糖尿病、原发性高血压、妊娠期及月经期暂缓接种。

（3）接种方法：严格遵循说明书规定，掌握接种方法、剂量、次数和时间间隔，注意无菌操作。

2. 预防接种的反应和处理

（1）局部反应：接种后局部出现红、肿、热、痛。红肿直径在2.5 cm内称弱反应，2.5~5 cm为中反应，大于5 cm为强反应。强反应一般可伴有局部淋巴结肿痛。

（2）全身反应：出现发热、头痛、全身不适、食欲减退、恶心、呕吐等症状。局部反应和全身反应轻微者，适当休息后方可恢复，无须特殊处理；反应严重者，如体温高达39 ℃以上，应予以对症处理。

（3）异常反应：主要为晕厥或过敏性休克，一般少见。晕厥通常发生在空腹、疲劳或精神紧张，故在注射前须做好宣传解释，解除紧张情绪，必要时先进食。一旦患者出现心慌、虚弱感、胃部不适或恶心等表现，立即让患者平卧，保持安静，给予糖水或温开水，一般无须服药。如发生面色苍白、手足冰凉、出冷汗、恶心呕吐、血压下降等过敏性休克表现时，应迅速报告医师，同时可静脉注射高渗葡萄糖或1:1000肾上腺素0.5~1.0 mL（儿童0.01~0.03 mL/kg）。

（二）人工被动免疫

将制备好的含抗体的血清或抗毒素注入易感者体内，使机体迅速获得免疫力的方法，成为人工免疫。免疫持续时间为2~3周。常用于治疗或对接触者的紧急预防。常用制剂有抗毒血清、人血丙种球蛋白、胎盘球蛋白和特异性高价免疫球蛋白等。

（三）药物预防

对某些尚无特异性免疫方法或免疫效果尚不理想的传染病，在流行期间可给易感者口服预防药物，对于降低发病率和控制流行有一定作用。如口服磺胺药预防流行性脑脊髓膜炎，口服乙胺嘧啶预防疟疾等。

四、标准预防

标准预防是指认定患者血液、体液、分泌物、排泄物均具有传染性，必须进行隔离，不论是否有明显的血迹污染、或是否接触非完整的皮肤与黏膜，接触上述物质者，必须采取防护措施。

（一）标准预防的基本特点

1. 既要防止血源性疾病的传播，也要防止非血源性疾病的传播。

2. 强调双向防护，即既要防止疾病从患者传至医护人员，又要防止疾病从医护人员传至患者。

3. 根据不同疾病的传播途径，采取相应的隔离措施。

（二）标准预防的措施

1. 洗手　洗手是预防感染传播最经济、最有效的措施。严格执行"两前三后"洗手原则（接触患者前，无菌操作前，接触患者后，接触患者血液、体液后，接触患者环境后），按"七步洗手法"认真洗手或使用速干手消毒液。

2. 手套　当接触患者血液、体液、排泄物、分泌物及破损的皮肤黏膜时，应戴手套。戴手套不能代替洗手。

3. 面罩、护目镜和口罩　戴口罩及护目镜也可以减少患者的体液、血液、分泌物等液体的传染性物质飞溅到医护人员的眼睛、口腔及鼻黏膜。

4. 隔离衣　隔离衣是为了防止被污染性的血液、分泌物、渗出物等液体的传染性物质飞溅到医护人员眼睛、口腔及鼻腔黏膜。

5. 隔离室　对可能污染环境的患者应安置在专用病房，有助于卫生与环境的控制。负压隔离室能够最大限度地控制污染范围，尤其适用于严重的呼吸道传染病。空气在排出室外或流向其他领域之前，应经高效过滤处理，有患者在房间时，房门应保持关闭。

6. 其他的预防措施　包括可重复使用设备的清洁消毒；医院日常设施，环境的清洁标准和卫生处理程序落实；医护人员的职业健康安全，安全注射（使用过的针具及时处理；锐器盒无超过容器的3/4满；禁止双手回帽；任何锐器不能两人同时触摸，避免手术中经手传播锐器等）。

7. 职业暴露及处理流程

（1）职业暴露：医务人员从事诊疗、护理等工作过程中意外被感染性疾病患者的血液、体液污染了皮肤或者黏膜，或者被含有感染性疾病患者的血液、体液污染了的针头及其他锐器刺破皮肤，有可能被感染的情况。暴露病种主要是艾滋病、乙肝、梅毒等。

（2）职业暴露（锐器伤）处理操作流程。如图9-1-1、图9-1-2所示。

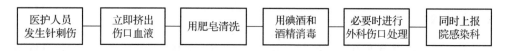

图 9-1-1　职业暴露处理操作流程

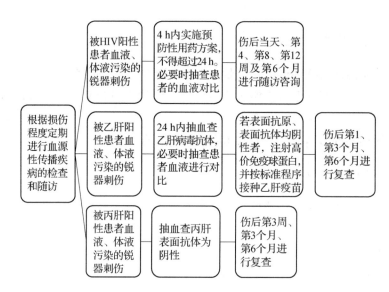

图 9-1-2　职业暴露（常见疾病）处理操作流程

任务五　护理评估

一、病史

结合传染病的基本特征和流行过程的基本特点对患病及治疗经过进行评估。

（一）患者发病的起始时间及发病特点

有无接触史；有无明显诱因；主要症状、体征和特点；症状加重或缓解因素；伴随症状、并发症等特点。

（二）检查及治疗经过

既往检查结果、治疗经过及效果、用药史（剂量、种类、用法）、药物过敏史及用药依从性。

（三）目前情况与一般情况

患者目前的主要症状体征，以及患病后的饮食、睡眠、大小便、体重等与平时有无变化。

二、心理－社会情况

（一）疾病知识

评估患者及家属对疾病知识掌握情况。如是否了解传染病的发生、发展、预后及传染性；是否了解疾病相关检查、治疗和预防方法；是否了解遵医嘱的重要性；确定患者和家属对疾病相关知识的需求和学习能力。

（二）心理状况

评估患者患病后的心理反应（焦虑、抑郁、沮丧、悲伤、恐惧、退缩、敌对、沉默、不合作等）；了解患者对住院治疗和隔离的心理认识（孤立无助、被约束、被抛弃感）；评估有无不良情绪导致的不良生理反应（食欲减退、睡眠障碍、过度换气、心动过速、头痛、呼吸困难、心悸、窒息等）；了解患者患病后，生活、学习的改变；评估患者日常消费观和家庭经济状况。

（三）社会支持系统

评估家庭成员及社会朋友对患者的关怀程度，了解其是否享有医疗保障和医疗服务等情况。

三、生活史

（一）个人史

询问一般情况（年龄、职业、居住地环境）；结合季节变化，询问有无类似患者、动物分泌物或疫水接触史；是否有家庭或集体生活人群发病；有无疫区旅居史；有无既往传染病史；预防接种等情况。

（二）生活方式

询问其生活、卫生、饮食习惯，如吸毒、性乱交等不良行为。

（三）饮食方式

平日饮食习惯、食欲、餐次、进食时间是否规律；有无食用生食的习惯；有无特殊食物喜好或禁忌。

四、身体评估

（一）一般检查

评估患者生命体征，观察发热程度和热型、呼吸形态、心率改变、神智变化；评估患者的营养情况，发病后体重有无变化；观察皮肤色泽、弹性，判断有无脱水；观察皮肤黏膜有无皮疹、黄疸，若有皮疹，询问出疹时间，注意皮疹的形态、分布和顺序，并查看是否伴有瘙痒和感染；查体全身淋巴结有无增大、压痛；注意观察是否存在特殊体征，如伤寒患者的特殊中毒面容、恙虫病患者的焦痂等。

（二）各系统检查

对患者进行全面细致的全身检查。不同疾病应有相应的侧重点。如对患有呼吸系统传染病或有呼吸系统并发症的患者，注意呼吸频率、深度、节律，呼吸音是否正常；对有感染性休克或败血症的患者，应重点观察心率、血压、四肢温度、尿量的变化等；对消化道感染的患者，重点应观察腹部是否有压痛、反跳痛，评估疼痛位置、性质、程度，同时触摸肝脾的大小，腹部的软硬度及是否有腹腔积液等；中枢神经系统的传染病应重点观察患者意识、瞳孔大小、对光反射、有无脑膜刺激征、病理征、有无四肢瘫痪等。

五、实验室及其他辅助检查

（一）血液常规检查

以白细胞计数和分类的用途最广。细菌性感染或化脓性感染时白细胞计数增多，如流行性脑脊髓膜炎、败血症、猩红热等；革兰阴性杆菌感染时白细胞升高不明显，可见于布鲁氏菌病、伤寒及副伤寒等；病毒性感染时白细胞减少或正常，常见于流行性感冒、登革热和病毒性肝炎等；原虫感染时白细胞也可减少，如疟疾、黑热病等；嗜酸性粒细胞增多可见于钩虫病、血吸虫病等蠕虫感染；嗜酸性粒细胞减少常见于伤寒、流行性脑脊髓膜炎等。中性粒细胞百分比增多，而白细胞总数不增高，提示感染严重。

（二）尿常规检查

尿中白细胞、红细胞、管型细胞等，均有助于钩端螺旋体病和肾综合征出血热的判断。

（三）粪便常规检查

粪便中见红细胞、白细胞、虫卵等，有助于细菌性痢疾、感染性腹泻、蠕虫感染等消化道传染病的诊断。

（四）血液生化检查

对诊断和评估病情有重要意义。如血清酶检测、血清蛋白检测、血 BUN 检测等有助于病毒性肝炎、肾综合征出血热等疾病的诊断。

六、病原学检查

（一）直接检查病原体

通过显微镜或肉眼检出病原体而明确诊断。如从血液或骨髓涂片中检出疟原虫、利什曼原虫、微丝蚴及回归热螺旋体等；大便涂片中检出各种寄生虫卵及阿米巴原虫等；从脑脊液离心沉淀的墨汁图片中检出新型隐球菌等。

(二) 分离培养病原体

细菌、螺旋体和真菌通常可用人工培养基分离培养。如伤寒杆菌、志贺杆菌、霍乱弧菌、钩端螺旋体和新型隐球菌等。标本的采集应尽量于病程的早期阶段进行，当用过抗病原体药物治疗以后，检测出阳性率会明显下降，同时，标本应正确保存和运送。必要时可连续多次送检。

(三) 检测特异性抗原抗体

病原体特异性抗原抗体检测可较快地提供病原体存在的证据。

(四) 检测特异性核酸

可用分子生物学检测方法，检测病原体的核酸。

七、其他检查

包括内镜检查（结肠镜、胃镜、支气管镜）、影像学检查（超声、X 线、DSA、CT 和 MRI）、活体组织检查等。

模块二　传染病患者常见症状体征

项目一　发　热

感染因素和非感染因素均可引起发热。感染性发热是传染病最常见、最突出的症状，大多数传染病都可引起发热，在急性传染病中有特别重要的临床意义。

任务一　基本概念

临床上可采用口腔舌下、腋下或直肠探测体温。其中，口腔和直肠需测量 3 min，腋下需测量 10 min。

一、发热程度

以口腔温度为标准，发热程度可划分为①低热：37.5 ~ 37.9 ℃；②中等热：38 ~ 38.9 ℃；③高热：39 ~ 40.9 ℃；④超高热：41.0 ℃以上。

二、发热过程

(一) 体温上升期

指患者在病程中体温上升的时期。若体温逐渐上升，患者可伴有畏寒，常见于伤寒、细菌性痢疾等；若体温骤然上升至 39 ℃ 以上，患者可有寒战，常见于肺炎球菌肺炎、疟疾和登革热等。

(二) 极期

当体温达到一定高度时，散热与产热在高于正常水平上保持相对平衡，体温维持在比正常高的水平上，如典型伤寒的极期。

(三) 体温下降期

升高的体温下降，直至恢复正常。一般表现为大量出汗和皮肤温度降低。一些传染病需经数天后才能降至正常水平，如伤寒、结核病等；一些传染病则可能数十分钟内降至正常水平，并伴有大量出汗，如疟疾、败血症等。

三、热型的分类

热型是传染病的重要特征之一，具有鉴别诊断意义。

(一) 稽留热

指体温在 39 ℃ 以上水平，持续数天或数周，24 h 波动范围不超过 1 ℃。常见于伤寒、斑疹性伤寒或大叶性肺炎等。

(二) 弛张热

指体温高于正常水平，24 h 内波动范围可超过 1 ℃，但最低点未达到正常水平。常见于败血症。

(三) 间歇热

指体温骤然升至 39 ℃ 以上，持续数小时后又迅速降至正常，经过一天或数天后体温又升高，高热期和无热期有规律地交替出现，反复发作。常见于疟疾、急性肾盂性肾炎、败血症等。

(四) 回归热

指高热出现数日后自行骤降至正常水平，但数天后又再次出现高热。常见于回归热、霍奇金病、布鲁菌病等。

（五）波状热

多次出现并持续数月之久的回归热现象，称为波状热。常见布鲁氏菌病。

（六）不规则热

指发热无一定规律，且持续时间不定。常见于流感、败血症、结核病、风湿热、流行性感冒、癌性发热等。

任务二　发热患者的护理

一、护理评估

（一）病史评估

询问其发病地区、季节、接触史等流行病学特点；观察发病时间、起病急缓、热型的特点、持续时间、伴随症状及退热情况；注意是否伴有皮疹、黄疸、腹泻、食欲减退、恶心、呕吐、头痛、肌肉酸痛、瞻望、抽搐等。不同的伴随症状有助于诊断和鉴别诊断。

（二）体格评估

评估患者的生命体征，进行全面且有侧重点的体格检查。注意检查患者面色是否潮红、苍白；皮肤颜色、弹性；有无焦痂、伤口、溃疡、皮疹；全身淋巴结及肝脾是否有增大、压痛等；大器官脏器（心、肺、肾、中枢神经系统）是否异常；有无抽搐或惊厥等。

（三）实验室及其他辅助检查

对感染性发热患者检查血常规、便常规、病原学检查和培养尤为重要。此外，结合病史及临床表现可行脑脊液检查、血清学检查，必要时行组织活检、病理检查和影像学检查等。

二、常用护理诊断/问题

体温过高，与病原体引起感染有关。

三、护理目标

患者体温下降或恢复正常。

四、护理措施

体温过高。

1. 病情观察　严密监测生命体征，必要时使用心电监测，观察体温变化并做好记录，注意发热的过程、热型、持续时间、伴随症状。根据体温波动情况确定测量体温的间隔时间；实施物理或化学降温后，及时评价降温效果。

2. 一般护理 ①高热患者应绝对卧床休息，减少耗氧量，必要时予以吸氧；②保持房间适宜温度、湿度，定时通风；③保证足够的营养和水分，维持水、电解质平衡；④做好患者基础护理。

3. 降温措施 以物理降温为主，包括：①运用冰袋、冰帽、冰毯冷敷大动脉、头部等，可有效降低头部温度，常用于中枢神经系统传染性疾病；对高热、四肢灼热的患者，采用32~35 ℃的温水擦浴；②高热、惊厥的患者可采取冬眠疗法或亚冬眠疗法；③嘱患者可多饮用温热水，促进血液循环，有助于散热。降温时应注意：①避免对同一部位长时间冷敷，以防冻伤；②对于寒战、感染性休克、周围循环减弱的患者，仅用冷敷或酒精擦浴；③对于出血倾向或发疹的患者，禁用热水和酒精擦浴；④应用冬眠疗法时，应及时补充血容量，用药过程中避免搬动患者，严密观察生命体征，注意血压和呼吸的变化。运用药物降温时，不可在短时间内将体温降至过低，以免大汗导致虚脱。

4. 口腔、皮肤护理 发热患者免疫力下降，易导致口腔、皮肤感染，应指导并协助患者在起床、睡前、用餐前后漱口；严重者应给予特殊口腔护理。高热汗多的患者，及时更换病员服、床单被套，保持床单为整洁及皮肤清洁干燥；病情严重的患者，应建立防范压疮记录表格，及时拟出防范压疮计划，并对其实施防止压疮的护理措施。

五、护理评价

患者体温是否恢复正常。

项目二 发 疹

许多传染病在发热的同时伴有发疹，称为发疹性传染病。发疹时出现的皮疹可分为外疹和内疹2大类。出疹的时间、部位、形态和先后次序对诊断和鉴别诊断有重要参考价值。例如：水痘、风疹多在病程发展的第1天出现皮疹；猩红热大多为第2天；麻疹通常为第3天；斑疹伤寒一般出现为第5天；伤寒常见于第6天等。皮疹的分布位置也各不相同，如水痘常分布在躯干；麻疹的皮疹先出现在耳后、面部、依次由上而下迅速向躯干、四肢蔓延，同时伴有黏膜斑（科氏斑，koplik spots）；猩红热在皮肤皱褶处皮疹密集，因压迫摩擦出血呈紫红色线状，称为"帕氏线"。

任务一 分 类

一、斑丘疹

斑疹呈红色，不凸出皮肤，可见于斑疹伤寒、猩红热等。丘疹呈粉红色，可见于伤寒、沙门菌感染等。斑丘疹是指斑疹和丘疹同时存在，可见于麻疹、登革热、风疹、伤寒、猩红热及柯萨奇病毒感染等传染病。

二、出血疹

亦称瘀点，常见于肾综合征出血热、登革热和流行性脑脊髓膜炎等传染病。出血疹可相互融合成瘀斑。

三、疱疹

多见于水痘、单纯疱疹和带状疱疹等病毒性传染，亦可见于立克次体痘及金黄色葡萄球菌败血症等。若疱疹液呈脓性则称为脓疱疹。

四、荨麻疹

可见于病毒性肝炎、蠕虫蚴移行症和丝虫病等。

任务二　发疹患者的护理

一、护理评估

（一）病史

仔细询问其发病地区、季节、接触史等流行病学特点；注意出疹时间、顺序、部位、形态、持续时间、进展情况、有无伴随发热、出血、乏力、食欲减退、恶心、呕吐等不适症状。出疹后患者的自觉症状变化情况，是否伴有并发症。

（二）身体评估

①评估患者的生命体征、神志及全身情况；②查看全身皮肤及黏膜有无红肿、瘙痒、焦痂及破损；并观察皮疹的形态、大小、有无融合或出现溃疡、合并感染等；③查看全身淋巴结有无增大、压痛，心肺、腹部查体有无异常。

（三）实验室及其他辅助检查

血、尿、粪便的常规检查；必要时进行病原学检查和影像学检查。

二、常用护理诊断/问题

皮肤完整性受损，与病原体和（或）其代谢产物引起皮肤、黏膜损伤，毛细血管炎症有关。

三、护理目标

患者皮疹消退，受损皮肤、黏膜恢复正常，不发生继发感染。

四、护理措施

皮肤完整性受损。

1. 皮肤护理　①保持皮肤清洁，床单位整洁，每日可用温凉无刺激清水清洁皮肤，禁止用肥皂水或酒精擦洗；②患者应选择穿棉制宽松的衣物；③应及时评估患者皮肤有无压疮的风险，并保持清洁、平整；避免抓伤皮肤，婴儿可包裹双手，尽量保持皮肤完整性；④若出现大面积瘀点或瘀斑，应局部使用海绵垫或气垫圈加以保护，并防大小便浸湿，避免发生溃疡和继发感染；⑤若出现破溃，可局部使用生理盐水清洗，覆盖无菌敷料。

2. 口腔护理　自理能力降低的患者，指导并协助患者每日三餐后用温水漱口或软毛刷刷牙；病情严重者，予以口腔护理。

3. 眼部护理　观察患者有无结膜炎充血、水肿，可用生理盐水清洗眼睛，滴 0.25% 氯霉素眼药水或抗生素眼膏以防继发感染。

4. 常规护理

（1）病情观察：密切观察患者生命体征，必要时使用心电监护；观察呼吸、血压，必要时遵医嘱予以补液、吸氧。严密观察皮疹变化情况，观察有无脱屑、脱皮、结痂、水泡、色素沉着等变化。

（2）一般护理：应卧床休息，保持环境整洁，每日通风，避免强光刺激及对流风直吹。根据不同传染病的特性及相对并发症，指导其饮食和休息。

五、护理评价

患者的皮疹是否完全消退，受损组织是否恢复正常，是否发生继发感染。

项目三　毒血症状

病原体的各种代谢产物，包括细菌毒素，可引发除发热以外的多种症状，如疲乏、全身不适，厌食，头痛，肌肉、关节和骨骼疼痛等。严重者可有意识障碍、谵妄、脑膜刺激征、中毒性脑病、呼吸衰竭及休克等表现，有时还可引起肝、肾损害，表现为肝、肾功能的改变。

模块三　病毒性疾病

项目一　病毒性肝炎

【临床典型病例】

男，36 岁，半月前，患者自觉全身皮肤瘙痒，数日后，发现皮肤发黄，伴尿色深，有轻微乏力、食欲缺乏及发热等表现，最高温度 37 ℃。既往有乙肝 10 余年病史，最近未服用抗病毒药物，自行在诊所服用茵栀黄、护肝宁等保肝药物 1 月余，黄疸未见消退，并有加重趋势，遂来院就诊。门诊检查：ALT 945 IU/L，AST 805 IU/L，ALP 355 IU/L，GGT 585 IU/L，Tbil 236 μmol/L，Dbil 190 μmol/L，HBsAg（+）、HBsAb（-）、HBeAg（+）、HBeAb（-）、HBcAg（-）；HBV DNA 1.39×10^{6}cp/L；Glu 7.80 mmol/L，B 超提示肝内胆管未见扩张，发病以来体重下降 3 kg。入院后查体：T 36.8 ℃，P 70 次/分，BP 110/79 mmHg；发育良好，营养中等，全身皮肤黄染，无出血点及皮疹，浅表淋巴结不大，巩膜黄染，颈软，无抵抗，心界大小正常，律齐，未闻及杂音，腹平软，全腹未及压痛及肌紧张，右上腹轻微叩痛。辅助检查：Hb 102 g/L，WBC10.5×10^9/L，中性粒细胞73%，淋巴细胞24%，单核细胞3%，尿胆红素（+），尿胆原（+），便 Rt（－）。

1. 患者可能的医疗诊断是什么？
2. 为明确诊断，还需要做什么检查？
3. 患者有哪些护理问题？相应的护理措施有哪些？
4. 针对患者及其家属的健康教育内容有哪些？
5. 本病消毒隔离的措施有哪些？

病毒性肝炎简称肝炎，是由多种肝炎病毒引起的，以肝脏损害为主的一组全身性传染病，是我国法定乙类传染病。在我国各类传染病中发病率最高，流行最广，危害极大。目前该传染病按病原学明确分类的有甲型、乙型、丙型、丁型及戊型五型肝炎病毒。各型病毒性肝炎临床表现基本相似，主要以疲乏、厌油、食欲减退、肝大、肝功能异常为主要表现，部分病例伴有黄疸。其中，甲型及戊型主要表现为急性肝炎，经粪－口途径传播；乙型、丙型及丁型肝炎主要表现为慢性感染，少数病例可发展为肝硬化或肝细胞癌，主要经血液、体液等胃肠外途径传播。

我国是病毒性肝炎的高发区，全世界约有3.5亿HBsAg携带者，其中我国约有1.2亿人，由于目前对病毒性肝炎的治疗尚缺乏特效治疗方法，近25%的患者最终死于重症慢性肝炎、肝硬化及肝癌。甲型和乙型肝炎可以通过注射疫苗预防。

任务一　病原学

一、甲型肝炎病毒（hepatitis A virus，HAV）

1973年，由 Feinstone 等应用免疫电镜方法在急性肝炎患者的粪便中发现的，属于微小RNA病毒科的嗜肝病毒属，直径为27~32 nm，外观呈球形，无包膜，电镜下可见充实或中空两种球形颗粒，前者是完整的 HAV，含 RNA 基因，具有感染性，后者为病毒的缺陷型，不含 RNA 颗粒，具有抗原性，但无传染性。HAV 感染后早期产生 IgM 型抗体，是近期感染的标志，一般持续8~12周，少数可延续6个月，IgG 型抗体则是过去感染的标志，可长期存在。

HAV 对外界抵抗力较强，耐酸碱，室温下可生存1周，干粪便中23℃能存活30 d，在贝壳类动物、污水、海水、淡水、泥土中能存活数月。能耐受60℃ 30 min，80℃ 5 min 或100℃ 1 min 能完全将其灭活，在－70~－20℃数年后仍有感染力，在甘油内－80℃可长期保存。对有机溶剂较为耐受，在4℃ 20%乙醚中放置24 h 仍稳定。对紫外线、氯、甲醛等敏感。

二、乙型肝炎病毒（hepatitis B virus，HBV）

HBV 属于嗜肝 DNA 病毒科。在电镜下可见3种病毒颗粒：①Dane 颗粒，又称大球形颗粒，是完整的 HBV 颗粒，直径 42 nm，由胞膜和核心两部分，包膜内含乙型肝炎表面抗原（HBsAg）、糖蛋白与细胞脂肪。核心部分含环状双股 DNA、DNA 聚合酶（DNAP）和核心抗原（HBcAg），是病毒复制的主体。②小球形颗粒。③管状颗粒。后两者不是完整的病毒颗粒，是 HBV 的一个部分，仅含包膜蛋白。HBV 的抵抗力很强，对热、低温、干燥、紫外线及一般浓度的消毒剂均能耐受。在 37 ℃中可存活 7 d，30～32 ℃血清中可保存 6 个月，−20 ℃可保存 15 年，65 ℃ 10 h、100 ℃ 10 min 或高压蒸汽消毒可被灭活，对 0.2% 苯扎溴铵及 0.5% 过氧乙酸敏感。HBV 基因组易突变，影响血清学指标的检测，并与肝炎慢性化、重型肝炎、原发性肝细胞癌的发生密切相关。

HBV 的抗原抗体系统

1. HBsAg 与抗 – HBs　成年人感染 HVB 后最早 1～2 周，最迟 11～12 周血中首先出现 HBsAg。急性自限性 HBV 感染时血中 HBsAg 持续 1～6 周，最长可达 20 周。无症状携带者和慢性患者 HBsAg 可持续存在多年，甚至终身。HBsAg 本身只有抗原性，无传染性。抗 – HBs 是一种保护性抗体，在急性感染后期，HBsAg 转阴后一段时间开始出现，在 6～12 个月逐步上升至高峰，可持续多年，但滴度会逐步下降；约半数病例抗 – HBs 在 HBsAg 转阴后数月才可检出；少部分病例 HBsAg 转阴后始终不产生抗 – HBs。抗 – HBs 阳性表示对 HBV 有免疫力，见于乙型肝炎恢复期、过去感染及乙肝疫苗接种后。

2. PreS1 与抗 – PreS1　PreS1 在感染早期紧接着 HBsAg 出现于血液中，在急性期很快转阴提示病毒清除和病情好转。PreS1 阳性是 HBV 存在和复制的标志，如果 PreS1 持续阳性，提示感染慢性化。抗 – PreS1 被认为是一种保护性抗体，在感染早期即可出现。PreS1 与抗 – PreS1 还未作为一项常规诊断指标应用于临床。

3. PreS2 与抗 – PreS2　PreS2 可作为判断 HBV 复制的一项指标。抗 – PreS2 在急性肝炎恢复早起出现，并发挥其保护性抗体作用，抗 – PreS2 亦可作为乙肝疫苗免疫效果的观察指标。PreS2 与抗 – PreS2 还未作为一项常规诊断指标应用于临床。

4. HBcAg 与抗 – HBc　血液中的 HBcAg 主要存在与 Dane 颗粒的核心，游离的 HBcAg 极少，故较少应用于临床常规检测。肝组织中 HBcAg 主要存在于受感染的肝细胞核内。HBcAg 有很强的免疫原性，HBV 感染者几乎均可检出抗 – HBc。如检测到 HBcAg，表明 HBV 有复制。抗 HBc-IgM 是 HBV 感染后较早出现的抗体，绝大多数出现在发病第一周，多数在 6 个月内消失，抗 HBc-IgM 阳性提示急性期或慢性期肝炎急性发作。抗 HBc-IgM 出现较迟，但可保持多年甚至终身。

5. HBeAg 与抗 – HBe　HBeAg 是一种可溶性蛋白，一般仅见于 HBsAg 阳性血清。急性 HBV 感染时 HBeAg 的出现时间略晚于 HBsAg，在病变极期后消失，如果 HBeAg 持续存在预示趋向慢性。HBeAg 是在 HBV 复制过程中产生的一种可溶性蛋白抗原，因此 HBeAg 阳性提示 HBV 复制活跃，传染性强。在慢性 HBV 感染时 HBeAg 是重要的免疫耐受因子，大部分情况下其存在表示患者处于高感染低应答。HBeAg 消失而抗 – HBe 产生称为血清转换。每年约有 10% 的病例发生自发血清转换。转换过程通常意味着机体由免疫耐受转为免疫激活，此时常有病变活动的激化。抗 – HBe 阳转后，病毒复制多处于静止状态，传染性降低。部分患者仍有病毒复制，肝炎活动，称为 HBeAg 阴性慢性肝炎。

三、丙型肝炎病毒（Hepatitis C virus，HCV）

HCV 属于黄病毒科丙型肝炎病毒属，为球形病毒颗粒，直径 50 nm，外有脂质的外壳、囊膜和棘突结构，内由核心蛋白及核酸组成核衣壳。HCV 基因组为线状单股正链 RNA。HCV 是一种多变异的病毒，也是 5 种肝炎病毒中最易发生变异的一种。在同一患者血中的 HCV 相隔数月即可出现变异。HCV 对有机溶剂敏感，10%～20% 三氯甲烷、1∶1000 甲醛 6 h 及 60 ℃10 h 可杀灭 HCV。煮沸、紫外线等亦可使 HCV 灭活。

四、丁型肝炎病毒（Hepatitis D virus，HDV）

HDV 为直径 35～37 nm 的球形颗粒，在血液中由 HBsAg 包被，是一种缺损 RNA 病毒，必须有 HBV 或其他嗜肝 DNA 病毒辅助才能复制、表达。

五、戊型肝炎病毒（Hepatitis E virus，HEV）

HEV 属萼状病毒科，在电镜下为球形颗粒，直径 27～34 nm，无包膜。基因组为单股正链 RNA。HEV 主要在肝细胞内复制，通过胆道排出。HEV 对高热、氯仿、氯化铯敏感。

随着对肝炎研究的进展，除上述已确定的病原，近年还发现了新的肝炎病毒，如庚型肝炎病毒、输血传播病毒等。

任务二　流行病学

一、甲型肝炎

（一）传染源

主要是急性期患者和隐性感染者，后者是最重要的传染源，量较前者多。甲型肝炎无病毒携带状态。无黄疸型病例占 50%～90%，儿童多见。粪便排毒期为起病前 2 周至血清丙氨酸氨基转移酶（ALT）高峰期后 1 周，少数达病后 30 d。血清抗 - HAV 出现时，粪便排毒基本停止。

（二）传播途径

主要由粪 - 口途径传播。污染水源、食物、玩具等引起流行。水源或食物污染可致暴发流行，如 1988 年上海暴发甲型肝炎流行，是新中国成立以来最大的一次甲肝流行，4 个月内发生 31 万例，由食用受粪便污染的未煮熟毛蚶引起，日常生活接触多为散发性感染。

（三）易感人群

抗 - HAV 阴性者普遍易感。在我国以隐性感染为主，成年 HAV-IgG 的检出率为 80%，感染后可产生持久免疫。甲型肝炎的流行率与居住条件、卫生习惯及教育程度有密切关系，农村高于城市，发展中国家高于发达国家。随着社会发展和卫生条件改善，感染年龄有后移的趋势。

二、乙型肝炎

（一）传染源

为急性、慢性乙型肝炎患者和病毒携带者，后两者作为传染源意义更大。

（二）传播途径

1. 血液、体液传播　主要的传播方式，HBV 血液中含量很高，微量的污染血液进入人体即可造成感染，如不卫生注射（如静脉药物依赖者共用注射器），针刺、输注含肝炎病毒的血液和血制品，共用牙刷、剃刀等。

2. 母婴传播　围生期传播或分娩过程传播是母婴传播的主要方式。婴儿因破损的皮肤或黏膜接触母血、羊水或阴道分泌物而感染。宫内感染主要经胎盘获得，主要经胎盘、产道分娩、哺乳和喂养等方式传播。在我国，母婴传播特别重要，人群中 HBV 携带者 40% ~ 50% 是由此而引起的。

（三）易感人群

抗 - HBs 阴性者均为易感人群。新生儿一般不具有来自母体的先天性抗 - HBs，因而普遍易感。婴儿时期是获得 HBV 感染的最危险时期，随着年龄增加，感染概率减少。高危人群包括 HBsAg 阳性母亲的新生儿、HBsAg 阳性者的家属、反复输血及血制品者、血液透析患者、多个性伴侣者、静脉药瘾者、接触血液的医务工作者等。感染后或接种疫苗后出现抗 - HBs 者可获得免疫力。

（四）流行特征

1. 地区差异，按流行的严重程度分为低、中、高 3 种流行地区。低度流行区 HBsAg 携带率为 0.2% ~ 0.5%，以北美、西欧、澳大利亚为代表；中度流行区 HBsAg 携带率为 0.2% ~ 0.7%，以东欧、地中海、日本、俄罗斯为代表；高度流行区 HBsAg 携带率为 8% ~ 20%，以热带、非洲、东南亚和中国为代表。我国是乙型肝炎的高发区，一般人群无症状 HBsAg 携带者占 10% ~ 15%。

2. 性别差异，男性高于女性，比例为 1.4:1。

3. 无明显季节性。

4. 以散发性发病为主，具有家庭聚集倾向，婴幼儿感染多见。

三、丙型肝炎

（一）传染源

急慢性患者和病毒携带者。病毒携带者传染源意义最大。

（二）传播途径

类似乙型肝炎，由于体液中 HCV 含量较少，外界抵抗力较弱，其传播较乙型肝炎局限。包括输注血制品；使用污染医疗用具；生活密切接触者；性接触、母婴传播等。

（三）易感人群

普遍易感患者。

四、丁型肝炎

传染源和传播途径与乙型肝炎相似。与 HBV 以重叠感染或同时感染形式存在，以前者为主。丁型肝炎以南美洲、中东等高发区，我国西南地区感染率较高，约为 3%。人类对 HDV 普遍易感。抗－HDV 不是保护性抗体。

五、戊型肝炎

传染源和传播途径与甲型肝炎相似。隐性感染较多，显性感染主要发生于成年人；暴发流行均由粪便污染水源所致。原有慢性 HBV 感染者或者晚期孕妇感染 HEV 后病死率高。主要流行于亚洲和非洲，冬春季节是发病高峰期，抗－HEV 不是保护性抗体。

任务三　发病机制与病理改变

各型病毒性肝炎的发病机制目前尚未完全明了。

一、甲型肝炎

HAV 经口侵入体内后引起短暂的病毒血症，约 1 周后侵入肝脏，在肝细胞内复制，两周后由胆汁排出体外。病毒的大量增殖并不直接引起细胞病变，肝细胞损伤机制可能是通过免疫介导引起，激活特异性 T 淋巴细胞，通过直接作用和分泌细胞因子（如 γ 干扰素）使肝细胞变性、坏死。在感染后期体液免疫亦参与其中。

二、乙型肝炎

临床上 HBV 感染包括从症状不明显的肝炎到急性有症状的肝炎，甚至急性重型肝炎，从非活动性 HBsAg 携带状态到慢性肝炎，肝硬化等各种状况，15%~40% 的慢性 HBV 感染者会发展为肝硬化和晚期肝病。慢性 HBV 感染的自然病程一般可分为 3 个阶段。

第一阶段为免疫耐受阶段，其特点是 HBV 复制活跃，血清 HBsAg 和 HBeAg 阳性，HBV DNA 滴度较高，血清 ALT 水平正常或轻度升高，肝组织学无明显异常。患者无明显临床症状，可持续存在数十年。

第二阶段为免疫清除阶段，患者进入免疫活跃阶段，表现为 HBV DNA 滴度下降，ALT 升高和肝组织学有坏死炎症等表现，这一阶段可以持续数月到数年。

第三阶段为非活动或低（非）复制阶段，这一阶段表现为 HBeAg 阴性，抗 HBe 阳性，

HBV DNA 检测不到（PCR 法）或低于检测下限，ALT/AST 水平正常，肝细胞坏死炎症缓解，这一阶段也称为非活动性 HBsAg 携带状态。该阶段可持续终身，但也有部分患者可能随后出现自发的免疫抑制等导致 HBV DNA 复制，出现伴或不伴 HBeAg 血清转换的 HBV DNA 滴度升高或 ATL 升高，具体原因不详。

虽然国内外对乙型肝炎的发病机制进行了很多研究，但仍有许多问题有待阐明。HBV 通过注射或破损皮肤、黏膜进入机体后，迅速通过血液到达肝脏和其他器官，包括胰腺、胆管、肾小球基底膜、血管等肝外组织，引起肝脏及肝外相应组织的病理改变和免疫功能改变，多数以肝脏病变最为突出。目前认为，HBV 并不直接引起明显的肝细胞损伤，肝细胞损伤主要由病毒诱发的免疫反应引起，即机体的免疫反应在清除 HBV 的过程中造成肝细胞的损伤，甚至诱导病毒变异。机体免疫反应不同，导致临床表现各异。当机体处于免疫耐受状态，不发生免疫应答，多成为无症状携带者；当机体免疫功能正常时，多表现为急性肝炎，成年人感染 HBV 者常属于这种情况，大部分患者可彻底清除病毒；当机体免疫功能低下、不完全免疫耐受、自身免疫反应产生、HBV 基因突变逃避免疫清除等情况下，可导致慢性肝炎；当机体处于超敏反应，大量抗原－抗体复合物产生并激活补体系统，以及在肿瘤坏死因子、IL-1、IL-6、内毒素等参与下，导致大片肝细胞坏死，发生重型肝炎。乙型肝炎的肝损伤主要由免疫复合物引起。这些免疫复合物多是抗原过剩的免疫复合物。

三、丙型肝炎

HCV 引起肝细胞损伤的机制与 HCV 的直接致病作用及免疫损伤有关。HCV 的直接致病作用可能是急性丙型肝炎中肝细胞损伤的主要原因，而慢性丙型肝炎则以免疫损伤为主要原因。

丙型肝炎慢性化的可能机制：①HCV 高度变异，从而逃避机体免疫；②HCV 在血中的滴度很低，容易产生免疫耐受，造成病毒持续感染；③HCV 具有泛嗜性，不易清除，④免疫细胞可被 HCV 感染，导致免疫紊乱。

四、丁型肝炎

HDV 的外壳是 HBsAg 成分，其发病机制类似乙型肝炎，但一般认为 HDV 对肝细胞有直接致病性。

五、戊型肝炎

细胞免疫是引起肝细胞损伤的主要原因，同时病毒进入血液也可导致病毒血症。

除甲型和戊型肝炎无慢性肝炎的病理改变，各型肝炎的病理改变基本相同。其基本病变为肝细胞肿胀、气球样变性或嗜酸性变性，可有点灶状或融合性坏死或凋亡小体，炎症细胞浸润及库普弗细胞增生肥大。慢性病例可见肝纤维增生形成纤维间隔，导致肝小叶结构紊乱或破坏。重型肝炎可见肝细胞大量坏死。

任务四　病理生理

一、黄疸

以肝细胞性黄疸为主，其原因有：①肝细胞坏死，小胆管破裂导致胆汁反流入血窦；②小胆管受压导致胆汁淤积；③肝细胞膜的通透性增加；④肝细胞对胆红素的摄取、结合、排泄等功能障碍。

二、肝性脑病

多见于重型肝炎和晚期肝硬化。由于肝细胞坏死，对胆红素摄入、结合、排泄功能障碍，常导致肝细胞性黄疸、肝功能下降，使血氨及其他毒性物质积蓄引起肝性脑病。

三、出血

肝功能严重受损时，引起出血的主要原因如下。①肝脏合成凝血因子减少：某些凝血因子如Ⅰ、Ⅱ、Ⅴ、Ⅶ、Ⅸ、Ⅹ因子在肝内合成，肝衰竭时，导致上述凝血因子缺乏；②重型肝炎出现应激性溃疡；③肝硬化伴脾功能亢进导致血小板减少；④DIC导致凝血因子减少和血小板消耗。

四、腹腔积液

主要见于重型肝炎和失代偿期肝硬化。早期主要与钠潴留有关，后期与门静脉高压、低蛋白血症及淋巴回流障碍有关。

五、肝肾综合征－急性肾功能不全

主要见于重型肝炎和晚期肝硬化，由于肝脏解毒功能下降、并发感染导致内毒素血症、肾血管收缩、肾缺血等导致肾小球滤过率下降，多为功能性，但亦可发展为急性肾小管坏死。

六、肝肺综合征

重型肝炎和肝硬化患者可出现肺水肿、间质性肺炎、盘状肺不张、胸腔积液和低氧血症等改变，统称为肝肺综合征，表现为低氧血症和高动力性循环，临床上可出现胸闷、气促、呼吸困难、胸痛、发绀、头昏等症状，严重可发生晕厥与昏迷。

任务五　临床表现

不同类型肝炎的潜伏期不同，甲型肝炎2~6周，平均4周；乙型肝炎1~6个月，平均3个月；丙型肝炎2周~6个月，平均40 d；丁型肝炎24~20周；戊型肝炎2~9周，平均6周。

甲型和戊型肝炎主要表现为急性肝炎。乙、丙、丁型肝炎除了表现为急性肝炎，慢性肝炎更常见。5 种肝炎病毒之间可出现重叠感染或协同感染，而导致病情加重。

一、急性肝炎

急性肝炎分为两型：急性黄疸型肝炎和急性无黄疸型肝炎。

（一）急性黄疸型肝炎

典型的临床表现有阶段性，分三期。

1. 黄疸前期　表现如下。①病毒血症：畏寒、发热、疲乏及全身不适、食欲减退等；肝功能改变主要为 ALT 升高。平均 5～7 d。甲型及戊型肝炎起病较急，约 80% 的患者有发热、伴畏寒，发热常在 38 ℃以上。乙、丙、丁型肝炎起病相对较缓慢，多无发热或发热不明显。②消化系统症状：食欲减退、厌油、恶心、呕吐、腹胀、腹痛和腹泻等。③其他症状：部分乙型肝炎病例可出现荨麻疹、斑丘疹、血管神经性水肿和关节痛等。本病期末出现尿黄。

2. 黄疸期　患者自觉症状好转，发热消退，尿黄加深浓茶样，巩膜和皮肤黄染，而黄疸前期的症状好转。黄疸可逐渐加深，1～3 周黄疸达到高峰。部分患者可有一过性粪便颜色变浅、皮肤瘙痒、心动过缓等肝内阻塞性黄疸的表现。肝功能检查 ALT 和胆红素升高，尿胆红素阳性，本期持续 2～6 周。体检常见肝大，质地软，有轻度压痛及叩击痛。部分患者有轻度脾大。

3. 恢复期　上述症状消失，黄疸逐渐消退，肝脾回缩，肝功能逐渐恢复正常。本期平均持续 4 周。

（二）急性无黄疸型肝炎

较黄疸型肝炎多见。主要表现为消化道症状，多较黄疸型肝炎轻。因不易被发现而成为重要的传染源。病程多在 3 个月以内。

二、慢性肝炎

病程超过半年者，称为慢性肝炎。见于乙、丙、丁型肝炎。通常无发热，症状类似急性肝炎，如疲乏、全身不适、食欲减退、厌油、腹胀等。体检见慢性肝病体征：面色灰暗、蜘蛛痣、肝掌或肝脾大。实验室检查血清丙氨酸氨基转移酶（ALT）反复或持续升高，清蛋白（A）降低，球蛋白（G）增高，A/G 比值异常；血清胆红素升高。根据病情轻重可分为轻、中、重度。乙型肝炎又可根据 HBeAg 阳性与否，分为 HBeAg 阳性及 HBeAg 阴性慢性乙型肝炎。

三、重型肝炎（肝衰竭）

重型肝炎是最为严重的临床类型，占全部病例 0.2%～0.5%，病死率可高达 80%～90%。随着治疗水平不断提高，病死率有所下降。各型肝炎均可引起重型肝炎。

（一）临床表现

重型肝炎的主要临床表现为肝衰竭，表现如下。①黄疸迅速加深，血清胆红素高于

171 μmol/L 或每日上升 17.1 μmol/L；②肝脏进行性缩小，出现肝臭；③出血倾向，凝血酶原活动度（PTA）低于 40%；④迅速出现腹腔积液、中毒性鼓肠；⑤精神神经系统症状（肝性脑病）：早期可出现极度乏力，严重消化道症状，计算能力下降，定向障碍，精神行为异常，烦躁不安，嗜睡，扑翼样震颤等，晚期可发生昏迷，深反射消失；⑥肝肾综合征：出现少尿甚至无尿，电解质酸碱平衡紊乱，血尿素氮升高等。

（二）重型肝炎分型

可分为 3 种类型。

1. 急性重型肝炎（暴发型肝炎）　起病较急，早期即出现上述重型肝炎的临床表现。尤其是病后 2 周内出现 Ⅱ 度以上肝性脑病、肝脏明显缩小、肝臭等。本型死亡率高，病程不超过 3 周。

2. 亚急性重型肝炎　起病急，发病 15 天～26 周内出现肝衰竭症状。易并发肝性脑病、腹腔积液及难治性并发症（脑水肿、消化道大出血、严重感染、电解质紊乱及酸碱平衡失调等），一旦出现肝肾综合征，预后极差。本型病程较长，常超过 3 周至数月。容易转化为慢性肝炎或肝硬化。

3. 慢加急性肝衰竭　在慢性肝炎基础上出现的急性肝功能失代偿。

4. 慢性肝衰竭　在肝硬化基础上，肝功能进行性减退导致的以腹腔积液或门静脉高压、凝血功能障碍和肝性脑病等为主要表现得慢性肝功能失代偿。

（三）重型肝炎分期

根据临床表现的严重程度，亚急性肝衰竭和慢加急性肝衰竭可分为早期、中期和晚期。

1. 早期　①极度乏力，并有明显厌食、呕吐和腹胀等严重消化道症状；②黄疸进行性加深（血清 TBil ≥ 171 μmol/L 或每日上升 17.1 μmol/L）；③有出血倾向，PTA ≤ 40%；④未出现肝性脑病或明显腹腔积液。

2. 中期　肝衰竭早期表现基础上，病情进一步发展，出现以下两条之一者：①出现 Ⅱ 度以上肝性脑病和（或）明显腹腔积液；②出血倾向明显（出血点或瘀斑），且 20% < PTA ≤ 30%。

3. 晚期　在肝衰竭中期表现基础上，病情进一步加重，出现以下三条之一者：①有难治性并发症，如肝肾综合征、上消化道出血、严重感染和难以纠正的电解质紊乱等；②出现 Ⅲ 度以上肝性脑病；③有严重出血倾向（注射部位瘀斑等），PTA ≤ 20%。

重型肝炎发生的诱因：①病后未适当休息；②并发各种感染，常见胆系感染、原发性腹膜炎等；③长期大量嗜酒或在病后嗜酒；④服用对肝脏有损害的药物，如异烟肼、利福平等；⑤合并妊娠。

四、淤胆型肝炎

以肝内胆汁淤积为主要表现的一种特殊临床类型，又称毛细胆管炎型肝炎。其病程较长，可达 2～4 个月或更长时间。临床表现类似急性黄疸型肝炎，但自觉症状较轻，而黄疸较深且具有以下特点。①"三分离"特征：黄疸深，但消化道症状轻，ALT升高不明显，PTA下降不明显。②"梗阻性"特征：在黄疸加深的同时，伴全身皮肤瘙痒，粪便颜色变浅或灰白色；血清碱性磷酸酶（ALP）、谷氨酰转肽酶（γ-GT）和胆固醇显著升高，尿胆红素增加，尿胆原明显减少或消失。本型应注意与肝外阻塞性黄疸相鉴别。

五、肝炎肝硬化

根据肝脏炎症情况分为2种类型。①活动性肝炎肝硬化：有慢性肝炎活动的表现如PTA升高、乏力、消化道症状等，同时具有门静脉高压的表现如腹腔积液、腹壁、食管静脉曲张、脾大、肝缩小变硬等；②静止性肝炎肝硬化：无肝炎活动表现，症状轻无特异性。

任务六 实验室及其他辅助检查

一、血常规

急性肝炎初期白细胞总数正常或略高，黄疸期白细胞总数正常或稍低，淋巴细胞相对增多，偶尔见异型淋巴细胞。重型肝炎时白细胞可升高，红细胞及血红蛋白可下降，肝硬化伴脾功能亢进者可有血小板、红细胞、白细胞减少的"三系减少现象"。

二、尿常规

尿胆红素和尿胆原的检测有助于黄疸的鉴别诊断。肝细胞性黄疸时两者均阳性，溶血性黄疸以尿胆原为主，梗阻性黄疸以尿胆红素为主。深度黄疸或发热患者，尿中除胆红素阳性外，还可出现少量蛋白质、红、白细胞或管型。

三、肝功能检查

（一）血清酶测定

以血清丙氨酸转移酶（ALT，又称谷丙转氨酶GPT）为最常用，是判断肝细胞损害的重要指标。各型急性肝炎在黄疸出现前3周，ALT即开始升高，直至黄疸消退后2~4周才恢复正常；慢性肝炎可持续或反复升高，有时成为肝损害的唯一表现；重型肝炎患者若黄疸迅速加深而ALT反而下降（称为胆－酶分离），则表明肝细胞大量坏死。天门冬氨酸转氨酶（AST，又称谷草转氨酶GOT）的意义与ALT相同，但特异性较ALT为低。

（二）血清蛋白

白蛋白只在肝脏合成，球蛋白则由浆细胞和单核－吞噬细胞系统合成。当肝功能损害并持续时间较长，因肝脏合成功能不足，可致白蛋白合成减少；而肝解毒功能下降使较多抗原性物质进入血流，刺激免疫系统，产生大量的免疫球蛋白。因此，慢性肝病可出现白蛋白下降、球蛋白升高和A/G比值下降，反映肝功能的显著下降。

（三）胆红素

急性或慢性黄疸型肝炎时血清胆红素升高，活动性肝硬化时亦可升高且消退缓慢，重型肝炎时 TBil 常超过 171 μmol/L。胆红素含量是反映肝细胞损伤严重程度的重要指标。直接胆红素在 TBil 中的比例尚可反映淤胆的程度。

（四）凝血酶原活动度（PTA）

PTA 高低与肝损伤程度成反比，PTA < 40% 是诊断重型肝炎的重要依据，亦是判断重型肝炎预后的最敏感的实验室指标。

（五）血氨

肝衰竭时清除氨能力的减退或丧失，导致血氨升高，常见于重型肝炎，肝性脑病患者。

（六）血糖

超过 40% 的重型肝炎者有血糖降低。临床上应注意低血糖昏迷与肝性脑病的鉴别。

（七）血浆胆固醇

60%~80% 的血浆胆固醇来自肝脏。肝细胞严重损伤时，胆固醇在肝内合成减少，故血浆胆固醇明显下降，胆固醇越低，预后越险恶。梗阻性黄疸时胆固醇升高。

四、甲胎蛋白

肝炎活动和肝细胞修复是 AFP 有不同程度的升高，应动态观察。急性重症肝炎 AFP 升高时，提示有肝细胞再生，对判断预后有帮助。

五、肝纤维化指标

对肝纤维化的诊断有一定参考意义，但缺乏特异性。

六、病原学检查

1. 甲型肝炎
（1）血清抗 HAV-IgM：HAV 近期感染的指标，是确诊甲型肝炎最主要的标志物。
（2）血清抗 HAV-IgG：保护性抗体，见于甲型肝炎疫苗接种后或既往感染 HAV 的患者。
（3）HAV RNA：PCR 检测血或粪中 HAV RNA 阳性率低，临床少用。
2. 乙型肝炎
（1）表面抗原（HBsAg）与表面抗体（抗–HBs）：HBsAg 阳性见于 HBV 感染者。HBV 感染后 3 周血中首先出现 HBsAg，急性 HBV 感染可以表现为自限性，但慢性 HBV 感染者 HBsAg 阳性可持续多年。除血液外，HBsAg 还存在于唾液、尿液、精液等各种体液和分泌物中。目前有研究表明，HBsAg 阴性并不能完全排除 HBV 的现症感染，因为可能有 S 基因突变株存在。抗 – HBs 阳性主要见于预防接种乙型肝炎疫苗后或过去感染 HBV 并产生免疫力的恢复者。

（2）e 抗原（HBeAg）与 e 抗体（抗 – HBe）：HBeAg 一般只出现在 HBsAg 阳性的血清中。HBeAg 是在 HBV 复制过程中产生的一种可溶性蛋白抗原，因此 HBeAg 阳性提示 HBV 复制活跃，传染性较强。抗 – HBe 在 HBeAg 消失后出现。抗 – HBe 阳性临床上有两种可能性：一是 HBV 复制的减少或停止，此时患者的病情趋于稳定，ALT 多正常且传染性较弱；二是 HBV 前 C 区基因发生变异，此时 HBV 仍然复制活跃，有较强的传染性，甚至病情加重。

（3）核心抗原（HBcAg）与其抗体（抗 – HBc）：HBcAg 主要存在于受感染的肝细胞核内，也存在于血液中 Dane 颗粒的核心部分。如检测到 HBcAg，表明 HBV 有复制，因检测难度较大，故较少用于临床常规检测。抗 – HBc 出现于 HBsAg 出现后的 3～5 周。当 HBsAg 已消失，抗 – HBs 尚未出现，只检出抗 – HBc，此阶段称为窗口期。IgM 型抗 – HBc 存在于急性期或慢性乙型肝炎急性发作期；IgG 型抗 – HBc 是过去感染的标志，可保持多年。

（4）乙型肝炎病毒脱氧核糖核酸（HBV DNA）和 DNAP：均位于 HBV 的核心部分，是反映 HBV 感染最直接、最特异和最灵敏的指标。两者阳性提示 HBV 的存在、复制，传染性强。HBV DNA 定量检测有助于抗病毒治疗病例选择及判断疗效。

3. 丙型肝炎

（1）丙型肝炎病毒核糖核酸（HCV RNA）：在病程早期即可出现，而于治愈后很快消失，因此可作为抗病毒治疗病例选择及判断疗效的重要指标。

（2）丙型肝炎病毒抗体（抗 – HCV）：HCV 感染的标记而不是保护性抗体。抗 HCV-IgM 见于丙型肝炎急性期，治愈后可消失。高效价的抗 HCV-IgG 常提示 HCV 的现症感染，而低效价的抗 HCV-IgG 可见于丙型肝炎恢复期，甚至治愈后仍可持续存在。

4. 丁型肝炎　血清或肝组织中的 HDAg 和（或）HDV RNA 阳性有确诊意义。急性 HDV 感染时，HDAg 仅在血中出现数天，继之出现抗 HDV-IgM，持续时间也较短。而抗 HDV-IgG 效价增高见于慢性丁型肝炎。

5. 戊型肝炎　常检测抗 HEV-IgM 及抗 HEV-IgG。由于抗 HEV-IgG 持续时间不超过 1 年，两者均可作为近期感染的指标。但因检测方法仍不理想，需结合临床进行判断。发病早期采用 RT-PCR 可在粪便和血中检测 HEV RNA，但 HEV 存在时间短，临床少用。

七、影像学检查

B 超有助于鉴别阻塞性黄疸、脂肪肝及肝内占位性病变。对肝硬化有较高的诊断价值，能反映肝脏表面变化，门静脉、脾静脉直径，脾脏大小，胆囊异常变化，腹腔积液等。在重型肝炎中可动态观察肝脏大小变化等。彩超可观察血流信号。CT、MRI 的应用价值基本与 B 超相同，但价格昂贵，有不同程度损伤，若应用增强剂，易加重病情。

八、肝组织病理检查

为明确诊断，衡量炎症活动度、纤维化程度及评估疗效具有重要价值。还可在肝组织中原位检测病毒抗原或核酸，以助确定病毒复制状态。

任务七　诊断要点

一、流行病学资料

有进食未煮熟的海产品，尤其是贝壳类食物等，或饮用受污染的水和食用其他不洁食物史，有助于甲、戊型肝炎的诊断；有不洁注射史、手术史及输血和血制品史、肝炎密切接触史等，有助于乙、丙、丁型肝炎的诊断。

二、临床表现

常见食欲减退、恶心、呕吐等消化道症状，黄疸，肝脾大，肝功能损害者应考虑本病。

三、实验室及其他辅助检查

确诊有赖于肝炎病原学的检查。

任务八　治疗要点

病毒性肝炎目前仍无特效治疗。治疗原则为综合性治疗，以休息、营养为主，辅以适当药物治疗；避免饮酒、过度劳累和避免使用损害肝脏的药物。

一、急性肝炎

（一）一般及支持疗法

强调卧床休息；减少饮食中的蛋白，以减少肠道内氮的来源，静脉输注清蛋白、血浆；保持水和电解质平衡，防止和纠正低血钾。静滴葡萄糖，补充维生素 B、维生素 C、维生素 K。

（二）护肝药物

病情轻者口服维生素类、葡醛内酯（肝泰乐）等。进食少或胃肠道症状明显者，如出现呕吐、腹泻，可静脉补充葡萄糖及维生素 C 等。

（三）抗病毒治疗

急性甲、戊型肝炎为自限性疾病，不需要抗病毒治疗。成年人乙型肝炎多数可以恢复，故无须抗病毒治疗。急性丙型肝炎应早期应用干扰素，其近期疗效可达 70%。用法：干扰素 300 万 U，皮下注射，隔天 1 次，疗程 3~6 个月。

（四）中医中药治疗

中医认为黄疸肝炎由湿热引起，可用清热利湿辨证施治。

二、慢性肝炎

根据患者个体情况嘱其休息和营养外，还需要保肝、抗病毒和对症治疗等。根据慢性肝炎临床分度，有无黄疸，有无病毒复制及肝功能受损、肝纤维化的程度等进行治疗。

（一）一般保肝药物和支持疗法

1. 补充 B 族维生素，如复合维生素 B。
2. 促进解毒功能的药物，如还原型谷胱甘肽（TAD）、葡醛内酯等。
3. 促进能量代谢的药物，如肌苷、ATP、辅酶 A 等。
4. 促进蛋白代谢的药物，如肝安。
5. 改善微循环的药物，可通过改善微循环起退黄作用，如山莨菪碱、低分子右旋糖酐。
6. 输注清蛋白或血浆。

（二）降转氨酶的药物

具有非特异性的降转氨酶作用，可选用：①五味子类药物，如北五味子核仁干粉、联苯双脂滴丸；②垂盆草冲剂。

（三）免疫调控药物

特异性免疫增强药可试用抗－HBV 免疫 RNA，非特异性免疫增强药可选用胸腺素、猪苓多糖等。

（四）抗病毒药物

1. 干扰素　能抑制 HBV DNA 及 HCV RNA 的复制。慢性乙型肝炎的使用指征：①HBV 在活动性复制中，HBV DNA > 100 000 cp/mL；②肝炎处于活动期。用法：500 万 U 皮下或肌内注射，隔天 1 次，或聚乙二醇干扰素 180 μg，1 次/周，疗程 6 ~ 12 个月。对于慢性丙型肝炎只要 HCV RNA 阳性者均应进行抗病毒治疗，用药方法同急性丙型肝炎，但疗程应延长至 6 ~ 12 个月。联合使用利巴韦林可提高疗效。干扰素一般用于 10 ~ 65 岁患者，有严重心、肾功能不全、肝硬化失代偿期禁用。

2. 核苷类药物　对 HBV DNA 复制有强力抑制作用，无明显不良反应，是目前乙型肝炎抗病毒治疗研究的热点之一。拉米夫定最先用于临床，用法为 100 mg qd；缺点：易诱发 HBV 变异产生耐药，且使用不当，停药后病毒大量复制可诱发重型肝炎。其他核苷类药物如阿德福韦，恩替卡韦亦已用于慢性乙型肝炎抗病毒治疗，目前未发现其与拉米夫定交叉耐药。

3. 中草药　山豆根制剂如肝炎灵注射液等。

（五）中医中药治疗

1. 活血化瘀药物　丹参、赤芍、毛冬青等。
2. 抗纤维化治疗　丹参等。

三、重型肝炎

（一）一般治疗及支持疗法

同本节急性肝炎一般治疗和支持疗法。

（二）促进肝细胞再生

可选用肝细胞生长因子或胰高血糖素 – 胰岛素（G-I）疗法等。

（三）并发症的防治

1. 出血防治　①使用止血药物；②给予新鲜血浆或凝血因子复合物补充凝血因子；③H_2受体拮抗药：如雷尼替丁、法莫替丁等防治消化道出血；④必要时，使用环状十四氨基酸或八肽合成类似物的生长抑素；⑤出现 DIC 时，根据情况进行凝血成分补充，慎用肝素。

2. 肝性脑病的防治　①氨中毒的防治：低蛋白饮食；口服诺氟沙星抑制肠道细菌；口服乳果糖浆酸化肠道和保持排便通畅；静脉使用乙酰谷酰胺或谷氨酸钠降低血氨。②恢复正常神经递质：左旋多巴静滴或保留灌肠，可进入大脑转化为多巴胺，取代假性神经递质如羟苯酒精胺等，起到苏醒作用。③维持氨基酸比例平衡：使用肝安注射液静脉滴注。④防治脑水肿：用甘露醇快速静脉滴注，必要时加用呋塞米，以提高脱水效果。

3. 继发感染的防治　重症肝炎常伴多菌种多部位感染，以肝胆系感染、原发性腹膜炎、革兰阴性菌感染为多。当使用杀菌力强的广谱抗生素时间过长，易出现二重感染，以真菌感染最为常见。治疗可选用半合成青霉素如哌拉西林、二代或三代头孢霉素如头孢西丁、头孢噻肟。有厌氧菌感染时可用甲硝唑。并发真菌感染，应加用氟康唑等抗真菌药物。有条件者可加用丙种球蛋白或胸腺素提高机体免疫力。

4. 肝肾综合征的防治　避免引起血容量降低的各种因素。避免使用损害肾脏的药物。少尿时应扩张血容量，可选用低分子右旋糖酐、血浆或清蛋白。使用扩张肾血管药物，如小剂量多巴胺，以增加肾血流量。应用利尿药如呋塞米等。

5. 人工肝支持系统（ALSS）和肝移植　目前国内外已应用 ALSS 治疗重型肝炎的患者，目的是替代已丧失的肝功能，清除患者血中的毒性物质，延长患者生存时间。肝移植已取得了一定的进展，用于晚期肝硬化及重型肝炎患者。

6. 中医中药　可用茵栀黄注射液辅助治疗，其内含有茵陈、大黄、郁金、栀子、黄芩、毛冬青等。

任务九　病毒性肝炎患者的护理

一、护理评估

（一）病史

询问患者有无病毒性肝炎病史、有无家族史，发病后主要的症状及伴随症状，病情进展与演变，是否服用药物进行治疗及用药效果。

（二）心理－社会情况

根据患者病情情况，结合其社会支持系统，评估其心理状况（紧张、焦虑、悲观等）。

（三）身体状态

评估患者精神状态、生命体征、病情情况；评估其生活自理能力。

二、护理诊断/问题

（一）常用护理诊断/问题

1. 有皮肤完整性受损的危险　与胆盐沉着刺激皮肤神经末梢引起瘙痒，重型肝炎大量腹腔积液形成、长期卧床有关。
2. 有感染的危险　与免疫功能低下有关。
3. 焦虑　与病情反复、担心疾病的预后有关。
4. 潜在并发症　消化道出血、肝性脑病、肾衰竭。
5. 知识缺乏　缺乏疾病相关饮食、活动、用药、随访、疫苗接种、预后等知识。

（二）其他护理诊断/问题

体温过高与肝炎病毒感染，继发感染，重型肝炎大量肝细胞坏死有关。

三、护理目标

1. 患者皮肤完整性不受损害。
2. 患者不发生感染。
3. 患者保持情绪乐观，有战胜疾病的信心。
4. 患者不发生消化道出血、肝性脑病、肾衰竭等并发症，或发生后护士能及时发现并配合医师救治。
5. 患者及家属熟悉或掌握疾病相关饮食、活动及用药等知识。

四、护理措施

(一) 皮肤完整性受损

具体护理措施见本篇模块二"皮肤完整性受损"的护理。

(二) 有感染的危险

1. 观察感染的征象　该病易继发口腔、呼吸道、腹腔、皮肤等感染，应注意观察体温、血常规及相应的症状体征，及时发现感染。

2. 预防感染发生　加强病房环境消毒，每日常规进行地面、家具、空气消毒，保持空气流通，减少陪住和探视，避免交叉感染。做好口腔护理，尤其重症肝炎患者，及时清除呼吸道分泌物，防止口腔与肺部感染。注意饮食卫生及餐具的清洁消毒，防止肠道感染，加强无菌操作，防止医源性感染。

3. 及时控制感染　发现感染时及时做相应处理。

(三) 焦虑

心理疏导：急性肝炎患者由于起病急、病情重，慢性肝炎患者因久病不愈，患者及家属均易产生紧张、焦虑、悲观等不良情绪。故应指导患者保持豁达、乐观心情，增强战胜疾病的信心。

(四) 潜在并发症

1. 消化道出血

(1) 发现急性出血：应注意生命体征变化，检测凝血酶原时间、血小板计数、血红蛋白等指标。观察局部穿刺后是否出血难止，有无皮肤瘀点、瘀斑、牙龈出血、鼻出血、呕血、黑粪等。做到早期发现、及时处理。

(2) 避免诱发出血：嘱患者注意避免碰撞、损伤，不要用手挖鼻、用牙签剔牙，不要用硬牙刷刷牙，以免诱发出血。

(3) 止血处理：刷牙后有出血者，可改用水漱口或棉棒擦洗；鼻出血者用0.1%肾上腺素棉球压迫止血或给予吸收性明胶海绵填塞鼻道止血；局部穿刺、注射后应压迫止血10～15 min。遵医嘱使用维生素K、凝血因子复合物或输新鲜全血以补充凝血因子，故应及时配血备用。发生出血时应积极采取措施止血。

2. 肝性脑病

(1) 避免各种诱发肝性脑病的诱因：如使用大剂量利尿药、高蛋白饮食、使用镇静和安眠药物、大量放腹腔积液、消化道出血、并发感染、过劳等。

(2) 密切观察病情，注意肝昏迷早期表现：患者若有严重的肝功能障碍，出现情绪异常、性格改变、烦躁或淡漠、思维混乱、语言失去逻辑性、行为反常、定向力障碍、计算力或记忆力减退、睡眠规律倒错等，应及时报告医师。

（3）做好安全防范工作，防止患者出走、自伤、坠床，必要时加床挡，使用约束带。

（4）配合医师抢救肝性脑病的患者。

3. 肾衰竭

（1）病情观察：重型肝炎、肝衰竭患者应严格记录 24 h 尿量，检测尿常规、尿比重及尿钠、血尿素氮、血肌酐及血清钾、钠等，发现异常应及时报告医师。

（2）避免诱因：消化道大出血、大量利尿、大量及多次放腹腔积液、严重感染、使用肾毒性药物等均可诱发肾功能不全，应尽量避免。

（3）肾功能不全护理措施参见第五篇"肾衰竭"有关内容。

（五）知识缺乏

1. 饮食知识

（1）介绍合理饮食的重要性：向患者及家属解释肝脏是营养代谢的重要器官。肝功能受损时，糖原合成减少，蛋白质、脂肪代谢障碍。合理的饮食可以改善患者的营养状况，促进肝细胞再生和修复，有利于肝功能恢复。

（2）饮食原则：①肝炎急性期患者常有食欲缺乏、厌油、恶心、呕吐等症状，此时不宜强调"高营养"或强迫进食，宜进食清淡、易消化、富含维生素的流质。如进食量太少，不能满足生理需要，可遵医嘱静脉补充葡萄糖、脂肪乳和维生素；②慢性肝炎患者于黄疸消退后，食欲好转后，可逐渐增加饮食，少食多餐，应避免暴饮暴食。注意调节饮食的色、香、味，保证营养摄入。慢性期患者饮食原则如下：卧床或休息者能量摄入以 84 ~ 105 kJ/（kg·d）为宜，中度活动者（上班）以 126 ~ 147 kJ/（kg·d）为宜。蛋白质 1.5 ~ 2.0 g/（kg·d），以优质蛋白为主，如牛奶、瘦猪肉、鱼等；糖类 300 ~ 400 g/d，以保证足够热量；脂肪以耐受为限，50 ~ 60 g/d 多选用植物油；多食水果、蔬菜等含维生素丰富的食物；③重型肝炎饮食要避免油腻，宜清淡易消化。由于重型肝炎患者食欲极差，肝脏合成能力低下，热量摄入不足，应予以糖类为主的营养支持治疗，以减少脂肪和蛋白质的分解。补液量 1500 ~ 2000 mL/d，注意出入量的平衡，尿量多时可适当增加补液量。注意维持电解质及酸碱平衡。供给足量的清蛋白，尽可能减少饮食中的蛋白质，以控制肠内氨的来源，维持正氮平衡、血容量和胶体渗透压，预防脑水肿和腹腔积液的发生。补充足量维生素 B、维生素 C 及维生素 K。输注新鲜血浆、清蛋白或免疫球蛋白以加强支持治疗，禁用对肝、肾有害的药物；④各型肝炎患者的饮食禁忌：不宜长期摄入高糖高热量饮食，尤其有糖尿病倾向和肥胖者，以防诱发糖尿病和脂肪肝。腹胀者可减少产气食品（牛奶、豆制品）的摄入；⑤戒烟、戒酒：烟草中含有多种有害物质，能损害肝功能，抑制肝细胞生成和修复；酒精中的杂醇油和亚硝胺可使脂肪变性和致癌，因此各型肝炎患者均宜戒烟戒酒。

2. 休息与活动　卧床休息可增加肝脏血流量，缓解肝淤血，有利于肝细胞修复。急性肝炎症状明显或病情较重者应强调卧床休息，病情轻者以活动后不觉疲乏为度。慢性肝炎急性期应进行隔离，症状明显及有黄疸者应卧床休息，恢复期可逐渐增加活动量，但要避免过度劳累。重型肝炎患者应卧床休息，实施重症监护，密切观察病情，防治医院感染。肝功能正常 1 ~ 3 个月后可恢复日常活动及工作。

3. 用药知识

（1）用药前宣教：使用干扰素进行抗病毒治疗时，应该在用药前向患者说明干扰素治疗的目的、意义和可能出现的不良反应，以及反应可能持续的时间，使患者有心理准备，便于坚持治疗。

（2）用药期间护理：干扰素的不良反应与干扰素剂量有密切的关系。

常见的不良反应及处理措施如下。①流感样综合征：一般在注射干扰素的最初 3～5 次发生，以第 1 次注射后的 2～4 h 发热最明显，低热至高热不等，体温随剂量增大而增高，可伴有头痛、肌肉、骨骼酸痛、疲倦无力、面色潮红、呼吸急促、脉搏增快等。反应随治疗次数增加逐渐减轻。应嘱患者多饮水，卧床休息，必要时对症处理，不必停用干扰素；②骨髓抑制：表现为白细胞计数降低较常见，若白细胞在 $3.0 \times 10^9/L$ 以上应坚持治疗，可遵医嘱给予升白细胞药物。当白细胞显著减少，低于 $3.0 \times 10^9/L$ 或中性粒细胞 $< 1.5 \times 10^9/L$，或血小板 $< 40 \times 10^9/L$ 可减少干扰素的剂量甚至停药。干扰素对红细胞计数的影响一般不明显。当血常规恢复后可重新恢复治疗，但需密切观察；③神经精神症状：极少数患者在疗程的后期可出现忧郁、焦虑、兴奋、易怒等神经精神症状，严重者根据医嘱减药量或者停药；④失眠、脱发、轻度皮疹：有极少数患者在疗程的中、后期出现脱发，甚至癫痫、肾病综合征、间质性肺炎、心律失常等时，根据医嘱停药；⑤诱发自身免疫性疾病：如甲状腺炎、血小板减少性紫癜，溶血性贫血、风湿性关节炎、1 型糖尿病等，亦应根据医嘱停药；⑥胃肠道反应：部分患者可出现恶心、呕吐、食欲减退、腹泻等胃肠道症状，一般对症处理，严重者应根据医嘱停药；⑦肝功能损害：极少数患者发生肝功能损害，出现黄疸、ALT 增高等，酌情继续治疗或停药；⑧局部反应：大剂量干扰素皮下注射时，部分患者出现局部触痛性红斑，一般 2～3 d 可消失，用药时适当增加溶媒的量，缓慢推注，可减少或避免上述反应发生。

五、健康教育

（一）对患者的指导

慢性乙型和丙型肝炎可反复发作，诱因常为过度劳累、暴饮暴食、酗酒、不合理用药、感染、不良情绪等。应向患者及家属宣传病毒性肝炎的家庭护理和自我保健知识。慢性患者和无症状携带者应做到：①正确对待疾病，保持乐观情绪。过分焦虑、忧虑、愤怒等不良情绪会造成免疫功能减退，不利于肝脏功能恢复；②生活规律，劳逸结合，恢复期患者可参加散步、体操等轻微体育活动，待体力完全恢复后参加正常工作；③加强营养，适当增加蛋白质摄入，但要避免长期高热量、高脂肪饮食，戒烟酒；④不滥用药物，如吗啡、苯巴比妥类、磺胺类及氯丙嗪等药物，以免加重肝损害；⑤实施适当的家庭隔离，如患者的食具、用具和洗漱用品应专用，患者的排泄物、分泌物可用 3% 漂白粉消毒后弃去。患者应自觉注意卫生，养成良好卫生习惯，防止唾液、血液及其他排泄物污染环境。家中密切接触者，可行预防接种；⑥定期复查：急性肝炎患者出院后第 1 个月复查 1 次，以后每 1～2 个月复查 1 次，半年后每 3 个月复查 1 次，定期复查 1～2 年。慢性肝炎患者出院后遵医嘱定期复查肝功能、病毒的血清学指标、肝脏 B 超和与肝纤维化有关的指标，以指导调整治疗方案；⑦慢性乙型和丙型肝炎患者、无症状 HBV 和 HCV 携带者应进一步检测各项传染性指标，HBsAg、HBeAg、HBV DNA 和 HCV RNA 阳性者应禁止献血和从事托幼、餐饮业工作。

（二）预防疾病指导

甲型和戊型肝炎应预防消化道传播，重点在于加强粪便管理，保护水源，严格饮用水的消毒，加强食品卫生和食具消毒。乙、丙、丁型肝炎预防重点则在于防止通过血液和体液传播。对供血者进行严格筛查，做好血源监测。凡接受输血、大手术及应用血制品的患者，定期检测肝功能及肝炎病毒标志物，以便早期发现由血液和血制品所致的各型肝炎。推广一次性注射用具，重复使用的医疗器械要严格消毒灭菌。生活用具应专用。接触患者后用肥皂和流动水洗手。

（三）预防接种

甲型肝炎，易感者可接种甲型肝炎疫苗，对接触者可接种人血清免疫球蛋白以防发病。如果若是母亲 HBsAg 阳性者，新生儿应在出生后立即注射高滴度抗 HBV-IgG（HBIG）及乙肝疫苗。HBIG 对暴露于 HBV 的易感者也适用。医务人员、保育员及与 HBsAg 阳性者密切接触者，亦应考虑给予乙型肝炎疫苗接种。完成疫苗接种程序后 1～3 个月，如抗 – HBs > 10 IU/L，显示已有保护作用。

（四）疾病预后相关指导

甲型、戊型肝炎不会发展为慢性肝炎，其余各型均可反复发作，发展为慢性肝炎、肝硬化，甚至肝癌。妊娠合并戊型肝炎、年龄较大、有并发症的重型肝炎患者病死率高。慢性淤胆型肝炎易转变为胆汁性肝硬化，预后较差。

六、护理评价

1. 患者皮肤是否完整。
2. 患者是否发生感染。
3. 患者心情是否乐观，是否有战胜疾病的信心。
4. 患者是否发生消化道出血、肝性脑病、肾衰竭等并发症，或发生后护士是否及时发现并配合医师救治。
5. 患者及家属是否熟悉或掌握疾病相关的饮食、活动及用药知识。

项目二　艾滋病

【临床案例分析】

10 床，李先生，男，30 岁，主诉因 2 个月前出现不明原因颈部及腹股沟淋巴结大伴反复发热入院。既往无特殊；有吸烟史，每日约 10 支，偶有饮酒史，有多个性伴侣史。入院后自诉精神、睡眠质量较差。相关检查示：$CD4^+ < 200$ 个/mm^3，$CD4/CD8 < 1.0$。

1. 患者可能的医疗诊断是什么？

2. 为明确诊断，还需要做什么检查？

3. 患者有哪些主要护理问题？相应的护理措施有哪些？

4. 针对患者及家属的健康教育内容有哪些？

5. 本病消毒隔离的措施有哪些？

艾滋病又称获得性免疫缺陷综合征（acquired immune deficiency syndrome，AIDS）由人免疫缺陷病毒（human immunodeficiency virus，HIV）所引起的慢性致命性传染病。主要通过性接触、血液和母婴传播。HIV 主要侵犯并破坏辅助性 T 淋巴细胞（$CD4^+$ T 淋巴细胞），导致机体细胞免疫功能受损甚至缺陷，最终并发各种严重的机会性感染和恶性肿瘤。本病特点是发展缓慢、传播迅速、病死率高。

任务一 病原学

HIV 为单链 RNA 病毒，属于反转录病毒科慢病毒亚科。HIV 直径为 100～120 nm 的球形颗粒，由核心和包膜两部分组成，核心主要有两条正链 RNA、反转录酶、整合酶和蛋白酶；病毒最外层为类脂包膜，其中嵌有 gp120（外膜糖蛋白）和 gp41（跨膜蛋白），还有多种宿主蛋白构成，其中 MHC II 类抗原和跨膜蛋白 gp41 与 HIV 感染密切相关。

HIV 具有广泛的组织和细胞嗜性，主要感染 $CD4^+$ T 淋巴细胞、单核–吞噬细胞、B 淋巴细胞、小神经胶质细胞和骨髓干细胞等，其分布遍及骨骼、胸腺、脑、心、肺、肠、眼、肾、皮肤和性腺等。

根据 HIV 基因的差异，目前可将 HIV 分为两型，即 HIV-1 和 HIV-2 型。包括我国在内，全球流行的主要毒株是 HIV-1。HIV-2 主要局限于非洲西部和西欧，北美也有少量报告，传染性和致病性均较低。

HIV 是一种变异性很强的病毒，其中 env 基因变异率最高。HIV 发生变异主要是反转录酶无校正功能而导致的随机变异，不规范的抗病毒治疗是引起耐药变异的重要原因。HIV 变异株在细胞亲和性、复制效率、免疫逃逸、临床表现等方面均有显著变化。

HIV 在外界的抵抗力弱，对热较为敏感，56 ℃ 30 min 能使 HIV 在体外对人的 T 淋巴细胞失去感染性，但不能完全灭活，100 ℃ 2 min 能将其完全灭活。75% 酒精、0.2% 次氯酸钠和漂白粉也能将其灭活，但对 0.1% 甲醛、紫外线、γ 射线均不敏感。

HIV 进入人体可产生抗体，但中和抗体少，作用差。当血清同时存在抗体和病毒时仍有传染性。

任务二 流行病学

一、传染源

本病的传染源主要是艾滋病患者和 HIV 感染者。无症状而血清 HIV 抗体阳性的 HIV 感染者具有重要意义；血清 HIV 抗体阴性的窗口期感染者也是重要的传染源，窗口期一般为 2~6 周。

二、传播途径

（一）性接触传染

艾滋病的主要传播途径。HIV 主要存在于血液、精液和阴道分泌物中，唾液、眼泪和乳汁中也有少量。性接触摩擦所致细微破损即可侵入机体致病。与发病率有关的因素包括性伴侣数量、性伴侣的感染阶段、性交方式和性交保护措施。

（二）经血液和血制品传播

共用针具静脉吸毒，输入被 HIV 污染的血液和血制品及介入性医疗操作等均可受感染。

（三）母婴传播

HIV 的孕妇可通过胎盘、分娩过程及产后血性分泌物和哺乳传给婴儿。

（四）其他途径

用 HIV 感染者的器官移植或人工授精，被污染的针头刺伤或破损皮肤意外受感染等。

三、易感人群

人群普遍易感，15~49 岁发病者占 80%，儿童和女性感染率逐年上升。高危人群：静脉药物依赖者、多个性伴侣者、男同性恋、血友病、多次接受输血或血制品者。

四、流行概况

近年调查显示，HIV 感染及艾滋病发病地区由原来的北美、西欧为主转向亚、非、拉人口众多地区流行蔓延，全球艾滋病累积发病数超过 4000 万例。我国 1985 年发现第一例艾滋病患者。目前 HIV 感染率呈上升趋势，局部地区和重点人群已经呈现高流行，疫情正在从高危人群向一般人群扩散。

任务三　发病机制及病理改变

HIV 侵入人体后，可通过直接侵犯辅助性 T 淋巴细胞及单核－吞噬细胞或间接作用于 B 淋巴细胞和自然杀伤细胞等，使多种免疫细胞受损，细胞免疫及体液免疫均受到不同程度的损害而致免疫功能严重受损甚至缺陷，易发生各种严重的机会性感染和肿瘤。

一、HIV 感染引起的免疫抑制

HIV 对 CD4$^+$ 细胞（包括淋巴细胞、单核细胞及吞噬细胞等）有特殊的亲嗜性。这种细胞亲嗜性是由于病毒表面有 gp120 及 gp41，前者可与上述细胞的 CD4 分子结合，后者促进病毒的膜与受累细胞膜相融合，使细胞受到感染。免疫细胞受损表现如下。

（一）T 细胞数量及功能异常

主要为辅助性 T 细胞数量减少及功能异常。此外还可有淋巴因子减少、白细胞介素 2（IL-2）受体表达减弱、对同种异型抗原的反应性减低和对 B 细胞的辅助功能减低等 T 细胞功能异常的表现。

（二）B 细胞数量及功能异常

其受损机制尚不清楚，表现为多克隆化，IgG 和 IgA 增高，循环免疫复合物存在等；对新抗原的刺激反应性降低，使化脓性感染增加。

（三）自然杀伤细胞（NK 细胞）损伤的异常表现

NK 细胞是免疫监督、对抗感染和肿瘤的细胞。HIV 感染时，其计数正常，但功能异常，抗感染和肿瘤的功能下降。可能与 HIV 感染后，细胞因子产生不足，使其功能不全有关。

（四）单核 - 吞噬细胞数量和功能下降

处理抗原能力下降，使机体对抗 HIV 和其他病原体感染的能力下降。此外，单核 - 吞噬细胞还能作为 HIV 的储存所，携带 HIV 通过血脑屏障，引起中枢神经系统损害。

二、CD4$^+$T 淋巴细胞受损伤的方式及表现

（一）病毒直接损伤

HIV 大量复制引起细胞溶解或破坏。

（二）非感染细胞受损

受感染 CD4$^+$T 淋巴细胞表达 gp120，与未感染 CD4$^+$T 淋巴细胞的 CD4 分子结合，形成融合细胞，发生溶解破坏。

（三）HIV 感染干细胞

HIV 感染骨髓干细胞，使 CD4$^+$T 淋巴细胞产生减少。

（四）免疫损伤

游离的 gp120 使 CD4$^+$T 淋巴细胞成为机体免疫攻击的靶细胞而发生数量减少和功能损伤。

三、HIV 抗原变异及毒力变异的影响

在感染过程中，HIV 易发生抗原及毒力的变异。抗原变异能使 HIV 逃避特异的体液及

细胞免疫的攻击，使感染持续。毒力变异可能影响疾病的进程及严重性。携带高毒力变异株的人可能在 0.5～2 年的时间从无症状期发展至艾滋病相关综合征和艾滋病（AIDS）。此外，抗原和毒力的变异亦可影响药物治疗的效果，与耐药性的产生有关。

四、HIV 感染中协同因子的作用

HIV 感染常潜伏多年而不发展成 AIDS，却可能在某个时候病情迅速进展。病情的发作可能与协同因子如毒品、巨细胞病毒感染及其他持续的病毒感染等有关。

五、病理变化

主要病理变化呈多样性、非特异性病变。

（一）机会性感染

由于免疫缺陷，组织中病原体繁殖多，而炎症反应少。

（二）免疫器官病变

包括淋巴结病变及胸腺病变。前者又有反应性病变如滤泡增殖性淋巴结肿及肿瘤性病变，如卡波西肉瘤或其他淋巴瘤。胸腺病变可见萎缩、退行性和炎性病变。

（三）中枢神经系统病变

神经胶质细胞灶性坏死，血管周围炎性浸润，脱髓鞘改变。

任务四　临床表现

本病潜伏期长，平均为 9 年，短至数月，长达 15 年。根据我国有关艾滋病的诊疗标准和指南，艾滋病分为急性期、无症状期和艾滋病期。

一、急性感染期（Ⅰ期）

通常发生在初次感染 HIV 的 2～4 周，部分患者出现 HIV 病毒血症和免疫系统急性损伤所产生的临床症状。大多数患者临床症状轻微，持续 1～3 周后缓解。临床以发热最多见，伴有全身不适、头痛、畏食、肌肉关节疼痛及淋巴结大等。检查可 CD4$^+$T 淋巴细胞计数一过性减少，同时 CD4/CD8 倒置，部分患者可有轻度白细胞或血小板减少。

二、无症状感染期（Ⅱ期）

此期一般持续 6～8 年，其时间长短与感染病毒的数量、病毒类型、感染途径，机体免疫状况的个体差异，营养及卫生条件及生活习惯等因素有关。此期 HIV 病毒在感染者体内不断复制，CD4$^+$T 淋巴细胞计数逐渐下降，此期具有传染性。

三、艾滋病期（Ⅲ期）

感染 HIV 后的最终阶段。患者 CD4$^+$T 淋巴细胞计数明显下降，少于 200/mm^3，HIV 血

浆病毒载量明显升高。此期主要临床表现为 HIV 相关症状、各种机会性感染及肿瘤。

HIV 相关症状：主要是持续 1 个月以上的发热、盗汗、腹泻、体重减轻 10% 以上。也可出现神经精神症状，如记忆力减退、神志淡漠、性格改变等。还可出现持续性全身淋巴结大，其特点如下：①多部位的淋巴结大；②淋巴结直径≥1 cm，无压痛，无粘连；③持续时间 3 个月以上。

各系统的临床表现如下。

（一）肺部

以肺孢子菌肺炎最为常见，且是本病机会性感染死亡的主要原因，表现为间质性肺炎。念珠菌、疱疹和巨细胞病毒、结核分枝杆菌、卡波西肉瘤均可侵犯肺部。

（二）消化系统

念珠菌、疱疹和巨细胞病毒引起口腔和食管炎症或溃疡最为常见，表现为吞咽疼痛和胸骨后烧灼感。胃肠黏膜常受到疱疹病毒、隐孢子虫、鸟分枝杆菌和卡波西肉瘤的侵犯，引起腹泻和体重减轻。鸟分枝杆菌、隐孢子虫、巨细胞病毒感染肝脏，可出现肝大及肝功能异常。

（三）中枢神经系统

①机会性感染：如脑弓形虫病、隐球菌脑膜炎、巨细胞病毒脑炎等；②机会性肿瘤：如原发性脑淋巴瘤和转移性淋巴瘤；③HIV 直接感染中枢神经系统：引起艾滋病痴呆综合征、无菌性脑炎。临床可表现为头晕、头痛、癫痫、进行性痴呆、脑神经炎等。

（四）皮肤黏膜

肿瘤性病变，如卡波西肉瘤可引起紫红色或深蓝色浸润或结节。机会性感染可有白念珠菌或疱疹病毒所致口腔感染等。外阴疱疹病毒感染、尖锐湿疣均较常见。

（五）眼部

巨细胞病毒、弓形虫引起视网膜炎，眼部卡波西肉瘤等。

任务五　实验室及其他辅助检查

一、血常规检查

可有不同程度贫血，白细胞计数降低，血小板减少，红细胞沉降率加快。

二、免疫学检查

T 细胞绝对值下降，CD4$^+$T 淋巴细胞计数下降，CD4/CD8 比值 <1.0。

三、血清学检查

（一）HIV-1 抗体检查

p24 和 gp120 抗体，用 ELISA 法连续 2 次阳性，经免疫印迹法（Western blot）或固相放射免疫沉淀法（SRIP）证实阳性可确诊。

（二）HIV 抗原检查

可用 ELISA 检测 p24 抗原。

四、HIV RNA 的检测

可用免疫印迹法或 RT-PCR 法。定量检测既有助于诊断，又可判断治疗效果及预后。

五、蛋白质芯片法

近年来蛋白质芯片技术发展较快，能同时检测 HIV、HBV、HCV 联合感染者血中 HIV、HBV、HCV 核酸和相应的抗体，有较好的应用前景。

任务六 诊断要点

急性感染期可根据高危因素及血清病样表现做出诊断。慢性感染期结合高危人群、严重机会性感染或机会性肿瘤、CD4/CD8 倒置应考虑诊断本病。高危人群伴有以下 2 项或 2 项以上者为疑似病例：近期体重下降 10% 以上；慢性咳嗽或腹泻 1 个月以上；间歇或持续发热 1 个月以上；全身淋巴结大；反复出现带状疱疹或慢性播散性单纯疱疹；口咽念珠菌感染；肺孢子菌肺炎；反复发生的细菌性肺炎；活动性结核或非结核分枝杆菌病；深部真菌感染；中枢神经系统占位性病变；中青年人出现痴呆；巨细胞病毒感染；弓形虫病；反复发生的败血症；皮肤黏膜或内脏的卡波西肉瘤、淋巴瘤。

HIV 抗体阳性，如无以上症状，但 CD4$^+$ < 200 mm^3，也可诊断。

任务七 治疗要点

目前认为早期抗病毒是治疗的关键，它既可缓解病情，又能预防和延缓艾滋病相关疾病的出现，减少机会性感染和肿瘤的发生。

一、抗病毒治疗

抗病毒治疗至今无特效药，现有药物只能抑制病毒复制，停药后病毒可恢复复制。抗病毒治疗的时机：外周血 HIV 定量为 1000 copy/mL 以上、无症状但 CD4$^+$T 淋巴细胞低于 0.5×10^9/L 者及有症状者，均应开始抗病毒治疗。目前抗 HIV 的药物可分为 3 大类。

（一）核苷类似物反转录酶抑制药

此类药物能选择性与 HIV 反转录酶结合，并掺入正在延长的链中，使 DNA 链中止，起到抑制 HIV 复制和转录的作用。此类药物包括齐多夫定（zidovudine，AZT）500 mg/d、双脱氧胞苷（dideoxycytidine，DDC）0.75 mg/kg，3 次/天、双脱氧肌苷（dideoxyinosine，DDI）200~400 mg/d 和拉米夫定（lamivudine，LAM）150 mg/d。

（二）非核苷类似物反转录酶抑制药

其主要作用于 HIV 反转录酶，使其失去活性，从而抑制 HIV 复制。抗病毒作用迅速，但易产生耐药株。常用药有奈非雷平 400 mg/d。

（三）蛋白酶抑制药

抑制蛋白酶，阻断 HIV 复制和成熟过程中所必需的蛋白合成，从而抑制 HIV 的复制。此类制剂包括利托那韦 200 mg/d、沙奎那韦 800 mg/d、英地那韦 1600 mg/d 等。

HIV 在抗病毒治疗过程中易发生突变，从而产生耐药性，因而主张联合用药。通常采用三联或四联，即 3 类药物的联合或使用两种不同的核苷类似物反转录酶抑制药加上一种（或两种）蛋白酶抑制药，配伍组成复方让患者服用。

二、并发症的治疗

（一）肺孢子菌肺炎

可用喷他脒或复方磺胺甲噁唑。

（二）卡波西肉瘤

抗病毒治疗同时使用 α-INF 治疗，或应用博来霉素、长春新碱、阿霉素联合治疗。

（三）隐孢子虫感染和弓形虫病

可用螺旋霉素或克林霉素。

（四）巨细胞病毒感染

可用更昔洛韦或阿昔洛韦（无环鸟苷）。

（五）隐球菌脑膜炎

应用氟康唑或两性霉素 B。

三、支持及对症治疗

输血、补充维生素及营养物质，明显消瘦者可给予乙酸甲地孕酮改善食欲。

四、预防性治疗

结核菌素试验阳性者，异烟肼治疗 1 个月。$CD4^+T$ 淋巴细胞 $<0.2 \times 10^9/L$ 者可用喷他

胀或复方磺胺甲噁唑预防肺孢子菌肺炎。针刺或实验室意外感染应 2 h 内用 ZDV 等治疗，疗程 4~6 周。

任务八　艾滋病患者的护理

一、护理评估

（一）病史

1. 有无长期或间歇发热、乏力、全身不适、盗汗、畏食、进行性消瘦、长期腹泻、感冒、慢性咳嗽。

2. 是否诉头疼、癫痫发作、神志改变、下肢肌张力减退、瘫痪等神经系统受累的表现。

3. 有无恐惧、抑郁、焦虑；有无企图报复、自杀等心理倾向；家属的态度；家庭、社会的支持程度。

4. 流行病学，患者是否为同性恋者或者多个性伴侣者；性伴侣是否为艾滋病患者或者 HIV 病毒携带者；患者是否为静脉药瘾者或者曾经接受输血、器官移植、人工授精；若患者为婴儿，应注意其母亲是否已感染 HIV。

（二）身体评估

1. 一般状态　神志是否清醒，有无痴呆、癫痫发作；营养状况如何，有无体重下降；双眼视力是否正常，局部有无卡氏肉瘤表现。

2. 皮肤黏膜　有无紫红色或者深蓝色浸润结节，表面有无溃疡，局部有无感染征。

3. 呼吸系统　有无咳嗽、咳痰、呼吸急促和发绀表现；双肺有无闻及干湿啰音等。

4. 消化系统　有无口腔、食管炎症或溃疡，有无腹部压痛、反跳痛、肝大等。

5. 神经系统　有无头疼、癫痫、脑神经炎、大小便潴留或失禁等表现。

6. 免疫系统　有无 T 细胞总数减少，有无 $CD4^+T$ 细胞数减少，HIV 病毒及抗体是否阳性等。

（三）实验室及其他辅助检查

检查内容见前述相关内容。

二、护理诊断/问题

（一）常用护理诊断/问题

1. 体温过高　与机体免疫功能受损继发感染有关。

2. 有感染的危险　与机体免疫功能受损有关。

3. 恐惧　与艾滋病预后不良、疾病折磨、担心受到歧视有关。

4. 营养失调　低于机体需要量，与食欲缺乏、慢性腹泻及艾滋病期并发各种机会性感染和肿瘤消耗有关。

（二）其他护理诊断/问题

1. 活动无耐力　与 HIV 感染、并发各种机会性感染和肿瘤有关。
2. 腹泻　与并发胃肠道机会性感染和肿瘤有关

三、护理目标

1. 患者体温下降，恢复正常。
2. 患者无新发感染。
3. 患者情绪稳定，恐惧减轻。
4. 患者营养状况指标改善。

四、护理措施

（一）体温过高

具体护理措施参见本篇模块二"体温过高"的护理。

（二）有感染的危险

1. 隔离　艾滋病期患者应在执行接触隔离的同时实施保护性隔离。
2. 病情观察　密切观察有无肺部、胃肠道、中枢神经系统、皮肤黏膜等机会性感染的发生，以便及早发现、及时治疗。
3. 休息与活动　在急性感染期和艾滋病期应卧床休息，以减轻症状；无症状感染期可以正常工作，但应避免劳累。
4. 加强个人卫生　加强口腔护理和皮肤清洁，防止继发感染或减轻口腔、外阴真菌、病毒等感染引起的不适。长期腹泻的患者要注意肛周皮肤的护理，每次排便后用温水清洗局部，再用吸水性良好的软布或纸巾吸干，可涂抹润肤油保护皮肤。
5. 用药护理　早期抗病毒治疗可减少机会性感染。使用 ZDV 治疗者，注意其严重的骨髓抑制作用，早期可表现为巨幼细胞贫血，晚期可有中性粒细胞和血小板减少，亦可出现恶心、头痛和肌炎等症状。应查血型、做好输血准备，并定期检查血常规。中性粒细胞 $<0.5 \times 10^9$/L 时，应报告医师。

（三）恐惧

1. 心理护理　多与患者沟通，运用倾听技巧，了解患者的心理状态。由于艾滋病缺乏特效治疗，预后不良，加之疾病的折磨，患者易有焦虑、抑郁、恐惧等心理障碍，部分患者可出现报复、自杀等行为。护士要真正关心体谅患者，并注意保护患者的隐私。
2. 社会支持　了解患者的社会支持资源状况及患者对资源的利用度，鼓励亲属、朋友给患者提供生活上和精神上的帮助，解除患者孤独、恐惧感。目前许多药物正在积极研制中，鼓励患者珍爱生命、遵守性道德，充分利用可及的社会资源及信息，积极地融入社会。

（四）营养失调

低于机体需要量。

1. 营养监测　评估患者的营养状况，包括皮下脂肪、皮肤弹性、体重及血红蛋白等评估患者的食欲，了解饮食习惯、进食能力等。

2. 饮食护理　应给予高热量、高蛋白、高维生素、易消化饮食，以保证营养供给，增强机体抗病能力。同时根据患者的饮食习惯，注意食物的色香味，少量多餐，设法促进患者食欲。若有呕吐，在饭前 30 min 给予止吐药。若有腹泻，能进食者应给予少渣、少纤维素、高蛋白、高热量、易消化的流质或半流质；鼓励患者多饮水或给予肉汁、果汁等；忌食生冷及刺激性食物。不能进食、吞咽困难者给予鼻饲，必要时静脉补充所需营养和水分。

五、健康指导

（一）对患者的指导

教育患者，使其充分认识本病的基本知识、传播方式、预防措施及保护他人和自我健康监控的方法。对 HIV 感染者实施管理，包括：①定期或不定期的访视及医学观察。②患者的血、排泄物和分泌物应用 0.2% 次氯酸钠或漂白粉等消毒液进行消毒。③严禁献血、献器官、精液；性生活应使用安全套。④出现症状、并发感染或恶性肿瘤者，应住院治疗。⑤已感染 HIV 的育龄女性应避免妊娠、生育，以防母婴传播。HIV 感染的哺乳期女性应人工喂养婴儿。

（二）预防疾病指导

广泛开展宣传教育和综合治理，应通过传媒、社区教育等多种途径使群众了解艾滋病的病因和感染途径，采取自我防护措施进行预防，尤其应加强性道德教育；保障安全的血液供应，提倡义务献血，禁止商业性采血；严格血液及血制品的管理，严格检测献血者、精液及组织、器官供者的 HIV 抗体；注射、手术、拔牙等应严格无菌操作，推广使用一次性注射用品，不共用针头、注射器；加强静脉药物依赖者注射用具的管理；对医疗器械如胃镜、肠镜、血液透析器械应严格消毒，防止医源性感染；加强对高危人群的艾滋病疫情监测，取缔卖淫和嫖娼活动。

六、护理评价

1. 患者体温是否正常。

2. 患者有无感染发生。

3. 患者情绪是否稳定，恐惧是否减轻。

4. 患者营养状况指标是否改善。

任务九　医务人员发生艾滋病病毒职业暴露后的处理

一、紧急局部处理

1. 用肥皂液和流动水清洗污染的皮肤，用生理盐水冲洗黏膜。

2. 如有伤口，应当在伤口旁端轻轻挤压，尽可能挤出损伤处的血液，再用肥皂液和流动水进行冲洗；禁止进行伤口挤压。

3. 受伤部位的伤口冲洗后，应用消毒液，如 75% 的酒精或者 0.5% 聚维酮碘进行消毒，并包扎伤口；被暴露的黏膜，应当反复用生理盐水冲洗干净。

二、暴露级别评估

医疗卫生机构应当对其暴露的级别和暴露源的病毒载量水平进行评估和确定。艾滋病病毒职业暴露级别分为三级。发生以下情形时，分别确定如下。

（一）一级暴露

暴露源为体液、血液或者含有体液、血液的医疗器械、物品；暴露源类型为暴露源沾染了有损伤的皮肤或黏膜，暴露量小且暴露时间较短。

（二）二级暴露

暴露源为体液、血液或含有血液、体液的医疗器械、物品；暴露类型为暴露源沾染了有损伤的皮肤或黏膜，暴露量大且暴露时间较长；或者暴露类型为暴露源刺伤或者割伤皮肤，损伤程度轻，为表皮擦伤或者针刺伤。

（三）三级暴露

暴露源为体液、血液或含有血液、体液的医疗器械、物品；暴露类型为暴露源刺伤或割伤皮肤，损伤程度较重，为深部伤口或者刺伤物有明显可见的血液。

三、暴露源的病毒载量水平

暴露源的病毒载量水平分为轻度、重度和暴露源不明 3 种类型。

（一）轻度

经检验，暴露源为艾滋病病毒阳性，但效价低、艾滋病病毒感染者无临床症状、CD4 计数正常者，为轻度者。

（二）重度

经检验，暴露源为艾滋病病毒阳性，但效价高、艾滋病病毒感染者有临床症状、CD4 计数低者，为重度者。

（三）暴露源不明

不能确定暴露源是否为艾滋病病毒阳性者，为暴露源不明显。

四、预防性用药方案

医疗卫生机构应当根据暴露级别和暴露源病毒载量水平对发生艾滋病病毒职业暴露的医务人员实施预防性用药方案。预防性用药方案分为基本用药程序和强化用药程序。基本用药程序分为两种反转录酶抑制药，使用常规治疗剂量，连续使用28 d。强化用药程序是基本用药程序的基础上，同时增加一种蛋白酶抑制药，使用常规剂量，连续使用28 d。预防性用药应当在艾滋病病毒职业暴露后尽早开始，最好在4 h内实施，最迟不超过24 h；即使超过24 h，也应当实施预防性用药。

1. 发生一级暴露且暴露源的病毒载量水平为轻度时，可以不使用预防性用药；发生一级暴露且暴露源的病毒载量水平位重度或者发生二级暴露且暴露源的病毒载量水平为轻度时，使用基本用药程序。

2. 发生二级暴露且暴露源的病毒载量水平为重度或者发生三级暴露且暴露源的病毒载量水平为轻度或重度时，使用强化用药程序。

3. 暴露源的病毒载量水平不明时，可以使用基本用药程序。

五、随访和咨询

内容包括在暴露后的第4、第8、第12周及第6个月时对艾滋病病毒抗体进行检测，对服用药物的毒性进行监控和处理，观察和记录艾滋病病毒感染的早期症状。

项目三 狂犬病

【临床典型案例分析题目】

男，45岁，某公司职员，某日10：00到医院就诊，自述心慌不适并加剧3 d。临床检查：T 36.8 ℃、P 99 次/分、BP 126/80 mmHg，胸片提示"两肺无异常"，心电图检查窦性心律，节律不齐。给予对症治疗并作为"胸闷不适"留院做进一步检查。14：30患者体温略有升高（37.5 ℃），心律仍不齐。19：30患者出现烦躁不安，不让医护人员接近，对靠近物体吐唾液，并对水声表现出极度恐慌。追溯患者3个月前曾在其老家被犬咬伤左前臂肘部，伤口较深、较大，当时未注射狂犬病疫苗，伤口由当地郎中以草药敷之。次日凌晨1：00患者烦躁不安，症状加剧，双掌撑于床头尖叫，口中流涎，遂给予甘露醇等对症处理。1：30患者呼吸、心搏骤停，经临床抢救无效死亡。

1. 患者可能的医疗诊断是什么？
2. 为明确诊断，还需要做什么检查？
3. 患者有哪些主要护理问题？相应的护理措施有哪些？
4. 针对患者及家属的健康教育内容有哪些？

5. 本病消毒隔离的措施有哪些?

狂犬病又名恐水症是由狂犬病毒所致,以侵犯中枢神经系统为主的急性人兽共患传染病。人狂犬病通常由病兽以咬伤方式传给人。临床表现为特有的恐水、怕风、咽肌痉挛、恐惧不安、进行性瘫痪等症状。其病死率高达 100% 。

任务一　病原学

狂犬病毒属弹状病毒科拉沙病毒属,形似子弹,大约为 75 nm × 180 nm,为单股负链 RNA 病毒。易被紫外线、苯扎溴铵(新洁尔灭)、高锰酸钾、碘酒、甲醛等灭活,加热 100 ℃,2 min 可灭活。从患者或患病动物体内可直接分离得到病毒称为街毒株或野毒株,致病力强,可在唾液腺中繁殖。街毒株在动物脑内传代 50 代后其毒力降低,对人和犬失去致病力,但仍然保持其免疫原性,可供制备疫苗,称为固定毒株。

狂犬病毒含 5 个结构基因,其中的糖蛋白能与乙酰胆碱受体结合,决定了狂犬病毒的嗜神经性,并能刺激抗体产生保护性免疫反应。结构基因中的核蛋白是荧光免疫法检测的靶抗原,具有诊断意义。

任务二　流行病学

(一)传染源

本病的传染源是带狂犬病毒的动物。我国狂犬病的主要传染源是病犬,其次为猫、猪、牛、马等家畜,而发达国家和狂犬病基本控制地区主要是野生动物,如蝙蝠、狼、狐狸等。有些貌似健康的犬或其他动物的唾液中可能带有病毒,可传播狂犬病毒。而人与人之间不会传染,因其唾液中所含病毒量较少,故狂犬患者不是传染源。

(二)传播途径

狂犬病毒主要通过咬伤传播,也可由带病毒的唾液传播,多数经各种伤口和抓伤、舔伤的黏膜和皮肤侵入,少数可在宰杀病犬、剥皮、切割等过程中受感染。蝙蝠群居洞穴中的含病毒气溶胶也可经呼吸道传播。病毒通过咬伤传播是非咬伤传播的 50 倍以上。

(三)易感人群

人群普遍易感,尤其是兽医与动物饲养员。人被犬咬伤后狂犬病的发生率为 15% ~ 30% 。被病兽咬伤后是否发病与下列因素有关。①伤口处理:咬伤后迅速彻底清洗者发病率低;②狂犬病疫苗使用情况:及时、全程、足量注射狂犬疫苗者发病率低;③咬伤部位血管神经分布丰富:头、面、颈、手指等处被咬伤后发病率较高;④咬伤的严重性:创口大而深者发病率高;⑤伤者免疫状况:被咬伤者免疫功能低下或免疫缺陷者发病率较高。

任务三　发病机制

狂犬病毒自皮肤和黏膜破损处侵入人体后,对神经组织具有强大的亲和力,致病过程可分以下 3 个阶段。

一、病毒侵入外周神经

病毒先在伤口部位的肌细胞小量繁殖，并在局部停留 3 d 或更久，然后侵入机体近处的末梢神经。

二、侵入中枢神经

主要侵犯脑干、小脑等处的神经细胞，病毒沿神经的轴突向中枢神经做向心性扩展，至脊髓的背根神经节大量繁殖，入侵脊髓病很快到达脑部。

三、向各器官扩展

病毒由中枢神经向周围神经扩展，侵入各器官组织，尤以唾液腺、舌部味蕾、嗅神经上皮等处病毒量较多。因迷走、舌咽及舌下脑神经核受损，导致吞咽肌及呼吸肌痉挛，出现恐水、吞咽和呼吸困难等症状。交感神经受累时出现唾液分泌和出汗增多。迷走神经节、交感神经节和心脏神经节受损时，导致患者心血管功能紊乱或猝死。

病理变化主要为急性弥漫性脑脊髓炎，尤以大脑基底面海马回和脑干部位（中脑、脑桥和延髓）及小脑损害最为明显。肉眼见脑组织有充血、水肿及微小出血等。镜下可见脑实质有非特异性的神经细胞变性与炎性细胞浸润。其特征性病变是嗜酸性包涵体，称内氏小体，该小体位于细胞质内，呈椭圆形或圆形，直径 3 ~ 10 μm。染色后呈樱桃红色，均有诊断意义。

任务四 临床表现

潜伏期长短不一，大多在 3 个月内发病，最长可达十多年以上，潜伏期长短与年龄、伤口部位、伤口深浅、入侵病毒数量和毒力及机体免疫力等因素有关。典型临床经过分为 3 期：前驱期、兴奋期和麻痹期。

一、前驱期

本期通常持续 2 ~ 4 d。主要表现为低热、倦怠、头痛、恶心、全身不适，继而可出现恐惧不安，烦躁失眠，对声、风、光等刺激敏感并有喉头紧缩感。早期症状如在愈合的伤口和其神经支配区有痒、痛、麻及蚁走等异样感觉，具有临床诊断意义，约 70% 的病例有上述症状。

二、兴奋期

主要表现为高度兴奋、极度恐惧、恐水、怕风、怕光。体温高达 38 ~ 40 ℃。恐水为本病的特征，但不一定每例都有。典型患者虽极度口渴而不敢饮水，见水、闻流水声、饮水，或仅提及饮水均可引起咽喉肌严重痉挛。外界多种刺激如风、光、声也可引起咽肌痉挛。常因声带痉挛伴声嘶、说话吐字不清，严重发作时可出现全身肌肉阵发性抽搐，因呼吸肌痉挛导致呼吸困难和发绀。患者常出现流涎、多汗、心率快、血压增高等交感神经功能亢进表现。患者神志多清晰，也可出现精神失常、幻视、幻听等。该期持续 1~3 d。

三、麻痹期

主要表现为肌肉痉挛停止，全身弛缓性瘫痪，由安静进入昏迷状态。最终因呼吸、循环衰竭而死亡。该期持续时间较短暂，一般为 6~18 h。

该病全程一般不超过 6 d。除上述躁狂型表现外，还有以脊髓或延髓受损为主的麻痹期型（静型）。该型患者无兴奋期和典型的恐水表现，常见高热、头痛、呕吐、四肢软弱无力、腱反射消失、共济失调和大小便失禁等，呈横断性脊髓炎或上行性麻痹等症状，最终因瘫痪而死亡。

任务五　实验室及其他辅助检查

一、血、尿常规及脑脊液

外周血白细胞总数可增多，以中性粒细胞为主，一般在 80% 以上。尿常规可见轻度蛋白尿，偶有透明管型。脑脊液压力轻度增高，细胞数轻度增多，以淋巴细胞为主，蛋白轻度增高，糖及氯化物正常。

二、病原学检查

抗原检查：可取患者的脑脊液或唾液直接涂片、角膜印片或咬伤部位皮肤组织或脑组织通过免疫荧光法检测抗原，阳性率高达 98%。此外，还可通过快速狂犬病酶联免疫吸附法检测抗原。

病毒分离：取患者的唾液、脑脊液、皮肤或脑组织进行细胞培养，或用乳小白鼠接种法分离病毒。

内氏小体检查：动物或死者的脑组织做切片染色，镜检找内氏小体，阳性率为 70%~80%。

核酸测定抗体检查：采用反转录－聚合酶链反应（RT-PCR）法测定狂犬病毒 RNA。

三、抗体检查

存活 1 周以上者可做血清中和试验或补体结合试验检测抗体，效价上升者具有诊断意义。

任务六　诊断要点

曾被狂犬或病兽咬伤或抓伤史，并有典型症状如恐水、怕风、咽喉痉挛，或怕光、怕声、多汗、流涎，以及咬伤处出现麻木、感觉异常等。

实验室检查病毒抗原阳性或尸检脑组织中的内氏小体。

任务七　治疗要点

狂犬病一般无特殊药物治疗，以对症综合治疗为主。

一、隔离患者

患者采用单室严格隔离，防止唾液污染，尽量保持患者安静，避免光、风、声等外界环境的刺激。

二、对症治疗

包括加强监测生命体征，保持其镇静，予以解除痉挛，供给氧气，必要时气管切开，纠正酸中毒，补充体液，维持水、电解质平衡，处理心律失常，稳定血压，出现脑水肿时给予脱水药等。

三、抗病毒治疗

目前抗病毒治疗效果不好，还需进一步研究有效的抗病毒治疗药物。

任务八　狂犬病患者的护理

一、护理评估

（一）病史

询问患者有无被动物咬伤、抓伤史，有无饲养宠物史，发病后主要的症状及伴随症状，病情进展与演变，是否服用药物进行治疗及用药效果。

（二）身体评估

评估患者精神状态、生命体征、伤口情况，观察有无伤人或自伤情况。

（三）心理－社会情况

狂犬病患者，疾病来势凶猛，易产生恐惧和紧张感，对家庭、社会都造成一定影响，患者及家属均易恐慌，对疾病的治疗失去信心，对其进行有效评估，了解其心理状态。

（四）实验室及其他辅助检查

见本项目"任务五"。

二、护理诊断/问题

（一）常用护理诊断/问题

1. 皮肤完整性受损　与病犬、病猫等动物咬伤或抓伤有关。

2. 有受伤的危险　与患者兴奋、狂躁、出现幻觉等精神异常有关。

3. 有窒息的危险　与病毒损害中枢神经系统导致呼吸机痉挛有关。

（二）其他护理诊断/问题

1. 营养失调　低于机体需要量与吞咽困难、不能进食饮水有关。
2. 低效型呼吸形态　与病变损害中枢神经系统导致呼吸肌痉挛有关。
3. 恐惧　与病情危重、该病死亡率高有关。

三、护理目标

1. 患者皮肤完整性恢复，无伤口继发感染。
2. 患者不发生外伤。
3. 患者呼吸道通畅。

四、护理措施

（一）皮肤完整性受损

被咬伤后迅速彻底清洗伤口能降低狂犬病的发病率。①尽快用 20% 肥皂水或 0.1% 苯扎溴铵（季铵类消毒液）反复冲洗（不可与肥皂水合用）至少 30 min，尽量彻底除去狗涎和污血，冲洗后，局部用 70% 酒精和 2% 碘酊消毒；②伤口较深者，彻底清创后应在伤口底部和周围行抗狂犬病免疫球蛋白或抗狂犬病免疫血清局部浸润注射，抗狂犬病病毒免疫血清可降低血清和血中游离狂犬病毒，防止发病或减轻临床症状，使用前应进行皮肤过敏试验，皮试阳性者要进行脱敏疗法；③伤口一般不宜缝合或包扎，便于引流；④需注意同时预防破伤风和细菌感染。

其他护理措施见本篇模块二"皮肤完整性受损"的护理。

（二）有受伤的危险

避免刺激，密切观察病情变化情况。将患者安置于安静、避光的单人房间，绝对卧床休息；烦躁不安者，应加床挡保护或适当约束，专人护理，实施严密隔离；并向家属解释兴奋、狂躁的原因，嘱其避免刺激患者；有计划安排并简化医疗、护理操作，并在使用镇静药后集中进行，动作要轻、快，避免一切不必要的刺激；适当遮蔽输液装置。

密切观察患者有无高度兴奋、恐水症、怕风表现，痉挛发作。密切观察病情，尤其是呼吸频率、节律改变，注意痉挛发作情况，如痉挛发作时间、持续时间、频率及程度。

（三）有窒息的危险

保持呼吸道通畅，及时清除唾液及口鼻分泌物，吸氧。咽喉肌或呼吸肌频发痉挛时，给予氧气吸入和镇静止痉药。备好各种急救药品和器械，如镇静药、呼吸兴奋药、气管插管及气管切开包、人工呼吸机等，当患者出现严重呼吸衰竭甚至不能自主呼吸时，应配合医师行气管插管或气管切开，进行机械辅助呼吸。

五、健康教育

1. 向患者及家属讲解狂犬病的基本知识，指导其配合治疗。

2. 对家犬进行登记与兽用狂犬病毒疫苗预防接种；对病死犬、猫等给予焚毁或深埋；进口动物必须检疫。

3. 预防接种，若被犬、猫（尤其是野犬、野猫）等动物咬伤或抓伤，应立即进行彻底的伤口处理，并进行全程预防接种，接种期间戒酒，多休息；高危人群如接触狂犬病的工作人员，也应做疫苗注射。

4. 向社会人员宣传接种方法，包括①凡被猫、犬抓、咬伤后，或皮肤破损处被狂犬病患者唾液污染时，均应注射疫苗。国内多采用地鼠肾疫苗 5 针免疫方案，即咬伤当日、第 3、第 7、第 14 d 和第 30 d 各肌内注射 1 次，每次 2 mL。严重咬伤者，疫苗可加至全程 10 针，即当日至第 6 d 每日 1 针，然后于第 10、第 14、第 30、第 90 d 各注射 1 针；②免疫球蛋白注射：常用人抗狂犬病毒免疫球蛋白和抗狂犬病血清 2 种，以人抗狂犬免疫球蛋白为佳。抗狂犬病血清使用前应做皮肤过敏试验。

六、护理评价

1. 患者皮肤是否完整，伤口是否继发感染。
2. 患者是否有外伤发生。
3. 患者呼吸道是否通畅，有无窒息危险。

项目四 埃博拉出血热

【临床典型案例分析题目】

女，38 岁，乌干达某公司职员，自述发热、呕吐、腹泻和肌肉酸痛 1 d 到某医院就诊。查体：T 39.8 ℃、P 109 次/分、BP 126/80 mmHg，胸片提示"两肺无异常"，心电图检查窦性心律 109 次/分，律齐。追问病史：其同胞姐姐 1 周前死于埃博拉出血热，她曾参与死者的照料及安葬工作。

1. 患者可能的医疗诊断是什么？
2. 为明确诊断，还需要做什么检查？
3. 患者有哪些主要护理问题？相应的护理措施有哪些？
4. 针对患者及家属的健康教育内容有哪些？
5. 本病消毒隔离的措施有哪些？

埃博拉出血热是由埃博拉病毒引起的一种急性出血性传染病。主要通过接触患者或感染动物的血液、体液、分泌物和排泄物等而感染，临床表现主要为突起发热、出血和多脏器损害。埃博拉出血热病死率高，可达 50% ~ 90%。本病于 1976 年在非洲首次发现，主要在乌干达、刚果、加蓬、苏丹、科特迪瓦、南非、几内亚、利比里亚、塞拉利昂、尼日利亚等非洲国家流行。

<h2 style="text-align:center">任务一　病原学</h2>

埃博拉病毒属丝状病毒科，为不分节段的单股负链 RNA 病毒。病毒呈长丝状体，可呈杆状、丝状、"L" 形等多种形态。毒粒长度平均 1000 nm，直径约 100 nm。病毒有脂质包膜，包膜上有呈刷状排列的突起，主要由病毒糖蛋白组成。埃博拉病毒基因组是不分节段的负链 RNA，大小为 18.9 kb，编码 7 个结构蛋白和 1 个非结构蛋白。

埃博拉病毒可在人、猴、豚鼠等哺乳类动物细胞中增殖，对 Vero 和 Hela 等细胞敏感。

埃博拉病毒可分为扎伊尔型、苏丹型、塔伊森林型、莱斯顿型和本迪布焦型。除莱斯顿型对人不致病外，其余 4 种亚型感染后均可导致人发病。不同亚型病毒基因组核苷酸构成差异较大，但同一亚型的病毒基因组相对稳定。

埃博拉病毒对热有中度抵抗力，在室温及 4 ℃存放 1 个月后，感染性无明显变化，60 ℃灭活病毒需要 1 h，100 ℃ 5 min 即可灭活。该病毒对紫外线、γ 射线、甲醛、次氯酸、酚类等消毒剂和脂溶剂敏感。

<h2 style="text-align:center">任务二　流行病学特征</h2>

一、传染源和宿主动物

感染埃博拉病毒的患者和灵长类动物为本病传染源。

目前认为埃博拉病毒的自然宿主为狐蝠科的果蝠，尤其是锤头果蝠、富氏前肩头果蝠和小领果蝠，但其在自然界的循环方式尚不清楚。

二、传播途径

接触传播是本病最主要的传播途径。可以通过接触患者和被感染动物的血液、体液、分泌物、排泄物及其污染物感染。

病例感染场所主要为医疗机构和家庭，在一般商务活动、旅行、社会交往和普通工作场所感染风险低。患者感染后血液中可维持很高的病毒含量。医护人员、患者家属或其他密切接触者在治疗、护理患者或处理患者尸体过程中，如果没有严格的防护措施，容易受到感染。

据文献报道，埃博拉出血热患者的精液中可分离到病毒，故存在性传播的可能性。有动物实验表明，埃博拉病毒可通过气溶胶传播。虽然尚未证实有通过性传播和空气传播的病例发生，但应予以警惕，做好防护。

三、人群易感性

人类对埃博拉病毒普遍易感。发病主要集中在成年人，这和暴露或接触机会多有关。尚无资料表明不同性别间的发病差异。

任务三 发病机制

病毒侵犯人体血液系统和免疫防御系统，导致严重的免疫抑制。病毒可能在局部淋巴结首先感染单核细胞、巨噬细胞和其他单核吞噬系统的细胞。激活细胞因子风暴，释放大量细胞因子和趋化因子，导致血管内皮细胞的通透性增强。人体主要病理改变是皮肤、黏膜、脏器的出血，多器官可以见到灶性坏死。肝细胞点、灶样坏死是本病的典型特点，可见小包含体和凋亡小体，如图 9-3-1 所示。

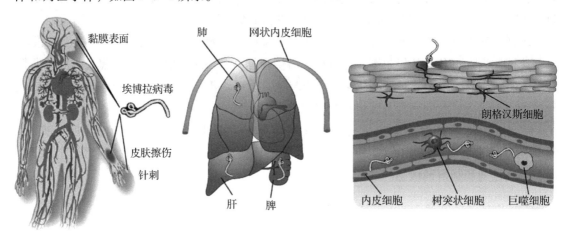

图 9-3-1 埃博拉出血热发病机制

任务四 临床表现

本病潜伏期为 2~21 d，一般为 8~10 d。尚未发现潜伏期有传染性。

一、早期

急性起病，发热并快速进展至高热，伴乏力、头痛、肌痛、咽痛等，并可出现恶心、呕吐、腹痛、腹泻、皮疹等。

二、极期

多在病程 3~4 d 后出现。持续高热，感染中毒症状及消化道症状加重，出现不同程度的出血，包括皮肤黏膜出血、呕血、咯血、便血、血尿等；严重者可出现意识障碍、休克及多脏器受累，多在发病后 2 周内死于出血、多脏器功能障碍等。

任务五 诊断依据

流行病学史，包括①来自疫区或 21 d 内有疫区旅行史；②21 d 内接触过来自或曾到过疫区的发热者；③21 d 内接触过患者及其血液、体液、分泌物、排泄物或尸体等；④接触过被感染的动物。

任务六　实验室及其他辅助检查

对留观病例、疑似病例和确诊病例的血液等相关标本进行实验室病原学和血清学检测，具体检测方案由中国疾病预防控制中心下发。

实验室病原学和血清学检测相关活动严格按照《人间传染的病原微生物名录》的要求，在相应的生物安全级别实验室开展。病毒培养在 BSL-4 实验室、动物感染实验在 ABSL-4 实验室、未经培养的感染材料的操作在 BSL-3 实验室、灭活材料的操作在 BSL-2 实验室、无感染性材料的操作在 BSL-1 实验室中进行。

任务七　治　疗

本病暂无特殊治疗，主要采取对症支持治疗。

一、一般治疗

一般以卧床休息，流质或半流质饮食，注意口腔及皮肤清洁，保持大便通畅。

二、对症治疗

高热主要是采用物理降温。出汗多时，呕吐或腹泻者，及时补液。出血倾向者，遵医嘱选用止血药物。

任务八　埃博拉出血热患者的护理

一、护理评估

（一）病史

询问患者有无出入疫区及接触埃博拉患者或尸体史。

（二）身体评估

评估患者精神状态、生命体征等情况，观察有无出血情况。

（三）心理－社会情况

埃博拉病来势凶猛，易产生恐惧和紧张感，对家庭、社会造成一定影响，患者及家属均易恐慌，对疾病的治疗失去信心，对其进行有效评估，了解其心理状态。

（四）实验室及其他辅助检查

具体内容见本项目"任务六"。

二、护理诊断/问题

（一）常用护理诊断/问题

1. 体温过高　与机体免疫功能受损继发感染有关。
2. 疼痛　与埃博拉病毒感染引起头疼、咽痛、腹痛有关。
3. 恐惧　与担心疾病预后有关。

（二）其他护理诊断/问题

1. 知识缺乏　缺乏有效隔离埃博拉患者的知识。
2. 潜在并发症　有出血的风险。

三、护理目标

1. 患者体温下降或恢复正常。
2. 患者疼痛得到缓解。
3. 患者情绪稳定。

四、护理措施

（一）体温过高

具体护理措施参见本篇模块二"体温过高"的护理。

（二）疼痛

1. 积极处理疼痛的原发因素。
2. 密切观察病情变化，遵医嘱使用镇痛药物。给予患者心理护理。

（三）恐惧

具体护理措施参见本模块项目二"恐惧"的护理。

五、护理评价

1. 患者体温是否正常。
2. 患者疼痛是否减轻、缓解。
3. 患者情绪是否稳定，恐惧是否减轻。

任务九　预防控制措施

目前尚无预防埃博拉出血热的疫苗，严格隔离控制传染源、密切接触者追踪、管理和加强个人防护是防控埃博拉出血热的关键措施。

一、来自疫区人员的追踪管理

各省级卫生计生部门要加强监测，做好与有关部门的信息沟通。根据相关部门提供的来自疫区或 21 d 内有疫区旅行史的人员信息，参照《埃博拉出血热疫区来华（归国）人员健康监测和管理方案》（附件 1）的要求，协调相关部门做好追踪、随访，随访时间截至离开疫区满 21 d。相关信息报告要求和方式由中国疾病预防控制中心下发。

二、密切接触者管理

密切接触者是指直接接触埃博拉出血热病例或者疑似病例的血液、体液、分泌物、排泄物的人员，如共同居住、陪护、诊治、转运患者及处理尸体的人员。对密切接触者进行追踪和医学观察。医学观察期限为自最后一次与病例或污染物品等接触之日起至第 21 d 结束。医学观察期间一旦出现发热等症状时，要立即进行隔离，并采集标本进行检测。具体参见《埃博拉出血热病例密切接触者判定与管理方案》。

三、病例的诊断、转运和隔离治疗

医疗机构一旦发现留观或疑似病例后，应当将病例转运至符合条件的定点医院隔离治疗，转运工作参照《关于印发埃博拉出血热病例转运工作方案的通知》（国卫发明电〔2014〕43 号）要求执行。出入境检验检疫部门发现留观病例后，按照相关规定做好病例转运工作。

卫生计生部门组织定点医院和疾控机构开展留观和疑似病例的诊断、治疗和标本检测工作，定点医院负责病例的隔离治疗管理和标本采集工作。采集标本当做好个人防护，标本应当置于符合国际民航组织规定的 A 类包装运输材料之中，按照《可感染人类的高致病性病原微生物菌（毒）种或样本运输管理规定》要求运输至具有从事埃博拉病毒相关实验活动资质的实验室。

各地要成立由临床、流行病学和实验室检测人员组成的专家组，负责病例的判定工作。根据病例的病程变化、实验室检测结果，依据《关于印发埃博拉出血热相关病例诊断和处置路径的通知》（国卫发明电〔2014〕44 号）及时做出诊断或排除。

对于留观病例、疑似病例和确诊病例均要采取严格的消毒隔离管理措施，做好医院感染预防与控制工作。按照《医院感染管理办法》《医疗废物管理条例》《医疗卫生机构医疗废物管理办法》《埃博拉出血热诊疗方案》的要求，加强个人防护，严格对患者的血液、体液、分泌物、排泄物及其污染的医疗器械等物品和环境进行消毒，并按照规定做好医疗废物的收集、转运、暂时储存，交由医疗废物集中处置单位处置。

患者死亡后，应当尽量减少尸体的搬运和转运。尸体应消毒后用密封防渗漏物品双层包裹，及时焚烧。需做尸体解剖时，应当按照《传染病患者或疑似传染病患者尸体解剖查验规定》执行。

四、流行病学调查

县级疾病预防控制机构对辖区内疑似病例和确诊病例进行流行病学调查，调查内容包括基本信息、发病与就诊情况、临床表现、实验室检查、流行病学史、密切接触者信息、诊断与转归等，具体流行病学调查方案由中国疾病预防控制中心下发。

流行病学调查人员要严格按照相关要求做好个人防护。完成调查后，县级疾病预防控制机构应当及时将流行病学个案调查表、调查报告等资料逐级上报上级疾病预防控制机构。

五、开展公众宣传教育，做好风险沟通

积极宣传埃博拉的防治知识，提高公众自我防护意识，及时回应社会关切。

模块四　细菌感染

项目一　伤　寒

【临床案例分析题目】

患者，男，28 岁，因发热 6 d，体温最高达 40 ℃入院。患者于 6 d 前晚上与朋友吃海鲜大排档后出现发热，伴轻微肌肉酸痛、食欲缺乏等症状，于社区医院按感冒给予治疗，病情无明显好转遂来医院进一步治疗。入院查体：T 39 ℃，P 80 次/分，R 22 次/分，BP 120/80 mmHg，意识清，精神差，全身无皮疹，浅表淋巴结不大，双肺呼吸音粗，未闻及干湿啰音，肝脾触诊不满意。查血：白细胞 3.5×10^9/L，中性粒细胞 80%，肥达试验阳性。B 超示肝脾轻度增大。

请思考：

1. 患者可能的医疗诊断是什么？

2. 为明确诊断，还需要做什么检查？

3. 患者有哪些主要护理问题？相应的护理措施有哪些？

4. 针对患者及其家属的健康教育内容有哪些？

5. 本病消毒隔离的措施有哪些？

伤寒是由伤寒杆菌引起的急性全身性肠道传染病。典型临床表现有持续性发热、相对缓脉、神经系统与消化道中毒症状、肝脾大、玫瑰疹和白细胞减少等。主要严重并发症有肠出血、肠穿孔等。

任务一　病原学

伤寒杆菌属于肠道杆菌沙门菌属 D 群，菌体是短杆状，革兰染色阴性。不形成芽孢，无荚膜，有鞭毛，能运动。伤寒杆菌为需氧和兼性厌氧菌，在普通培养基中能生长，在含有

胆汁的培养基中生长更好。本菌在自然界中生命力强，在水中可存活 2~3 周，在粪便中可存活 1~2 个月，耐低温，冰冻环境可维持数月。但对阳光、热、干燥抵抗力差，阳光直射数小时死亡，加热至 60 ℃ 30 min 或煮沸后即可杀灭；对一般化学消毒剂敏感，消毒饮用水余氯达 0.2~0.4 mg/L 时迅速杀灭。

伤寒沙门菌主要含有菌体 O 抗原、鞭毛 H 抗原和表面 Vi 抗原，感染机体后诱导产生相应的非保护性抗体。O 抗原和 H 抗原抗原性强，常用于血清凝集试验（肥达反应）以辅助临床诊断。Vi 抗原常见于新分离的菌株，特别是从患者血液中分离的菌株。当病原体从人体中清除后，Vi 抗体效价迅速下降。因此 Vi 抗体的测定有助于慢性带菌者的调查。

任务二 流行病学

一、传染源

患者与带菌者。慢性带菌者是本病不断传播或流行的传染源。

二、传播途径

主要通过消化道传播。食物被污染是主要的传播途径，食物和水源的污染常造成暴发流行。

三、人群易感性

普遍易感，病后可产生持久免疫力，第二次发病者少见，伤寒与副伤寒之间无交叉免疫力。

四、流行特征

伤寒在世界各地均有发病，以热带、亚热带地区多见。主要发生在卫生条件较差的国家和地区。本病终年可见，以夏秋季最多。患者一般以儿童和青壮年居多。

任务三 发病机制

伤寒杆菌进入人体后是否发病取决于伤寒杆菌的数量、致病性及人体的免疫能力。当胃酸 pH <2 时，伤寒杆菌很快被杀灭。一般伤寒杆菌摄入量在 10^5 以上才能引起发病。摄入伤寒杆菌后，未被胃酸杀灭的细菌进入小肠，到达回肠下段，穿过黏膜上皮屏障，侵入部回肠集合淋巴结的单核吞噬细胞内繁殖，再由胸导管释放入血，引起第一次菌血症。细菌随血流进入肝、脾、胆囊、骨髓等组织器官内继续大量繁殖后，再次释放入血并释放内毒素，形成第二次菌血症。

伤寒的主要病理特点是全身单核吞噬细胞系统的增生性反应，以回肠下段的集合淋巴结及孤立淋巴滤泡的病变最具特征性，淋巴组织高度肿胀、坏死、脱落、溃疡形成及愈合，完全修复不留瘢痕。

第九篇 传染性疾病患者的护理

·519·

任务四　临床表现

潜伏期长短与感染细菌量及机体免疫状态有关，范围为 3~60 d，一般为 7~14 d。典型伤寒的自然病程为 4~5 周。

一、典型伤寒

临床经过可分为 4 期。

（一）初期

为病程第 1 周，大多起病缓慢，发热是最早出现的症状。发热前可有畏寒，但少有寒战，出汗不多。随病情逐渐加重，体温呈阶梯形上升，5~7 d 达 39~40 ℃，还可伴全身不适、头痛、乏力、食欲减退、腹部不适、咽痛、咳嗽等症状。右下腹可有轻压痛。

（二）极期

为病程第 2~3 周，出现伤寒特征性表现。

1. 持续发热　以稽留热型为主，一般持续半个月。
2. 消化道症状　出现腹部不适、腹胀，多数患者有便秘，少数患者表现为腹泻。右下腹可有轻压痛。
3. 神经系统症状　与疾病的严重程度成正比。患者出现精神恍惚、表情淡漠、呆滞、反应迟钝、耳鸣、听力减退，重者可出现谵妄、昏迷。病情随着体温下降而逐渐恢复。
4. 循环系统症状　常有相对缓脉或重脉。并发中毒性心肌炎时，则相对缓脉不显著。
5. 肝脾大　多数患者在病程 1 周前后有脾大，质软有压痛。部分患者亦有肝大，并发中毒性肝炎时可见黄疸和肝功能异常。
6. 玫瑰疹　在病程第 7~14 d，部分患者在胸、腹、肩背等部位的皮肤分批出现直径 2~4 mm 的淡红色小斑丘疹，称为玫瑰疹，压之褪色，多在 10 个以下，2~4 d 消退。

（三）缓解期

为病程第 3~4 周，体温逐渐下降，各种症状逐渐减轻，增大的肝脾开始回缩。由于本期小肠病理改变仍处于溃疡期，因此仍可能出现各种肠道并发症。

（四）恢复期

为病程第 5 周，体温恢复正常，临床症状消失，1 个月左右完全康复。

二、其他类型

其他临床类型除上述典型表现外，伤寒可有轻型、暴发型、迁延型、逍遥型及小儿和老年型等多种临床类型。

（一）轻型

全身毒血症状轻，病程短，多见于儿童或发病前曾接受过伤寒疫苗注射者，或发病早期接受抗生素治疗者。由于病情较轻，症状不典型，容易漏诊或误诊。

（二）暴发型

起病急，全身毒血症状重，患者可出现超高热或体温不升、中毒性脑病、休克、中毒性心肌炎、肠麻痹、DIC 等。

（三）迁延型

起病与典型伤寒相似，但由于免疫力低下，发热持续不退，可达 45～60 d 或更久，肝脾大明显者，多见于合并慢性血吸虫病患者。

（四）逍遥型

症状轻微或无症状，患者可照常学习或工作，常因发生肠出血或肠穿孔等并发症而就诊。

（五）小儿伤寒

年龄越小，症状越不典型。常急性起病，发热多为弛张热，消化道症状和神经系统症状明显，相对缓脉和玫瑰疹少见，白细胞计数常不减少。病程较短，肠出血、肠穿孔等并发症较少，但并发支气管炎或肺炎较多。

（六）老年伤寒

临床表现不典型，发热多不高，虚弱现象明显，胃肠道症状持续时间长，易并发支气管肺炎和心功能不全，病程易迁延，病死率高。

三、复发和再燃

少数患者热退后 1～2 周，临床症状再现，血培养再度阳性，称为复发。复发与胆囊或网状内皮系统中潜伏的病菌大量繁殖、再度侵入血循环有关，见于抗菌治疗不彻底、机体抵抗力低下的患者。部分缓解期患者体温下降还未恢复正常时，又重新上升，血培养阳性，持续 5～7 d 后退热，称再燃，可能与菌血症仍未被完全控制有关。

四、并发症

（一）肠出血

伤寒较常见的肠道并发症，多发生于病程第 2～4 周。可有大便隐血试验阳性至大量便血。大量失血时可出现失血性休克的表现。常因饮食不当、用力排便、腹泻等所致。

（二）肠穿孔

最严重的并发症，多见于病程第 2~4 周。好发于回肠末段，多为饮食不当所致。表现为患者突然出现右下腹持续性剧烈疼痛，伴恶心、呕吐，体温下降后再升，脉快，腹膜刺激征阳性等。X 线检查膈下有游离气体。

（三）其他并发症

在伤寒疾病进程中还可发生中毒性肝炎、中毒性心肌炎、支气管炎和肺炎、胆囊炎、溶血性尿毒综合征等。

任务五　实验室及其他辅助检查

一、一般检查

血液检查中白细胞数减少，一般在 $(3~5) \times 10^9/L$，中性粒细胞减少，嗜酸性粒细胞减少或消失，并随病情好转后逐渐恢复正常。尿常规检查常出现轻度蛋白尿和少量管型。粪便检查在腹泻患者可见少量白细胞，并发肠出血时大便隐血试验为阳性。

二、细菌学检查

血培养是本病最常用的确诊方法。发病第 1~2 周，血培养阳性率最高，可达 80%~90%，以后逐渐下降。骨髓培养阳性率高于血培养，阳性持续时间长，对已用抗生素治疗、血培养阴性的患者尤为适用。粪培养在发病第 3~4 周阳性率最高，对早期诊断价值不高，常用于判断带菌情况。

三、血清学检查

（一）肥达反应

又称肥达试验，伤寒杆菌血清凝集反应，该试验应用伤寒杆菌 O 抗原和 H 抗原和副伤寒甲、乙、丙的 H 抗原，通过凝集反应检测患者血清中相应抗体的凝集效价，对伤寒有辅助诊断价值。伤寒抗体通常在病后 1 周左右出现，第 3~4 周阳性率可达 70% 以上，效价亦较高，并可维持数月。O 抗体效价在 1：80，以及 H 抗体效价在 1：160 以上时可确定为阳性，有辅助诊断价值。相隔 1 周双份血清抗体效价上升 4 倍以上有助于确定诊断。有少数患者在整个病程中抗体效价均很低或阴性，因此肥达反应阴性不能排除此病。

（二）其他免疫学试验

如对流免疫电泳、被动血凝试验、协调凝集试验、酶联免疫吸附试验等。

任务六　诊断要点

根据流行病学资料、临床症状和体征、实验室检查结果等做出临床诊断，但确诊伤寒应以检出致病菌为依据。

一、临床诊断标准

在伤寒流行季节和地区有持续性高热1周以上，伴中毒面容，相对缓脉，玫瑰疹，肝脾大，外周血常规白细胞计数低，嗜酸性粒细胞减少或消失，骨髓象中有伤寒细胞，临床可诊断为伤寒。

二、确诊标准

从患者血、骨髓、尿、粪便、玫瑰疹刮取物中，任一种标本分离到伤寒杆菌或血清特异性抗体阳性，肥达反应的O抗体凝集效价≥1∶80，H抗体效价≥1∶160，恢复期效价增高4倍以上者均可作为确诊依据。

任务七　治疗要点

一、病原治疗

（一）第三代喹诺酮类药物

目前治疗伤寒的首选药物，具有抗菌谱广，杀菌作用强；细菌对其产生突变耐药的发生率低，体内分布广，组织体液中药物浓度高，口服制剂使用方便等优点。诺氟沙星最常用，因此药体内分布广，组织浓度尤其胆囊浓度高，对并发胆囊炎者治疗特别有利。诺氟沙星可以单独使用，也可与阿米卡星联合使用，治疗多重耐药菌株引起的伤寒。用法：成年人每次0.2~0.4 g，3~4次/天，口服，连服2~3周。目前常用的还有氧氟沙星，200 mg tid，口服，环丙沙星250 mg tid，左氧氟沙星200 mg bid，疗程10~14 d。但因其影响骨骼发育，孕妇、儿童、哺乳期女性不宜应用。

（二）第三代头孢菌素

第三代头孢菌素在体外有强大的抗伤寒杆菌作用，临床应用效果良好。但因需要静脉给药，且价格昂贵，除儿童和孕妇外一般不作为首选药。可选用头孢曲松、头孢噻肟、头孢哌酮、头孢他啶等。

（三）氯霉素

因其不良反应多，现已少用。

（四）其他

还可选用氨苄西林、复方磺胺甲噁唑等。

二、对症治疗

有严重毒血症状者，可在适量、有效抗生素治疗同时，加用肾上腺糖皮质激素。兴奋、躁狂者可用镇静药。

三、慢性带菌者治疗

可选择氧氟沙星 300 mg，每天 2 次，或环丙沙星 500~700 mg，每天 2 次，疗程 6 周。氨苄西林每天 4~6 g/d 或阿莫西林 6 g/d，分 3~4 次口服，疗程 6 周。

四、并发症治疗

（一）肠出血

禁食，静卧，注射镇静药及止血药；大出血者酌情多次输新鲜血，注意水、电解质平衡；大量出血经内科积极治疗无效时，可考虑手术处理。

（二）肠穿孔

及早确诊，及早处理。禁食，胃肠减压，加用对肠道菌敏感的抗生素，以加强腹膜炎的控制，视患者具体情况，尽快手术治疗。

（三）中毒性心肌炎

严格卧床休息，使用保护心肌药物，必要时加用糖皮质激素。如出现心衰，应给予洋地黄和利尿药维持至症状消失。

（四）溶血性尿毒综合征

使用足量有效的抗菌药控制原发感染，必要时使用糖皮质激素，输血，碱化尿液，抗凝，必要时行血液透析。

（五）其他并发症

肺炎、中毒性肝炎、胆囊炎和 DIC 等采取相应的内科治疗措施。

任务八　伤寒患者的护理

一、护理评估

（一）病史

1. 流行病学特点　发病的季节；当地是否有伤寒流行或是否到过伤寒流行区；患者的饮食、饮水、个人卫生及生活环境；有无与伤寒患者接触史，既往伤寒病史、是否接种过伤寒疫苗。

2. 患病及治疗经过　患者的起病经过，如发病前是否摄入不洁饮食、起病时间、主要症状及其特点，病情的进展情况。询问患者的食欲与摄入量，有无便秘或腹泻、便血，有无腹胀、腹痛及其部位、性质、程度。起病后经过何种处理、服药情况及其效果如何。

3.心理-社会情况　评估患者有否抑郁、悲观、孤独、焦虑、恐惧等心理反应，对住院治疗的认识及适应情况。患病后对家庭、生活、工作、经济等的影响；社会支持系统的作用，如家属对伤寒知识的了解程度、对患者的心理支持等。

（二）身体评估

1.生命体征　监测体温、脉搏、呼吸、血压，观察发热程度及热型；注意有无相对缓脉。

2.神经精神状态　患者意识状态的改变，如有无表情淡漠、反应迟钝，甚至谵妄、昏迷等。

3.皮肤黏膜　检查皮疹出现的部位、数日、颜色、大小、压之是否褪色；有无皮肤巩膜黄染。

4.腹部情况　腹部有无压痛，其部位、性质、程度；有无腹膜刺激征；肝、脾大小，有无压痛等。

（三）实验室及其他辅助检查

1.血常规　白细胞计数是否减少及嗜酸性粒细胞是否减少或消失。
2.细菌培养及药敏试验　是否找到伤寒杆菌及对何种抗生素敏感。
3.血清肥达反应抗体效价是否升高。
4.其他免疫学试验是否为阳性结果。

二、护理诊断/问题

（一）常用护理诊断/问题

1.体温过高　与伤寒杆菌感染、释放大量内源性致热原有关。
2.营养失调　低于机体需要量，与高热、食欲缺乏、腹胀、腹泻有关。
3.潜在并发症　肠出血、肠穿孔。

（二）其他护理诊断/问题

1.有感染的危险　与长期卧床及机体抵抗力低下有关。
2.知识缺乏　缺乏伤寒的疾病知识及消毒隔离知识。

三、护理目标

1.患者及家属能说出本病的发热特点　自觉配合物理降温方法，体温降至正常。
2.患者及家属能说出饮食控制的重要性　每天摄入所需营养物质，营养状况有所改善。
3.患者及家属能识别并发症的主要早期征象　主动避免诱因，配合治疗、护理，住院期间不发生肠出血及肠穿孔。

四、护理措施

(一) 体温过高

1. 按肠道传染病的方法进行隔离　监测体温变化，观察发热程度及热型。

2. 采取有效的降温措施　常用物理降温方法，如头部冰敷、温水擦浴或酒精擦浴等，尽量避免应用发汗退热药，以防体温骤降，大汗虚脱。擦浴时避免在腹部加压用力，以免引起肠出血或肠穿孔。

3. 卧床休息　发热期间患者必须卧床休息至热退后1周，以减少热量和营养物质的消耗，同时减少肠蠕动，避免肠道并发症的发生。恢复期无并发症者可逐渐增加活动量。

4. 保证液体摄入量　充足的水分可使尿量增加，有利于伤寒杆菌内毒素的排出，从而减轻毒血症状。因此，鼓励患者少量、多次饮水，成年人液体入量2000～3000 mL、儿童60～80 mL/(kg·d)，口服量不足可静脉补充。

5. 加强口腔、皮肤护理　发热患者食欲减退，消化功能低下，口腔自洁作用降低，易发生口腔炎症、溃疡，应协助患者饭后、睡前漱口，加强口腔护理。高热出汗后应及时温水擦拭，更换内衣，保持皮肤清洁、干燥；长期卧床者，定期翻身，以防发生压疮。

6. 用药护理　遵医嘱使用抗生素，观察用药后疗效及不良反应。应用喹诺酮类抗生素时要密切观察血常规变化及胃肠不适、失眠等不良反应的发生。

(二) 营养失调

低于机体需要量。

1. 介绍饮食控制的重要性　在疾病进展期，进食生冷、过硬、刺激性强、多渣的食物或进食过饱等，易诱发肠道并发症。故应向患者及家属说明饮食控制的重要性，使患者及家属主动配合饮食管理，严格控制饮食。

2. 饮食原则　极期患者应给予营养丰富、清淡的流质饮食，少量多餐，避免过饱。有肠出血时应禁食，静脉补充营养。缓解期，可给予易消化的高热量、高蛋白、高维生素、少渣或无渣的流质或半流饮食，避免刺激性和产气的食物，并观察进食后胃肠道反应。恢复期患者食欲好转，可逐渐恢复至正常饮食，但此时仍可能发生肠道并发症，应节制饮食，密切观察进食后反应。腹胀者给予少糖低脂食物，禁食牛奶，注意补充钾盐。

3. 营养状况监测　定期监测体重、血红蛋白、血清蛋白的变化。

(三) 潜在并发症

肠出血、肠穿孔。

1. 避免诱因　常见诱因包括病程中过早下床活动或随意起床、过量饮食、饮食中含固体及纤维渣滓较多、排便时用力过度、腹胀、腹泻、治疗性灌肠或用药不当等。因此，除了保证休息、注意饮食和合理用药，还应注意避免便秘、腹泻和腹胀的发生。

2. 观察并发症的征象　密切监测生命体征，及早识别肠道并发症的征象，如血压下降，脉搏增快，出冷汗、便血、腹部压痛、腹肌紧张等。发现异常时，及时通知医师并配合处理。

3.便秘、腹泻和腹胀的护理　便秘患者排便时切忌过分用力，必要时用开塞露或生理盐水低压灌肠，忌用泻药。腹泻患者腹部血液充盈，可施行腹部冷敷，以减轻充血，但避免腹部施压。腹胀患者除调节饮食外，可用松节油腹部热敷、肛管排气或生理盐水低压灌肠，但禁用新斯的明，因为新斯的明可引起剧烈肠蠕动，诱发肠出血或肠穿孔。

五、健康指导

（一）注意隔离

对患者和带菌者执行消化道隔离。至体温降至正常后 15 d 或间隔 5~7 d 粪培养 1 次，连续 2 次阴性，方可解除隔离。

（二）对患者的指导

教育患者养成良好卫生与饮食习惯，坚持饭前、便后洗手。不饮生水，不吃不洁食物等。伤寒的恢复过程很慢，痊愈后仍需检查其粪便，以防成为带菌者。若有发热等不适，应及时随诊，以防复发。若粪便或尿液培养呈阳性持续 1 年或 1 年以上者，不可从事饮食服务业，且仍需用抗生素治疗，对居家治疗的患者家和临时隔离治疗点中被污染的厕所、地面、食具、衣物、用品等实施随时消毒，患者排泄的粪、尿等要严格消毒。

（三）预防疾病指导

加强公共饮食卫生的管理、水源的保护和粪便的管理，注意个人卫生，消灭苍蝇、蟑螂，搞好"三管一灭"。高危人群应定期普查、普治。与带菌者一起生活，或在进入伤寒流行区之前，可以接受伤寒疫苗注射，增加对伤寒的抵抗力或应急性的预防服药，可服用复方磺胺甲噁唑 2 片，每日 2 次，服用 3~5 d。易感人群可用伤寒，副伤寒甲、三联菌苗进行预防接种。

六、护理评价

1.患者及家属能否说出本病的发热特点，自觉配合物理降温方法，体温是否降至正常。

2.患者能否说出饮食控制的重要性，每天所需的营养物质，营养状况是否改善。

3.患者能否识别并发症的主要早期征象，主动避免诱因，配合治疗、护理，住院期间是否发生肠出血及肠穿孔。

项目二　细菌性痢疾

【临床案例分析题目】

患者，男，16 岁。因突发高热、头痛、头晕、腹痛、腹泻 1 d 到医院就诊。患者入院当天中午于学校进食午餐后开始腹泻，并发热，最高体温达 39.2 ℃，伴头晕、腹痛、腹泻，7~8 次/天，大便为脓血便。入院后查体：神清，神萎，T 38.5 ℃，P 110 次/分，R 21 次/分，BP 90/56 mmHg，血常规示白细胞 11×10^9/L，中性粒细胞 85%，大便为脓血便，常规检出脓细胞和红细胞。

请思考：

1. 患者可能的医疗诊断是什么？

2. 为明确诊断，还需要做什么检查？

3. 患者有哪些主要护理问题？相应的护理措施有哪些？

4. 针对患者及其家属的健康教育内容有哪些？

5. 本病消毒隔离的措施有哪些？

细菌性痢疾简称菌痢，是由痢疾杆菌（志贺菌属）引起的急性肠道传染病，又称志贺菌病。本病以直肠、乙状结肠的化脓性炎症为主要病变，主要临床表现有腹痛、腹泻、里急后重和黏液脓血便，可伴有发热及全身毒血症状，严重者可有感染性休克和（或）中毒性脑病。

任务一 病原学

痢疾杆菌属肠杆菌科志贺菌属，为革兰染色阴性杆菌，无鞭毛及荚膜、有菌毛。志贺菌为兼性厌氧菌，但最适宜需氧生长。根据抗原结构不同，本菌可分为 4 群 47 个血清型。4 群分别为 A 群痢疾志贺菌、B 群福氏志贺菌、C 群鲍氏志贺菌、D 群宋内志贺菌。其流行菌群随地域和时间的推移不断变迁，目前欧美国家主要以 D 群宋内志贺菌感染为主，我国则仍以 B 群福氏志贺菌感染为主，但近年来少数地区也有 A 群、D 群流行，各菌群及血清型之间无交叉免疫。痢疾杆菌主要致病力是其侵袭力和毒素，各血清型均可产生内毒素，是引起全身毒血症的重要因素。痢疾杆菌还可产生外毒素（志贺毒素），具有神经毒、选择性细胞毒和肠毒素样作用，引起更严重的临床表现。

本菌在体外生存力较强，温度越低存活时间越长，如在阴暗处可存活 11 d，潮湿土壤中生存 34 d，在瓜果、蔬菜及污染物上可生存 1~2 周。但对理化因素的抵抗力较低，日光直接照射 30 min，加热至 60 ℃ 10 min 或 100 ℃ 2 min 即被杀死，对各种化学消毒剂很敏感。

任务二 流行病学

一、传染源

传染源包括患者和带菌者。急性细菌性痢疾早期患者排菌量大、传染性强，而非典型患者、慢性患者及带菌者易被忽略，故流行病学意义更大。

二、传播途径

经消化道传播。食物或水源被污染可引起食物型暴发流行或水型暴发流行。

三、人群易感性

普遍易感。但有两个年龄发病高峰，即以学龄前儿童和青壮年多见。病后可获得一定的免疫力，但短暂而不稳定，且不同群、型之间无交叉保护性免疫，故易复发和重复感染。

四、流行特征

菌痢主要集中在温带和亚热带国家，多见于卫生条件较差地区。在我国各地区全年均有发生，但以夏秋季多发，与苍蝇活动、气候条件、夏季饮食习惯、机体抵抗力等因素有关。

任务三　发病机制及病理

痢疾杆菌侵入机体后是否发病，取决于细菌数量、致病力和人体抵抗力。人吞食志贺菌后，如不被机体胃肠道的抵抗力（胃酸、肠道特异性抗体 IgA、正常肠道菌群）所杀灭，细菌便可在肠道中侵袭结肠黏膜上皮细胞，在细胞内繁殖并侵袭邻近的上皮细胞，进而入侵固有层，并在固有层中繁殖，释放内毒素和外毒素，引起局部炎症反应和全身毒血症。当细菌侵袭肠黏膜上皮细胞时，抑制肠黏膜细胞蛋白合成，使结肠黏膜上皮细胞广泛坏死引起脓血便。有的菌群产生肠毒素而引起水样大便。志贺菌进入肠道固有层后，很少进入黏膜下层，极少部分侵入血液引起败血症。志贺菌产生的内外毒素释放入血后，不但引起发热和毒血症状，还可直接作用于肾上腺髓质，刺激交感神经系统和单核－吞噬细胞系统释放各种血管活性物质，引起急性微循环障碍，进而引起感染性休克、DIC 及重要内脏器官衰竭，临床出现感染性休克、脑水肿及脑疝，严重者可有昏迷，抽搐和呼吸衰竭。

本病的基本病变：急性期细菌性菌痢可累及整个结肠，尤以乙状结肠和直肠显著，呈弥漫性纤维蛋白渗出性炎症、充血、水肿、出血点。肠黏膜表面有大量黏液脓血性渗出物覆盖，形成灰白色假膜，脱落后可见黏膜溃疡。慢性细菌性痢疾肠黏膜水肿、增厚，常有不同程度的充血，凹陷性瘢痕，肠腺黏膜囊肿和肠息肉。少数病例因肠壁纤维瘢痕组织收缩引起肠腔狭窄。中毒性菌痢肠道病变轻微，多数仅见充血水肿，个别病例结肠有浅表溃疡，突出的病理改变为大脑及脑干水肿，神经细胞变性。

任务四　临床表现

潜伏期一般为 1～2 d，发病前多有不洁饮食史。临床上依据病程和病情分为急性与慢性2 期及 7 种临床类型。

一、急性细菌性痢疾

急性细菌性痢疾可分为 4 种类型。

（一）普通型（典型）

起病急，畏寒，发热，多为 38～39 ℃以上，伴头晕、头痛、恶心等全身中毒症状，并出现腹痛、腹泻，粪便开始呈稀泥糊状或稀水样，1～2 d 后呈黏液或黏液脓血便，量不多，每日排便十次至数十次不等，伴里急后重。左下腹压痛明显，可触及痉挛的肠索。少数患者可因呕吐严重，补液不及时导致脱水，酸中毒，电解质紊乱，发生继发性休克。自然病程1~2周，多数可自行恢复，少数转为慢性。

（二）轻型（非典型）

一般不发热或有低热，表现为急性腹泻，腹泻次数少，3~5次/天，黏液多，一般无肉眼脓血便，无里急后重，腹痛轻。病程一般4~5 d，少数可转为慢性。

（三）重型

多见于年老、体弱、营养不良患者，急起发热，有严重的腹泻和呕吐。每日腹泻30次以上，为稀水脓血便，偶排出片状假膜，甚至大便失禁，里急后重明显。可因呕吐和腹泻严重，补液不及时发生严重脱水、酸中毒、电解质紊乱甚至休克。少数患者可出现心、肾功能不全。

（四）中毒型

多见于2~7岁体质较好的儿童。起病急骤，突然发热，体温高达39 ℃以上，病势凶险，有严重的全身毒血症状，精神萎靡、频发惊厥，迅速发生循环和呼吸衰竭。而肠道症状较轻，可无腹泻和脓血便。根据其主要临床表现，可分为3型。

1. 休克型（周围循环衰竭型） 较多见，以感染性休克为主要表现。①患者面色灰白、四肢厥冷、口唇或指甲发绀；②心率快（>100次/分）、脉细速；③血压正常或下降，脉压减小，晚期血压下降甚至不能测出，皮肤花纹明显；④尿量减少（<30 mL/h）或无尿；⑤伴不同程度意识障碍。重症病例休克不可逆转，并发DIC，肺水肿等，可致多器官功能衰竭而危及生命。

2. 脑型（呼吸衰竭型） 主要表现为中枢神经系统症状。早期出现剧烈头痛、频繁呕吐，呈典型的喷射状呕吐等颅内压增高的表现，甚至脑疝，并出现中枢性呼吸衰竭，瞳孔大小不等，可忽大忽小，对光反应迟钝或消失，眼球下沉呈落日征。呼吸节律不齐，深浅不匀，双吸气或叹息样呼吸，严重者可出现呼吸停止。

3. 混合型 预后最为凶险。常先出现惊厥，未能及时抢救则迅速发展为呼吸衰竭和循环衰竭。

二、慢性细菌性痢疾

病程反复发作或迁延不愈达2个月以上，为慢性细菌性痢疾。导致菌痢慢性化的原因如下：①急性期治疗不及时或治疗不当，经正规治疗但因菌株耐药而转成慢性；②机体抵抗力低下，营养不良，伴有胃肠道慢性疾病，分泌型IgA缺乏导致抵抗力下降等；③与感染的细菌菌型有关，如福氏菌易导致慢性感染。慢性细菌性痢疾主要分为3型。

（一）急性发作型

半年内有痢疾史，常因进食生冷食物或受凉、过度劳累等因素诱发急性发作，可出现腹痛、腹泻、脓血便，发热常不明显。

（二）慢性迁延型

最为多见。急性细菌性痢疾发作后，迁延不愈，常有腹痛、长期腹泻或腹泻与便秘交替、稀黏液便或脓血便。体检可见左下腹痛，可扪及增粗的乙状结肠。粪便常间歇排菌；长期腹泻导致营养不良、贫血、乏力等。

（三）慢性隐匿型

较少见。1 年内有痢疾史，而无临床症状。粪便培养可检出志贺菌，乙状结肠镜检查可有异常发现。本型在流行病学上具有重要意义。

任务五　实验室及其他辅助检查

一、一般检查

急性期外周血白细胞数可轻至中度增高，多在（10～20）×10^9/L，以中性粒细胞升高为主。慢性细菌性痢疾患者一般有贫血，粪便检查外观多为黏液脓血便，量少，无粪质，镜检可见大量成堆的脓细胞、白细胞、分散的红细胞，如有吞噬细胞更有助于诊断。

二、病原学检查

（一）细菌培养

确诊依据为粪便培养出痢疾杆菌。早期、连续多次、抗菌治疗前采新鲜粪便的脓血部分、采用适当培养基可提高培养阳性率。粪便培养同时可做药物敏感试验以指导临床合理选用抗菌药物。

（二）特异性核酸检测

采用核酸杂交或 PCR 可直接检测出粪便中的痢疾杆菌核酸，具有灵敏度高、特异性强、简便、快速、对标本要求低等特点。但必须在具备检测条件的单位应用，尚未广泛使用。

（三）血清学检查

与细菌培养比较具有早期快速诊断的优点。但由于粪便中抗原成分复杂，易出现假阳性反应，故目前临床上尚未广泛应用。

任务六　诊断要点

一、流行病学资料

当地流行情况、夏秋季、有进食不洁食物史、与菌痢患者接触史等。

二、临床表现

典型病例急性期发热、腹痛、腹泻、黏液脓血便、里急后重等症状。中毒性菌痢以儿童多见，急性高热、惊厥、意识障碍及循环衰竭或呼吸衰竭，而胃肠道症状轻微。慢性细菌性痢疾患者有急性细菌性痢疾史，病程超过 2 个月而病情未愈者。

三、粪便检查

肉眼见黏液脓血便，镜检有大量脓细胞、白细胞及红细胞即可临床诊断，确诊依赖于粪便培养发现痢疾杆菌。

任务七　治疗要点

一、急性细菌性痢疾

（一）一般治疗

执行接触隔离措施至临床症状消失、粪便培养连续 2 次阴性，方可解除隔离。注意饮食，补充水分，维持水、电解质、酸碱平衡。

（二）病原治疗

根据药敏试验选择敏感的抗生素。

1. 喹诺酮类　目前成年人痢疾首选药物。常用诺氟沙星，每次 0.2 ~ 0.4 g 口服，4 次/天，疗程 5 ~ 7 d。亦可选用其他喹诺酮类药物，如环丙沙星、氧氟沙星。因影响骨骼发育，孕妇、儿童及哺乳期女性慎用。

2. 复方磺胺甲噁唑　2 片/次，2 次/天。虽然耐药菌株有所增加，但多数患者仍有较好的疗效。

3. 其他　庆大霉素、阿米卡星等。

（三）对症治疗

高热可用退热药及物理降温，腹痛剧烈可用解痉药如阿托品、颠茄合剂。毒血症状严重者，可酌情使用小剂量糖皮质激素。

二、慢性细菌性痢疾

（一）病原治疗

积极做病原菌分离及细菌药敏试验，合理选择有效抗菌药物。可联合应用 2 种不同类型的抗菌药物，疗程延长到 10 ~ 14 d，重复 1 ~ 3 个疗程。亦可应用药物保留灌肠疗法，灌肠液内加用小量糖皮质激素。以增加其渗透作用而提高疗效。

（二）对症治疗

肠功能紊乱者可用镇静、解痉药物。出现肠道菌群失调，可用微生态制剂如乳酸杆菌或双歧杆菌制剂。如并存其他慢性疾病，应积极给予相应治疗。

（三）中毒性菌痢

本病病势凶险，应早期诊断，及时采用综合急救措施。

1. 病原治疗　应用有效抗菌药物，如选用环丙沙星或氧氟沙星，或选用第三代头孢菌素如头孢噻肟，亦可两类药物联合应用，病情好转后改为口服用药。

2. 对症治疗

（1）降温、镇静：高热给予退热药及物理降温，如高热伴躁动不安及反复惊厥者，可用亚冬眠疗法，争取短时间内使体温降至 36 ~ 37 ℃，反复惊厥者可给予镇静药如地西泮、水合氯醛等。

（2）休克型：应积极抗休克治疗，扩充血容量、纠正酸中毒和维持水与电解质平衡，快速静脉滴注低分子右旋糖酐葡萄糖盐水，给予碱性液纠正酸中毒。在扩充血容量的基础上，应用山莨菪碱或阿托品解除微血管痉挛；如血压仍不回升，则可加用升压药，以增加心肌收缩力，降低周围血管阻力及改善重要脏器的血液灌注。注意保护重要脏器功能，有心力衰竭者可用毛花苷 C。短期应用糖皮质激素。

（3）脑型：脑水肿可用 20% 甘露醇脱水，及时应用血管扩张药以改善脑血管痉挛，亦可应用糖皮质激素；防治呼吸衰竭：吸氧，如出现呼吸衰竭，可用呼吸兴奋药，必要时气管切开及应用机械辅助通气。

任务八　细菌性痢疾患者的护理

一、护理评估

（一）病史

询问患者有无不洁饮食史，发病情况与患病时间，主要症状及伴随症状，病情进展与演变，是否服用药物进行治疗及用药效果。

（二）身体评估

评估患者精神状态、生命体征、营养状况、皮肤与黏膜、消化道症状体征，观察有无意识障碍，有无休克体征。

（三）心理－社会情况

急性细菌性痢疾患者，疾病来势凶猛，易产生恐惧和紧张感，慢性细菌性痢疾患者疾病迁延不愈，对家庭、工作、学习、经济都造成一定影响，患者易焦虑，对疾病的治疗失去信心，对其进行有效评估，了解患者心理状态。

（四）实验室及其他辅助检查

见本项目"任务五"。

二、护理诊断/问题

（一）常用护理诊断/问题

1. 体温过高　与痢疾杆菌内毒素激活细胞释放内源性致热原致体温升高有关。
2. 腹泻　与肠道炎症、广泛性浅表溃疡导致肠蠕动增强、肠痉挛有关。
3. 组织灌注无效　与中毒性痢疾导致微循环障碍有关。
4. 腹痛　与细胞毒素作用于肠壁自主神经，引起肠痉挛有关。

（二）其他护理诊断/问题

1. 潜在并发症　中枢性呼吸衰竭、惊厥、脑疝。
2. 有体液不足的危险　与高热、腹泻、摄入不足有关。
3. 有窒息的危险　与惊厥有关。

三、护理目标

1. 患者体温下降至正常，未发生惊厥、抽搐等。
2. 患者腹泻减轻或消失，未发生体液不足。
3. 患者周围循环灌注充足，四肢温暖，血压、心率正常。
4. 患者腹痛缓解，能维持正常生活节律，起居规律。

四、护理措施及依据

（一）体温过高

具体护理措施参见本篇模块二"体温过高"护理。

（二）腹泻

1. 隔离措施　严格执行接触隔离。

2. 休息　急性期患者腹泻频繁、全身症状明显者应卧床休息，避免烦躁、紧张、焦虑等不良情绪，有利于减少肠蠕动，减轻不适。频繁腹泻伴发热、疲乏无力、严重脱水者应协助患者床边排便，以减少体力消耗。

3. 观察　密切观察排便次数、量、性状及伴随症状，采集含有脓血、黏液部分的新鲜粪便作为标本，及时送检，以提高阳性率。观察治疗效果。慢性细菌性痢疾者注意一般状况有无改善，如体重、营养状况等。

4. 皮肤护理　每次排便后清洗肛周，并涂以润滑剂或使用液体敷料保护皮肤，预防刺激。每天用温水或 1 : 5000 高锰酸钾溶液坐浴，防止感染。伴明显里急后重者，嘱患者排便时不要过度用力，以免脱肛。发生脱肛时，可戴橡胶手套助其回纳。

5. 饮食护理　严重腹泻伴呕吐者可暂时禁食，静脉补充所需营养，使肠道得到充分休息。能进食者，以进食高热量、高蛋白、高维生素、少渣、少纤维素、易消化、清淡流质或半流饮食为原则，避免生冷、油腻或刺激性食物，少量多餐，可饮糖盐水。病情好转逐渐过渡至正常饮食。

6. 保持水、电解质平衡　根据每天出入量情况及血液生化检查结果补充水及电解质，避免发生脱水及电解质紊乱。轻者可口服补液盐溶液，严重者静脉补液。

7. 用药护理　遵医嘱使用有效抗菌药物，如诺氟沙星、复方磺胺甲噁唑等。注意观察胃肠道反应、肾毒性、过敏、粒细胞减少等不良反应。早期禁用止泻药，便于毒素排出。

（三）组织灌注无效

1. 病情观察　对休克型患者应严密监测生命体征、神志、尿量，观察有无面色苍白、四肢湿冷、血压下降、脉细速、尿少、烦躁等休克征象，通知医师，配合抢救。

2. 休息及体位　患者应绝对卧床休息，专人监护。患者平卧或置于休克体位（头部和下肢均抬高 30°，小儿侧卧），因抬高头部有利于膈肌活动，增加肺活量，使呼吸运动更接近于生理状态。抬高下肢有利于下肢静脉的血液回流，从而相应增加循环血量。

3. 保暖　由于循环衰竭患者肢端循环不好，应注意保暖，可调高室温，减少暴露部位。加盖棉被，放置热水袋，喝热饮料。

4. 氧疗　给予吸氧，持续监测血氧饱和度，并监测动脉血气分析，观察氧疗效果。

5. 抗休克治疗的护理

（1）迅速建立静脉通路以便及时用药，必要时开放两条通路。

（2）记录 24 h 出入量，有利于判断病情和调整补液速度。

（3）遵医嘱予以扩容、纠正酸中毒抗休克治疗。扩容时，应根据血压、尿量随时调整输液速度。在快速扩容阶段，应观察脉率、呼吸次数，注意有无呼吸困难、咳泡沫痰及肺底湿啰音，防止肺水肿及左心衰竭的发生。应用血管活性药物时，维持适当的浓度和速度，注意观察药物的疗效和不良反应。

抗休克治疗有效的指征：患者面色转红、发绀消失、肢端转暖、血压逐渐上升，提示组织灌注良好；收缩压维持在 80 mmHg 以上、脉压 >30 mmHg，脉搏 <100 次/分且充盈有力；尿量 >30 mL/h，表示肾血液灌注良好。

（四）腹痛

1. 休息　出现腹痛时尽量卧床休息，减少肠蠕动。

2. 病情观察　评估患者的疼痛程度和伴随症状。清醒的患者使用 NRS 评分表，意识障碍的患者使用格拉斯哥昏迷评分表（Glasgow Coma Scale，GCS）。评分 1~3 分者，至少 24 h 评估 1 次；评分 4~6 分者，每 4 h 评估 1 次；评分 7 分以上者每小时评估 1 次。

3. 用药护理　遵医嘱使用抗生素控制原发感染外，还可使用阿托品、山莨菪碱等缓解肠痉挛，密切观察用药后效果。

五、健康指导

（一）对患者的指导

粪便消毒对传染源的控制极为重要，指导其及时隔离、治疗。强调遵医嘱按时、按量、按疗程坚持服药，争取急性期彻底治愈，以防转变为慢性细菌性痢疾。注意避免诱发因素：进食生冷食物、暴饮暴食、过度紧张和劳累、受凉、情绪波动等。养成良好的个人卫生习惯，餐前便后洗手，不饮生水，不摄入不洁食物，把住"病从口入"关。加强体育锻炼，保持生活规律，复发时及时治疗。

（二）疾病预防

做好饮水、食品、粪便的卫生管理及防蝇灭蝇工作，改善环境卫生条件。严格执行食品卫生管理法及有关制度，凡从事炊事、加工或生产食品及饮食服务的人员，必须严格执行手卫生制度，从事服务性行业（尤其饮食业）者定期健康检查，发现慢性带菌者应暂时调换工种，接受治疗。在痢疾流行期间，易感者可口服多价痢疾减毒活菌苗提高机体免疫力。

六、护理评价

1. 患者体温是否下降或恢复正常。
2. 患者腹泻是否减轻或停止，大便性状是否改善，周围循环是否充盈。
3. 患者周围循环灌注是否充足，四肢温度是否正常，血压、心率、脉搏、尿量是否正常。
4. 患者腹痛是否减轻或消失。

项目三　细菌性食物中毒

【临床案例分析题目】

患者，男，36 岁，工人，因呕吐、腹痛腹泻 2 h 入院。患者在公司食堂进食午餐后约

5 h 出现腹部隐痛，继而疼痛加剧并出现腹泻、呕吐。同时与之一起吃饭的同事先后出现了腹痛腹泻、呕吐等情况。均已前往医院就医。该患者入院时查体：T 38 ℃，P 86 次/分，R 19 次/分，BP 100/58 mmHg。腹部压痛，脐周为甚，余无异常。

请思考：

1. 患者可能的医疗诊断是什么？

2. 为明确诊断，还需要做什么检查？

3. 患者有哪些主要护理问题？相应的护理措施有哪些？

4. 针对患者及其家属的健康教育内容有哪些？

　　细菌性食物中毒是由于食用被细菌或细菌毒素污染的食物后，引起的急性感染性中毒性疾病，一般包括细菌感染与细菌毒素的中毒过程，故又称为食物中毒感染。按临床表现可分为胃肠型与神经型两大类。胃肠型食物中毒在临床上最为多见，本章节主要阐述此型。

任务一　病原学

一、沙门菌属

　　引起胃肠型食物中毒最常见的病原体之一，其中以猪霍乱沙门菌、鼠伤寒沙门菌、肠炎沙门菌、鸭沙门菌等较为常见。革兰染色阴性，在自然环境中抵抗力较强，在水、牛奶、蛋及肉类食品中可存活数月；在适宜的温度下能在食物中大量繁殖。不耐热，煮沸立即死亡。广泛存在于猪、牛、鸡、鸭等家畜、家禽的肠道中，动物内脏、肌肉、乳、蛋等极易受到污染。致病食物以肉、奶、内脏和蛋类为主。

二、副溶血性弧菌

　　为革兰染色阴性多形球杆菌及稍弯曲弧菌，无盐条件下不能生长，在高盐（3%～3.5%氯化钠）培养基上生长良好，故又称嗜盐杆菌。此菌广泛存在于海鱼、海虾、墨鱼等海产品及含盐较高的咸菜、咸肉、咸蛋等腌制品中。本菌抵抗力较强，在抹布和砧板上能生存 1 个月以上，但对热和酸十分敏感，在食醋中 1 min 即死亡。

三、金黄色葡萄球菌

　　简称金葡菌，革兰染色阳性球菌。引起食物中毒的金葡菌只限于能产生肠毒素的菌株。广泛存在于外界环境、人体的皮肤、鼻咽部黏膜、指甲下及各种皮肤化脓性感染灶内。能污染牛奶、蛋类、淀粉类食物等，在适宜的温度下能量繁殖并产生肠毒素，是致病的主要原因。此菌污染食物后，经繁殖而产生肠毒素，此毒素耐高温，煮沸 30 min 仍保持毒性，能致病。

四、大肠埃希菌

　　大肠埃希菌是肠道正常存在的菌群，一般不致病。对外界抵抗力较强，在水和土壤中能存活数月。引起食物中毒的大肠埃希菌有下列几种类型。①产肠毒素大肠埃希菌：导致发展中国家的婴幼儿和旅游者腹泻的重要原因；②致病性大肠埃希菌：引起婴儿腹泻和大规模食物中毒的重要致病菌；③侵袭性大肠埃希菌：可累及成年人和较大儿童，引起类似细菌性痢疾的症状；④肠出血性大肠埃希菌：表现为出血性肠炎。其他蜡样芽孢杆菌等也可导致胃肠型食物中毒。

任务二 流行病学

一、传染源

主要是致病菌感染的动物和人。副溶血性弧菌主要附着在海洋生物体表生长繁殖，主要传染源为海产品。

二、传播途径

经消化道传播，通过进食被细菌或其毒素污染的食物而致病。

三、人群易感性

普遍易感，病后免疫短暂，易重复感染。

四、流行特征

本病有明显的季节性，多发生于夏秋季。有共同的传染源，发病者往往食用被细菌或毒素污染的同一食物，未食者不发病。发病比较集中，多以暴发和集体发病的形式出现。

任务三 发病机制和病理改变

细菌性食物中毒根据发病机制可分为毒素型、感染型和混合型。细菌或毒素随受污染的食物进入人体，是否发病和病情轻重与食物受细菌和毒素污染的程度、进食量（进食的活菌数和毒素量）、机体抵抗力等因素有关。肠毒素抑制肠上皮细胞对钠和水的吸收、促进肠液和氯离子的分泌，导致水样腹泻。细菌内毒素可引起发热等全身中毒症状和胃肠道症状，并使消化道蠕动增快产生相应症状，部分细菌如侵袭性大肠埃希菌，还可侵袭肠黏膜上皮细胞，造成侵袭性损坏，主要病理变化为黏膜充血、水肿、上皮细胞变性、坏死、脱落并形成溃疡，导致黏液血便。因剧烈吐、泻，病原菌及大量毒素被大量排出体外，因而严重毒血症或败血症者少见。而重症病例可有胃肠黏膜糜烂、出血，肺、肝、肾等器官中毒性病变。

任务四 临床表现

临床特征是潜伏期及病程短。以先吐后泻的急性胃肠炎症状为主要表现，为自限性疾病。潜伏期短，多为数小时，甚至 1 h 内，一般不超过 1~3 d。各种细菌引起的中毒及感染症状基本相似，主要表现为腹痛、呕吐、腹泻等胃肠炎症状。一般起病急，先有腹部不适，继而出现上腹部、脐周疼痛，呈持续性或阵发性绞痛，随后出现恶心、呕吐。呕吐物多为所进食物，也可呕出胆汁和胃液，部分含血液或黏液，以金黄色葡萄球菌性食物中毒呕吐最剧烈。腹泻每天数次至数十次不等，多为黄色稀水便或黏液便，出血性大肠埃希菌引起的食物中毒粪便可呈血水样，便后腹痛常缓解。剧烈吐泻可引起脱水、酸中毒，甚至周围循环衰竭。少数患者出现畏寒、发热、乏力、头痛等全身中毒症状，查体时腹部、脐周轻度压痛，肠鸣音亢进。病程短，多在 1~3 d 恢复，预后良好。

任务五　实验室及其他辅助检查

对可疑食物、患者呕吐物、粪便等做细菌培养，如分离到同一病原菌即可确诊。

任务六　诊断要点

根据临床表现（同食者在短期内出现相似胃肠炎症状）和进食可疑被污染食物史，可诊断。实验室检查对可疑食物、患者呕吐物及粪便做细菌培养，各种标本获得相同病原菌，有助于确定诊断共餐者在短期内集体发病有重要的诊断参考价值。

任务七　治疗要点

由于病原菌和肠毒素多于短期内排出体外，病程短，故以对症治疗为主，适当休息，执行消化道隔离措施。有酸中毒者酌情补充 5% 碳酸氢钠或 11.2% 乳酸钠溶液。休克者给予抗休克治疗。腹痛剧烈者可用解痉药阿托品 0.5 mg 肌内注射或口服溴丙胺太林等。病情严重伴有高热或排黏液脓血便者，可根据不同病原菌选用敏感抗生素。

任务八　细菌性食物中毒患者的护理

一、护理评估

（一）病史

评估患者询问患者有无不洁饮食史，发病情况与患病时间，主要的症状及是否服用药物进行治疗。

（二）身体评估

评估患者精神状态、生命体征、消化道症状体征，观察有无休克体征。

（三）实验室及其他辅助检查

见本项目"任务五"。

二、护理诊断/问题

（一）常用护理诊断/问题

1. 有体液不足的危险　与细菌及其毒素作用于胃肠道黏膜，导致呕吐、腹泻引起大量体液丢失有关。

2. 疼痛　腹痛，与胃肠道炎症及痉挛有关。

（二）其他护理诊断/问题

潜在并发症：酸中毒、电解质紊乱、休克。

三、护理目标

1. 患者体液平衡。
2. 患者腹痛减轻。

四、护理措施

（一）有体液不足的危险

1. 休息　急性期卧床休息，以减少体力消耗。

2. 病情观察　严密观察呕吐和腹泻性质、量、次数，及时协助将呕吐物和粪便送检。注意观察伴随症状，如畏寒、发热，腹痛的部位及性质；严重患者定时监测生命体征，尤其注意观察患者的血压、神志、面色、皮肤黏膜弹性及温湿度；严格记录出入量和血液生化检查结果，及时发现脱水、酸中毒、周围循环衰竭等征象，积极配合处理。

3. 对症护理

（1）因呕吐有助于清除胃肠道内残留的毒素，故呕吐者一般不给予止吐处理。但应帮助患者清理呕吐物、清水漱口，保持口腔清洁和床单位整洁。

（2）呕吐严重者应暂时禁食，待呕吐停止后给予易消化、清淡流质或半流质饮食。

（3）腹痛者应注意腹部保暖，禁食冷饮。剧烈吐泻、腹痛者遵医嘱口服颠茄合剂或肌内注射阿托品，以缓解疼痛。腹泻有助于清除胃肠道内毒素，故早期不用止泻药。

（4）鼓励患者多饮水或淡盐水，以补充丢失的水分及电解质。呕吐明显者应少量多次饮水，有脱水者应及时口服补液盐或遵医嘱静脉滴注生理盐水和葡萄糖盐水。休克者迅速协助抗休克处理。

4. 用药护理　使用敏感抗生素者，要注意观察疗效和不良反应。

（二）疼痛

腹痛。

具体护理措施参见本模块项目二"腹痛"护理。

五、健康指导

1. 通过各种渠道宣传细菌性食物中毒的卫生知识。指导不要暴饮暴食，不食用不洁和腐败变质食物。消灭蟑螂、苍蝇、老鼠等传播媒介，防止食品被污染。出现症状，及时就诊。

2. 加强食品加工、生产、储存、运输、销售等相关部门的监督和管理，对相关人员定期做健康体检，及时发现治疗带菌者，确保食品安全。

六、护理评价

1. 患者体液分布是否平衡。
2. 患者腹痛是否减轻。

第十篇　神经系统疾病患者的护理

 学习目标

知识目标

1. 掌握神经系统疾病的概念；神经系统疾病的临床表现、常见护理诊断及护理措施。
2. 熟悉神经系统疾病的病因及诱因。熟悉言语障碍的常见护理措施。
3. 了解神经系统疾病的辅助检查及治疗要点。

能力目标

1. 运用所学知识，结合病情及病史对神经系统疾病的患者进行护理评估，制订护理计划。
2. 具有对神经系统疾病患者进行初步应急处理和配合医师抢救的能力。
3. 具有向神经系统疾病患者进行健康教育的能力。

素质目标

能够体会神经系统疾病患者的疾苦，并在以后的临床实践中体谅、关爱患者。

模块一　总　论

神经系统是人体最精细、结构和功能最复杂的系统，按解剖结构分为中枢神经系统（脑和脊髓）和周围神经系统（脑神经、脊神经），前者主管分析综合体内外环境传来的信息，并使机体做出适当的反应；后者主管传递神经冲动。神经系统疾病是神经系统和骨骼肌由于感染、肿瘤、血管病变、外伤、中毒、免疫障碍、变性、遗传、先天性发育异常、营养缺陷、代谢障碍等引起的疾病。

任务一　神经系统疾病的分类

神经系统疾病的主要表现为运动、感觉、反射、自主神经及高级神经活动障碍。临床症状按其发病机制可分为4组。①缺损症状：指神经组织受损时，正常神经功能减弱或缺失，如内囊病变导致对侧肢体偏瘫、偏身感觉障碍和偏盲；②刺激症状：指神经组织受激惹后所产生的过度兴奋表现，如大脑皮质运动区受刺激引起部分运动性发作；③释放症状：指高级中枢受损后，受其制约的低级中枢出现功能亢进，如上运动神经元损伤可出现锥体束征，表现为肌张力增高、腱反射亢进、病理反射阳性；④休克症状：指中枢神经系统局部的急性严重病变，引起在功能上与受损部位有密切联系的远隔部位神经功能短暂缺失，如急性脊髓横贯性损伤时，病变水平以下表现迟缓性瘫痪，即脊髓休克，休克期过后，逐渐出现神经缺损和释放症状。

任务二　神经系统的组成

由中枢神经系统（脑、脊髓）和周围神经系统（脑神经和脊神经）两部分组成。

任务三　神经系统疾病的病因

感染、血管病变、外伤、肿瘤、中毒、免疫障碍、遗传、营养缺陷、代谢障碍等。

任务四　临床表现

表现多样性，除了可出现意识、认知、运动、感觉、反射等异常症状，还可以有各器官（视、听、嗅、味等）、身体其他各器官、各系统功能异常的表现。

起病急缓不一，病情复杂，死亡率和致残率高。可发生各种并发症。

任务五　护理评估

一、病史

（一）患病及治疗经过

1. 神经系统疾病既有突然发作，又有缓慢起病，病程长短不一，病情轻重不同。应了解患者患病的起始时间，有无明显起因，主要症状及其特点，包括症状的部位及确切范围、性质和持续时间、严重程度、加重或缓解的因素；是发作性还是持续性，是突发性还是渐近性；有无诱发因素及缓解症状的方法，病情的发展和演变；有无伴随症状，有无出现并发症。

2. 既往检查、诊断、治疗经过及效果，是否遵从医嘱治疗。目前用药情况；有无特殊的饮食医嘱及遵从情况。

3. 目前主要的不适及病情变化，如意识、言语、肢体活动、抽搐及大小便有无障碍。

（二）生活史和家族史

1. 患者的出生地和生活地、年龄、性别、职业，患者的父母是否近亲婚配，家族中是否有类似的疾病或症状等，这些因素与某些神经系统疾病的发病关系密切。

2. 日常生活是否有规律。

3. 患者的饮食习惯、食物品种组成及有无烟酒嗜好等。

二、身体评估

（一）营养状况

了解患者的身高、体重情况。

（二）头面部及肢体检查

了解有无口角歪斜、吞咽困难及听力障碍；伸舌是否居中；四肢活动情况、肌张力、肌力及感觉障碍等；有无病理反射和脑膜刺激征。

三、实验室及其他辅助检查

（一）血液检查

常用的血常规、血生化、血清肌酶和凝血机制等检查对神经系统疾病诊断都有帮助。

（二）脑脊液检查

脑脊液压力测定，可了解颅内压力情况；脑脊液常规、生化、细胞学及免疫等检查。

（三）脑电图、肌电图、脑诱发电位、经颅多普勒超声检查

对某些神经系统疾病的诊断都有特殊意义。

（四）X 线检查、脑血管造影、CT、MRI、放射性核素检查

对神经系统疾病诊断提供了更清晰、更精确的定位功能，更有利于疾病的治疗。

四、心理－社会情况

给予心理安慰及精神鼓舞。①患病对患者日常生活、工作的影响，如语言障碍、肢体活动困难等情况是否对患者的生活工作有影响。②患者对疾病的性质、过程、预后及知识的了解。③密切关注患者的精神感情状况，有无焦虑、抑郁、悲观等情绪及其程度。如疼痛、瘫痪、感觉障碍等给患者造成的痛苦和不适，特别是症状反复出现或持续存在时，易使患者产生上述情绪反应，不良的情绪又会加重症状。如瘫痪患者治疗效果不佳时，给患者带来精神压力。故评估患者的心理状态，以便有针对性地给予心理疏导与支持。④评估社会支持系统，包括患者的家庭经济、文化教育及家属对疾病的认识和对患者的关心程度；慢性疾病患者出院后继续就医条件、居住地的卫生保健、康复设施等资源情况。

模块二　神经系统疾病常见症状体征

项目一　意识障碍

意识障碍是对外界环境刺激缺乏反应的一种精神状态。临床上可通过患者的语言反应，对疼痛的刺激反应、瞳孔对光反射、角膜反射等来判断意识障碍的程度。引起意识障碍的常见病因有脑部病变及全身性病变2大类。

任务一　分　类

一、以觉醒度改变为主的意识障碍

意识障碍按其程度可表现为嗜睡、意识模糊、昏睡和昏迷，昏迷又可分为浅昏迷和深昏迷。

（一）嗜睡

为程度最轻的意识障碍。患者处于持续睡眠状态，但可被轻度刺激或语言唤醒，醒后能正确回答问题，但反应迟钝，停止刺激后又入睡。

（二）昏睡

为患者处于沉睡状态，不易唤醒，经压眶、摇动身体等强刺激可被唤醒，但很快又入睡。醒时答话含糊或答非所问。

（三）浅昏迷

昏迷是一种严重的意识障碍，主要是大脑皮质与中脑网状结构发生高度抑制的一种病理状态。浅昏迷为意识大部丧失，无自主运动，对声、光刺激无反应，对疼痛刺激有痛苦表情或肢体退缩等防御反应。吞咽反射、角膜反射和瞳孔对光反射可存在，血压、脉搏、呼吸无明显变化，可有排便、排尿失禁。

（四）深昏迷

深昏迷为意识完全丧失，肢体呈弛缓状态，对外界任何刺激无反应，深、浅反射均消失，偶有深反射亢进与病理反射，血压、脉搏、呼吸常有改变，排便、排尿失禁。

二、以意识内容改变为主的意识障碍

（一）意识模糊

意识障碍程度较嗜睡深，表现为对时间、地点、人物等定向力障碍，思维和语言不连贯，可有错觉、幻觉、躁动不安、谵语或精神错乱。

（二）谵妄

一种以中枢神经系统兴奋性增高为主的急性脑功能失调，表现为意识模糊、幻觉、错觉、定向力丧失、躁动不安、言语杂乱等。见于急性感染高热期、肝性脑病、中枢神经系统疾病、某些药物中毒等。

三、特殊类型的意识障碍

（一）去皮质综合征

又称醒状昏迷，无意识，瞳孔对光反射存在，有吞咽咀嚼动作，呈昏睡状。患者表现无意识地睁眼、闭眼，对光反射、角膜反射存在，对外界刺激无意识反应，无自发言语及目的动作，呈上肢屈曲，下肢伸直的去皮质强直姿势，常有病理反射阳性，无意识地咀嚼和吞咽。见于缺氧性脑病，脑血管疾病及外伤导致的大脑皮质广泛损害。

（二）无动性缄默症

一种特殊类型的意识障碍，患者能注视检查者及周围的人，貌似觉醒，但不能言语，不能活动；患者出现大、小便失禁，肌肉松弛，但无锥体束征，因此又叫睁眼昏迷。主要见于脑干上部或丘脑的网状激活系统受损，而大脑半球及其传出通路无病变。

（三）植物状态

由各种病因引起的严重脑损伤后有觉醒但无知觉的状态。患者处于不可逆的深昏迷状态，丧失意识活动，但皮质下中枢可维持自主呼吸运动和心跳，此种状态称"植物状态"。

任务二　意识障碍患者的护理

一、护理评估

（一）病史

详细了解患者的发病经过，评估意识障碍的程度，判断病情。

（二）身体评估

通过言语、疼痛等刺激检查患者有无睁眼动作、肢体反应；判断意识障碍的程度并了解是否为特殊类型的意识障碍。

（三）实验室及其他辅助检查

脑电图、头部 CT、磁共振检查有助于发现头部病变及受损情况。还应注意血常规、尿常规、尿酮体、血糖、肝肾功能血气分析、心电图等检查结果。

二、常用护理诊断/问题

1. 意识障碍　与脑部病变、受损有关。
2. 有受伤的危险　与脑组织受损导致的意识障碍有关。

三、护理目标

1. 意识障碍无加重或神志清楚。
2. 患者不发生误吸、窒息、感染和压疮等并发症。

四、护理措施

（一）意识障碍

1. 病情监测，判断意识障碍程度，严密观察生命体征、瞳孔的变化、角膜反射等。
2. 保持呼吸道通畅，平卧位时头偏向一侧，及时清除口鼻分泌物，防止气管梗阻或误吸。
3. 根据不同的意识障碍程度，进行相应的意识恢复训练。
4. 加强生活护理，预防并发症。昏迷患者一定要保证营养的供给，必要时给予鼻饲流食。保持大便的通畅，必要时遵医嘱服通便药，尿失禁患者防止尿路感染。保持床单清洁干燥，每 2~3 h 翻身 1 次，防止压疮及坠积性肺炎的形成。病床安装床挡，防止坠伤，制定必要的保护措施。

（二）有受伤的危险

1. 保持病房安静，避免噪声，减少不良刺激，保证患者有良好的休息环境。
2. 把患者安排在离护士站近的房间，同时要教会患者使用病床旁的呼救传唤系统。
3. 把日常用品放在伸手可及之处以便取用。
4. 必要时为患者准备行动辅助工具，以防跌倒。

五、护理评价

1. 患者意识障碍程度是否减轻，神志是否较前清楚。
2. 生活护理是否得以落实，是否发生压疮、感染、便秘等并发症。

项目二　感觉障碍

感觉障碍是指从神经末梢、周围神经、后角细胞、传导束至大脑皮质感觉区的全部传导通路上任何一处受损都可以引起的感觉异常。

任务一　病　因

主要由感染、脑血管病、脑外伤、药物及中毒、脑肿瘤、尿毒症、糖尿病等引起。

任务二 临床表现

一、抑制性症状

感觉传导路径被破坏或功能受抑制时，出现感觉缺失或感觉减退。在同一部位各种感觉均缺失，称为完全性感觉缺失。如果在同一部位只有某种感觉障碍而其他感觉保存者，称为分离性感觉障碍。

二、刺激性症状

感觉传导路径受到刺激或兴奋性增高时，出现刺激性症状。有以下几种表现。

（一）感觉过敏

轻微刺激引起强烈感觉，如一个轻的疼痛刺激引起较强的疼痛感受。

（二）感觉过度

多在感觉障碍的基础上，感觉刺激阈增高，达到阈值时可产生一种强烈的定位不明确的不适感，持续一段时间消失。

（三）感觉倒错

对刺激的认识倒错，如非疼痛刺激诱发疼痛感觉。

（四）感觉异常

无外界刺激的情况下出现的麻木、痒、沉重、针刺、束带等。

（五）疼痛

临床上疼痛可分为以下几种。
1. 局部疼痛　病变部位的局限性疼痛。
2. 放射性疼痛　神经干、神经根、中枢神经刺激性病变时，疼痛可由局部扩散到受累感觉神经的支配区。
3. 灼性神经痛　烧灼样的剧烈疼痛。
4. 扩散性疼痛　疼痛由一个神经分支扩散到另一个神经分支支配区。牵涉性疼痛也是一种扩散性疼痛，由于内脏和皮肤的传入纤维都汇聚到脊髓后角神经元，故当内脏有病变时，内脏病变的疼痛冲动可扩散到相应节段的体表。

三、感觉障碍的定位诊断

不同部位的损害产生不同类型的感觉障碍，典型的感觉障碍的类型具有特殊的定位诊断价值（图10-2-1）。

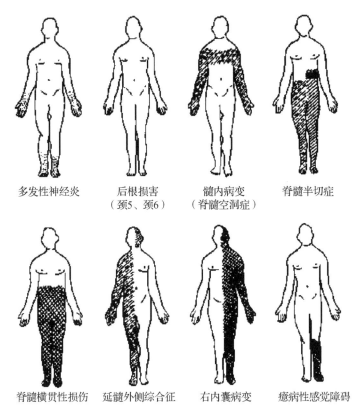

多发性神经炎　　　后根损害　　　　髓内病变　　　　脊髓半切症
　　　　　　　　（颈5、颈6）　　（脊髓空洞症）

脊髓横贯性损伤　延髓外侧综合征　右内囊病变　　癔病性感觉障碍

图 10-2-1　各种类型感觉障碍分布

1. 末梢型感觉障碍　四肢远端呈手套或袜套型感觉障碍，见于各种原因引起的多发性周围神经病。

2. 节段型感觉障碍　后根受压表现为节段性带状分布的感觉障碍。

3. 传导束型感觉障碍　脊髓不同高度的双侧损害造成躯体及四肢节段性全部感觉缺失或减退并伴有截瘫或四肢瘫和大小便功能障碍。

4. 交叉型感觉障碍　延髓外侧病变，表现为一侧面部感觉障碍，对侧肢体痛觉、温度觉障碍。

5. 皮质型感觉障碍　病变损害某一部分，常产生对侧的一个上肢或一个下肢分布的感觉障碍。

任务三　感觉障碍患者的护理

一、护理评估

（一）病史

评估患者感觉障碍的部位、类型、范围、性质；了解患者感觉障碍出现的时间，发展过程，加重或缓解的因素；了解患者是否有麻木感、冷热感、潮湿感、针刺感、震动感或自发疼痛等；了解患者有无与感觉障碍有关的疾病。

（二）身体评估

评估患者的意识状态与精神状况，感觉障碍的程度及范围，观察患者的全身情况及伴随症状，注意相应区域的皮肤颜色、毛发分布，有无外伤瘢痕、皮疹及出汗情况。评估对患者日常生活活动的影响情况。

（三）有关检查

肌电图、诱发电位及 MRI 检查有助于诊断。

（四）心理－社会情况

患者可有急躁、焦虑、情绪低落、抑郁等情况。

二、常用护理诊断/问题

1. 有受伤的危险　与感觉障碍有关。
2. 疼痛　与神经损伤或神经性病变有关。
3. 有皮肤完整性受损的危险　与患者感觉减退易发生烫伤、皮肤损伤有关。

三、护理目标

1. 患者未受伤，能够自诉相关危险因素及预防措施。
2. 患者主诉疼痛症状减轻或消失。
3. 患者感觉障碍区域未发生损伤。

四、护理措施

（一）有受伤的危险

1. 由于患者对损伤无保护性反应，容易受到损害，因此应注意保暖，但要特别注意防止烫伤，对有感觉障碍的肢体不使用热水袋保暖，洗澡时应注意水温。
2. 深感觉障碍者外出行走特别是在晚间要有人陪伴及搀扶。
3. 其他护理措施参见本模块中"有受伤的危险"的护理措施。

（二）疼痛

1. 保持病房安静，避免噪声，减少不良刺激，保证患者有良好的休息环境，以免影响患者的情绪，加重疼痛。
2. 对患者报以同情、关怀的态度，加强沟通，解释病情，从而减少患者的焦急情绪。

（三）有皮肤完整性受损的危险

1. 评估和记录患者皮肤的完整性和弹性。

2. 正确搬动患者，避免拖拉，防止皮肤损伤。

3. 衣服应柔软宽松以减少对皮肤的刺激，避免搔抓、重压以防皮肤损伤及感染，教会患者用健肢对患肢进行擦浴、按摩，处理日常生活。

4. 如无禁忌，鼓励患者进平衡饮食和摄入足够的液体。

5. 对偏瘫有感觉障碍的患者避免局部长期受压，防止发生压疮。

五、护理评价

1. 患者感觉功能障碍是否减轻或逐渐恢复感知功能。

2. 患者情绪是否稳定，是否逐渐采取积极的应对方法适应日常生活。

3. 患者是否发生烫伤、皮肤损伤等意外伤害。

项目三　瘫　痪

瘫痪是指人体运动功能受限（过少或消失）。运动功能的执行是由上运动神经元和下运动神经元两部分组成。上、下运动神经元损害时所引起的随意运动功能障碍，分别称为上运动神经元瘫痪和下运动神经元瘫痪（表10-2-1）。

表10-2-1　上运动神经元瘫痪与下运动神经元瘫痪的鉴别

临床特点	上运动神经元瘫痪	下运动神经元瘫痪
瘫痪分布范围	较广，偏瘫、四肢瘫	多局限（肌肉为主），或为四肢瘫
肌张力	增高	减低
腱反射	亢进	减弱或消失
病理反射	（＋）	（－）
肌萎缩	无或轻度失用性萎缩	显著
肌束震颤	无	可有
神经传导速度	正常	减低

任务一　病　因

感染、脑血管病变、肿瘤、外伤、中毒、脑先天畸形及寄生虫病均可引起。

任务二　临床表现

一、瘫痪性质

按瘫痪性质可分为上运动神经元瘫痪（中枢性瘫痪）和下运动神经元瘫痪（周围性瘫痪）。具体表现见表10-2-1。

二、病变部位

（一）偏瘫

内囊病变表现为一侧上下肢瘫痪（图 10-2-2）。

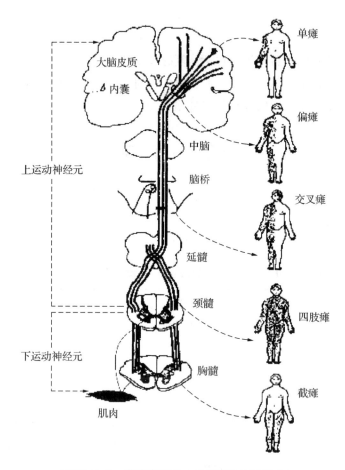

图 10-2-2　锥体束不同水平病损的瘫痪分布

（二）交叉瘫

一侧脑干病变，表现为一侧颅神经下运动神经元瘫痪及对侧上下肢上运动神经元瘫痪。

（三）截瘫

脊髓横贯性损伤，表现为双下肢瘫痪。

（四）四肢瘫

颈段脊髓横贯性损伤，表现为双侧上下肢均瘫痪。

（五）单瘫

单个肢体的运动不能或运动无力，可表现为一个上肢或一个下肢。病变部位为大脑半球、脊髓前角细胞、周围神经和肌肉等。

三、伴随症状

瘫痪严重者可伴有语言障碍、压疮、大小便失禁、坠积性肺炎、泌尿系统感染、便秘、吞咽障碍等。吞咽障碍导致食物呛入气管，易引起窒息。生活不能自理者易出现烦恼、悲观情绪。

四、瘫痪程度

0 级　完全瘫痪。
1 级　可看到肌肉收缩，但无肢体运动。
2 级　肢体能在床上移动，但不能对抗地心引力，不能抬起。
3 级　肢体可脱离床面，但不能对抗阻力。
4 级　能够对抗阻力的运动，但肌力弱。
5 级　正常肌力。

任务三　辅助检查

CT、MRI 可确定脑部病变，必要时可做肌电图及肌肉活检等。

任务四　瘫痪患者的护理

一、护理评估

（一）病史

了解起病的缓急，瘫痪的性质、分布、程度及伴随症状；既往有无类似病史。

（二）身体评估

评估的重点是瘫痪肢体的肌力、肌张力和腱反射。生活自理能力、有无肌肉萎缩和关节挛缩、皮肤情况。有面瘫者要注意吞咽情况。

（三）实验室及其他辅助检查

肌电图、CT 和 MRI 检查等。

（四）心理－社会情况

重视患者的思想工作，做好心理护理。瘫痪给患者带来了沉重的思想负担，家属须鼓励患者乐观豁达，树立战胜疾病的信心，使其能与医护人员和家庭成员配合，尽早进行瘫痪肢体功能锻炼。

二、常用护理诊断/问题

1. 躯体移动障碍　与肢体瘫痪、肌力降低有关。
2. 生活自理缺陷　与患者肢体瘫痪、行动不便有关。
3. 有失用综合征的危险　与患者肢体瘫痪、长期卧床有关。
4. 有皮肤完整性受损的危险　与患者长期卧床、压疮形成有关。

三、护理目标

1. 患者积极配合治疗和康复训练，肌力逐渐增强或恢复正常。
2. 生活自理能力增强或完全恢复生活自理。
3. 不发生肢体挛缩、屈曲和失用性萎缩等各种并发症。
4. 患者皮肤完整无损伤。

四、护理措施

（一）躯体移动障碍

1. 在翻身时应适当叩击背部，鼓励咳痰，以防坠积性肺炎。
2. 选择富含纤维素、维生素的蔬菜和水果，养成排便习惯，防止大便秘结。
3. 加强瘫痪肢体的活动，预防肢体挛缩，促进功能恢复。包括肢体按摩、被动活动及坐起、站立、步行锻炼等，可防止肢体挛缩、畸形。
4. 医护人员和家属要给予正确的指导和热情的帮助，鼓励和协助患者完成日常生活活动。

（二）生活自理缺陷

1. 评估患者生活自理能力缺陷的程度，向患者提供生活支持，病情稳定后，鼓励患者用健侧肢体取物、洗漱、移动身体等。
2. 尽早开展瘫痪肢体功能的训练。

（三）有失用综合征的危险

1. 家属应给予同情和理解，使患者有战胜疾病的信心，尽早进行功能锻炼。
2. 保持肢体功能位置。瘫痪肢体的手指关节应伸展、稍屈曲，可在患者手中放一块海绵团；肘关节应微屈；上肢肩关节稍外展，避免关节内收；伸髋、伸膝关节；为防止足下垂，应使踝关节稍背屈；为防止下肢外旋，要在外侧部放沙袋或其他支撑物。

（四）有皮肤完整性受损的危险

1. 应注意变换体位，可用气垫或气圈保护，以防因瘫痪肢体的长时间受压，发生压疮。

2. 床铺要干燥平整，并保持好个人卫生，可以擦浴，但应注意保暖，防止受凉。

3. 应用热水袋或洗浴时水温要适当，防止皮肤烫伤。

五、护理评价

1. 患者是否能积极配合治疗和康复，坚持肢体功能训练。
2. 瘫痪肢体是否完全恢复或部分恢复活动能力。
3. 患者有无肢体挛缩、屈曲和失用性萎缩发生。
4. 患者皮肤是否发生压疮、外伤、感染等并发症。

项目四　头　痛

头痛通常指局限于头颅上半部，包括眉弓、耳轮上缘和枕外隆突连线以上的疼痛。颅内的血管、神经和脑膜，以及颅外的骨膜、血管、头皮、颈肌等均为疼痛的敏感结构，凡这些敏感结构受挤压、牵拉、移位、炎症、血管的扩张或痉挛、肌肉的紧张性收缩等均可引起头痛。

任务一　病　因

头痛的病因包括①颅脑病变：如脑肿瘤、脑出血、脑水肿、脑脓肿和脑膜炎等；②颈部疾病、神经痛等；③全身性疾病：如发热、急性感染和中毒等；④神经症：如紧张性及癔症性头痛。

任务二　临床表现

一、疼痛时间

持续时间在半年以内的疼痛称为急性疼痛，半年以上的称为慢性疼痛。急性疼痛以持续数分钟、数小时、数天为多，常突然发生，呈阵发性或阵发性加剧，经治疗后疼痛可很快缓解或消除。慢性疼痛则有持续性、顽固性、周期性和反复发作的特点。

二、疼痛的性质与程度

疼痛的性质可分为刺痛、胀痛、绞痛、酸痛、烧灼痛、刀割样痛、搏动性痛等；疼痛的程度可分为隐痛、钝痛或剧痛。

三、疼痛的身体反应

疼痛时可有血压升高，呼吸、心率增快，面色苍白，严重者可致休克；由于疼痛影响正常生活，而使患者产生焦虑、恐惧、烦躁等情绪反应。

四、疼痛个体差异

个体因其年龄、经历、认识、耐受力等不同，对疼痛反应存在差异。如儿童对疼痛表现较敏感，且不能正确描述，表现为哭闹不安，容易产生恐惧情绪和反抗行为；老年人对疼痛不敏感，反应迟钝或暗自强忍，容易掩盖病情而延误治疗。

任务三　辅助检查

1. 头颅 CT 或 MRI 检查有无颅内病灶；脑电图可记录脑电活动情况。
2. 脑脊液检查有无压力增高，是否为血性或炎性改变。
3. 脑电图可记录脑电活动情况。

任务四　头痛患者的护理

一、护理评估

（一）病史

根据患者的主诉，了解疼痛的部位、性质与程度、疼痛发生与持续时间、诱发、加重或缓解因素，以及伴随症状，了解有无高血压、外伤、发热等病史。

（二）身体评估

观察头部是否有外伤，测血压、体温、脉搏，观察瞳孔的变化，重点检查有无神经系统阳性体征，如有无颈项强直、克尼格征等。及有无疼痛的身体反应，如可有血压升高，呼吸、心率增快，面色苍白，严重者可致休克；为缓解疼痛而采取强迫体位，致骨骼肌过度疲劳；影响正常的睡眠和休息；胃肠功能紊乱，出现恶心、呕吐等表现。

（三）实验室及其他辅助检查

头颅 CT 或 MRI 检查有无颅内病灶；脑电图可记录脑电活动情况。脑脊液检查有无压力增高，是否为血性或炎性改变。

（四）心理 - 社会情况

长期反复发作性头痛的患者可能会产生焦虑、愤怒、恐惧等情绪反应，影响患者正常的生活、工作及社交活动，因此应评估患者的心理状态，给予有针对性的心理疏导和支持。

二、常用护理诊断/问题

疼痛：偏头痛，与颅内外血管舒张功能障碍、脑膜血管病变或颅内占位性病变等因素有关。

三、护理目标

1. 患者能说出诱发或加重头痛的因素，并设法避免。
2. 疼痛减轻或消失。

3. 能运用有效的方法缓解疼痛，正确使用镇痛药。

四、护理措施

偏头痛。

1. 观察患者头痛的性质、部位、持续时间、频率、程度，了解患者头痛的原因。

2. 与患者交谈，帮助患者了解头痛的原因并告知患者可引起或加重疼痛的因素，如情绪紧张、饥饿、失眠、噪声、强光和气候的变化可引起头痛，女性患者服避孕药也可加重头痛，使患者学会避免各种诱因。

3. 讨论减轻头痛的方法　如听音乐、精神放松或者指导式想象。充分休息，保持环境安静、舒适，光线柔和，避免各种刺激。

4. 用药护理　按医嘱给患者药物，护士应了解药物的作用、用药方法，告知患者药物的依赖性或成瘾性的特点及药物不良反应。鼓励患者用松弛、理疗等方法缓解疼痛。

5. 长期反复发作的头痛，可使患者产生焦虑、恐惧的心理，应帮助患者找出诱因或减少诱因，安慰患者，消除紧张情绪，以减少发作次数。

五、护理评价

1. 患者是否能说出引起头痛的诱因，并避免之。
2. 患者疼痛症状是否减轻或消失。
3. 患者是否能运用有效方法缓解头痛，是否正确使用药物。

项目五　言语障碍

言语障碍分为失语和发音困难。由大脑言语功能区病变使其听、说、阅读和书写能力丧失或残缺称为失语。因发音肌肉的瘫痪、共济失调或肌张力增高所引起的称为发音困难。

任务一　分　类

一、发音困难

为言语表达阶段所包括的各组织结构的损害，或生理过程的失调所造成的言语表达障碍，是指发音不清而用词正确，与发音清楚用词不正确的失语不同。发音困难常由下列病变引起：①上运动神经元损害的发音困难为一侧构音器官接受双侧上运动神经元的控制和支配，包括初级运动皮质中央前回头面部区域及其发出的锥体束。所以单侧的上运动神经元损害，并不造成永久性的发音困难。双侧上运动神经元损害，如假性延髓性麻痹、肌萎缩侧索硬化症及中脑的肿瘤或血管侵犯了两侧大脑脚脚底时，可出现发音困难。②下运动神经病变如面瘫可产生唇音障碍。③迷走神经和舌下神经的周围性或核性麻痹时，发音缓慢而含混，有鼻音；小脑病变因肌张力增高亦可引起发音困难。④肌肉病变如进行性肌营养不良症中间肌萎缩，影响发音障碍。⑤重症肌无力唇、舌、软腭肌肉无力最显著，此种无力于休息后好转。表现为连续说话后语音不清，再休息后又好转。

二、失语

参与脑内言语阶段的各结构损害或功能失调即造成失语。由于病变引起的言语表达障碍包括了一组疾病，统称为失语症。

（一）运动性失语

又称表达性失语，病灶部位在优势半球额下回后部皮质或皮质下。特点为口语复述困难。患者不能讲话，但对别人的言语和阅读书报的理解力均无影响。他知道他要讲什么，但他不能这样讲。用词重复，常讲错，但讲错后患者立刻发觉，因此苦恼自己讲不好，故而这种患者常较沉默寡言。

（二）感觉性失语

又称流利型失语，以流利型错语和理解障碍为主要特点（必有复述障碍，命名困难常见），病灶位于左侧颞顶或颞顶枕区。患者不仅不能理解别人对他讲话的内容，也不能发觉自己讲话的错误，因此常苦恼别人不能听懂他的话。患者还喜欢讲话，但讲不准确，用错词，甚至创用新字，即所谓的流利型错语。

（三）传导性失语

以流畅能达意的自发言语，理解近于正常而复述极困难为特点。传导型失语病变局限，是各型失语中病变最小的。病变部位可能是在优势半球弓状束（联结语言感觉中枢和语言运动中枢）。常规神经系统检查多无变化，大多数患者有命名困难，阅读检查有严重的错语，预后一般较好，可恢复至仅有命名障碍。

（四）失写

几乎所有失语患者均有不同程度的失写，因而可作为失语的筛选测验。书写是最难掌握的语言功能。

（五）命名性失语

指以命名障碍为唯一或主要症状的失语，其特点为流利性口语，神经系统检查一般无阳性体征，亦可有轻度偏瘫，病灶在左颞枕顶结合区。

（六）失读

指对书写语言的理解能力的丧失，可以是完全的，也可以是部分的，常伴有命名性失语，主要因优势半球角回损伤所致。

任务二　言语障碍患者的护理

一、护理评估

（一）病史

根据患者有无言语交流方面的困难及其表现：①语言含混不清，发音不准，说话节律慢。②能理解他人的语言，但不能用自己的语言与人对话，能听懂别人说的话也能看懂一个物体，但不能将这些表达出来或写出的东西杂乱无章；阅读能力下降或无法诵读。③能理解检查者的命令，但不能准确执行有目的的动作。如不能按要求去做伸舌、吞咽、划火柴等动作。④感到孤独、烦恼甚至悲观失望。家属对疾病不了解或了解后对疾病丧失信心或信心不足。

（二）身体评估

观察患者有无感觉或运动障碍或共济失调。有无流涎、说话含糊不清、无力，带鼻音，伸舌时舌偏向一侧。

（三）实验室及其他辅助检查

依据可能的病因做有选择性的检查，如血常规、血生化、电解质、血糖、脑脊液等检查，同时选择 CT、MRI 检查、脑电图、眼底检查、颅底摄片及耳鼻喉科检查，以帮助诊断。

（四）心理 - 社会情况

长期反复发作的失语和发音困难，影响患者正常的生活、工作及社交活动，可使患者产生焦虑、恐惧等情绪反应，应帮助患者找出诱因或减少诱因，安慰患者，消除紧张情绪，以免加重病情。

二、常用护理诊断/问题

语言沟通障碍与发音困难、失语有关。

三、护理目标

1. 患者能说简单的词和句子，语言障碍有所减轻。
2. 能有效地进行交流。

四、护理措施

语言沟通障碍。

1. 在康复期进行语言训练。鼓励患者大声说话，训练患者的各种语言能力，由简到繁、由易到难、由短到长，循序渐进，需有耐心，并持之以恒，才能达到语言恢复的目的。

2. 向患者及家属说明病情并共同制订有关的护理计划，如帮助患者学习非语言沟通技巧。

3. 尊重患者，多与患者交谈，缓慢、清楚地逐个解释问题，直至患者理解。

五、护理评价

1. 患者听、说、写的能力是否增强，以及用其他方法进行交流的能力是否增强。
2. 患者自我感觉语言障碍是否减轻、自我满足感是否增强。
3. 患者是否与人进行有效沟通，情绪好转。

模块三　脑卒中

脑血管病（cerebrovascular disease，CVD）又称脑卒中或中风，是一组由于脑部血管病变或全身血液循环紊乱所造成的脑组织供血障碍性疾病的总称。

脑卒中具有起病急，死亡率高、致残率高的特点，是中老年人的多发病、常见病。按病理改变可分出血性脑血管病和缺血性脑血管病2大类，前者包括脑出血，蛛网膜下隙出血；后者包括短暂性脑缺血发作，脑血栓形成，脑栓塞。

按发病急缓可分为急性和慢性脑血管病，临床以急性脑血管病更多见。按病程发展可分为短暂性脑缺血发作、进展性卒中（发病后24 h症状逐渐加重）、完全性卒中（发病6 h内症状达高峰）。

项目一　短暂性脑缺血发作

【临床案例分析题目】

患者，男，59岁，因"反复头昏2年余，再发加重10 d"步行入院。2年前患者无明显诱因出现头昏症状，持续时间短，可自行缓解，无恶心、呕吐，未引起重视，未给予特殊处理，症状时有发作。10 d前无明显诱因上诉症状加重，无头痛、恶心、呕吐，无视物旋转、耳鸣，无黑蒙、晕厥等症状，今日收住入院。查体：T 36.9 ℃，P 58次/分，R 18次/分，BP 106/60 mmHg，神清合作，步入病房，双侧瞳孔等圆等大，对光及辐辏反射灵敏，口角无歪斜，口唇无发绀，伸舌居中，颈软无抵抗，肺（－），闻及心率58次/分，律齐，未闻及杂音，心界不大，腹（－），四肢肌力及肌张力正常。神经系统检查生理征存在，病理征未引出。血常规未见明显异常。血生化：葡萄糖6.3 mmol/L，总胆固醇6.83 mmol/L。血流变未见明显异常。

请思考：

1. 该患者的初步诊断及诊断依据是什么？
2. 作为责任护士，您认为该患者目前主要有哪些护理问题？
3. 其相应的护理措施有哪些？
4. 给予相应的健康指导有哪些？

短暂性脑缺血发作（TIA）是指一过性脑缺血导致供血区的神经功能障碍。临床表现为突然起病，几分钟内达高峰，多在1 h内缓解，最长恢复时间不超过24 h，可反复发作，但不留有神经功能缺损后遗症。TIA是发生脑梗死的重要危险因素之一。

任务一　病　因

短暂性脑缺血发作是一种多病因的综合征，但绝大多数病因是动脉粥样硬化。为防止TIA反复发作及脑梗死发生，应做进一步检查，明确病因。

一、微栓塞

动脉硬化，颈内动脉颅外段粥样硬化部分纤维素与血小板黏附，脱落后成为微栓子，进入颅动脉，引起颅内小血管被堵塞缺血而发病。但栓子很小，容易自溶或因自流冲击被击碎，使更小的碎片进入远端末梢血管，使得循环恢复，神经症状消失。微栓子可反复产生，因此本病可反复发作。

二、脑血管狭窄、痉挛或受压

脑动脉粥样硬化导致血管腔狭窄，或血管壁受到各种刺激发生痉挛或颈椎骨质增生压迫椎动脉，均可引起TIA发作。

三、血流动力学改变

心力衰竭、心肌梗死、房室传导阻滞或血压突然下降均可致脑灌注压下降，引起TIA；血液成分改变，如真性红细胞增多症、血小板增多症、白血病、严重贫血和各种原因所致的高凝状态，均可出现TIA。

任务二　临床表现

好发于50~70岁，男性多于女性。起病突然，多在几分钟内达高峰，历时短暂，多在1 h内缓解，不留后遗症。发作时出现局部神经功能缺损，很少出现全脑症状。可反复发作，每次发作时的症状基本相似，椎－基底动脉系统TIA发作较频繁。

一、颈内动脉系统 TIA

常见症状以对侧偏身运动障碍、感觉障碍为主；可出现同侧单眼一过性黑蒙，优势半球受累还可出现失语。

二、椎－基底动脉系统 TIA

最常见的症状是发作性眩晕、恶心、呕吐，很少出现耳鸣；可伴有共济失调及平衡障碍、复视、构音障碍、吞咽困难、感觉障碍及瘫痪等，亦可出现一过性黑蒙，脑干网状结构缺血可引起跌倒发作。

任务三　实验室及其他辅助检查

一、CT 或 MRI 检查

一般头部 CT 或 MRI 检查可正常。在 TIA 发作时，MRI 可显示脑局部缺血改变。

二、超声检查

颈动脉超声、TCD 等检查有助于评估颅内外血管的病变情况。

三、常规检查

血常规、血糖、血脂、血液流变学等检查，对于查找病因十分重要。

任务四　诊断要点

多数患者就诊时临床症状已消失，故诊断主要依据病史。①突然起病；②短暂的局部脑神经功能缺损症状，多在 1 h 内缓解，持续时间不超过 24 h；③可反复发作，未发作间期完全正常。

任务五　治疗要点

一、病因治疗

积极查找病因，进行有效治疗，如治疗高血压、心脏病、糖尿病、动脉粥样硬化、血脂异常等。

二、药物治疗

（一）抗血小板聚集剂治疗

可阻止血小板活化、黏附和聚集，减少血栓形成，减少 TIA 复发及脑梗死发作。

1. 肠溶阿司匹林　可作为首选药物，每日 50 ~ 300 mg，以晚间 10 点左右服用为宜。不良反应可见胃肠道不适或出血。

2. 氯吡格雷　每日 75 mg，疗效优于阿司匹林，上消化道出血不良反应较少。

3. 噻氯匹定　每日 125 ~ 250 mg，不良反应为腹泻、皮疹、消化不良，偶见粒细胞减少。

（二）抗凝治疗

对频繁发作的 TIA，或持续时间长，每次发作症状逐渐加重，同时又无明显的抗凝治疗禁忌者（无出血倾向、无严重高血压、无肝肾疾病、无溃疡病等），可及早进行抗凝治疗。目前多应用低分子量肝素，腹部皮下注射。

（三）钙拮抗药

可扩张血管，防止脑动脉痉挛，适用于椎－基底动脉系统 TIA。如尼莫地平 20～40 mg，每日 3 次。

（四）其他

可用中医中药治疗，如丹参、川芎嗪等。也可用血管扩张药改善微循环，如低分子右旋糖酐、倍他司汀等。

三、外科手术治疗

如药物治疗效果不佳，且颈动脉狭窄程度超过 70%，可行颈动脉内膜切除术。

任务六　短暂性脑缺血发作患者的护理

对短暂性脑缺血发作患者进行护理评估，并应用护理程序实施整体护理。

一、护理评估

（一）病史

患者有无动脉粥样硬化病史，发病年龄、性别，有无诱发因素。

（二）典型临床表现

有无起病突然，历时短暂，有无在 1 h 内缓解，有无后遗症。有无出现局部神经功能缺损；有无反复发作，每次发作时的症状基本相似，椎－基底动脉系统 TIA 发作较频繁。了解相关检查结果，用药情况及效果，病情是否有加重趋势。

（三）心理－社会情况

患者是否因突然发病而出现焦虑、恐惧的心理感受。

二、护理诊断/问题

（一）常用护理诊断/问题

1. 有跌倒的危险　与突发眩晕、平衡失调和一过性失明有关。
2. 潜在并发症　严重脑卒中。

（二）其他护理诊断/问题

1. 恐惧　与突发眩晕、肢体活动障碍或一过性失明有关。
2. 知识缺乏　缺乏 TIA 防治知识。

三、护理目标

（一）患者病情逐步缓解，未发生摔伤、跌伤。

（二）患者未发生脑卒中。

四、护理措施

（一）有跌倒的危险

1. 尽量避免患者单独外出，扭头或仰头等动作不宜过急、过猛，而诱发疾病发作。

2. 避免精神紧张及过度操劳，保持情绪稳定。一旦感到眩晕，立即抓住可扶东西，以防跌倒，加重损害，且应及时就医。

3. 为患者准备行动辅助工具，以防跌倒。

（二）潜在并发症。

严重脑卒中。

1. 饮食护理　给予低脂、低胆固醇、低盐饮食，忌刺激性及辛辣食物，避免暴饮暴食。

2. 用药指导　在抗凝药物治疗期间，应密切观察有无出血倾向，及时测定出凝血时间及凝血酶原时间，一旦出现情况及时给予相应的处理。坚持按医嘱服药，不可随意停药或换药。

3. 应避免各种引起循环血量减少、血液浓缩的因素，如大量呕吐、腹泻、高热、大汗等，以防诱发脑血栓形成。

五、健康指导

（一）疾病知识指导

向患者及家属介绍疾病发生的基本病因、主要危险因素、早期症状和体征、及时就诊和治疗与预后的关系等。积极治疗已有的原发病（如高血压、心脏病、糖尿病、高脂血症等），并可遵医嘱服用抗血小板聚集药等。坚持治疗，不可随意停药或换药，定期复查。

（二）生活放松及饮食指导

宜给予低脂、低胆固醇、低盐饮食，忌刺激性及辛辣食物，避免暴饮暴食。戒烟限酒，生活规律，根据身体情况适当参加体育锻炼，加强功能运动。避免精神紧张及过度劳累，保持情绪稳定。

（三）安全指导

尽量避免患者单独外出，扭头或仰头等动作不宜过急、过猛，以防诱发 TIA 或疾病发作时跌倒。一旦出现肢体麻木、无力、头晕或突然跌倒时，应引起重视，及时就医。

（四）预后指导

如能积极配合治疗，坚持服药，预后相对较好，但发生脑卒中的概率仍明显高于一般人群。未经治疗的 TIA 患者，约 1/3 发展为完全性卒中，1/3 可长期反复发作，另 1/3 可自行缓解。

六、护理评价

1. 患者病情是否得到缓解控制，未发生摔伤、跌伤。
2. 患者是否发生脑卒中。

项目二　脑梗死

【临床案例分析题目】

患者，女，65 岁。早晨起床时发现左侧肢体无力，活动不灵，感头痛、头晕，说话含糊不清，左口角流口水，无恶心、呕吐，无发热，无抽搐及大小便失禁，2 h 后未缓解，入院就诊。既往有高血压病史 10 余年，服药，平时血压尚平稳。否认有糖尿病和心脏病病史。入院查体：P 88 次/分，R 18 次/分，BP 150/90 mmHg。神志清楚，语言不清，左侧鼻唇沟变浅，口角下垂，舌偏向右侧，左侧肢体肌力 2～3 级，肌张力不高，腱反射可引出，病理反射阳性。辅助检查：头颅 CT 提示左侧低密度灶。

请思考：

1. 患者目前的初步诊断及诊断依据是什么？
2. 主要的护理诊断是什么？
3. 根据护理诊断写出相应的护理目标、护理措施。
4. 住院期间如何给予合适的健康指导？

脑梗死又称缺血性脑卒中，是指局部脑组织由于血液供应中断而发生的缺血性坏死或脑软化。临床上最常见的类型有脑血栓形成和脑栓塞。

任务一　脑血栓形成

脑血栓形成是脑梗死中最常见的类型，是由于脑动脉粥样硬化等原因导致动脉管腔狭窄、闭塞或血栓形成，引起急性脑血流中断，脑组织缺血、缺氧、软化、坏死，又称为动脉粥样硬化血栓形成性脑梗死。

一、病因

（一）血管病变

最常见的病因是动脉粥样硬化，高血压、糖尿病、高脂血症等可加速动脉粥样硬化。其次为脑动脉炎。

（二）血流成分改变

真性红细胞增多症、血小板增多症、高纤维蛋白原血症、高粘血症均可导致血栓形成。

（三）血流动力学改变

当血流过缓、血流量降低时，易形成血栓。

二、临床表现

（一）年龄

好发于中年以后，多见于50~60岁以上动脉粥样硬化者，多伴有高血压、冠心病或糖尿病。

（二）起病

较缓，常在安静或休息状态下发病，1~3 d达高峰。

（三）先兆

部分患者在发作前有前驱症状（头痛、头晕等），约25%的人有 TIA 发作史，多数患者无意识障碍及生命体征的改变。

（四）临床表现

取决于病变部位、血栓形成速度及大小、侧支循环状况等。如颈内动脉系统受累，尤其是大脑中动脉主干闭塞可引起三偏征（对侧偏瘫、偏身感觉障碍、偏盲），优势半球受累可有失语；还可出现中枢性面舌瘫、小便潴留。如椎－基底动脉系统受累，常出现眩晕、眼球震颤、可伴有共济失调及平衡障碍、复视、构音障碍、吞咽困难、感觉障碍及瘫痪等，亦可出现一过性黑蒙；基底动脉主干闭塞导致脑桥广泛梗死，可表现为四肢瘫、双瞳孔缩小、意识障碍、高热，常迅速死亡。

（五）特殊临床类型

1. 可逆性缺血性神经功能缺失 时间超过24 h，但在1~3周恢复，不留任何后遗症。
2. 完全型 起病6 h症状即达到高峰，为完全性偏瘫，病情重，甚至出现昏迷，多见于血栓－栓塞。
3. 进展型 局灶性脑缺血症状逐渐进展，阶梯式加重，可持续6 h至数日。
4. 缓慢进展型 症状在2周以后仍逐渐发展，多见于颈内动脉颅外段血栓形成。

三、实验室及其他辅助检查

（一）脑脊液

腰穿检查，脑脊液化验多正常，大面积坏死时压力可增高。

（二）CT 和 MRI

脑 CT 扫描：在 24 ~ 48 h 后可见低密度梗死灶；MRI：可在数小时内检出脑梗死病灶。

（三）脑血管造影

可显示血栓形成部位、程度及侧支循环。

（四）一般常规检查

血常规、血糖、血脂、血液流变学等检查，对于查找病因十分重要。

四、诊断要点

根据患者典型的症状和体征，如①中老年患者，有动脉粥样硬化史，病前常有 TIA 史；②安静或休息状态下发病；③症状和体征在数小时至 1 ~ 3 d 达高峰；④一般意识清楚，脑脊液检查多正常，头颅 CT 在 24 ~ 48 h 后可见低密度梗死灶。

五、治疗要点

（一）急性期治疗

脑梗死发病后，其中心区细胞全部死亡，但处于梗死灶周围的脑组织区（缺血半暗带）细胞尚未死亡，因此要重视超早期（发病 6 h 以内）和急性期的处理。总的来说，溶解血栓和保护治疗最为关键。但出血性脑梗死时，禁忌溶栓、抗凝、抗血小板治疗。

1. 超早期溶栓治疗　指发病在 3 ~ 6 h，经 CT 证实无出血灶，应用溶栓药物给予超早期溶栓治疗。需严格掌握适应证和禁忌证。并发症可能有梗死后出血、身体其他部位出血、溶栓后再灌注损伤、脑组织水肿、溶栓后再闭塞。常用药物有尿激酶、重组组织型纤溶酶原激活药等。

2. 抗血小板、抗凝治疗　防止卒中复发，改善患者预后。方法参见 TIA 治疗。

3. 血压的调控　早期血压处理取决于血压升高程度和患者的整体状况。如收缩压 <180 mmHg 或舒张压 <110 mmHg，可无须降压治疗，以免加重脑缺血。如平均动脉压 >130 mmHg，出现梗死后出血，合并心肌缺血、心衰、肾衰和高血压脑病，则需积极降压。

4. 脑保护药　胞磷胆碱、钙拮抗药、自由基清除药（维生素 E 和维生素 C、超氧化物歧化酶）、亚低温治疗等。

5. 脱水降颅压　大面积脑梗死时有明显颅内压升高，应进行脱水降颅压治疗。常用药物有甘露醇、呋塞米、甘油果糖。

6. 降纤治疗　降解血中纤维蛋白原，增强纤溶系统活性，抑制血栓形成。主要药物有降纤酶、巴曲酶。

7. 一般治疗　早期卧床休息，保证营养供给，保持呼吸道通畅，低氧血症者给予吸氧，严重者开放气道。维持水、电解质平衡，防止肺炎、尿路感染、压疮等并发症。

8. 其他　中医中药治疗、介入治疗等。

（二）恢复期治疗

恢复期是指患者的神经系统的症状和体征不再加重，并发症控制，生命体征稳定。恢复期治疗的主要目的是促进神经功能恢复，随着康复医学的进展，康复治疗应从起病到恢复期，贯穿护理各个环节和全过程，要求患者、医护人员、家属均应积极而系统地进行患肢运动和语言功能的训练和康复治疗。

任务二　脑栓塞

脑栓塞指血液中的各种栓子脱落，随血液流入脑动脉而阻塞血管，引起相应供血区脑组织缺血坏死，导致局灶性神经功能缺损。脑栓塞占全部脑梗死的15%~20%。

一、病因

（一）心源性栓子

为脑栓塞最常见病因，约占95%。引起脑栓塞的心脏疾病有风湿性心脏病二尖瓣狭窄并房颤、感染性心内膜炎及心肌梗死。

（二）非心源性栓子

常见的为主动脉弓及其发出的大血管的动脉粥样斑块、脂肪栓、气栓、菌栓、癌栓。

（三）来源不明

约30%脑栓塞不能确定病因。

二、临床表现

（一）年龄

任何年龄均可发病，风湿性心脏病、先天性心脏病等以中青年为主，冠心病及大动脉病变以老年为主。

（二）先兆

多于活动中发病且常无前驱症状。

（三）起病

急骤是主要特征，症状于数秒至数分钟内达高峰，多为完全性卒中。

（四）临床表现

取决于栓塞部位、大小、侧支循环状况等。临床症状取决于栓塞血管所支配供血区的神经功能。如大脑中动脉栓塞可引起对侧偏瘫、失语；还可出现中枢性面舌瘫、小便潴留。如基底动脉栓塞，可出现眩晕、复视、交叉性瘫痪等。

三、实验室及其他检查

（一）CT 和 MRI

脑 CT、MRI 可明确诊断。

（二）超声检查

超声心动图有助于发现心源性栓子来源，颈部血管超声检查能发现动脉粥样硬化斑块。

（三）脑脊液检查

腰穿检查，脑脊液化验多正常，大面积坏死时压力可增高；脑脊液检查在感染性栓塞时白细胞增高，出血性栓塞时可见红细胞。

四、诊断要点

病前有房颤、风湿性心脏病、动脉粥样硬化等病史，突发偏瘫、失语等局灶性神经功能缺损，数秒至数分钟内症状达高峰，尤其是年轻人，要考虑脑栓塞的可能。头颅 CT、MRI 可明确诊断。

五、治疗要点

（一）脑部病变的治疗

与脑血栓形成的治疗大致相同。尤其主张抗凝、抗血小板聚集治疗，防止形成新的血栓，预防复发。但出血性梗死时，应禁用溶栓、抗血小板、抗凝治疗。

（二）原发病治疗

目的是根除栓子来源，防止复发。如心源性栓塞时，应积极纠正心律失常，治疗相关心脏疾病；感染性栓塞时积极应用抗生素。

任务三　脑梗死患者的护理

一、护理评估

（一）病史

1. 脑血栓形成的病因　患者有无动脉硬化病史；有无血液成分改变或各种原因所致的高凝状态；有无吸烟、酗酒、超重等危险因素。

2. 病程发展经过　有无前驱症状、起病状态、发病过程。

3. 心理－社会情况　评估有无焦虑不安、恐惧、自卑感等心理障碍。

（二）身体评估

1. 一般状态，通过与患者交谈了解其意识状态。

2. 生命体征，如呼吸状况、脉搏快慢及节律和血压高低。

3. 意识与精神状况。

4. 肢体活动，患肢的肌力、肌张力和神经反射情况。

5. 构音，是否有语言表达能力、吐词是否清楚。

（三）实验室及其他检查

通过 CT、MRI、脑血管检查、血糖、血脂等常规检查，确诊病情，寻找病因。

二、护理诊断/问题

（一）常用护理诊断/问题

1. 躯体移动障碍　与脑血栓导致偏瘫或平衡能力减弱有关。

2. 生活自理能力缺陷综合征　与偏瘫、认知障碍和体力不支有关。

3. 语言沟通障碍　与脑血栓导致失语或构音障碍有关。

4. 有皮肤完整性受损的危险　与长期卧床导致局部皮肤组织受压过久有关。

（二）其他护理诊断/问题

1. 焦虑　与偏瘫、失语有关。

2. 知识缺乏　缺乏疾病的相关知识。

三、护理目标

1. 患者躯体活动能力恢复到最佳状态。

2. 患者学会摆放瘫痪肢体的位置，保持身体平衡。

3. 患者语言表达能力逐渐恢复或达最佳状态。

4. 患者的皮肤完整无损伤。

四、护理措施

（一）躯体移动障碍

1. 功能训练　告知患者早期活动的必要性及重要性。教会患者保持瘫痪肢体功能位，防止关节变形，及早开始肢体功能锻炼，避免损伤。

2. 饮食护理　给予低盐、低糖、低脂、低胆固醇、丰富维生素及足量纤维素的无刺激性饮食，防止发生误吸。保持大便通畅。

3. 用药护理　用溶栓、抗凝药物时，用药前后应监测出凝血时间、凝血酶原时间，密切观察患者意识和血压变化，观察有无出血征象，特别是颅内出血倾向；用低分子右旋糖酐时，用药前应做皮试，阳性禁用；应用甘露醇时需警惕肾损害；使用钙通道阻滞药时应监测血压变化。

4. 心理护理　向患者解释病情，帮助患者正视现实，说明积极配合治疗和护理有助于病情恢复和改善预后。鼓励患者主动获取维持健康的知识，积极参与生活自理。充分利用家庭和社会的力量关心患者，消除患者思想顾虑，增强战胜疾病的信心。

（二）生活自理能力缺陷综合征

1. 将患者使用的物品放在易拿取的地方，以方便患者随时取用。
2. 信号灯放在患者手边，听到铃声立即予以答复及帮助解决。
3. 协助卧床患者完成生活护理如穿衣、洗漱、淋浴、如厕等，保持皮肤清洁、干燥，及时更换衣服、床单。
4. 鼓励患者用健侧手进食，必要时协助进食。训练患者及告诉家属定时协助患者排便。
5. 恢复期尽力要求患者完成生活自理活动，指导患者简单而有效的交流，以增进患者自我照顾的能力和信心，以适应回归家庭和社会的需要，提高生活质量，减少致残率。

（三）语言沟通障碍

具体护理措施参见本篇模块二"语言沟通障碍"的护理。

（四）有皮肤完整性受损的危险

具体护理措施参见本篇模块二"有皮肤完整性受损的危险"的护理。

五、健康指导

（一）疾病知识指导

积极治疗已有的原发病（如高血压、心脏病、糖尿病、高脂血症等），尤其要重视处理可逆性缺血性神经功能缺失，控制高危因素。

（二）饮食及生活方式指导

宜给予低脂、低胆固醇、低盐、高维生素饮食，忌烟酒，生活规律。根据身体情况适当参加体育活动，加强功能锻炼。避免精神紧张及过度劳累，保持情绪稳定。

（三）康复治疗知识和自我护理指导

对患者的残肢进行被动运动，可由医护人员、家属或患者自己来进行。对单侧下肢不能行走的可用拐杖慢慢练习行走，双下肢不能行走的可以用手摇式轮椅，对四肢瘫痪患者协助翻身，每 2 h 1 次，以防压疮发生。

（四）预后指导

脑血栓形成或急性期为 5%～15%。存活者中致残率为 50%。影响预后的最主要因素是神经功能缺损程度。脑栓塞急性期病死率为 5%～15%，多死于严重脑水肿引起的脑疝、肺部感染和心衰。栓子来源不能清除者易复发，复发者病死率高。

六、护理评价

1. 患者肢体肌力是否逐渐恢复且生活自理能力是否增强。
2. 患者是否学会摆放瘫痪肢体的位置，是否能保持身体平衡。
3. 患者是否能与他人进行有效沟通。
4. 患者皮肤是否损伤。

项目三　脑出血

【临床案例分析题目】

患者，男，67 岁，退休工人。2 h 前因家庭琐事与家人争吵时，突然感到剧烈头痛，继之很快不省人事，曾吐过 1 次，呈喷射状，吐出物为食物，无大小便失禁、抽搐和咬破舌头等。既往有高血压病史十余年，间断用药治疗，具体不详。既往无类似病史，无心、脑、肝、肾和糖尿病病史，无烟酒嗜好，为进一步诊治入院。查体：T 36.9 ℃，P 89 次/分，R 20 次/分，BP 160/100 mmHg，昏迷，双眼向右侧凝视，瞳孔等大等圆，对光反射灵敏。颈软无抵抗，肺（－），HR 89 次/分，律齐，未闻及杂音，腹（－），左侧上下肢瘫痪，左侧 Babinski（＋）。

请思考：

1. 患者的临床诊断是什么？
2. 哪些因素可诱发或加重本病？
3. 为明确诊断，该患者还需要立即做哪些检查？
4. 患者目前主要有哪些护理问题？其相应的护理措施有哪些？

脑出血指非外伤性脑实质内出血，占急性脑血管病的 20%～30%。大脑半球出血约占 80%，小脑和脑干出血约占 20%。

任务一　病　因

一、高血压和动脉粥样硬化

脑出血最常见的病因。

二、颅内动脉瘤

主要是先天性动脉瘤，少数是动脉硬化性动脉瘤和外伤性动脉瘤。

三、脑内动静脉畸形

因管壁发育异常，故较易出血。

四、其他病因

脑动脉炎引起管壁坏死出血；脑瘤细胞侵袭血管或肿瘤组织内新生血管破裂出血；血液病引起出血；抗凝治疗、溶栓治疗可并发脑出血。

任务二　临床表现

一、年龄

好发于 50 岁以上中老年人，多有高血压病史。

二、先兆

一般无前驱症状，多于活动中发病，常有过度劳累、剧烈运动、用力排便、情绪激动等诱因。

三、起病

急骤是主要特征，症状于数秒至数分钟内达高峰。

四、临床表现

由于大量血液进入脑实质，故可引起头痛、恶心、呕吐等急性颅内压增高的表现。神经系统临床表现取决于出血部位及出血量。

（一）基底核出血

最常见的出血部位，常累及内囊，除全脑症状外，可有病灶对侧偏瘫、偏身感觉障碍和同向性偏盲（三偏征），优势半球受累可有失语。

（二）脑叶出血

占脑出血的 5%~10%。常由脑动静脉畸形和肿瘤等所致。常出现头痛、呕吐、抽搐等，而昏迷较少见。以顶叶最常见，可见偏身感觉障碍、空间构象障碍。

（三）脑桥出血

约占脑出血的 10%。出血量少时，患者意识清楚，出现交叉性瘫痪，双眼呈"凝视瘫肢"状。大量出血时（>5 mL），血肿波及双侧脑桥，患者可突然昏迷，出现四肢弛缓性瘫痪、双侧针尖样瞳孔、中枢性高热、呼吸困难，多在 48 h 内死亡。

（四）小脑出血

约占脑出血的 10%。发病突然，眩晕、共济失调明显，可有枕部头痛、呕吐。大量出血时（>15 mL），尤其是蚓部出血，患者很快昏迷，双侧瞳孔缩小、呼吸不规则，甚至致枕骨大孔疝而死亡。

（五）脑室出血

少量出血表现为头痛、呕吐、脑膜刺激征，一般意识清楚，预后良好。大量出血则迅速出现昏迷、呕吐、四肢瘫痪、瞳孔极度缩小、病理反射阳性、呼吸不规则、中枢性高热，预后差，多迅速死亡。

任务三　实验室及其他辅助检查

一、CT 和 MRI

脑 CT 为首选，可显示圆形或椭圆形的高密度影，边界清楚。MRI 可发现 CT 不能确定的脑干或小脑少量出血。

二、脑脊液检查

脑脊液检查压力常增高，呈均匀血性；有脑疝可能和小脑出血者禁忌腰穿。

三、其他检查

血、尿常规、电解质、血糖、肝肾功能、心电图等，有助于鉴别诊断和了解全身情况。

任务四　诊断要点

包括①50 岁以上的中老年患者，有高血压病史；②诱发因素：情绪激动、过度兴奋、劳累、用力排便或脑力紧张活动时等；③起病急，进展迅速；④有不同程度的意识障碍及颅内压增高症状；⑤头颅 CT 示高密度影（表 10-3-1）。

表 10-3-1　常见脑血管病鉴别诊断

	缺血性脑血管病		出血性脑血管病
	脑血栓形成	脑栓塞	脑出血
发病年龄	中老年人多见	青壮年多见	中老年人多见
常见病因	动脉粥样硬化	各种心脏病	高血压
TIA 史	常有	可有	多无
起病状态	安静状态或睡眠中	不定	活动或情绪激动时
起病急缓	较缓（小时、日）	急骤（秒、分）	急（分、小时）
意识障碍	多无	少见	多见
颅压高表现（头痛、呕吐等）	多无	少见	有
血压	正常或增高	多正常	明显提高
偏瘫	多见	多见	多见
脑膜刺激征	无	无	可有
脑脊液	多正常	多正常	压力增高、血性
头颅 CT	低密度灶	低密度灶	高密度灶

任务五　治疗要点

急性期治疗原则是防止再出血、控制脑水肿、降低颅内压、维持生命功能和防止并发症。以控制脑水肿、降低颅内压和控制血压为主要措施，同时应用止血药。

一、降低颅内压，减轻脑水肿

目前降颅压的首选药为 20% 甘露醇 125 ~ 250 mL 快速静脉滴注（30 min 内滴完），每 6 ~ 8 h 1 次，注意心、肾功能和电解质平衡；还可选用呋塞米 20 ~ 40 mg 静脉注射。

二、控制血压

颅内压降低，血压也会随之下降，故急性期暂不使用降压药。但如收缩压 > 200 mmHg，舒张压 > 110 mmHg，应予以温和降压药，如卡托普利、呋塞米、硫酸镁等，使血压维持在略高于发病前水平。

三、亚低温治疗

可减轻脑水肿，减少自由基产生，促进神经功能恢复，改善预后。实施越早，效果越好。

四、一般治疗

卧床休息2～4周，保持安静，减少搬动；观察生命体征和瞳孔、意识变化；保持呼吸道通畅，必要时吸痰甚至气管切开；维持水电解质平衡，保证营养，不能进食者鼻饲；保持大便通畅，必要时给予缓泻药。

五、防止并发症

加强口腔、尿路护理，定时翻身拍背，必要时给予抗生素，预防肺部和泌尿系感染，预防下肢深静脉血栓、肺栓塞和压疮等形成。如出现上消化道出血，可应用止血药。

六、手术治疗

目的是清除血肿，降低颅压，抢救生命，挽救功能，同时可以针对病因（如动静脉畸形、动脉瘤等）进行治疗。

任务六 脑出血患者的护理

一、护理评估

（一）病史

1. 脑血栓形成的病因 患者有无动脉硬化病史；有无血液成分改变或各种原因所致的高凝状态；有无吸烟、酗酒、超重等危险因素。
2. 病程发展经过 有无前驱症状、起病状态、发病过程。
3. 心理－社会状况 评估有无焦虑不安、恐惧、悲观等心理障碍。

（二）身体评估

1. 一般状态 ①生命体征：如呼吸状况、脉搏快慢、节律、体温和血压高低。②意识状态。③瞳孔。
2. 肢体状况 肢体活动情况如肌力、肌张力、各种反射。

（三）实验室及其他检查

脑电图检查是否出现各种病理波。通过 CT、MRI、脑血管检查、血糖、血脂等常规检查，确诊病情，寻找病因。

二、护理诊断/问题

（一）常用护理诊断/问题

1. 意识障碍 与脑出血、脑水肿有关。

2. 潜在并发症　脑疝、消化道出血。

3. 有受伤的危险　与脑出血导致脑功能损害、意识障碍有关。

（二）其他护理诊断/问题

1. 自理缺陷　与意识障碍、偏瘫有关。

2. 有皮肤完整性受损的危险　与长期卧床导致局部皮肤组织受压过久有关。

3. 躯体移动障碍　与意识障碍、肢体运动障碍有关。

三、护理目标

1. 患者意识障碍无进一步加重或神志渐恢复。

2. 配合药物治疗，预防脑疝发生，发生脑疝时能及时识别。

3. 未发生消化道出血，或发生出血时能及时发现。

4. 患者不发生意识障碍导致的误吸、窒息、感染和压疮等并发症。

四、护理措施

（一）意识障碍

1. 严密观察病情变化，如血压、脉搏、呼吸、神志、瞳孔的变化，并做好详细记录。

2. 急性期绝对卧床休息，保持环境安静，避免各种刺激。

3. 发病 3 d 后，如神志仍不清楚，不能进食者，应鼻饲流质，以保证营养供给。

4. 协助做好生活护理，定时更换体位，防止压疮形成。保证患者呼吸道通畅，勤吸痰，如果仍不能使气道通畅，配合医师做气管切开。

5. 遵医嘱使用止血、降低颅内压等药物，注意观察其疗效和不良反应。

（二）潜在并发症

脑疝。

1. 观察患者有无脑疝先兆，如剧烈头痛、呕吐、视盘水肿、血压升高、脉搏变慢、呼吸不规则、瞳孔改变、意识障碍加重等，一旦出现，应及时通知医师，配合抢救。

2. 迅速建立静脉通路，遵医嘱快速给予脱水、降颅内压药。注意药物的疗效和不良反应。

3. 控制液体摄入量，输液不宜过快过多。

4. 为防呕吐物误吸造成窒息，头应偏向一侧。

（三）潜在并发症

消化道出血。

1. 病情监测　注意观察患者有无呕血、便血、血压下降、脉搏增快、面色苍白、尿量减少等。每次鼻饲前要抽吸胃液，若患者有呃逆、腹部饱胀、胃液呈咖啡色或解黑粪，应立即通知医师处理。

2. 饮食护理 遵医嘱禁食，出血停止后给予清淡、易消化、营养丰富的温凉流质饮食，少量多餐。避免刺激性食物，以免诱发消化道出血。

3. 用药护理 遵医嘱应用 H_2 受体拮抗药如雷尼替丁、质子泵抑制药如奥美拉唑减少胃酸分泌，口服枸橼酸铋钾保护胃黏膜等。注意观察药物疗效及不良反应，如奥美拉唑导致转氨酶升高，枸橼酸铋钾导致粪发黑等。

4. 心理护理 告知患者及家属消化道出血的原因。安慰患者，消除其紧张情绪，创造安静舒适的环境，保证患者休息。

（四）有受伤的危险

具体护理措施参见本篇模块二"有受伤的危险"的护理。

五、健康指导

（一）疾病知识指导

向患者及家属介绍本病基本知识，告之其应积极治疗原发病，尤其要控制好血压。

（二）生活方式指导

具体内容参见 TIA。避免精神紧张及过度劳累，保持粪便通畅。

（三）康复锻炼指导

早期介入康复训练，进行康复锻炼指导，促进神经功能恢复，减少致残。包括肢体功能康复训练、语言功能康复训练等。康复护理要遵循早期同步、主动参与、多方参与、功能训练要与日常生活相结合的原则。

（四）预后指导

脑出血患者预后取决于出血部位、出血量、全身情况及是否有并发症。轻者预后较好，常可生活自理，部分留有后遗症；重症者多于急性期死亡，昏迷 1 周以上者常死于并发症。

六、护理评价

1. 患者意识障碍程度是否逐渐减轻或神志是否恢复正常。
2. 发生脑疝时能否及时识别与抢救。
3. 是否发生出血，发生出血时是否及时发现与抢救。
4. 患者是否发生因意识障碍导致的误吸、窒息、感染和压疮等并发症。

项目四　蛛网膜下隙出血

【临床案例分析题目】

患者，女，32岁，因头痛5 d，加重3 h，伴昏迷1 h急诊入院。患者于5 d前无明显诱因突发头痛，无恶心，呕吐，无意识障碍，送就近医院CT检查示：蛛网膜下隙出血。给予补液等治疗后头痛逐渐缓解。于3 h前感头痛加重，难以忍受，伴四肢抽搐，无恶心，呕吐，1 h前出现昏迷，为进一步诊治入院。既往无病史。查体：T 36.9 ℃，P 89次/分，R 16次/分，BP 120/85 mmHg，昏迷，检查不合作，双瞳孔散大等圆，对光反射、角膜反射及深反射均消失，口角无偏斜，鼻唇沟对称。颈有抵抗，克尼格氏征、布鲁津斯基征均阳性。病理反射呈阳性。肺（-），心率89次/分，律齐，未闻及杂音，腹（-）。

请思考：

1. 患者目前临床诊断首先考虑是什么？
2. 哪些因素可诱发或加重本病？
3. 为明确诊断，该患者还需要立即做哪些检查？
4. 患者目前存在有哪些护理问题？其相应的护理措施有哪些？

蛛网膜下隙出血通常是脑表面动脉破裂或脑底部动脉瘤血管破裂，血液直接流入软脑膜和蛛网膜间的脑脊液腔中的总称，占出血性脑卒中20%。临床上分为自发性和外伤性，自发性又分为原发性和继发性。

任务一　病　因

最常见的病因是先天性动脉瘤破裂，约占70%，其次是脑血管畸形和高血压动脉硬化。

任务二　临床表现

蛛网膜下隙出血发病多见于40~60岁患者，如脑动脉畸形常在40岁以前发病。起病急骤，多于活动或激动时发病，患者表现剧烈头痛、频繁呕吐及脑膜刺激征阳性（最具特征性的体征），无明显的脑部局灶体征，一侧动眼神经麻痹常提示该侧动脉瘤破裂。

任务三　实验室及其他辅助检查

一、脑脊液检查

肉眼可呈均匀血性脑脊液（最具诊断价值），显微镜下可见大量红细胞，如出血时间较长，有陈旧的皱缩红细胞。脑脊液的压力明显增高（常超过200 cmH$_2$O）。

二、CT、MRI检查

急性期可显示蛛网膜下隙高密度的出血征象。

任务四　治疗要点

蛛网膜下腔出血的治疗原则是去除病因，防止继发性脑血管痉挛，制止继续出血和预防复发。

一、一般治疗

对于急性蛛网膜下腔出血的一般处理与高血压脑出血相同，应严格绝对卧床休息4~6周，避免剧烈活动和用力排便，以免再出血。保持情绪稳定，避免各种刺激，有利于患者的康复。

二、大剂量止血药

蛛网膜下腔出血后形成的血凝块，由于酶的作用可分解自溶而可能导致再出血，为制止继续出血和防止再出血，一般主张在急性期使用大剂量止血药，常用氨基己酸、氨甲苯酸等静脉给药。

三、降低颅内压

应用甘露醇和呋塞米等，与高血压脑出血相同。

四、手术治疗

如经CT、MRI、DSA检查发现脑动脉瘤的患者，可早日手术切除或血管内介入治疗，是防止再出血的最根本方法。

任务五　蛛网膜下腔出血的护理

一、护理评估

（一）病史

评估患者的年龄，发病前有无诱发因素，如进行重体力劳动、血压骤然升高、酗酒等。

（二）身体评估

1. 症状评估　起病急骤，多在用力或情绪激动等情况下诱发。患者表现为突发剧烈头痛，喷射状呕吐、颈背部或下肢疼痛。出血严重的患者可伴有短暂的意识丧失、体温升高。部分患者有一侧动眼神经麻痹，提示该侧动脉瘤破裂。

2. 身体评估　出血后常有暂时性血压急骤上升。脑膜刺激征明显。部分患者有脑神经功能障碍的体征，如瞳孔不等大，对光反应消失。出血严重的患者伴有昏迷等意识障碍表现。

3. 心理-社会情况　评估有无焦虑不安、恐惧等心理改变。评估患者及家属对疾病相关知识的认知度，家庭、社会支持系统和正常的应对机制。

（三）实验室及其他辅助检查

脑脊液检查和 CT、MRI 检查可明确出血征象。

二、护理诊断/问题

（一）常用护理诊断/问题

1. 疼痛　头痛，与血液刺激脑膜、颅内压增高和继发性脑血管痉挛有关。
2. 潜在并发症　再出血。

（二）其他护理诊断/问题

1. 恐惧　与剧烈头痛、担心再次出血有关。
2. 生活自理缺陷　与医源性限制（绝对卧床）有关。

三、护理目标

1. 患者主诉头痛减轻，并逐渐缓解。
2. 未发生再出血。

四、护理措施

（一）疼痛

头痛。

1. 耐心向患者解释头痛的原因，与出血、水肿等导致颅内高压有关。说明休息及避免各种诱因的重要性，嘱患者急性期绝对卧床休息 4～6 周，保持环境安静，避免剧烈活动和用力排便，多食蔬菜水果，保持大便通畅，以免再出血。保持情绪稳定，避免各种刺激，有利于患者的康复。

2. 用药护理

（1）遵医嘱使用止血、降低颅内压等药物，注意观察其疗效和不良反应。

（2）防止出血后继发性脑血管痉挛引起缺血性神经损伤，遵医嘱使用尼莫地平治疗，并注意其不良反应。

（3）对剧烈头痛和躁动不安者，可应用止痛药、镇痛药。

3. 病情观察

（1）入院后观察生命体征，意识状态，瞳孔变化，24 h 出入量，血液生化等。

（2）密切观察再出血，20% 的动脉瘤患者在发病后 10～14 d 易发生再出血，使病死率增加一倍。在初次发病后 2 周，如患者再次出现剧烈头痛、呕吐、昏迷、脑膜刺激征等情况，应及时和医师联系采取措施。

（二）潜在并发症

再出血。

1. 严密观察患者的生命体征、神志、瞳孔的变化，如再次出现剧烈头痛、呕吐、昏迷、脑膜刺激征等情况，应考虑有再出血可能，应及时和医师联系采取措施。

2. 避免情绪激动，避免用力排便，以免诱发再出血可能。

3. 积极治疗原发病，按医嘱服药，将血压控制在适当水平，以防再发脑出血。

五、健康指导

（一）饮食及生活方式指导

多食蔬菜水果，保持粪便通畅，以免再出血。保持情绪稳定，避免各种刺激，有利于患者的康复。患者痊愈后不宜从事过重的体力劳动和剧烈的体育活动，女性患者 1~2 年避免妊娠、分娩。

（二）疾病相关知识

告诉患者和家属该病病因与疾病预后的相关知识，指导患者配合检查，明确病因和尽早手术治疗，解除思想顾虑。

六、护理评价

1. 患者主诉是否头痛减轻，并逐渐缓解。

2. 是否发生再出血。

模块四 癫 痫

【临床案例分析题目】

患者，男，18 岁，在校园里活动时突然出现两眼上翻，四肢抽搐，牙关紧闭，神志不清，跌倒在地，伴有大小便失禁。5 min 后缓解，被同学发现急送医院治疗。患者精神、饮食、睡眠质量尚可，无恶心、呕吐，无寒战、发热，无头晕、心悸，否认有其他病史。患者性格内向。脑电图示：有左颞叶痫灶可能。

请思考：

1. 目前患者主要存在有哪些护理诊断？

2. 应采取哪些护理措施？

3. 针对发作期，应如何配合医师进行抢救？

4. 如何对这个患者进行健康指导？

癫痫是一组由于大脑神经元突然异常放电而造成短暂性大脑功能失常的临床综合征。按照有关神经元的部位和放电扩散的范围，功能失常可能表现为运动、感觉、意识、行为、自主神经等不同障碍，或同时存在。

本病的特点是发作性及重复性，癫痫持续状态为本病的特殊情况，死亡率为10%。

任务一　病　因

一、原发性癫痫

病因不明，可能与遗传有关。

二、继发性癫痫

又称症状性癫痫，多为脑部损害引起。如颅脑外伤、脑膜炎、脑部占位病变、脑血管病、尿毒症等。

任务二　临床表现

癫痫的临床表现极为多样，但均具有短暂性、间歇性、反复发作的特征，可分为痫性发作和癫痫症两方面。癫痫患者有多种发作类型，每一种癫痫患者可以只有一种发作类型，也可以有一种以上的发作类型。单纯部分性发作可以发展为复杂部分性发作或出现全面性强直－阵挛发作。

一、单纯部分性发作

以发作性一侧肢体、局部肌肉的感觉障碍或节律性抽搐为特征，或出现简单的幻觉、无意识障碍。

二、复杂部分性发作

患者表现为吸吮、咀嚼、舔唇、摸索等动作的重复；伴有意识障碍。

三、精神运动性兴奋

表现为无理吵闹、唱歌、脱衣裸体等，事后不能回忆。

四、单纯失神发作

表现为突然发生和突然停止的意识障碍。持续时间短，发作后仍继续原有的动作。

五、强直阵挛性发作

也称大发作，以意识丧失和全身抽搐为特征。先有瞬间麻木、疲乏、恐惧或无意识的动作为先兆，随后出现意识丧失，发出叫声倒在地上，所有骨骼肌强直收缩、头后仰、眼球上翻，上肢屈肘、下肢伸直，喉部痉挛，牙关紧闭，呼吸暂停，口唇发紫，瞳孔散大，对光反射消失，持续10~20 s，随即全身肌肉阵挛，约1 min抽搐突然停止，口吐白沫，然后呈昏睡状态，伴有大小便失禁。10 min ~ 4 h 后患者逐渐苏醒。对发作不能回忆。若发作间歇期仍有意识障碍称为"癫痫持续状态"。

任务三　辅助检查

一、电生理检查

通过脑电图检查在癫痫发作间歇期亦可出现各种痫样放电，部分性发作患者可出现局灶性异常放电，常规脑电图记录时间短，目前可应用 24 h 脑电波监测。

二、CT 和 MRI

对癫痫诊断无用，但通过检查可以明确病因。

任务四　诊断要点

详细病史和发作时目击者的描述，临床表现有发作性、短暂性、间歇性等特点，有时有意识障碍；发作时伴有舌咬伤、跌伤、尿失禁等；脑电图检查有异常发现。根据以上资料首先考虑是不是癫痫；是特发性还是症状性癫痫；借助于神经系统检查、生化等实验室检查、脑血管造影、CT 和 MRI 等检查明确病因。

任务五　治疗要点

一、预防已知的致病因素

对继发性癫痫应积极治疗原发病。

二、病因治疗

如低血钙、低血糖、感染、肿瘤等，可进行相应的治疗。对颅内占位性病变首先考虑手术治疗。

三、合理用药

长期用药者在完全控制发作后应再持续服药 3 ~ 5 年，然后再考虑停药，平时要遵医嘱定时定量服药，保证一定的血药浓度。特别是要根据发作类型选择最佳药物。最好单一药物治疗，如 2 种以上类型发作同时存在，最多只能用 2 种药。定时测量血中药物浓度以指导用药。

四、癫痫持续状态的治疗及护理

（一）治疗要点

在给氧、防护的同时应从速制止发作，首先给地西泮 10 ~ 20 mg 静脉注射，注射速度不超过 2 mg/min，以免抑制呼吸，在监测血液同时静脉滴入苯妥英钠以控制发作。同时进行对症支持治疗，如伴脑水肿、感染、高热等给予脱水、抗感染、退热处理；维持水电解质、酸碱平衡，并给予营养支持治疗。

（二）护理要点

严密观察病情，一旦形成癫痫持续状态，应立即采取相应的抢救措施。

1. 立即按医嘱给予地西泮 10～20 mg 缓慢静脉推注，速度 3～5 mg/min 滴入，用药中严密观察患者呼吸、心律、血压的变化，如出现昏迷加深、呼吸变浅、血压下降，应停止输药。

2. 保持室内环境应安静，避免外界各种刺激，应设专人守护，床周加设床挡以保护患者免受外伤。

3. 严密观察病情，做好生命体征、意识、瞳孔等方面的监测，及时发现并处理高热、周围循环衰竭、脑水肿等严重并发症。

4. 控制液体入量遵医嘱快速静脉滴注脱水药和吸氧，以防脑水肿。

5. 保持呼吸道畅通和口腔卫生，防止继发感染。

任务六　癫痫患者的护理

一、护理评估

（一）健康史

了解家族史、既往健康状况、有无脑部病变或外伤史，以及各种诱发因素。

（二）身体状况

病后主要症状的特点，如抽搐是局灶性还是全面性，有无其他典型表现等。目前治疗和用药情况，注意观察有无癫痫持续状态的表现。

（三）辅助检查

脑电图检查是否出现各种病理波。

（四）心理状况

是否因癫痫反复发作影响正常工作和学习而出现焦虑、悲观等消极情绪等心理反应。

二、护理诊断

（一）常用护理诊断/问题

1. 有受伤的危险　与癫痫发作时意识突然丧失或判断力受损有关。

2. 有窒息的危险　与癫痫发作时喉头痉挛、气道分泌物增多有关。

3. 知识缺乏　缺乏长期、正确服药的知识。

（二）其他护理诊断/问题

1. 有孤独的危险　与癫痫反复发作而不能正常生活有关。
2. 气体交换受损　与癫痫持续状态、喉头痉挛所致呼吸困难或肺部感染有关。
3. 潜在并发症　脑水肿、酸中毒、水电解质紊乱。

三、护理目标

1. 患者未发生摔伤，病情逐渐缓解。
2. 患者未发生窒息及吸入性肺炎。
3. 患者心态良好，能简单介绍疾病的基本知识。

四、护理措施

（一）有受伤的危险

1. 评估癫痫类型，如果是强直阵挛性发作，一旦发生应迅速将患者就地平卧，解开领口和裤带，用软物垫在患者头下。
2. 移走身边危险物体，以免抽搐时碰撞造成外伤。
3. 抽搐发作时床边加床挡，护士应保护患者。
4. 使用牙垫或厚纱布包裹压舌板垫于患者上下臼齿之间，防止咬伤舌头；抽搐肢体不可用力按压以免造成骨折或关节脱位。
5. 精神运动性发作，应保护患者防止自伤或伤人。
6. 室内环境应安静，关节及骨突出处应垫棉垫，以免皮肤损伤。

（二）有窒息的危险

1. 癫痫大发作时患者意识丧失，应松解衣领及裤带，患者头位放低，偏向一侧，便于唾液和分泌物由口角流出。必要时可使用吸引器，托起下颌，将舌用舌钳拉出，防止舌后坠堵塞呼吸道。
2. 及时吸出口腔和气道内分泌物，必要时可作气管切开。不可强行喂水、喂药，以免误吸入呼吸道，引起窒息或吸入性肺炎。
3. 监测生命体征、神志变化，尤其是呼吸频率、节律的改变。
4. 缺氧者，在保持呼吸道畅通的同时，可给予吸氧。

（三）知识缺乏

缺乏长期、正确服药的知识。
1. 解除患者自卑心理。向患者解释本病特征、诱发因素，帮助患者正确认识、面对现实，给予理解及同情。护士应鼓励、疏导患者，使其消除自卑心理，恢复正常生活和情趣，增强治愈信心。

2. 护士应指导患者遵医嘱服药，分次、餐后服用，避免胃肠道反应；注意观察药物疗效和不良反应。药物用到一定量时可作血药浓度测定，以防药物的不良反应。各种抗癫痫药物都有多项不良反应，如苯妥英钠常可致牙龈增厚、毛发增多、乳腺增生、皮疹、中性粒细胞减少、眼球震颤和小脑性共济失调等毒性反应，轻者可以坚持服药，严重者应停药。卡马西平有中性粒细胞减少，骨髓抑制的不良反应。服药后定期体检外，每月复查血常规，每季度做生化检查。不可随意增减药物剂量，不能随意停药或换药。

五、健康指导

（一）避免诱发因素

向患者及家属介绍本病的基本知识及发作时家庭紧急护理方法。避免过度劳累、睡眠不足、便秘、感情冲动、声光电及惊吓等诱发因素。

（二）饮食指导

饮食以清淡为主，不食辛辣食物，戒除烟酒。

（三）适当运动

适当地参加体力和脑力活动，外出时随身携带诊疗卡，不要因自卑感而孤独离群。

（四）注意安全

不宜从事危险工作，如高攀、游泳、驾驶及高压发电机旁工作。

（五）用药指导

遵医嘱服药，不随意增减药物剂量，不随意停药或换药。

六、护理评价

1. 患者是否发生摔伤，病情是否逐渐缓解。
2. 患者是否发生窒息及吸入性肺炎。
3. 患者心态是否良好，能否简单介绍疾病的基本知识。

参考文献

［1］尤黎明，吴瑛．内科护理学［M］.5 版.北京：人民卫生出版社，2012.

［2］葛均波，徐永健．内科学［M］.8 版.北京：人民卫生出版社，2013.

［3］黄人健，李秀华．内科护理学高级教程［M］.北京：人民军医出版社，2014.

［4］李淑迦，应岚．临床护理常规［M］.北京：中国医药科技出版社，2012.

［5］徐蕾，周焕荣．急诊重症肺炎并发感染性休克的临床分析及护理对策［J］.检验医学与临床，2014，
　　11（10）：1430 - 1431.

［6］杨绍基，任红．传染病学［M］.7 版.北京：人民卫生出版社，2008.

［7］中华医学会呼吸病学分会感染学组．成人肺炎支原体肺炎诊治专家共识［J］.中华结核和呼吸杂志，
　　2010，33（9）：643 - 645.

［8］成人支气管扩张症诊治专家共识编写组．成人支气管扩张症诊治专家共识［J］.中华结核和呼吸杂志，
　　2012，35（7）：485 - 492.

［9］中华医学会呼吸病学分会慢性阻塞性肺疾病学组．慢性阻塞性肺疾病诊治指南（2013 年修订版）
　　［J］.中国医学前沿杂志，2014，6（2）：67 - 79.

［10］中华医学会呼吸病学分会哮喘学组，中华医学会全科医学分会．中国支气管哮喘防治指南（基层版）
　　［J］.中华结核和呼吸杂志，2013，36（5）：331 - 336.

［11］金哲，王广发．解读慢性阻塞性肺疾病全球倡议（2014 年更新版）［J］.中国医学前沿杂志，2014，6
　　（2）：94 - 97.

［12］朱大年，王庭槐．生理学［M］.8 版.北京：人民卫生出版社，2013.

［13］孙洁民，罗光伟．呼吸系统常见病诊疗和护理［M］.武汉：武汉出版社，2012.

［14］柳秋实，常翠鸣．内科护理学［M］.济南：山东人民出版社，2012.

［15］孙桂菊，李群．护理营养学［M］.南京：东南大学出版社，2013.

［16］孙宏伟，王艳郁，宋玉萍，等．支气管哮喘患者生活质量状况的心理社会影响因素调查［J］.中国临
　　床心理学杂志，2010，18（4）：486 - 489.

［17］李亮，李琦，许绍发，等．结核病治疗学［M］.北京：人民卫生出版社，2013.

［18］杨苏乔，杨媛华，翟振国，等．影响急性肺血栓栓塞症预后的因素［J］.中华结核和呼吸杂志，
　　2013，36（12）：977 - 979.

［19］汪小华，惠杰，沈振亚．心血管病护理学［M］.2 版.苏州：苏州大学出版社，2013.

［20］孙永超，宛纪宝．内科护理学［M］.北京：人民卫生出版社，2014.

［21］郭奉银．内科护理学［M］.北京：高等教育出版社，2004.

［22］张惠，马渝，文玉明，等．重症患者静脉血栓栓塞风险和预防的回顾性分析［J］.中华急诊医学杂
　　志，2013，22（5）：517 - 520.

［23］中华人民共和国国家卫生健康委员会．埃博拉出血热防控方案［S］.2 版.2014.

［24］石兰萍．临床内科护理基础与实践［M］.北京：军事医学科学出版社，2013.

［25］李秋萍．内科护理学［M］.2 版.北京：人民卫生出版，2013.

［26］胡荣，王丽姿．内科护理学［M］.2 版．北京：人民卫生出版社，2013.

［27］夏泉源，何云海．内科护理技术［M］.武汉：华中科技大学出版社，2012.

［28］张小来，陆一春．内科护理学［M］.2 版．北京：科学出版社，2012.

［29］马秀芬，张展．内科护理学［M］.2 版．北京：人民卫生出版社，2011.

［30］全国护士执业资格考试用书编写专家委员会．2014 全国护士执业资格考试指导同步练习题集［M］.
北京：人民卫生出版社，2013.

［31］全国护士执业资格考试用书编写专家委员会.2014 全国护士执业资格考试指导［M］.北京：人民卫生
出版社，2013.

［32］陈艳成．传染病学［M］.2 版．北京：人民卫生出版社，2014.

［33］李兰娟，李刚．感染病学［M］.2 版．北京：人民卫生出版社，2014.

［34］田玉梅，李自琼．社区护理学［M］.北京：科学技术文献出版社，2014.

［35］李兰娟，任红．传染病学［M］.8 版．北京：人民卫生出版社，2013.

［36］孙雪梅．糖尿病饮食治疗［J］.内蒙古中医药，2013（4）：99－101.